ウサギの医学

霍野晋吉

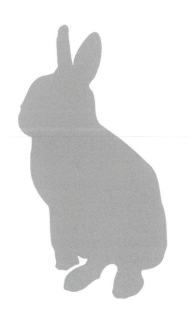

ご 注 意

本書中の診断法，治療法，薬用量については，最新の獣医学的知見をもとに，細心の注意を
もって記載されています。しかし獣医学の著しい進歩からみて，記載された内容がすべての
点において完全であると保証するものではありません。実際の症例へ応用する場合は，使用
する機器，検査センターの正常値に注意し，かつ用量等はチェックし，各獣医師の責任の下，
注意深く診療を行ってください。本書記載の診断法，治療法，薬用量による不測の事故に対
して，著者，監修者，編集者ならびに出版社は，その責を負いかねます。(株式会社緑書房)

序文

イエウサギは，戦国時代にオランダから日本に伝わったといわれています。以来，日本では何度かウサギ飼育のブームが起きましたが，明治初期のものが有名です。ペットとしての飼育ではなく投機が目的のブームだったそうで，毛色や耳の形が珍しいウサギが重宝され，高額で売買されていました。今では信じられない話ですが，ブームの過熱によって殺人事件までもが起こったといいます。事態を重くみた政府が1頭あたり1円の税金をかけたことで，ようやく終息したそうです。

明治中期になると，農家の副業として食肉や毛皮用のウサギの飼育が盛んになり，戦争の際には，ウサギの肉と毛皮が軍事物資として利用されはじめました。そのため，太平洋戦争中には日本の長毛のアンゴラウサギの飼育頭数が世界一になったそうです。これらの飼育を通じて，白い毛と赤い目の日本白色種（ジャパニーズ・ホワイト種）が開発されました。

そして現在はまた，ウサギ飼育の静かなるブームが到来しているといえるかもしれません。犬の飼育頭数が伸び悩むなか，ウサギの飼育頭数は少しずつ増えています。日本では干支の関係もあって，卯年になると多くのメディアがウサギの飼育をとりあげます。次の卯年にはさらなるブームが来ることは間違いないでしょう。

このように，ウサギ診療に対する潜在的需要が非常に大きくなっている一方で，ウサギの病気をきちんと診察できる獣医師の数は決して多いとはいえません。その最大の理由は，日本の獣医学教育においてウサギの医学に関する教育がほとんど行われていないことです。

また，熱意のある獣医師がウサギの診療に取り組もうと思っても，学術的な情報がとても少なく，なかなか知識を深められないという現状もあります。このような状況は，ウサギとその飼い主にとってよいことではありません。

そこで私の専門医としての診療経験を活かし，ウサギの疾病を系統立ててまとめたもの，つまりウサギ診療の指針となるような書籍を作ろうと考えました。情報の確度を高めるため文献による裏付けを行い，各分野の専門医の先生方にご協力をいただきながら執筆に取り組み，できあがったのが本書です。

本書では，皮膚，消化管など臓器ごとに章を立て，ウサギによくみられる疾患を網羅しました。膿瘍や体表の腫瘍などとくに多い病変については，別に章を設けて詳述しています。加えて検査法や麻酔法など診療の基礎となる手技についても，ウサギ特有の注意点を交えながら解説しました。直感的な理解の助けになるよう，いずれの章でも検査画像を含むできる限り多くの写真を掲載しています。この1冊があれば，自信を持ってウサギ診療に取り組めるはずだと自負しています。

次の卯年を待たずして，来年にも空前のウサギブームが起こり，多くのウサギが動物病院にやってくるかもしれません。そうでなくても，ひょっとしたら明日，病気のウサギを抱えた飼い主が動物病院のドアを叩くかもしれません。そのときは，少しでも多くのウサギと飼い主を助けてあげて欲しいと私は思います。本書がその手助けになるのなら，著者としてこれほど嬉しいことはありません。

前述のとおり，本書は各分野の専門医の先生方にご協力をいただきました。循環器疾患は日本獣医生命科学大学の小山秀一先生，呼吸器疾患は同じく日本獣医生命科学大学の藤田道郎先生，眼疾患はパル動物病院の小野啓先生，血液検査はアイデックス ラボラトリーズ株式会社の平田雅彦先生に，病態の定義について細部にわたるご指導と加筆をいただきました。そして，腫瘍性疾患の病態の定義，各章の病理組織画像ならびに所見は日本大学の近藤広孝先生ご協力をいただきました。神経疾患の病態の定義，各章のCT画像やMR画像ならびに所見は，私の妻でもある動物検診センターキャミックの小川 藍先生の助けを借り，エキゾチックペットクリニック勤務医の峠 大樹先生には「ウサギに使用する薬剤一覧」のリストを作成いただきました。この場を借りて厚く御礼申し上げます。また執筆にあたって，適切な助言や丁寧な校正などのサポートをしてくださった緑書房の名古孟大氏にも感謝いたします。

2018年8月

霍野晋吉

ウサギの医学

目　次

序文 3

第1章　検査と基本手技

1.1　診察とストレス

診察によるストレス 18
ストレスに対する反応 18
ストレスへの対処 19
  1.　環境エンリッチメント 19
  2.　保定に対する馴致 19

1.2　身体検査

注意点 21
保定 21
  1.　移動時の保定 21
  2.　診察時の保定 21
身体検査 23
  1.　視診 23
  2.　触診 25
  3.　聴診 27

1.3　画像検査

X線検査 29
  1.　体幹の撮影 29
  2.　頭部の撮影 29
超音波検査 29
  1.　腹部超音波検査 29
  2.　心臓超音波検査 30
コンピュータ断層撮影検査・磁気共鳴画像法検査 31

1.4　血液検査（採血法と注意点）

はじめに 32
採血時の注意 32
採血部位 32
  1.　耳介動静脈 32
  2.　橈側皮静脈 33
  3.　外側伏在静脈 34
  4.　頸静脈 34
採血量 35
抗凝固薬 35
血液検査に影響を与える要因 35
  1.　品種・系統 35
  2.　年齢 35
  3.　性別 35
  4.　妊娠 35
  5.　食糞 35
  6.　ストレス 35
  7.　麻酔 35

  8.　日内変動 36
検査時の注意点 36
  1.　器機による違い 36
  2.　アーティファクト 36

1.5　血液検査（赤血球系の異常）

赤血球の分化 37
正常所見 37
貧血 37
  1.　原因 37
  2.　疫学 38
  3.　鑑別 38
多血症 39
形態異常 39
  1.　連銭形成 39
  2.　奇形赤血球 39

1.6　血液検査（白血球系の異常）

骨髄球系 42
  1.　好中球 42
  2.　好酸球 44
  3.　好塩基球 44
リンパ球 44
  1.　正常所見 44
  2.　異常所見 45
単球 45
  1.　正常所見 45
  2.　異常所見 46
白血球数に影響を与える生理的要因 46
  1.　年齢 46
  2.　日内変動 46

1.7　血液検査（血小板と凝固系の異常）

血小板 48
  1.　正常所見 48
  2.　異常所見 48
凝固系 48
  1.　正常値 49
  2.　異常所見 49

1.8　血液検査（血液化学検査の異常）

血漿 51
肝酵素 51
  1.　アラニンアミノ基転移酵素 51
  2.　アスパラギン酸アミノ基転移酵素 51
  3.　アルカリホスファターゼ 52
  4.　γ-グルタミル基転移酵素 52
総ビリルビン 52

4

総胆汁酸	52	
蛋白質	52	
1. 総蛋白	52	
2. アルブミン	52	
3. グロブリン	53	
脂質	53	
アミラーゼ	53	
クレアチンキナーゼ	53	
乳酸脱水素酵素	53	
グルコース	53	
血中尿素窒素	54	
クレアチニン	54	
無機リン	54	
カルシウム	54	
電解質	54	
1. ナトリウム	55	
2. カリウム	55	
3. クロール	55	
ホルモン	56	
1. パラトルモン	56	
2. 甲状腺ホルモン	56	

1.9　輸液・輸血

輸液	58
1. 投与経路	58
2. 輸液量の計算	58
3. 輸液量の実際	58
4. 輸液剤の選択	59
5. 注意点	59
6. 手技	59
輸血	59
1. 目的	59
2. 手技	60
3. 血液型	60

1.10　投薬法

はじめに	61
投薬に関わるウサギの身体的特徴	61
投薬法	61
1. 経口投与	61
2. 注射投与	62
薬剤刺激による皮膚炎	62

第2章　皮膚疾患

2.1　皮膚の解剖生理

はじめに	66
皮膚	66
被毛	66
1. 特徴	66
2. 品種による違い	67
臭腺	68
換毛	69

被毛の管理	69

2.2　湿性皮膚炎

概要	72
原因	72
発生部位	72
1. 肉垂	72
2. 眼の周囲	72
3. 会陰部・肛門の周囲	74
4. 前肢	75
検査および診断	75
治療	75

2.3　細菌性皮膚炎

一般的な細菌性皮膚炎	76
1. 原因	76
2. 臨床徴候	76
3. 検査および診断	76
4. 治療	76
ウサギ梅毒	77
1. 原因	77
2. 臨床徴候	77
3. 検査および診断	77
4. 治療	78

2.4　潰瘍性足底皮膚炎

概要	79
原因	79
臨床徴候	79
検査および診断	79
治療	81

2.5　外耳炎

原因	82
臨床徴候	82
検査および診断	82
治療	83

2.6　皮膚糸状菌症

原因	85
臨床徴候	85
検査および診断	86
治療	86

2.7　外部寄生虫症

はじめに	87
ウサギキュウセンヒゼンダニ	87
1. 特徴	87
2. 臨床徴候	88
3. 検査および診断	88

疥癬	88
1. 特徴	88
2. 臨床徴候	89
3. 検査および診断	89
ウサギズツキダニ	89
1. 特徴	89
2. 臨床徴候	90
3. 検査および診断	90
ツメダニ	90
1. 特徴	90
2. 臨床徴候	91
3. 検査および診断	91
ノミ	92
1. 特徴	92
2. 臨床徴候	92
3. 検査および診断	93
マダニ	93
1. 特徴	93
2. 臨床徴候	93
3. 検査および診断	93
4. 治療	94
イエダニ	94
1. 形態	94
2. 生態	94
ハエウジ	94
1. 特徴	94
2. 臨床徴候	94
3. 治療	95
その他の外部寄生虫	95
1. ウサギニキビダニ	95
2. ツツガムシ	95
3. シラミ	95
外部寄生虫の駆除	96
1. 注意点	96
2. マクロライド系駆虫薬	96
3. フィプロニル	96
4. イミダクロプリド	96

2.8 心因性脱毛

原因	99
臨床徴候	99
検査および診断	100
治療	100

2.9 その他の皮膚炎

脂漏症	102
1. 原因	102
2. 臨床徴候	102
3. 検査および診断	102
4. 治療	102
エーラス・ダンロス症候群様皮膚疾患	102
陰嚢嚢疱	103
栄養性皮膚疾患	103
外傷	103

第3章 体表腫瘍

3.1 体表腫瘍概論

はじめに	106
原因	106
疫学	106
臨床徴候	107
検査および診断	107
治療	107
1. 化学療法	107
2. 外科的治療	108
3. その他	108

3.2 上皮系腫瘍

はじめに	109
毛芽腫	109
1. 概要	109
2. 病態	109
3. 検査および診断	109
4. 治療	109
非ウイルス性乳頭腫	111
1. 概要	111
2. 病態	111
3. 検査および診断	111
4. 治療	111
毛包上皮腫	111
1. 概要	111
2. 病態	113
3. 検査および診断	113
4. 治療	113
皮脂腺腫	113
1. 概要	113
2. 病態	113
3. 検査および診断	113
4. 治療	113
顎下腺腫（アポクリン腺腫）	113
1. 概要	113
2. 病態	113
3. 検査および診断	114
4. 治療	114
扁平上皮癌	114
1. 概要	114
2. 病態	115
3. 検査および診断	115
4. 治療	115

3.3 間葉系腫瘍

はじめに	117
脂肪腫	117
1. 概要	117
2. 病態	117
3. 検査および診断	117
4. 治療	117

肉腫 ……………………………………………… 117
  1. 概要 ………………………………………… 117
  2. 線維肉腫 …………………………………… 118
  3. 粘液肉腫 …………………………………… 119
  4. 骨肉腫 ……………………………………… 119

3.4 その他の腫瘍

メラノーマ ……………………………………… 122
  1. 概要 ………………………………………… 122
  2. 病態 ………………………………………… 122
  3. 検査および診断 …………………………… 122
  4. 治療 ………………………………………… 122
皮膚型リンパ腫 ………………………………… 122
  1. 病態 ………………………………………… 122
  2. 検査および診断 …………………………… 124

3.5 ウイルス性腫瘍

はじめに ………………………………………… 125
ショープ線維腫 ………………………………… 125
ショープ乳頭腫 ………………………………… 125
ウサギ口腔乳頭腫症 …………………………… 125
ウサギ痘 ………………………………………… 126
兎粘液腫症 ……………………………………… 126

3.6 非腫瘍性病変

過誤腫 …………………………………………… 127
  1. 概要 ………………………………………… 127
  2. 病態 ………………………………………… 127
  3. 検査および診断 …………………………… 127
毛包嚢胞 ………………………………………… 127
  1. 概要 ………………………………………… 127
  2. 病態 ………………………………………… 127
  3. 検査および診断 …………………………… 127
  4. 治療 ………………………………………… 128
肉芽腫 …………………………………………… 128
  1. 概要 ………………………………………… 128
  2. 検査および診断 …………………………… 128
  3. 治療 ………………………………………… 128

3.7 乳腺腫瘤

はじめに ………………………………………… 129
乳腺の解剖 ……………………………………… 129
原因および病態 ………………………………… 129
臨床徴候 ………………………………………… 130
検査および診断 ………………………………… 130
治療 ……………………………………………… 130

第4章 歯牙疾患

4.1 口腔の解剖生理

歯の特徴 ………………………………………… 136

切歯 ……………………………………………… 137
臼歯 ……………………………………………… 138
咀嚼 ……………………………………………… 140

4.2 不正咬合の発生要因

概要 ……………………………………………… 142
先天的要因 ……………………………………… 142
後天的要因 ……………………………………… 142
  1. 外傷 ………………………………………… 142
  2. 不適切な餌 ………………………………… 143
  3. 代謝性の骨異常 …………………………… 143
切歯・臼歯の相互作用 ………………………… 144

4.3 不正咬合の病態

歯冠の過長 ……………………………………… 145
  1. 切歯冠の過長 ……………………………… 145
  2. 臼歯冠の過長 ……………………………… 145
歯冠の過長に伴う異常 ………………………… 147
根尖の過長に伴う異常 ………………………… 148
  1. 眼・鼻の異常 ……………………………… 148
  2. 皮膚の異常 ………………………………… 148
  3. 根尖周囲膿瘍 ……………………………… 148
  4. 消化管運動の異常 ………………………… 148
根尖周囲膿瘍の波及 …………………………… 149
歯の失活・喪失 ………………………………… 150

4.4 口腔内検査

はじめに ………………………………………… 151
身体検査 ………………………………………… 151
  1. 視診・触診 ………………………………… 151
  2. 口腔内の評価 ……………………………… 151
X線検査 ………………………………………… 152
  1. 撮影上の注意 ……………………………… 152
  2. 側方像 ……………………………………… 152
  3. 側方斜位像 ………………………………… 156
  4. 背腹像 ……………………………………… 157
  5. 吻尾像 ……………………………………… 157
根尖周囲膿瘍 …………………………………… 157
石灰化病巣 ……………………………………… 158
コンピュータ断層撮影検査 …………………… 160

4.5 不正咬合の治療

はじめに ………………………………………… 163
切歯 ……………………………………………… 163
  1. 切削 ………………………………………… 163
  2. 抜歯 ………………………………………… 164
臼歯 ……………………………………………… 165
  1. 研磨 ………………………………………… 165
  2. 抜歯 ………………………………………… 166
予防 ……………………………………………… 166

第5章　循環器疾患

5.1　循環器の解剖生理

心臓 ……………………………………… 170
血管系 …………………………………… 170
脾臓 ……………………………………… 172

5.2　心臓の検査

はじめに ………………………………… 173
身体検査 ………………………………… 173
心電図検査 ……………………………… 173
   1.　意義 …………………………… 173
   2.　検査時の注意 ………………… 173
   3.　評価 …………………………… 174
X線検査 ………………………………… 175
   1.　意義 …………………………… 175
   2.　検査時の注意 ………………… 175
   3.　評価 …………………………… 176
超音波検査 ……………………………… 177
   1.　意義 …………………………… 177
   2.　検査時の注意 ………………… 177
   3.　評価 …………………………… 177

5.3　心不全

病態 ……………………………………… 182
原因疾患 ………………………………… 183
   1.　弁膜症 ………………………… 183
   2.　心筋症 ………………………… 183
   3.　先天性心疾患 ………………… 183
臨床徴候 ………………………………… 183
検査および診断 ………………………… 183
   1.　聴診 …………………………… 183
   2.　X線検査 ……………………… 184
   3.　超音波検査 …………………… 184
治療 ……………………………………… 188
   1.　初期 …………………………… 188
   2.　中期 …………………………… 188
   3.　末期 …………………………… 189

5.4　血管障害

動脈硬化 ………………………………… 190
   1.　原因および病態 ……………… 190
   2.　臨床徴候 ……………………… 190
   3.　検査および診断 ……………… 190
血管瘤 …………………………………… 190
   1.　原因および病態 ……………… 190
   2.　臨床徴候 ……………………… 191
   3.　検査および診断 ……………… 191

5.5　胸腺腫

概要 ……………………………………… 193

原因および病態 ………………………… 193
臨床徴候 ………………………………… 193
検査および診断 ………………………… 193
   1.　画像検査 ……………………… 193
   2.　血液検査 ……………………… 193
   3.　細胞診 ………………………… 193
治療 ……………………………………… 193

第6章　呼吸器疾患

6.1　呼吸器の解剖生理

はじめに ………………………………… 198
鼻腔 ……………………………………… 198
咽頭および喉頭 ………………………… 198
気管および気管支 ……………………… 199
肺 ………………………………………… 199
呼吸 ……………………………………… 199
正常な胸部の画像所見 ………………… 200
   1.　胸腔 …………………………… 200
   2.　肺 ……………………………… 200
   3.　気管 …………………………… 201

6.2　鼻炎

概要 ……………………………………… 203
原因および病態 ………………………… 203
臨床徴候 ………………………………… 203
検査および診断 ………………………… 204
治療 ……………………………………… 204

6.3　肺炎・気管支炎

原因 ……………………………………… 207
   1.　細菌 …………………………… 207
   2.　その他の病原体 ……………… 207
   3.　非感染性 ……………………… 207
臨床徴候 ………………………………… 207
検査および診断 ………………………… 208
   1.　身体検査 ……………………… 208
   2.　画像検査 ……………………… 208
   3.　血液検査 ……………………… 210
   4.　病理組織検査 ………………… 210
治療 ……………………………………… 211

6.4　呼吸器感染症

はじめに ………………………………… 212
パスツレラ感染症 ……………………… 212
   1.　概要 …………………………… 212
   2.　原因および病態 ……………… 212
   3.　臨床徴候 ……………………… 212
   4.　検査および診断 ……………… 212
   5.　治療 …………………………… 213
ボルデテラ感染症 ……………………… 213
   1.　概要 …………………………… 213

2. 原因および病態 ········· 213
3. 検査および診断 ········· 213
兎ウイルス性出血病（兎出血病） ········· 213
1. 概要 ········· 213
2. 原因および病態 ········· 213
3. 臨床徴候 ········· 214
4. 検査および診断 ········· 214
5. 治療 ········· 214

6.5　肺腫瘍

概要 ········· 215
臨床徴候 ········· 215
検査および診断 ········· 215
治療 ········· 217

6.6　その他の呼吸器疾患

気管虚脱 ········· 218
1. 概要 ········· 218
2. 原因 ········· 218
3. 臨床徴候 ········· 218
4. 検査および診断 ········· 218
熱中症 ········· 218
1. 原因および病態 ········· 218
2. 臨床徴候 ········· 218
3. 検査および診断 ········· 219
4. 治療 ········· 219

第7章　消化管疾患

7.1　消化管の解剖生理

口腔 ········· 222
1. 舌 ········· 222
2. 唾液腺 ········· 222
消化管 ········· 223
胃 ········· 223
小腸 ········· 224
大腸 ········· 225
1. 結腸 ········· 225
2. 盲腸 ········· 225
3. 虫垂 ········· 226
腸内微生物叢 ········· 228
1. 細菌 ········· 228
2. 原虫 ········· 228
3. 真菌 ········· 228
消化の特徴 ········· 229
消化の流れ ········· 230
1. 胃 ········· 230
2. 小腸 ········· 230
3. 結腸 ········· 230
4. 盲腸 ········· 231
5. 盲腸便 ········· 231
6. 食糞 ········· 232

7.2　消化管の検査

X線検査 ········· 234
造影X線検査 ········· 234
1. 造影剤の種類 ········· 234
2. 検査方法 ········· 234
3. 正常所見 ········· 234
超音波検査 ········· 236
コンピュータ断層撮影検査 ········· 236

7.3　胃の鬱滞（毛球症）

概要 ········· 238
原因 ········· 238
1. ストレス ········· 238
2. 餌 ········· 238
3. 異物 ········· 238
病態 ········· 238
疫学 ········· 241
臨床徴候 ········· 241
検査および診断 ········· 241
1. 問診 ········· 241
2. 身体検査 ········· 241
3. X線検査 ········· 241
4. 造影X線検査 ········· 244
5. コンピュータ断層撮影検査 ········· 246
6. 超音波検査 ········· 246
7. 血液検査 ········· 246
治療 ········· 246
1. 内科的治療 ········· 246
2. 外科的治療 ········· 249
予防 ········· 251
1. ブラッシング ········· 251
2. 環境改善 ········· 251
3. 餌の改善 ········· 251
4. 毛球予防・除去剤 ········· 251

7.4　急性胃拡張

原因および病態 ········· 252
臨床徴候 ········· 252
検査および診断 ········· 252
1. 身体検査 ········· 252
2. 画像検査 ········· 252
治療 ········· 252

7.5　盲腸の鬱滞

原因および病態 ········· 254
臨床徴候 ········· 254
検査および診断 ········· 254
1. 身体検査 ········· 254
2. 画像検査 ········· 255
治療 ········· 255

7.6　腸炎

はじめに	257
クロストリジウム性腸炎	257
1．原因および病態	257
2．臨床徴候	258
3．検査および診断	258
ティザー病	259
1．原因および病態	259
2．臨床徴候	259
3．検査および診断	259
大腸菌性腸炎	259
1．原因および病態	259
2．臨床徴候	259
3．検査および診断	260
サルモネラ症	260
1．原因および病態	260
2．臨床徴候	260
3．検査および診断	260
コクシジウム	260
1．原因および病態	260
2．臨床徴候	261
3．検査および診断	261
クリプトスポリジウム	261
1．原因および病態	261
2．臨床徴候	261
3．検査および診断	261
4．治療	261
その他の原虫	261
ウサギ盲腸蟯虫	261
1．原因および病態	261
2．臨床徴候	262
3．検査および診断	262
その他の線虫	262
条虫	263
吸虫	263
ロタウイルス性腸炎	263
1．原因および病態	263
2．臨床徴候	263
3．検査および診断	263
コロナウイルス性腸炎	263
1．原因および病態	263
2．臨床徴候	263
3．検査および診断	263
治療	263

7.7　粘液性腸疾患（流行性ウサギ全腸炎）

概要	267
原因および病態	267
臨床徴候	267
検査および診断	268
1．身体検査	268
2．病理検査	268
治療	268

第8章　肝臓疾患・膵臓疾患

8.1　肝臓・膵臓の解剖生理

肝臓・胆嚢	270
膵臓	270

8.2　肝臓の検査

はじめに	272
画像検査	272
1．X線検査	272
2．超音波検査	272
血液検査	273

8.3　肝不全

原因	274
1．肝炎	274
2．変性	274
3．腫瘍	274
4．中毒	274
5．その他	275
臨床徴候	276
検査および診断	277
1．X線検査	277
2．超音波検査	277
3．コンピュータ断層撮影検査	279
4．腹水検査	279
治療	279

8.4　肝コクシジウム症

原因	282
病態	282
臨床徴候	282
検査および診断	282
治療	282

8.5　肝リピドーシス

概要	284
原因および病態	284
臨床徴候	284
検査および診断	285
1．血液検査	285
2．尿検査	285
3．画像検査	285
4．病理検査	285
治療	286

8.6　膵臓疾患

膵炎	287
1．原因および病態	287
2．検査および診断	287

| 糖尿病 | 287 |

1. 概要 ……287
2. 臨床徴候 ……287
3. 検査および診断 ……287

第9章　泌尿器疾患

9.1　泌尿器の解剖生理

解剖 ……290
生理 ……290
1. 尿の生成と排出 ……290
2. 水分・電解質代謝 ……291
3. 酸塩基平衡 ……293
4. カルシウム代謝 ……293
尿 ……293
1. 有色尿 ……293
2. カルシウム尿 ……293
尿検査 ……295
1. 採尿 ……295
2. 検査 ……296

9.2　膀胱炎・尿道炎

原因および病態 ……298
臨床徴候 ……298
検査および診断 ……298
1. 尿検査 ……298
2. 画像検査 ……298
治療 ……299

9.3　尿路結石

はじめに ……301
腎臓結石 ……301
1. 病態 ……301
2. 臨床徴候 ……301
3. 検査および診断 ……301
4. 治療 ……301
尿管結石 ……302
1. 病態 ……302
2. 臨床徴候 ……303
3. 検査および診断 ……303
4. 治療 ……303
膀胱結石 ……303
1. 病態 ……303
2. 臨床徴候 ……305
3. 検査および診断 ……305
4. 治療 ……305
尿道結石 ……305
1. 病態 ……305
2. 臨床徴候 ……305
3. 検査および診断 ……305
4. 治療 ……305
ヘルニア結石 ……307
1. 病態 ……307

2. 治療 ……308
尿路結石の食事療法 ……308

9.4　腎不全

概要 ……309
原因および病態 ……309
1. 急性腎不全 ……309
2. 慢性腎不全 ……309
臨床徴候 ……310
検査および診断 ……311
1. 血液検査 ……311
2. 尿検査 ……311
3. 画像検査 ……311
4. 病理組織検査 ……311
治療 ……311

9.5　尿失禁・多飲多尿

尿失禁 ……315
1. 原因および病態 ……315
2. 臨床徴候 ……315
3. 検査および診断 ……315
4. 治療 ……315
多飲多尿 ……315
1. 多飲 ……316
2. 多尿 ……316
3. 尿崩症 ……316

第10章　生殖器疾患・繁殖疾患

10.1　性成熟および繁殖生理

はじめに ……318
性成熟 ……318
発情・交配 ……318
妊娠 ……319
分娩 ……319
産仔数 ……320
偽妊娠 ……320
雌雄鑑別 ……320

10.2　生殖器の解剖

雌性生殖器 ……323
1. 卵巣 ……323
2. 卵管 ……323
3. 子宮 ……323
4. 腟 ……323
5. 間膜 ……324
雄性生殖器 ……324
1. 精巣・精巣上体 ……325
2. 精管 ……326
3. 副生殖腺 ……326

10.3　雌性生殖器疾患の概要

発生 328
臨床徴候 328
検査および診断 329
  1.　触診 329
  2.　画像検査 329
  3.　血液検査 331
  4.　病理組織検査 331
治療 331
  1.　外科的治療 331
  2.　内科的治療 331

10.4　子宮内膜過形成・内膜炎

概要 333
原因および病態 333
検査および診断 334
  1.　画像検査 334
  2.　病理組織検査 334
治療 334
  1.　外科的治療 334
  2.　内科的治療 334

10.5　子宮腫瘍

はじめに 338
  1.　病態 338
  2.　検査および診断 338
  3.　治療 339
子宮腺癌 339
  1.　発生要因 339
  2.　形態 340
  3.　分類 340
  4.　予後 341
平滑筋腫・平滑筋肉腫 341
癌肉腫 342

10.6　子宮水腫

原因および病態 344
臨床徴候 344
検査および診断 344
  1.　画像検査 344
  2.　細胞診 346
  3.　病理組織検査 346
治療 346

10.7　その他の子宮疾患

子宮蓄膿症・子宮膿瘍 347
腟脱・子宮脱 347
先天性疾患 348

10.8　卵巣・卵管疾患

はじめに 349
卵巣嚢腫 349
  1.　病態 349
  2.　臨床徴候 349
  3.　検査および診断 349
顆粒膜細胞腫 349
  1.　病態 349
  2.　臨床徴候 350
  3.　検査および診断 350
卵管腫瘍 350
  1.　病態 350
  2.　臨床徴候 351
  3.　検査および診断 351

10.9　繁殖疾患

はじめに 353
妊娠中毒 353
  1.　原因および病態 353
  2.　臨床徴候 353
  3.　治療および予後 353
難産 353
  1.　原因 353
  2.　検査および診断 353
  3.　治療 353

10.10　雄性生殖器疾患

はじめに 355
精巣炎・精巣上体炎 355
  1.　原因 355
  2.　臨床徴候 355
  3.　検査および診断 355
  4.　治療 355
精巣腫瘍 355
  1.　概要 355
  2.　病態 356
  3.　臨床徴候 356
  4.　検査および診断 356
  5.　治療 356
潜在精巣 357
  1.　原因および病態 357
  2.　臨床徴候 357
  3.　検査および診断 357
副生殖腺疾患 358
  1.　概要 358
  2.　臨床徴候 358
  3.　検査および診断 358
  4.　治療 358

10.11　避妊・去勢手術

はじめに 360
子宮卵巣摘出術（避妊手術） 360

精巣摘出術(去勢手術) ………………… 361

第11章 骨格・筋疾患

11.1 骨格・筋の解剖生理

骨格・筋の特徴 ……………………… 366
椎骨 ……………………………………… 366
肋骨 ……………………………………… 367
前肢帯 …………………………………… 368
後肢帯 …………………………………… 369
四肢端 …………………………………… 370

11.2 関節炎

原因および病態 ……………………… 371
臨床徴候 ………………………………… 371
検査および診断 ……………………… 372
治療 ……………………………………… 372

11.3 骨折

原因 ……………………………………… 375
病態 ……………………………………… 375
  1. 発生部位 ……………………………… 375
  2. 合併症 ………………………………… 377
臨床徴候 ………………………………… 377
検査および診断 ……………………… 377
治療 ……………………………………… 377
  1. 非観血的整復 ………………………… 377
  2. 観血的整復 …………………………… 378
  3. 治療の注意点 ………………………… 380
  4. 治療法の選択 ………………………… 381
予後 ……………………………………… 381

11.4 脱臼

概要 ……………………………………… 383
原因 ……………………………………… 383
臨床徴候 ………………………………… 383
治療 ……………………………………… 384

11.5 骨粗鬆症

概要 ……………………………………… 386
原因 ……………………………………… 386
検査および診断 ……………………… 386
治療 ……………………………………… 386

11.6 開張脚

概要 ……………………………………… 388
原因および病態 ……………………… 388
臨床徴候 ………………………………… 388
検査および診断 ……………………… 388
治療 ……………………………………… 389

11.7 その他の骨格疾患

はじめに ………………………………… 390
変形性脊椎症 …………………………… 390
  1. 概要 …………………………………… 390
  2. 臨床徴候 ……………………………… 390
  3. 治療 …………………………………… 390
脊椎弯曲症 ……………………………… 391
  1. 概要 …………………………………… 391
  2. 原因および病態 ……………………… 391
  3. 臨床徴候 ……………………………… 391
  4. 治療 …………………………………… 391
漏斗胸 …………………………………… 391
  1. 概要 …………………………………… 391
  2. 原因 …………………………………… 391
  3. 臨床徴候 ……………………………… 391
  4. 検査および診断 ……………………… 391
  5. 治療 …………………………………… 391
その他の奇形 …………………………… 392

11.8 椎間疾患

病態 ……………………………………… 393
検査および診断 ……………………… 393
治療 ……………………………………… 393

11.9 栄養性筋ジストロフィー

概要 ……………………………………… 394
原因 ……………………………………… 394
臨床徴候 ………………………………… 394
検査および診断 ……………………… 394
治療 ……………………………………… 395

11.10 筋弛緩症候群

概要 ……………………………………… 396
原因 ……………………………………… 396
臨床徴候 ………………………………… 396

11.11 ヘルニア

概要 ……………………………………… 398
病態 ……………………………………… 398
臨床徴候 ………………………………… 398
検査および診断 ……………………… 398
治療 ……………………………………… 398

11.12 横隔膜ヘルニア

概要 ……………………………………… 402
原因および病態 ……………………… 402
臨床徴候 ………………………………… 402
検査および診断 ……………………… 402
治療 ……………………………………… 402

第12章　神経疾患

12.1　神経系の解剖生理

はじめに	406
脳・脳神経	406
1.　前脳	406
2.　小脳	406
3.　脳幹	407
4.　脳脊髄液	407
脊髄	407
耳	407
1.　外耳	408
2.　中耳	408
3.　内耳	409

12.2　神経系の検査

はじめに	410
神経学的検査	410
1.　観察	410
2.　姿勢反応	414
3.　脊髄反射	414
4.　脳神経検査	415
5.　痛覚	418
6.　排尿機能	418
画像検査	419
脳脊髄液検査	419

12.3　内耳炎・中耳炎

概要	422
原因	422
1.　感染	422
2.　非感染性炎症	422
3.　耳管の異常	422
臨床徴候	422
検査および診断	423
1.　耳道内の観察	423
2.　耳垢・滲出液の検査	423
3.　画像検査	423
治療	426
予後	426

12.4　てんかん

概要	428
原因	428
臨床徴候	428
検査および診断	428
治療	428

12.5　エンセファリトゾーン症

概要	429
生活環	429

病態	429
臨床徴候	429
検査および診断	429
1.　血清学的検査	429
2.　病理組織検査	430
治療	430

12.6　脳炎・髄膜炎

原因	432
臨床徴候	432
検査および診断	432
治療	432

12.7　水頭症

原因および病態	434
臨床徴候	434
検査および診断	434
治療	434

12.8　脊椎・脊髄損傷

原因および病態	436
臨床徴候	436
検査および診断	436
1.　神経学的検査	436
2.　画像検査	436
治療	438
予後	440

第13章　眼疾患

13.1　眼の解剖生理

視野	442
眼球の構造	442
角膜	442
水晶体	442
虹彩	442
網膜	443
眼瞼	444
涙腺	444
涙液	444
鼻涙系	445
眼窩静脈叢	446
瞬目	446

13.2　眼科検査

はじめに	448
視覚検査	448
1.　眩目反射	448
2.　威嚇反応・綿球落下試験・迷路試験	448
視診	448
充血の鑑別	449

シルマー涙試験	449
対光反射	450
徹照法検査	450
細隙灯顕微鏡検査	450
フルオレセイン検査	451
鼻涙管通過試験	451
鼻涙管造影X線検査	451
眼圧測定	452
眼底検査	452
超音波検査	453

13.3 眼瞼疾患

眼瞼外反症・内反症	454
1. 原因	454
2. 臨床徴候	454
3. 治療	454
異所性睫毛	454
眼瞼炎	454
1. 原因	454
2. 臨床徴候	454
3. 検査および診断	455
4. 治療	455
眼瞼腫瘍	455
その他	456

13.4 結膜炎

原因および病態	457
臨床徴候	457
検査および診断	457
治療	457

13.5 結膜過長症

概要	459
原因	459
臨床徴候	459
治療	460

13.6 瞬膜腺過形成

原因	461
臨床徴候	461
治療	461

13.7 涙嚢炎・涙嚢蓄膿

原因および病態	463
臨床徴候	463
検査および診断	463
治療	463

13.8 鼻涙管閉塞

原因	464

1. 先天性	464
2. 後天性	464
臨床徴候	464
検査および診断	464
治療	464

13.9 角膜疾患

はじめに	466
角膜潰瘍・角膜炎	466
1. 原因	466
2. 臨床徴候	466
3. 検査および診断	467
4. 治療	468
変性性疾患	468
瞳孔膜遺残	468

13.10 ぶどう膜炎

原因および病態	470
臨床徴候	470
検査および診断	471
治療	472
1. 眼球摘出術	472
2. 強膜内シリコン球挿入術	472

13.11 白内障

概要	475
原因および病態	475
臨床徴候	475
検査および診断	475
治療	476

13.12 緑内障・網膜脈絡膜疾患

緑内障	477
1. 概要	477
2. 原因および病態	477
3. 臨床徴候	477
4. 検査および診断	477
5. 治療	478
網膜脈絡膜疾患	478
1. 概要	478
2. 臨床徴候	478
3. 検査および診断	478
4. 治療	479

第14章 膿瘍

14.1 膿瘍概論

はじめに	482
病態	482
原因菌	483
臨床徴候	483

検査	483
1. 細胞診	483
2. 微生物学的検査	483
3. 画像検査	483
4. 血液検査	484
治療	484
1. 外科的治療	484
2. 内科的治療	485

14.2　各部の膿瘍

はじめに	487
皮下膿瘍	487
耳下腺膿瘍	487
1. 原因および病態	487
2. 治療	487
根尖周囲膿瘍	487
肺膿瘍	489
1. 原因および病態	489
2. 検査および診断	489
消化管膿瘍	490
1. 原因および病態	490
2. 臨床徴候	490
3. 検査および診断	490
4. 治療	491
縫合糸膿瘍	491
1. 原因および病態	491
2. 臨床徴候	491
3. 検査および診断	491
4. 予防および治療	491

第 15 章　周術期管理

15.1　麻酔

はじめに	494
麻酔のリスク	494
1. 麻酔に影響する因子	494
2. リスク評価	495
3. 麻酔による死亡率	495
麻酔に用いられる薬剤	496
1. 抗コリン薬	496
2. アセプロマジン	496
3. α_2 受容体作動薬	496
4. ベンゾジアゼピン類	496
5. バルビツール酸誘導体	496
6. プロポフォール	497
7. アルファキサロン	497
8. ケタミン	497
9. フェンタニル	497
10. 吸入麻酔薬	497
11. 局所麻酔	498
麻酔法の検討	498
麻酔前の処置	498
1. 絶食	498
2. 環境への馴化	499

3. 麻酔前検査	499
4. 輸液	499
5. 体温保持	499
6. 酸素化	499
麻酔前投与	499
麻酔導入	500
気道確保	501
1. 気管内挿管	501
2. ラリンジアルマスク	502
3. フェイスマスク	503
麻酔深度	503
1. 第Ⅰ期(無痛期)	503
2. 第Ⅱ期(発揚期)	504
3. 第Ⅲ期(手術期)	504
4. 第Ⅳ期(延髄麻痺・中毒期)	504
モニタリング	504
1. 反射・反応	504
2. 換気能	504
3. 循環機能	505
4. 体温	506
5. 麻酔濃度	506
緊急時の対応	506
1. 徐脈・呼吸抑制	506
2. 血圧低下	506
3. 出血	506
4. 呼吸停止	506
5. 心停止	507
覚醒	507

15.2　術中の注意および術後管理

術中の注意	509
1. 体位固定	509
2. 眼球乾燥対策	509
3. 毛刈り	509
4. 消毒	509
5. 縫合	509
術後管理	510

15.3　疼痛管理

疼痛の影響	512
疼痛の評価	512
疼痛管理の方法	512
鎮痛薬	513
1. オピオイド	513
2. 非ステロイド系抗炎症薬	513

第 16 章　資料

16.1　ウサギに使用する薬剤一覧

薬用量リスト	516

索引	525

第1章

検査と基本手技

- 1.1　診察とストレス
- 1.2　身体検査
- 1.3　画像検査
- 1.4　血液検査（採血法と注意点）
- 1.5　血液検査（赤血球系の異常）
- 1.6　血液検査（白血球系の異常）
- 1.7　血液検査（血小板と凝固系の異常）
- 1.8　血液検査（血液化学検査の異常）
- 1.9　輸液・輸血
- 1.10　投薬法

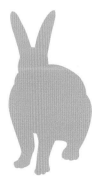

1.1 診察とストレス

診察によるストレス

診察する際は，ウサギにストレスがかかることを念頭に置く。ウサギの性格によってどの程度ストレスを感じるかは異なり，病院でも人に寄ってきたり，診察台の上でリラックスしていたりするようなウサギもいるが(図1)，基本的には，ストレスを感じていることを前提として診察を行う(図2)。

ストレスに対する反応

ストレスを感じたウサギは，警戒反応や回避反応，フリージング(すくみ反応)などの行動をとる。

警戒反応とは，すべての感覚を動員し，用心深く周囲の状況を把握しようとする行動である。鼻をくんくんと動かして周囲を探索したり(図3a)，耳介をあちこちに向けて音の発生源を探ったりする。背伸びをして耳介を立て，周囲を確認するような仕草をみせることもある(図3b)。

回避反応とは，突然の音や接触などに驚いたときに，その場から逃げ出そうとする行動である。とっさに診察台から飛び降りて事故につながったりするため，注意しなければならない。

フリージングとは，極度の恐怖を感じたときに，伏せて耳を後ろに倒し，目を見開いて前方を見つめ，身体を硬直させてじっとする反応である(図4)。とくに臆病なウサギはこの反応をとりやすい。

過保護に飼育されている個体は飼育者に精神的に依存していることがあり，普段の飼育環境から外に出るとパニックを起こすことも珍しくない。このような個体はケージから出したときに，キーッと声をあげたり，興奮して診察室を駆け回ったりする。

また，数は少ないが，攻撃してくる個体もいる。尾を後ろに伸ばし，耳介を後ろに倒して頭を前方へ向け，前肢で引っ掻いて攻撃をしようとする姿勢がみられる(図5)。ブッブッと鼻を鳴らして威嚇する個体もいる。

ウサギが警戒反応や回避反応をとるときには副腎髄

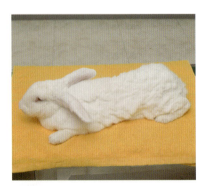

図1　リラックスしたウサギ
表情が落ち着いていて，身体もこわばっていない。

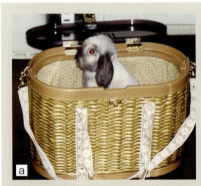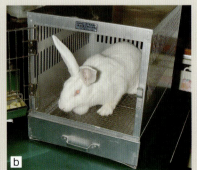

図2　性格
a：キャリーから顔を出して周囲を確認している。
b：臆病なウサギはケージからなかなか出てこない。

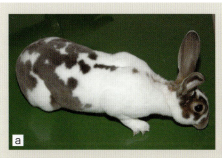
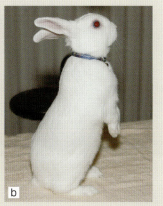
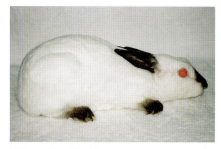

図3 警戒反応
a：周囲の臭いをかいで探索をはじめる。
b：立ち上がって周囲を探索している。

図4 フリージング
臆病なウサギは伏せて耳を後ろに倒した姿勢をとる。

質からカテコールアミンが分泌され，心拍数増加，血圧の上昇，骨格筋血流の増加，消化管の運動低下，瞳孔散大，呼吸促進，血糖値の上昇などの変化が現れる。これを情動性自律反応という。度重なる情動性自律反応は，さまざまな病気を引き起こす原因になる。一方，フリージングしているときには副腎皮質からコルチゾルが分泌されており，コルチゾルによる受動的ストレス反応（行動抑制反応）が起きている。この状態が長く続くと，血糖値の上昇，免疫抑制が起こり，感染や腫瘍が発生しやすくなる。

ヒトでは，極度の緊張によって言葉を発することができなくなる緘黙（かんもく）という症状が知られている。身体を自由に動かせなくなることもあり，その場合は緘動（かんどう）という。緘黙状態下では，心拍数も減少することが知られている[1]。ウサギは保定による恐怖から身体が硬直する（持続性不動状態）ことも多く，これは緘動に相当する状態であると考えられる。ヒトと同様に心拍数が減少するとすれば，胸腔の小さいウサギは，低酸素症になりやすいと考えられる。ヒトでは低酸素症によって不安感や恐怖感が強くなり，パニックにつながる[5]ため，ウサギにおいても注意が必要である。しかし，ヒトでは，経験を重ねることで心情的な影響が減るという報告[3]もあり，診察に慣れたウサギでは持続性不動状態（または緘動）は減少すると思われる。

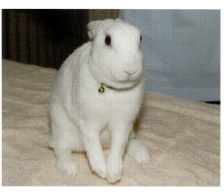

図5 攻撃態勢
耳を下げて前肢を浮かし，攻撃する体勢に入っている。

広くし，玩具を与え，十分な運動量をとらせることで，動物本来の行動を誘発し，動物のストレスを減らすことができる。

環境エンリッチメントは，ウサギの臨床においても有用である。ストレスの少ない環境で飼育されたウサギは性格が温和になり，診察室でもストレスを感じにくくなる。見慣れない人をあまり怖がらず寄ってくるようになるし，保定も容易で，採血や爪切りを許容することも多い[4]。

ストレスへの対処

1. 環境エンリッチメント

「動物がより快適に生活できるように飼育環境を豊かにする試み」のことを環境エンリッチメントとよぶ。飼育される動物の精神的な幸福度を高め，生活の質を向上させることを目的としている[6]。飼育面積を

2. 保定に対する馴致

ウサギは基本的に人に抱かれることを好まない。とくに人との接触が少ないまま育った場合は人に対して恐怖心を持ち，触られること自体に抵抗を感じストレスを受ける。しかし，好奇心が旺盛で人への恐怖心も少ない幼体のうちからスキンシップをとるようにすると，成長してからも接触に対してストレスを感じにくくなる。生後26～42日齢で離乳して人と接触したウサギがもっともよく馴れるという報告もある[1]。

● 参考文献

1) der Weduwen S, McBride A. Behaviour and the effects of early handling. In: Refining rabbit housing, husbandry and procedures: report of the 1998 UFAW/ RSPCA Rabbit Behaviour and Welfare Group meeting. *Anim Technol*. 50: 155-164, 1999.

2) Facchinetti LD, Imbiriba LA, Azevedo TM, et al. Postural modulation induced by pictures depicting prosocial or dangerous contexts. *Neurosci Lett*. 410: 52-56, 2006. doi: 10.1016/j.neulet.2006.09.063

3) Hagenaars MA, Stins JF, Roelofs K. Aversive life events enhance human freezing responses. *J Exp Psychol Gen*. 141: 98-105, 2012. doi: 10.1037/a0024211

4) Mis J, Warren F. A novel and cost-effective approach to NewZealand white rabbit enrichment. *TECH talk*. 8: 4, 2003.

5) Schmidt NB, Richey JA, Zvolensky MJ, et al. Exploring human freeze responses to a threat stressor. *J Behav Ther Exp Psychiatry*. 39: 292-304, 2008. doi:10.1016/j.jbtep.2007.08.002

6) 松沢哲郎. 動物福祉と環境エンリッチメント. どうぶつと動物園. 51：4-7, 1999.

1.2 身体検査

注意点

　人に馴れておらず暴れる可能性があるウサギを診察する場合は，何度か軽く触ったり，撫でて安堵感を与えたりしたうえでケージから出し，保定や検査に入る。

　診察台の上にバスタオルなどを敷いておくと，ウサギが滑って慌てるような事故を防ぐことができる（図1a）。ウサギが診察台から飛び降りる恐れがある場合は，低い診察台や床の上で診察することもある（図1b）。あらかじめ飼育者からウサギの性格を聴取し，把握したうえで身体検査に入るべきである。

保定

　診察中には，暴れて爪を折る，脊椎を傷める，診察台から落下して骨折するなどの事故がよく起こる。こういった事故を防ぐためには，適切な保定が必要である。ウサギの保定の原則は，蹴らせないこと，背を反らさせないこと，パニックに陥らせないことである。ウサギは後肢の力が強いため，不慣れな人がつかんだり，捕まえたりすることは容易ではなく，コツを覚えなければいけない。なにより重要なのは，診察台にウサギを乗せたら，決してウサギから手を離さないことである。

1. 移動時の保定

　おとなしい個体であれば，頸部背側の皮膚をつかんで胸に抱き，反対の腕で臀部や後肢をおさえる（図2a，b）か，左右の腕とお腹でウサギをはさむように抱く（図2c）。恐怖心からウサギが保定者の脇に頭を突っ込んだりするが，視野をふさがれているほうが落ち着くのでそのままにする。

　後肢を自由にさせておくとキックの反動によって脊椎骨折や脊髄損傷が発生するため，後肢はしっかりとおさえる。

　耳介を持って移動するのは食肉用のウサギなどの場合であり，絶対に行ってはならない。

2. 診察時の保定

　おとなしい個体であれば診察台の上に座らせてその姿勢のまま両側から腕でおさえる。前方に跳躍しそうであれば指をウサギの前胸部に添える（図3a）。この方法でもウサギが抵抗するようであれば，タオルで身体を包み込んで保定する。タオルの端を顎の下でたく

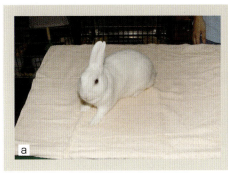 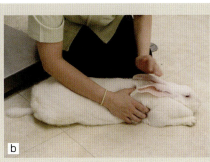

図1　診察台上での注意
a：バスタオルを用いた診察。バスタオルを敷くと肢が滑らず，保定にも使用できる。
b：診察台から落ちる可能性が高い個体は，床で診察することもある。

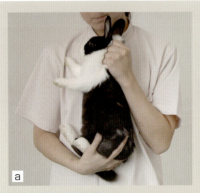
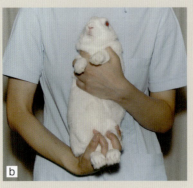
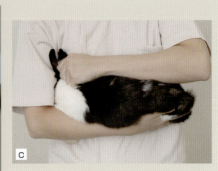

図2　移動時の保定
a：頸部背側の皮膚をつかみ，もう片方の手で臀部を支える。
b：胸を抱き，後肢をおさえる。
c：頸部背側の皮膚をつかみ，もう片方の腕に乗せ，腕と腹で支える。

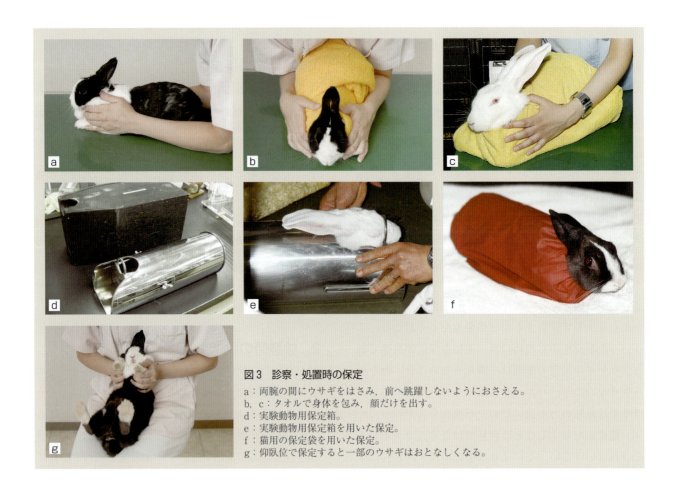

図3　診察・処置時の保定
a：両腕の間にウサギをはさみ，前へ跳躍しないようにおさえる。
b，c：タオルで身体を包み，顔だけを出す。
d：実験動物用保定箱。
e：実験動物用保定箱を用いた保定。
f：猫用の保定袋を用いた保定。
g：仰臥位で保定すると一部のウサギはおとなしくなる。

し上げて，四肢も包み込み顔だけを出す（図3b, c）。跳ねないように，とくに後躯をしっかりと包む。この保定は頭部や顔の診察，つまり眼や耳，歯の観察や耳介の血管からの採血，投薬などの際に使われる。ただし，体が隠れてしまう欠点がある。

前述のように視界をふさぐと静かになる傾向があるため，可能であれば目隠しをするとよい。また，物音に敏感なので，なるべく静かな環境下で診察する。

実験動物のウサギでは，ウサギ専用の保定袋や保定器（押田式や北島式など）などが使われている（図3d, e）。猫用の保定袋も使用できる（図3f）。箱や袋の中で暴れ，脊椎骨折や脊髄損傷をする恐れもあるので注意する。

脇の下から手をいれてゆっくりと仰臥位にすると，わずかな時間ではあるがウサギは動かなくなる（図3g）。この反応は不動化反応，睡眠反応，トランス反

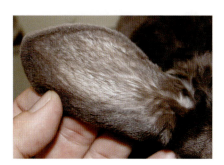

図4 皮膚の暗色化
耳介の血管がみえなくなっており、皮膚の色も暗くなっている。

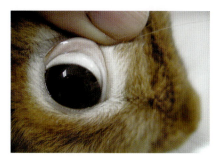

図5 結膜の蒼白
結膜の血管がみえなくなり、粘膜が蒼白である。

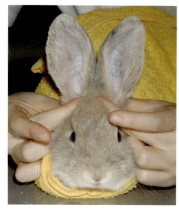

図6 イヤーナンバー
個体識別のため耳介の内側に青黒色のナンバーが入っている。

応などとよばれ、自発的な動作と外部刺激に対する反応が消失するのが特徴である。目隠しをすると反応がさらに強くなる。ただし、反応が出るかどうかには個体差があり、25%のウサギでは本反応を誘発できなかったとの報告もある[2]。

身体検査

1. 視診

身体各部や姿勢、呼吸状態や活動性、栄養状態などを確認する。ケージ内で、あるいはケージから出して歩かせ、歩様も観察する。飼育者の稟告と臨床徴候が異なることは珍しくないため、獣医師自身が詳細にウサギの状態を確認する。

(1) 体表

鱗屑や落屑、炎症や紅斑、脱毛などの皮疹、外部寄生虫などを確認する。ウサギは流涙や流涎、糞や尿の付着により皮膚炎を起こすことが多いため、被毛の汚れや粗剛に気を配る。体表の腫瘤や、雌であれば乳腺の異常なども確認する。重度の貧血では皮膚の暗色化がみられる(図4)。

(2) 眼

ウサギの眼は大きいので、観察は容易である。角膜、虹彩、結膜、眼瞼を観察し、流涙や眼脂の有無を確認する(「13.2 眼科検査」参照)。結膜が蒼白であれば循環不全や貧血、あるいは呼吸不全を疑う(図5)。眼は頭蓋の側面に位置するため正面からは観察しにくいが、左右の眼球の大きさや突出具合は正面から確認する。眼疾患以外にも、不正咬合による根尖病巣や眼窩下膿瘍、胸腺腫などで眼球が突出する。同時に瞬膜も突出することが多い。

(3) 鼻

鼻鏡の湿潤具合、外鼻孔や周囲の被毛が分泌物で汚れていないかなどを確認する。鼻汁で被毛が汚れていたら、鼻炎などの呼吸器疾患を疑う。鼻や口唇部に炎症や痂皮があれば、ウサギ梅毒、皮膚糸状菌、疥癬などを疑う。

(4) 口

口唇周囲の被毛が流涎により濡れていたり、汚れていたりしたら不正咬合を疑う。炎症を起こしていることもある。口唇を広げて切歯、歯肉や口腔粘膜を観察する。切歯の歯冠の過長や欠損、変形の有無を確認し、可能であれば耳鏡などを口腔内に挿入して臼歯に棘状縁などができていないか確認する。歯肉が蒼白な場合は、貧血、循環不全や呼吸不全を疑う。口腔粘膜にて毛細血管再充填時間(CRT)を確認することもできるが、ウサギはみえる範囲が狭くわかりにくい。

(5) 耳

耳鏡を用いて耳道内の炎症や腫瘍、耳垢の有無などを確認する。通常の耳垢は黄白色のクリーム状であるが、ウサギキュウセンヒダニに感染していると赤茶褐色になる(「2.7 外部寄生虫症」参照)。耳垢の蓄積や外耳炎があると頭部付近を痒がる仕草が頻繁に観察され、耳介の被毛が薄くなったり、発赤がみられたりすることがある(「2.5 外耳炎」参照)。

なお、血統書のあるウサギは、個体識別のため耳介にナンバーが彫られている(イヤーナンバー、図6)。

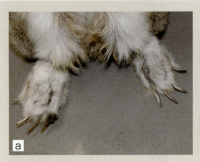
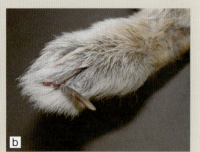

図7　爪の過長
a：爪が伸びすぎると歩きにくくなる。
b：伸びた爪が折れて，出血している。

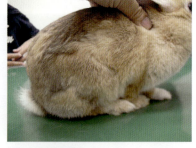

図8　後肢の変位
後肢が正常より頭側に位置している。肛門や陰部に疼痛がみられるときの姿勢である。

(6)肛門・陰部

ウサギの肛門には粘膜乳頭腫ができてとび出ていることがあるため確認する(「3.2　上皮系腫瘍」参照)。肛門や陰部が排泄物で汚れていたり，さらに湿性皮膚炎がみられたりする場合は，軟便や下痢，膀胱炎ならびに高カルシウム尿症など疑い，なんらかの疾病が潜在している可能性を考慮する。盲腸便が食糞されずに肛門周囲の被毛に付着している場合は，肥満，あるいは不正咬合や脊椎疾患などの身体的異常が発生している可能性がある。外陰部や陰茎に炎症がある場合はウサギ梅毒を疑う(「2.3　細菌性皮膚炎」参照)。高齢の雄では精巣腫瘍や鼠径ヘルニアがみられることがある。鼠径ヘルニアでは膀胱が逸脱し，蓄尿時に鼠径部が膨隆してみえる(「11.11　ヘルニア」参照)。幼体の雄では潜在精巣がみられることもあるため，精巣を確認する。ただし，ウサギは成長後も鼠径輪が開口しているため，精巣が腹腔へ移動していると陰嚢がふくらんでいない。その場合，正常であれば，腹圧をかけるか軽く腹部を押すことで精巣が陰嚢に移動してふくらむ。

(7)四肢

ウサギには潰瘍性足底皮膚炎が多発するため，足底に紅斑や炎症などの皮疹がないかを確認する。そのほか，関節炎による関節の腫大，骨折や脱臼による肢の変位，開張脚による肢の開脚などを確認する。なお，爪の過長は，爪が折れ，出血してはじめて飼育者に気づかれることが多い(図7)。

(8)姿勢

ウサギでは捻転斜頸が多く，わずかに頸が傾いているようなこともあるので注意して観察する。消化管の

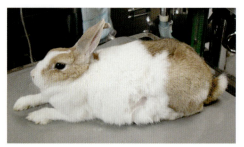

図9　匍匐姿勢
地面に胸腹部をつけてじっとしている。

鬱滞などによる腹痛があると，背弯姿勢をとる。肛門や陰部の皮膚炎，尿道炎などがあると，後肢を頭側に寄せて，いわゆるへっぴり腰になっていることもある(図8)。脊椎側弯症などでは背中が弯曲して，姿勢がおかしくみえる。足底皮膚炎でも，重篤になると姿勢の異常があらわれ，ウサギは歩行を嫌がるようになる。

(9)呼吸・活動性

ウサギは循環不全や呼吸不全を示唆する初期の臨床徴候が乏しいのが特徴である。発咳が起こりにくく，明確な浮腫も末期にならないと現れない。徴候としてはまず外鼻孔の拡大がみられ，次第に頻呼吸や呼吸速迫を呈するようになるが，この時点でも食欲があることが多いため，発見が遅れがちになる。ウサギの呼吸困難が突発的に現れると思われがちなのは，このような初期の徴候を見逃しているケースがあるためである。
呼吸器徴候が進行すると活動性が低下し，匍匐姿勢を呈す(図9)。重度になると胸郭を激しく動かしたり，腹式呼吸をしたりするようになる。さらに，呼吸をしやすくするために胸郭を開くように前肢を前に出し，一点を凝視するような表情をするようになる。状態が悪くなると嗜眠などを呈し(図10)，末期には横

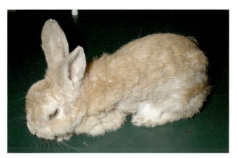
図10 嗜眠
ほとんど眠ったような状態であまり動かない。

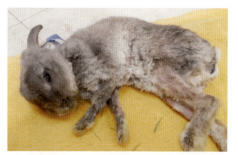
図11 横臥
呼吸困難により立てなくなっている。

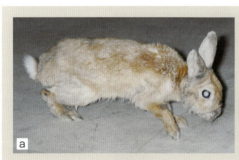
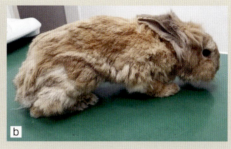
図12 削痩
a：体幹が細くなっている。
b：腰部や脊椎周囲の筋肉が落ちている。

臥姿勢をとる（図11）。

呼吸困難を呈するウサギに運動負荷をかけると，そのまま呼吸不全や循環不全に陥り急死するため，無理な保定や接触は避ける。酸素吸入を行い状態を安定させてから診察に入るべきである。

なお，胃の鬱滞や骨折などによって疼痛を感じているときにも呼吸が速くなり，活動性が低下するため，循環不全や呼吸不全との鑑別が重要である。

(10) 歩様

床の上で跳躍スタイルの歩様を観察する。跳躍がおぼつかない場合は，骨関節の異常を疑う。麻痺や半麻痺では泥酔歩行がみられ，肘や膝蓋骨の脱臼では肢の挙上ならびに外反や内反，股関節脱臼では股関節の可動範囲が狭くなるような歩様がみられる。

(11) 排泄物

キャリーやケージの中の排泄物を観察し，糞の量や糞塊の形態，尿の色などに異常がないかを確認する。

2. 触診

(1) 栄養状態の評価

削痩したウサギは体幹が細くなり（図12a），筋肉の減少により脊椎や骨盤が浮き出てくる（図12b）。最後に腹腔内の脂肪が減少する。触診すると脊椎と骨盤がはっきりわかるようになる。

肥満したウサギは体幹が太くなり，相対的に頭部が小さくみえるようになる（図13）。脊椎や骨盤の触知は難しくなる。消化管の鬱滞や子宮水腫，妊娠などによる腹部膨満（図14）は肥満と間違いやすいので注意する。

衰弱したウサギは削痩と同時に脱水も認められる（図15）。粘膜のCRTとツルゴールによって評価するが，はっきりしないことも多い。頸部に皮下脂肪が大量についている個体が多いため，ツルゴールには腰部のほうが適しているかもしれない。

(2) 腫瘤の探索

全身を触り，視診で発見できなかった腫瘤がないかどうか確認する。ウサギは胸腹部を地面につけているため，腹側の腫瘤を見落とさないように注意する。

腹壁ごしに腫瘤や臓器の不整など腹腔内の異常も探索する（図16）。強く触られるのを嫌がる個体が多いため，やさしく行う。肥満個体では脂肪が多いためわかりにくい。胃，腎臓，膀胱などは，正常でも触知できる。脾臓は小さすぎて触知することはできない。盲腸はガスが充満していると触知できる。鬱滞や毛球症，急性胃拡張による胃の拡大がないか，腎臓の腫大や変形がないか，膀胱に結石や尿道閉塞による過剰な蓄尿がないかを確認する。なお，消化管は壁が薄いた

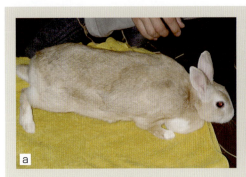
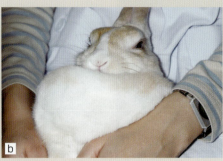

図13 肥満
a：体幹が太く，頭と顔が小さくみえる。
b：雌では肉垂も大きくなる。

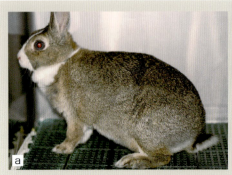
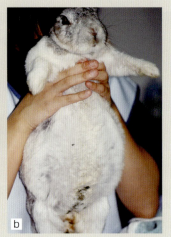

図14 腹囲膨満
腹部だけが丸く大きくなっている。
a：側方観，b：腹側観

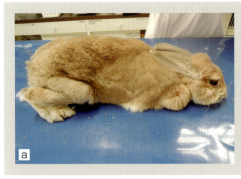
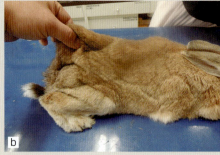

図15 脱水
a：削痩と同時にみられるが軽度の脱水はわかりにくい。
b：腰部の皮膚は牽引すると戻りにくくなっている。

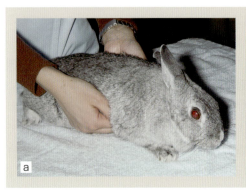
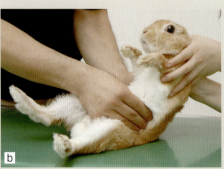

図16 腹部の触診
a：通常は伏臥位で腹部を触診する。
b：おとなしければ，仰臥位で触診する。

検査と基本手技

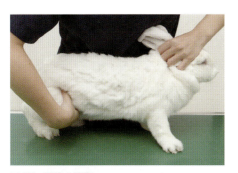

図17　脈拍の確認
後肢の股動脈の拍動を指で触知する。

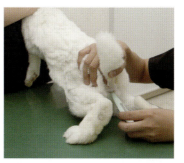

図18　体温測定
直腸へ体温計を差し込むととても嫌がるのでやさしく行う。

表　心拍数と呼吸数

項目	正常値
体温	38〜40℃[7]
心拍数	130〜325回／分 （平均192回／分）[8]
呼吸数	30〜60回／分[7]

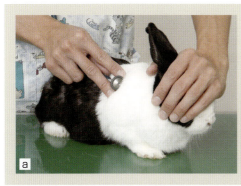
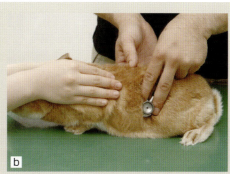

図19　聴診
a：胸部の聴診。ウサギが落ち着いた状態で心音，肺音を聴取する。
b：腹部の聴診。ウサギは嫌がるのでやさしく行う。

め，触診の際には強く触らないように注意する。ウサギは子宮広間膜に脂肪が大量についているため，通常子宮は触れないが，腫大あるいは腫瘤が形成されていれば容易に触知できる。

(3) 脈拍の確認

ウサギでは脈拍を診断の指標にすることが難しいが，触知は可能である。股動脈を人差し指でおさえ，脈圧，脈の強さや持続時間，脈拍数，律動を評価する（図17）。

(4) 体温の確認

体表温度も確認する。衰弱やショックを起こしている個体は冷たく感じられる。興奮した個体や保温された状態で来院した個体は体温が上がっているので，注意して評価する。明らかに病的な高体温である場合は直腸温を測定する（図18）。乱暴に行うと興奮し体温が上がってしまうため，落ち着いた状態で測定するよう心がける。正常な体温を表に示す。

3．聴診

ウサギは身体が小さいため，高精度の聴診器が必要である。異常音を聴取するには直径の小さな聴診器あるいは小児用聴診器を用いるとよい。興奮すると心拍数と呼吸数が増加し正確な評価ができなくなるため，落ちついた状態で行う（図19）。ときに歯ぎしりの音が重なり，胸部や腹部の聴診を邪魔することもある。歯ぎしりをしている場合は不正咬合や腹痛を疑う。スナッフル・ノイズは聴診器を使用しなくても聞き取れることが多い。大型の個体では打診によって，共鳴音から胸水や腹水の貯留を確認することもある。

(1) 胸部の聴診

胸腔では聴診器を胸郭前口から後部や背面にかけて移動させ，心音と肺音を聴取する。

心音は第4〜6肋骨で聴取する。イヌやネコよりかなり頭側である。成書に記載されているウサギの心拍数は，麻酔下や鎮静下で計測されたものが多い。無麻酔では227〜243回/分[4]，218回/分[5]などと報告されている。イヌやネコに比べて心拍数が多く，診察や保定などのストレスによって交感神経が緊張してさらに増加するため[6]，Ⅰ音とⅡ音の区別は難しく，雑音も聞き取りにくい。加えて心臓が小さいため，雑音が聴取されても，その位置を正確に把握することは不可能である。

なお，ウサギの心拍数は日内変動するという報告が

27

ある[1]。午後から明け方にかけて頻脈となり，その後は心拍数が減少し，正午頃にもっとも少なくなるという。呼吸性洞性不整脈が認められるのは異常であるといわれているが，詳細は不明である。

肺音は胸郭の背側で聴取する。ウサギは健康でも浅呼吸であるため，呼気音と吸気音の鑑別は難しい。鼻息が荒く肺音が聴取しにくいこともある。

正常な呼吸数は30〜60回／分である[3]。上部気道疾患や代謝性アシドーシスでは努力呼吸がみられ，呼吸数が増加する。短頭種は，とくに鼻腔が閉塞しやすく，呼吸数が増加しやすい。ただ，正常でもやや粗雑に聴取されることもあるし，ストレスや疼痛，高体温でも呼吸数が増加するため，これだけで呼吸器疾患が

あるとは断言できない。

ウサギを興奮させたり怒らせたりすると，鼻息が荒くなり肺音の聴取が難しくなるので注意する。高齢のウサギでは，いびきによって呼吸音が聞き取れないこともある。

(2)腹部の聴診

消化管の蠕動音を確認する。通常はあまり聞こえないため，顕著に聴取される場合は蠕動の異常を疑う。毛球症や腸閉塞などによる腹痛があると蠕動音は激しくなり，盲腸疾患ではガスや液体の動きによってポコポコあるいはバチャバチャと聞こえることがある。

● 参考文献

1) Akita M, Ishii K, Kuwahara M, et al. The daily pattern of cardiovascular parameters in Kurosawa and Kusanagi-Hypercholesterolemic（KHC）rabbits. *Experimental Animals*. 51: 353-360, 2002. doi: 10.1538/expanim.51.353

2) Danneman PJ, White WJ, Marshall WK, et al. An evaluation of analgesia associated with the immobility response in laboratory rabbits. *Lab Anim Sci*. 38: 51-57, 1988.

3) Farsang A, Makranszki L, Dobos-Kovacs M, et al. Occurrence of atypical myxomatosis in Central Europe: clinical and virological examinations. *Acta Vet Hung*. 51: 493-501, 2003. doi: 10.1556/AVet.51.2003.4.7

4) Giannico AT, Garcia DA, Lima L, et al. Determination of normal echocardiographic, electrocardiographic, and radiographic cardiac parameters in the conscious New Zealand white rabbit. *J Exo Pet Med*. 24: 223-234, 2015. doi: 10.1053/j.jepm.2015.04.013

5) Marano G, Grigioni M, Tiburzi F, et al. Effects of isoflurane on cardiovascular system and sympathovagal balance in New Zealand white rabbits. *J Cardiovasc Pharmacol*. 28: 513-518, 1996.

6) Pariaut R. Cardiovascular physiology and diseases of the rabbit. *Vet Clin North Am Exot Anim Pract*. 12: 135-144, 2009. doi: 10.1016/j.cvex.2008.08.004

7) Raul-Murphy J, Ramer JC. 飼ウサギの救急医療：エキゾチックアニマル臨床シリーズ Vol. 1，救急医療．岡 哲郎 訳．インターズー．1998, pp109-130.

8) 基礎と臨床のための動物の心電図・心エコー・血圧・病理学検査．菅野 茂，局 博一，中田義禮編．アドスリー．2003.

1.3 画像検査

X 線検査

ウサギでは，胸腔や腹腔を確認するための体幹の撮影や歯を確認するための頭部の撮影を行う機会が多い。

1. 体幹の撮影

ウサギは体幹の太さに対して四肢が短く，X線撮影のための保定が困難である。また，左右対称性を保つために四肢を牽引すると，激しく抵抗する。とくに呼吸状態が悪い個体は，チアノーゼを呈したり，呼吸困難で死亡するような事故があるため注意する。

ウサギは一般的に横臥を極端に嫌い，仰臥はあまり嫌わないので，腹背方向の撮影のほうが容易である。横臥姿勢での側方向の撮影が必要な場合は，骨折などの事故も起こさないように慎重に保定しなければならない。

腹背方向の撮影では，頸部の皮膚と腰の皮膚あるいは後肢を持ち，前肢を助手に牽引してもらい，肩が胸と重ならないように撮影する（図1）。ウサギは腹腔容積が大きく胸腔が狭いため（図2），しっかり四肢を伸ばして撮影する。側方向の撮影でも同様に，頸部の皮膚と腰の皮膚あるいは後肢を持ち，助手に前肢を牽引してもらい胸腔と重ならないように撮影する（図3, 4）。

2. 頭部の撮影

歯牙疾患や中耳疾患の診断のために，頭部X線検査もよく行われる。一般的には側方向，背腹方向，吻尾方向で撮影するが，これらの方向では歯や中耳（鼓室胞）が重なるため，正確な評価は難しい。必要であれば，斜位方向でも撮影する。体幹や四肢をタオルなどで包んでおさえると，容易に撮影することができる（「4.4 口腔内検査」参照）。

超音波検査

目的とする臓器ごとに保定法が異なる。なお，ウサギは被毛が緻密で空気を含みやすく，超音波が減衰しやすいため，検査時には原則として被毛をバリカンで刈る必要がある（図5）。

1. 腹部超音波検査

前述のようにウサギは横臥を嫌うため，腹部臓器の超音波検査は一般的に仰臥で行われる。四肢を牽引すると嫌がって暴れることが多いため，体幹をやや屈曲させて自然な体勢に近い姿勢をとらせる（図6）。最後肋骨弓の尾側の上腹部にプローブをあてると肝臓や胆嚢が描出され，下腹部にプローブをあてると膀胱や子

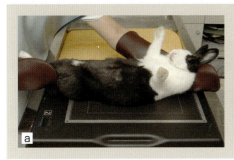
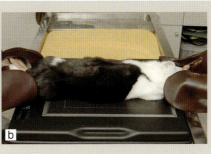

図1 腹背方向でのX線撮影
四肢を牽引されることを嫌うため，ゆっくりとやさしく行う。
a：頸部の皮膚をつかみ，もう1人が前肢を牽引する。
b：四肢を牽引して撮影できるウサギは少ない。

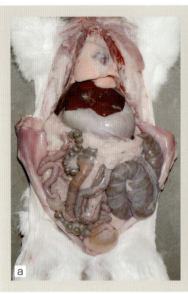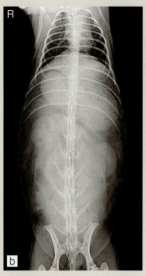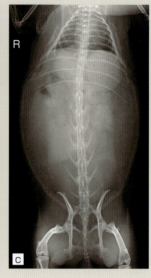

図2 X線腹背像
a：ウサギは腹腔が大きく、胸腔が狭い。
b：心臓と肺，肝臓，胃，腎臓，膀胱が確認できる。発達した腰の筋肉ラインにより，腸管は明確に確認できない。
c：腹腔内に脂肪が多いと，胃は頭側に，腸は正中に圧排される。

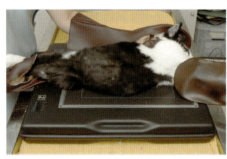

図3 側方向でのX線撮影
側方向の撮影はとくに嫌がるため，四肢と頸部の皮膚をつかみ，体位がずれないようにゆっくりとやさしく行う。

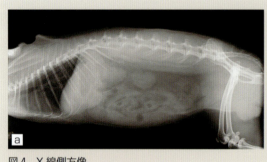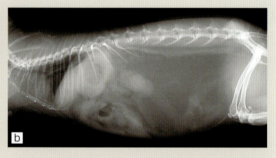

図4 X線側方像
a：心臓と肺，胃腸，腎臓が確認できる。
b：腹腔内に脂肪が多くみられる個体では，腸は頭側に，腎臓は腹側に変位し，子宮も確認できる。

宮が描出される。なお，肥満の個体では伏臥の姿勢で腹部からプローブをあてても超音波が腎臓まで届きにくく，消化管内のガスの影響もあって腎臓を描出できないことが多い。その場合は，両背側からプローブをあてるとよい（図7）。

2. 心臓超音波検査

重力によって心臓が胸壁に近づき，肺が覆う領域が減少して心臓が描出しやすくなるため，心臓の超音波検査では基本的に右横臥位に保定し，下側からプローブをあてる。エコー台を使用するとよい。ウサギは嫌がって暴れることが多いため，短時間で検査を終了させなければならない。なお，ウサギの心臓はイヌやネコよりも小さく，心拍数も多いことから，極力高性能な機器を用いる。得られたデータを保管できる機能がついていると，短時間での検査が可能となり，検査後に解析ができるので望ましい（「5.2 心臓の検査」参照）。

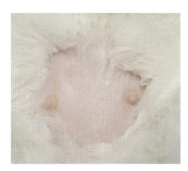

図5 剃毛した皮膚
ウサギの被毛は細くて空気を含みやすいため，剃毛してからプローブをあてる。

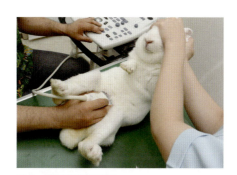

図6 腹部超音波検査
仰臥姿勢で行う。消化管内のガスを避けるように，ウサギが嫌がらない程度の強さでプローブをあてる。

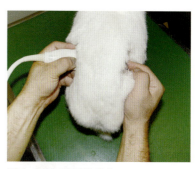

図7 腎臓の超音波検査
座位の姿勢で背側にプローブをあてる。反対側を軽く押すと腎臓の動きが少なくなり，描出しやすい。

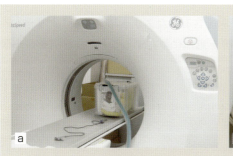
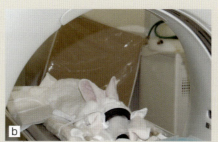

図8 CT検査
a：無麻酔で撮影する場合は固定ボックスに収容する。
b：症例によっては撮影は麻酔下で行う。

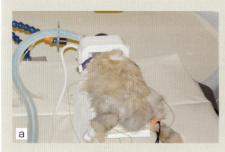
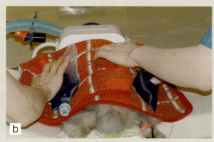

図9 MRI検査
a：CTより時間を要するため，麻酔が必要である。
b：検査中は保温し，心拍などを適切にモニタリングする。

コンピュータ断層撮影検査・磁気共鳴画像法検査

近年は，ウサギに対しても，コンピュータ断層撮影（CT）検査や磁気共鳴画像法（MRI）検査などの高度画像検査が行われるようになった。

現在は撮影時間もかなり短縮しているので，筆者らは，ウサギのルーチンなCT検査は無麻酔で行っているが，麻酔下での撮影の方が，体動のアーティファクトが少ない（図8）。MRI検査はCT検査よりも撮像時間が長いため，麻酔は必須である（図9）。

撮影・撮像前には，全身の状態を確認するために血液検査，X線検査，高齢個体であれば心臓検査をスクリーニング検査として必ず行うべきである。麻酔中はしっかりと保温し，呼吸や心拍に十分な注意を払わなければならない。

血液検査（採血法と注意点）

はじめに

血液検査は非常に有用な臨床検査のひとつであるが，ウサギに適用する場合には注意が必要である。

第一に，ウサギの血液検査に関する情報は限られている。実験動物を対象とした多くの生理学的研究や毒性試験に，ウサギの血液検査に関する情報が記載されているが，ペットとして飼育されるウサギを対象とした疾病による検査値の変化，診断や予後判定への応用などの臨床的な情報は不足している。特別な生理機能を持つ草食動物のウサギにはイヌやネコのデータは外挿できないため，臨床医の経験則により評価しているのが現状である。

第二に，ウサギはストレスを感じやすいため，採血のストレスが測定値に影響を及ぼし，評価が難しくなることがある。

第三に，ウサギは針の刺入を嫌がる個体が多く，保定も難しいため，採血時に鎮静や麻酔処置が必要となることもあり，リスクを伴う場合がある。また，麻酔や鎮静は検査値に影響を与える。

血液検査を行うかどうかは，これらの要素を考慮し，有用な情報が得られるかどうかを吟味して判断しなければならない。

スクリーニング検査として完全血球計算（CBC）と血液化学検査を行う。内分泌検査や血清学的検査などは，一部の限られた疾病あるいは精査として行われる。

採血時の注意

保定者が熟練していないと採血は難しい。保定時はウサギが怪我をしないように注意する。

23～26 ゲージの細い針を使用し，リドカインとプ

ロピトカインを含有したクリーム（エムラ® クリーム：佐藤製薬㈱）を患部に塗布することで，疼痛を最小限にする[6]。

静脈は血管が脆弱で，採血後に血腫が形成されやすいため，針を抜いた後は圧迫止血をしっかりと行う。

採血部位

臨床的に選択される採血部位は，耳介の血管（動静脈），橈側皮静脈，外側伏在静脈，頸静脈である。外側胸静脈や心臓採血は実験動物で行う方法であり，臨床では行わない。

1. 耳介動静脈

耳介には前耳介動脈と後耳介動脈の 2 本の動脈が走行する。それぞれ中間枝と耳輪枝（縁枝）に分かれる。静脈も前耳介静脈と後耳介静脈があり，同様にそれぞれ中間枝と耳輪枝（縁枝）に分かれている。耳介には密な動静脈吻合が形成されている（図 1）。

耳介の血管からの採血は痛がるウサギが多い。ウサギに頭を振らせない保定が難しい（図 2a）。血管は耳介を擦ったり，温めたりすると怒張するが，それでも怒張しない場合は，キシレンまたはリモネンを塗布するとよい。

基本的に耳介の中心部を走行する太い前耳介動脈の中間枝（図 2b），あるいは後耳介静脈の耳輪枝（図 2c），あるいは中間枝から採血する。大量の血液サンプルを必要とする場合は前耳介動脈の中間枝がよい。血管が細くわかりにくい場合は，光を透過させて採血する場合もある（図 2d）。

採血後は出血の持続や血腫（図 3a）を防ぐため，とくに動脈では採血部位の圧迫止血を少し長くしておか

検査と基本手技

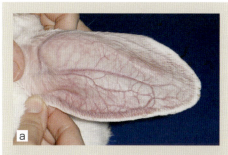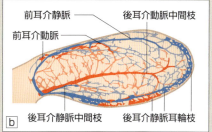

図1 耳介の血管
a, b：前・後耳介動静脈が走行する。密な動静脈吻合が形成されている。

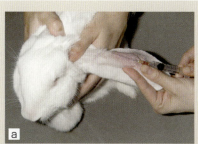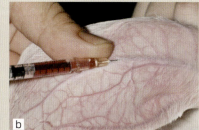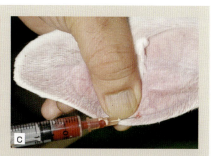

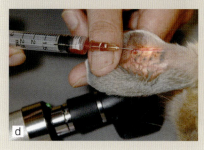

図2 耳介の血管からの採血
a：保定。胴体と頭部をしっかりとおさえる。
b：後耳介動脈中間枝からの採血。
c：後耳介静脈耳輪枝からの採血。
d：血管がわかりにくい場合は光を透過させて採血する。

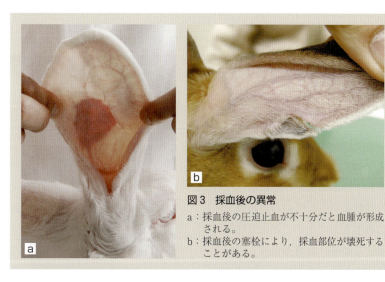

図3 採血後の異常
a：採血後の圧迫止血が不十分だと血腫が形成される。
b：採血後の塞栓により，採血部位が壊死することがある。

なければならない。

　耳介の血管は穿刺後に栓塞が起こりやすい。とくに高齢個体や耳介が小さい品種では，採血や留置針設置後に，梗塞や皮膚の壊死（図3b）を生じやすい。

2. 橈側皮静脈

　橈側皮静脈は橈骨上を走行する血管である（図4a）。細くて可動性があるため，少量しか採血できないこともある。

　ウサギを腹臥位にして前肢を伸ばし，採血部位よりも近位側を圧迫して血管を怒張させる（図4b，c）。

血液検査（採血法と注意点）

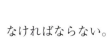

33

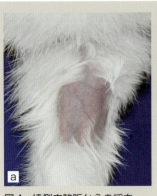
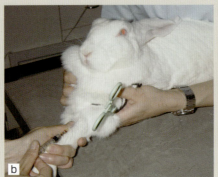
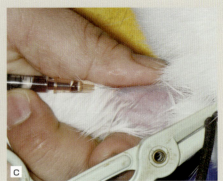

図4　橈側皮静脈からの採血
a：橈側皮静脈は橈骨の前面を走行している。
b：前肢を伸ばした状態で保定する。
c：採血部位の近位を駆血し，血管を怒張させ採血する。

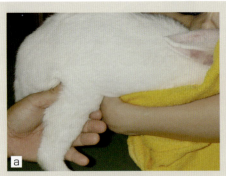
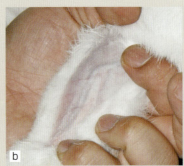
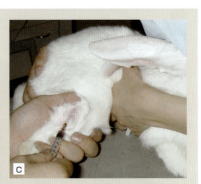

図5　外側伏在静脈からの採血
a：後肢を伸ばして保定する。
b：脛の外側を毛刈りし，膝関節の下部を指で囲んで圧迫する。
c：血管を怒張させて採血する。

しかし，ウサギの前肢は短いため，駆血および保定が難しい。

3. 外側伏在静脈

外側伏在静脈は橈側皮静脈よりも太く，耳介の血管とともに一般的に使用される採血部位である。

外側伏在静脈は脛骨の外側を斜走している。後肢を伸ばして保定し，膝関節の下あたりを手で囲んで圧迫すると，脛骨中央部を横切るように血管が走行しているのが確認できる（図5）。可動性があるため，指で駆血する場合は，皮膚を引っ張った状態にするが，引っ張りすぎると，もともと扁平な血管がさらに平たくなるので注意する。穿刺をすると疼痛により後肢を戻そうとするため，保定が難しい。

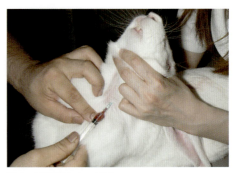

図6　頸静脈からの採血
頸を上方へ伸ばして，前肢を前に牽引する。

4. 頸静脈

頸静脈採血は，大量の血液サンプルを得るために行われる。ネコと同様に頸部を伸ばして鼻をほぼ真上に向け，前肢を診察台の縁を超え下へ牽引して保定する（図6）。頸静脈は頸部の溝にあり，胸部の入口を走行している。

基本的に幼体以外では鎮静あるいは麻酔処置が必要

なことも多く，雌は肉垂があるため困難となる。また，頸が短いネザーランド・ドワーフ種も難しい。

採血量

ウサギの循環血液量は体重の 4.5～8.1 %[23]，55～65 mL/kg[21] などと報告されている。Rosenthal は，この 6～10% の血液量（3.3～6.5 mL/kg）を安全に採血できるとしている[19]。しかし，Mitruka はこの値は体重から算出したものであるために不正確であるとし，体表面積や除脂肪体重から 7.7 mL/kg が上限であるとしている[12]。

抗凝固薬

ウサギの血液は凝固しやすい[16]。凝固は測定値に影響を及ぼすため，抗凝固処理は迅速に行う。CBC 用にはエチレンジアミン四酢酸（EDTA），血液化学検査用にはヘパリンを使用する。輸血の際はクエン酸ナトリウムを使用する。

血液検査に影響を与える要因

1. 品種・系統

小型のネザーランド・ドワーフ種，やや大きいテディ・ロップ種，もっとも大きいドワーフ・ロップ種の3種を比較したところ，小型の品種ほどヘマトクリット値（Ht 値），アルブミン（ALB），アスパラギン酸アミノ基転移酵素（AST），アラニンアミノ基転移酵素（ALT）が低く，トリグリセリド（TG）とアルカリホスファターゼ（ALP）が高くなることがわかっている[20]。ネザーランド・ドワーフ種は平均赤血球容積（MCV）がわずかに大きく，テディ・ロップ種はヘモグロビン（Hb）がわずかに低く，ドワーフ・ロップ種は ALT がわずかに高いと報告されている[20]。

2. 年齢

幼体は成体よりも，赤血球パラメーターと白血球パラメーターがやや低い[14]。

3. 性別

雄は雌に比べて Hb が低く，赤血球の大小不同が顕著である[17]。奇形赤血球は，雄よりも雌においてわずかに多くみられる[3]。

4. 妊娠

妊娠すると，赤血球パラメーター，グルコース（GLU），総蛋白（TP），ALB，血中尿素窒素（BUN），クレアチニン（CRE），カルシウムイオン（Ca^{2+}），総コレステロール（TCHO）が低下する[2,4]。赤血球パラメーターの低下は，胎仔を含めた循環血液量の増加による。GLU の低下は，胎仔の成長のために要求量が増加することによる。BUN，CRE の低下は，妊娠に伴い腫大した子宮や鬱血した卵巣静脈に圧迫され腎臓が腫大するためと考えられる。Ca^{2+} の低下は，胎仔の電解質要求による[22]。TCHO は妊娠の影響をもっとも受け，約30%低下することもある[15]。

妊娠後期には，凝固系も変化する。線溶が抑制され，凝固に傾いた状態になる[9]。これは，出産時に過度の出血を予防するための生理的反応である。凝固と線溶のバランスが病的に凝固に傾けば，血栓症，肺塞栓症，妊娠中毒症などの疾患が発症する。一方，凝固因子が消費されて線溶が亢進すれば，出血傾向になる[13]。

5. 食糞

ウサギは食糞を行うため，絶食時の血液サンプルを得ることは難しく，脂肪パネルは正確な測定ができない。硬便生成と盲腸便生成のリズムによって，総胆汁酸（TBA），GLU，BUN，TCHO などが変動する可能性がある。

6. ストレス

ストレスがかかると GLU が上昇する。ストレスに関連するカテコールアミンの放出は，総白血球数（WBC），好中球の増加およびリンパ球の減少をもたらす（ストレスパターン）。身体的な拘束により，筋肉からの逸脱酵素であるクレアチンキナーゼ（CK）や AST が有意に上昇する[14]。

7. 麻酔

麻酔は，TCHO，TG，乳酸脱水素酵素（LDH），ナトリウムイオン（Na^+），カリウムイオン（K^+），塩化物イオン（Cl^-），Ca^{2+}，無機リン（IP）などの測定値に影響を与える[8,18]。

8. 日内変動

WBCや白血球の百分比，BUN，GLUは日内変動する[6, 7, 11]。

検査時の注意点

1. 器機による違い

自動フローサイトメトリーは，機器の設定がほかの動物用になっていると誤差を生じる。ウサギ用に調節しておくことが理想である。血液化学検査機器も，測定原理や測定条件によって測定値が大きく異なることがあるため，検査機器ごとに正常値の設定をするべきである。成書にある基準値よりも，使用する検査機器の基準値を参考にして評価する。

2. アーティファクト

溶血すると，赤血球パラメーターとアミラーゼ（AMYL）が低下し，AST，ALT，LDH，CK，TPおよびKが上昇する[14]。針や注射器を適切に選択して溶血を最小限に抑え，血液を移すときの力を最小限にすることなどを心掛ける。

棘状赤血球もアーティファクトとして生じることが多い。EDTAの過剰，サンプルを長時間放置すること，血液塗抹標本の乾燥に時間がかかることなどが原因になると考えられている[10]。

● 参考文献

1) Bolliger AP, Everds N, Zimmerman KL, et al. Hematology of laboratory animals. *In* Weiss DJ, Wardrop KJ,(eds): Schalm's Veterinary Hematology, 6th ed. Wiley-Blackwell. 2010, pp852-887.

2) Burtis CA, Ashwood ER, Bruns DE. Tietz Textbook of Clinical Chemistry and Molecular Diagnosis, 5th ed. Elsevier, Saunders. 2012.

3) Christopher MM, Hawkins MG, Burton AG. Poikilocytosis in rabbits: prevalence, type, and association with disease. *PLoS One*. 9: e112455, 2014. doi: 10.1371/journal.pone.0112455

4) de Rijk EP, van Esch E, Flik G. Pregnancy dating in the rat: placental morphology and maternal blood parameters. *Toxicol Pathol*. 30: 271-282, 2002. doi: 10.1080/019262302753559614

5) Fekete S. Recent findings and future perspectives of digestive physiology in rabbits: a review. *Acta Vet Hung*. 37: 265-279, 1989.

6) Flecknell P. Anaesthesia and perioperative care. *In* Meredith A, Flecknell P,(eds): BSAVA Manual of Rabbit Medicine and Surgery, 2nd ed. BSAVA. 2006, pp154-165.

7) Fox RR, Laird CW, Blau EM, et al. Biochemical parameters of clinical significance in rabbits. I. Strain variations. *J Hered*. 61: 261-265, 1970.

8) Gil AG, Silvan G, Illera M, et al. The effects of anesthesia on the clinical chemistry of New Zealand White rabbits. *Contemp Top Lab Anim Sci*. 43: 25-29, 2004.

9) González-Mariscal G, Díaz-Sánchez V, Melo AI, et al. Maternal behavior in New Zealand white rabbits: quantification of somatic events, motor patterns, and steroid plasma levels. *Physiol Behav*. 55: 1081-1089, 1994.

10) Harvey JW. Veterinary Hematology, a Diagnostic Guide and Color Atlas. Elsevier, Saunders. 2012.

11) Kurtz DM, Travlos GS. The Clinical Chemistry of Laboratory Animals, 3rd ed. CRC Press. 2017.

12) Mitruka BM, Rawnsley HM. Clinical Biochemical and Hematological Reference Values in Normal Experimental Animals and Normal Humans, 2nd ed. Masson. 1981.

13) Mizoguchi Y, Matsuoka T, Mizuguchi H, et al. Changes in blood parameters in New Zealand White rabbits during pregnancy. *Lab Anim*. 44: 33-39, 2010. doi: 10.1258/la.2009.008002

14) Murray MJ. Understanding clinical pathology in rabbits. Proceedings of the North American Veterinary Conference, Vol. 20, Small Animal ed. North American Veterinary Conference. 2006, pp1751-1753.

15) Palm M. Clinical pathology values in pregnant and non-pregnant rabbits. *Scand J Lab Anim Sci*. 24: 177-183, 1997.

16) Perry-Clark LM, Meunier LD. Vascular access ports for chronic serial infusion and blood sampling in New Zealand white rabbits. *Lab Anim Sci*. 41: 495-497, 1991.

17) Poljičak-Milas N, Kardum-Skelin I, Vuđan M, et al. Blood cell count analyses and erythrocyte morphometry in New Zealand white rabbits. *Vet arhiv*. 79: 561-571, 2009.

18) Robson WL, Bayliss CE, Feldman R, et al. Evaluation of the effect of pentobarbitone anaesthesia on the plasma potassium concentration in the rabbit and the dog. *Can Anaesth Soc J*. 28: 210-216, 1981.

19) Rosenthal K. Interpretation of selected clinical pathology values in ferrets and rabbits. *In*: Proceedings The Atlantic Coast Veterinary Conference. 1997, pp1-3.

20) Šimek V, Zapletal D, Straková E, et al. Physiological values of some blood indicators in selected dwarf rabbit breeds. *World Rab Sci*. 25: 27-36, 2017. doi: 10.4995/wrs.2017.4110

21) Suckow MA, Schroeder VA. Improtant biological features. *In*: The Laboratory Rabbit, 2nd ed. CRC Press. 2012, pp1-10.

22) Watney PJ, Rudd BT. Calcium metabolism in pregnancy and in the newborn. *J Obstet Gynaecol Br Commonw*. 81: 210-219, 1974.

23) Weisbroth SH. Neoplastic diseases. *In* Manning PJ, Ringler DH, Newcomer CE,(eds): The Biology of the Laboratory Rabbit, 2nd ed. Elsevier, Academic Press. 1994, pp259-292.

1.5

血液検査（赤血球系の異常）

赤血球の分化

赤血球は，骨髄において幹細胞から分化し，前赤芽球（図1a），好塩基性赤芽球（図1b），多染性赤芽球，後赤芽球（図1c）と分化し，脱核した後，網状赤血球に移行する。

正常所見

赤血球は円盤状で無核の細胞である（図2）。赤血球中央部のセントラルペーラーはあまり目立たないこともある。

ウサギは健常でも赤血球に軽度の大小不同が認められる。通常，赤血球は直径 6.7〜6.9 μm[24]，厚さ 2.15〜2.4 μm[19] 程度であるが，大小不同が強くみられるウサギでは，直径 5.0〜7.8 μm と幅広くなる[18]。雄は雌に比べて赤血球の大小不同が顕著である[17]。ときには直径が正常赤血球の4分の1ほどの小型赤血球がみられることもある。

奇形赤血球もしばしばみられる。Christopher らが健常なウサギおよびなんらかの疾病に罹患しているウサギを調べたところ，約3分の1の個体は，全赤血球の約3%以下が有棘および棘状赤血球だったという。さらに，一部のウサギでは30%以上が奇形赤血球であったと報告されている。なお，雄よりも雌においてわずかに多くみられたという[3]。

健康な個体でも多染性赤血球（網状赤血球）や赤芽球は出現する[2,24]。赤芽球，網状赤血球は全赤血球の1.4〜3.9%程度である[2]。核の遺残物であるハウエルジョリー小体が観察されることもある[14]。

ウサギは赤血球の寿命が約 57（45〜70）日[21] とイヌやネコと比べて短く，赤血球の寿命が短い動物種ほど多染赤血球が多くみられる傾向がある。

ウサギのヘマトクリット値（Ht 値）はおおよそ 30〜50%である[12]。ペットとして飼育されているウサギはやや低めで，30〜40%であるという報告もある[5]。

新生仔および幼体は成体と比較して赤血球数（RBC），Ht 値が低く，平均赤血球容積（MCV），平均ヘモグロビン量（MCH）が高い傾向にある[2]。雄は雌に比べてヘモグロビン（Hb）が低い[17]。

貧血

赤血球パラメーターが基準値より低下した状態を貧血という。ウサギでは，Ht 値 30%未満で貧血が疑われる。赤血球の再生像が十分認められるものを再生性貧血，認められないものを非再生性貧血という。

1. 原因

(1)再生性

①失血

多量の血液が失われると貧血になる。ウサギでは外傷や卵巣・子宮疾患による断続的な出血が原因となることが多い。重度のノミの寄生などでも生じることがある。ウサギは出血性貧血でも小型赤血球が多く出現し，イヌの免疫介在性溶血性貧血の球状赤血球症のようにみえることがあり，注意が必要である。

②溶血

溶血により赤血球が失われることで貧血が発生する。肝リピドーシスなどの肝疾患，高脂血症，炎症および膿瘍，敗血症，腫瘍などにより，赤血球膜の変性や，赤血球の物理的損傷が引き起こされ，溶血が生じる。実験動物のウサギでは，リンパ腫に伴う免疫介在

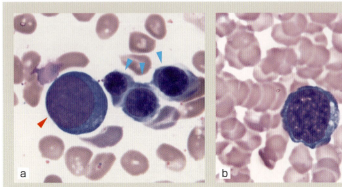
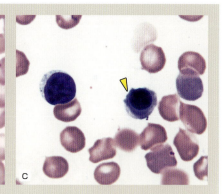

図1　赤血球の分化
a：簡易染色，400倍。前赤芽球（赤矢頭）はヘモグロビン合成を行う前の細胞であるため細胞質は好塩基性に濃染される。核小体が認められることもある。多染性赤芽球（青矢頭）は細胞質のヘモグロビン合成がはじまっており，前赤芽球や好塩基性赤芽球に比べて細胞質が灰色を帯びている。
b：簡易染色，400倍。好塩基性赤芽球。前赤芽球よりもひと回り小さい。細胞質は強い好塩基性である。クロマチン結節が形成され，核小体は消失している。
c：後赤芽球（黄矢頭）。脱核する直前の赤芽球で，核は小さく濃染される。

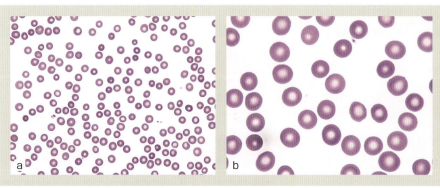

図2　赤血球
赤血球は円盤状で無核である。中央部のセントラルペーラーはあまり目立たないこともある。
a：簡易染色，200倍
b：簡易染色，1000倍

性溶血性貧血が報告されているが[23]，発生起序は解明されていない。

(2) 非再生性
①消耗性疾患
慢性感染症，歯牙疾患，腎疾患，肝疾患，腫瘍や膿瘍などの消耗性疾患に伴って貧血が生じることがある。炎症による鉄利用障害が主因であると考えられているが，ウサギでの詳細は知られていない。

②腎性
腎臓からは赤血球の産生を促すエリスロポエチンが分泌されているため，腎不全になると赤血球産生能が低下し，貧血が起きる。

③老齢性
高齢動物は代謝の低下や種々の疾患を持つものが多く，若齢動物に比べ低値を示すことがある。

2．疫学
Dettweilerらが貧血を呈したペットのウサギ223頭（Ht値が33％以下を貧血と定義）を調べたところ，その原因は炎症（29％）と出血（24％）が多く，腎疾患（7％）は少なく，1頭のみが肝葉捻転に起因する溶血であった。貧血の原因が2つ以上重複した症例は14％であった[4]。この報告では25％は原因不明とされているが，老齢性貧血や肝疾患，肝リピドーシス，高脂血症に伴う赤血球膜の脆弱化が原因になっていると思われる。

3．鑑別
再生性貧血では，赤血球の大小不同が顕著になり，多染性赤血球（網状赤血球），奇形赤血球，赤芽球が増加する（図3）。しかし，ウサギの赤血球は正常でもこれらが観察されるため，評価が主観的になりがちである。イヌやネコで使われている網状赤血球数や網赤指数（RPI）のように，再生性貧血と非再生性貧血を明確

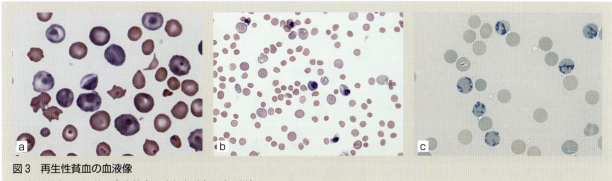

図3 再生性貧血の血液像
a：簡易染色，400倍。多染性赤血球と奇形赤血球が増加している。
b：簡易染色，100倍。赤血球の大小不同が顕著になり，赤芽球も増加している。
c：200倍。ニューメチレンブルー染色では，多数の網状赤血球が認められる。

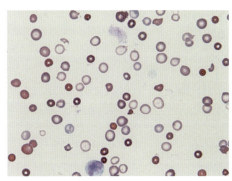

図4 菲薄赤血球
簡易染色，100倍。セントラルペーラーが拡大している。

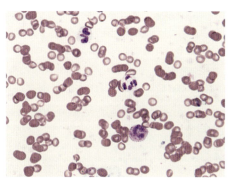

図5 連銭形成
簡易染色，100倍。赤血球が貨幣を重ねたように連なっている。

に区別できる基準はない。臨床徴候やほかの検査データとともに評価するべきである。

鉄欠乏性貧血では，セントラルペーラーの拡大した菲薄赤血球が増加する(図4)。

多血症

血液中の赤血球量が増加した状態を多血症という。一般的にHt値45％以上になると多血症が疑われる。

脱水による血液濃縮や興奮や激しい運動などによる脾臓からの赤血球放出などが原因の相対的多血症，慢性骨髄性白血病による真性多血症，心肺疾患による低酸素症や腎腫瘍によりエリスロポエチン産生が過剰になる二次性多血症がある。ウサギでは相対的多血症が多いが，エフェドリンなどの薬剤投与[20]や腎芽腫[10,22]による二次性多血症も報告されている。

形態異常

1. 連銭形成

赤血球の連銭形成は血球同士が接触して一列になる状態(図5)を指す。慢性的な炎症や感染，あるいは脱水などによる高蛋白血症が原因と考えられている。

2. 奇形赤血球

種々の疾病に伴う化学的変化や毒素による障害，物理的損傷などにより奇形赤血球が出現する(図6)。膿瘍，気管支肺炎，蜂窩織炎，胃腸炎，高脂血症および肝リピドーシス，腎不全および電解質異常，敗血症，腫瘍を有するウサギで頻繁に観察される[3]。病状が軽度であっても出現することが多い。

ウサギは健康でも奇形赤血球が認められるため[1,18]，疾患との鑑別が難しい。

奇形赤血球は検査時のアーティファクトとして発生することもある。アーティファクトとしては棘状赤血球が多くみられる。涙滴赤血球，断片化赤血球，標的赤血球は，それぞれの疾病によって発生する種類が異

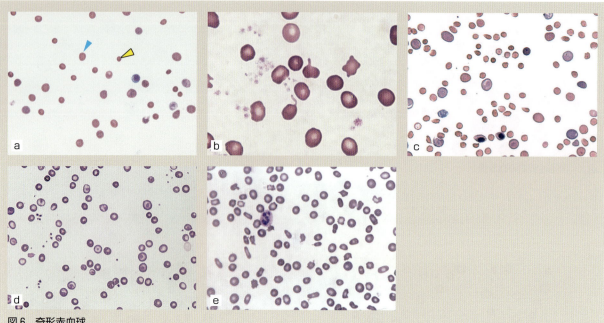

図6 奇形赤血球
a：簡易染色，200倍。小型赤血球（黄矢頭）は通常の赤血球よりも直径が小さい。球状赤血球（青矢頭）はセントラルペーラーが消失し，より濃く染色される。
b：簡易染色，400倍。有棘赤血球。表面から不規則な棘が突出している。
c：簡易染色，200倍。涙滴赤血球。一端が伸びて涙滴あるいは洋梨形になっている。典型例では涙滴赤血球の方向が多彩である。塗抹標本の引き終わりや標本の辺縁ではアーティファクトとして生じやすい。
d：簡易染色，200倍。標的赤血球。赤血球の中央の窪みに膨らみができ，濃淡の縞模様がみられる。
e：簡易染色，200倍。楕円赤血球。輪郭が卵形〜棍棒状で，末梢血に出た後に変形すると考えられている。

表 赤血球系の基準値

項目（単位）	Poljičak-Milas et al(2009)[17] 雄	Poljičak-Milas et al(2009)[17] 雌	Hewitt et al (1989)[7]	中村ら(2012)[25]
RBC（×10⁶/μL）	5.86 ± 0.79（4.08〜6.96）	6.21 ± 0.52（4.89〜6.85）	6.0 ± 0.6（3.7〜7.5）	5.82（3.59〜7.86）
Ht 値(%)	38 ± 4（29〜44）	41 ± 3（36〜44）	38 ± 3.1（26.7〜47.2）	36.3（23.9〜47.3）
Hb（mg/dL）	12.75 ± 1.199（10.4〜14.0）	13.486 ± 0.853（12.3〜15.1）	12.8 ± 1.0（8.9〜15.5）	12.1（7.3〜16.5）
MCV（fL）	65.56 ± 3.14（61.4〜70.3）	65.66 ± 2.91（60.2〜72.8）	63.7 ± 3.1（58.0〜79.6）	62.6（55.2〜72.1）
MCH（pg）	21.93 ± 1.91（19.7〜26）	21.79 ± 1.36（19.2〜25.2）	21.4 ± 1.3（19.2〜29.5）	20.7（17.1〜24.4）
MCHC（g/dL）	334.33 ± 16.01（309〜371）	331.78 ± 8.33（316〜346）	33.6 ± 0.6（31.1〜37.0）	33.0（27.5〜37.2）

RBC：赤血球数，Ht 値：ヘマトクリット値，Hb：ヘモグロビン，MCV：平均赤血球容積，MCH：平均赤血球色素，MCHC：平均赤血球色素濃度

なる[8,9,11,15,16]。

奇形赤血球は寿命が短く，また溶血しやすい。その ため原因にかかわらず，奇形赤血球の増加は溶血性貧血の原因となる[6,13]。

●参考文献

1) Bolliger AP, Everds N, Zimmerman KL, et al. Hematology of laboratory animals. *In* Weiss DJ, Wardrop KJ,(eds): Schalm's Veterinary Hematology, 6th ed. Wiley-Blackwell. 2010, pp852-887.
2) Bortolotti A, Castelli D, Bonati M. Hematology and serum chemistry values of adult, pregnant and newborn New Zealand rabbits（*Oryctolagus cuniculus*）. *Lab Anim Sci*. 39: 437-439, 1989.
3) Christopher MM, Hawkins MG, Burton AG. Poikilocytosis in rabbits: prevalence, type, and association with disease. *PLoS One*. 9: e112455, 2014. doi: 10.1371/journal.pone. 0112455
4) Dettweiler A, Klopfleisch R, Müller K. Anaemia in pet rabbits: causes, severity and reticulocyte response. *Vet Rec*. 181: 656, 2017. doi: 10.1136/vr.104472
5) Harcourt-Brown FM, Baker SJ. Parathyroid hormone, haematological and biochemical parameters in relation to dental disease and husbandry in rabbits. *J Small Anim Pract*. 42: 130-136, 2001.
6) Harvey JW. Veterinary Hematology, a Diagnostic Guide and Color Atlas. Elsevier, Saunders. 2012.
7) Hewitt CD, Innes DJ, Savory J, et al. Normal biochemical and hematological values in New Zealand white rabbits. *Clin Chem*. 35: 1777-1779, 1989.

8) Kanakaraj P, Singh M. Influence of hypercholesterolemia on morphological and rheological characteristics of erythrocytes. *Atherosclerosis.* 76: 209-218, 1989.

9) Karbiner MS, Sierra L, Minahk C, et al. The role of oxidative stress in alterations of hematological parameters and inflammatory markers induced by early hypercholesterolemia. *Life Sci.* 93: 503-508, 2013. doi: 10.1016/j.lfs.2013.08.003

10) Lipman NS, Murphy JC, Newcomer CE. Polycythemia in a New Zealand White rabbit with an embryonal nephroma. *J Am Vet Med Assoc.* 187: 1255-1256, 1985.

11) López-Revuelta A, Sánchez-Gallego JI, García-Montero AC, et al. Membrane cholesterol in the regulation of aminophospholipid asymmetry and phagocytosis in oxidized erythrocytes. *Free Radic Biol Med.* 42: 1106-1118, 2007. doi: 10.1016/j.freeradbiomed.2007.01.010

12) Malley AD. The pet rabbit in companion animal practice. 4. Haematological and biochemical reference values. *Ir Vet J.* 49: 354, 1996.

13) Marks PW. Hematologic manifestations of liver disease. *Semin Hematol.* 50: 216-221, 2013. doi: 10.1053/j.seminhematol.2013.06.003

14) McLaughlin RM, Fish RE. Clinical Biochemistry and Hematology. *In* Manning PJ, Ringler DH, Newcomer CE, (eds): The Biology of the laboratory rabbit, 2nd ed. Elsevier, Academic Press. 1994, pp111-130.

15) Pessina GP, Paulesu L, Bocci V. Red cell modifications in cholesterol-fed rabbits. *Int J Biochem.* 13: 805-810, 1981.

16) Pinter GG, Bailey RE. Anemia of rabbits fed a cholesterol-containing diet. *Am J Physiol.* 200: 292-296, 1961. doi: 10.1152/ajplegacy.1961.200.2.292

17) Poljičak-Milas N, Kardum-Skelin I, Vuđan M, et al. Blood cell count analyses and erythrocyte morphometry in New Zealand white rabbits. *Vet arhiv.* 79: 561-571, 2009.

18) Sanderson JH, Phillips CE. An Atlas of Laboratory Animal Haematology. Clarendon Press. 1981.

19) Schermer S. The Blood Morphology of Laboratory Animals, 3rd ed. 1967.

20) Schilling RF. Failure to produce polycythemia in man, dog and rabbit by daily administration of ephedrine sulfate. *Am J Physiol.* 167: 59-62, 1951. doi: 10.1152/ajplegacy.1951.167.1.59

21) Suckow MA, Schroeder VA. Improtant biological features. *In*: The Laboratory Rabbit, 2nd ed. CRC Press. 2012, pp1-10.

22) Wardrop KJ, Nakamura J, Giddens WE Jr. Nephroblastoma with secondary polycythemia in a New Zealand white rabbit. *Lab Anim Sci.* 32: 280-282, 1982.

23) Weisbroth SH. Neoplastic diseases. *In* Manning PJ, Ringler DH, Newcomer CE, (eds): The Biology of the Laboratory Rabbit, 2nd ed. Elsevier, Academic Press. 1994, pp259-292.

24) Weiss DJ, Wardrop KJ. Schalm's Veterinary Hematology, 6th ed. Wiley-Blackwell. 2010.

25) 中村　拓, 山下悠子, 霍野晋吉. 各種エキゾチックアニマルの血球計算値の基準値の検討. 日本獣医師回覧板. 136, 2012.

1.6 血液検査（白血球系の異常）

骨髄球系

好中球をはじめとする骨髄球系細胞は，骨髄芽球（図1a）から前骨髄球，骨髄球（図1b），後骨髄球（図1c），桿状核球（図1c），分葉核球へと分化し，末梢に放出される。粗大な一次顆粒は成熟初期の前骨髄球で，微細な二次顆粒は成熟後期の骨髄球以降の細胞で作られる。

1. 好中球

好中球は貪食細胞として機能し，感染症や免疫介在性疾患などの炎症性疾患で増加する。

(1) 正常所見（図2）

好中球の直径は10～15μmである[12]。ウサギの好中球は，好酸球の細胞質顆粒に類似したロマノフスキー染色で桃色に染まる顆粒を持つため，好酸球と間違いやすい。この特徴からヘテロフィル heterophil あるいは偽好酸球，両染球，異染球などとよばれる。顆粒には微細なものと粗大なものがある。顆粒の構成比，染色性が異なるため，鏡検での見え方は多様である。

(2) 異常所見
①数の変化

イヌやネコでは，炎症性疾患，とくに細菌感染に反応して好中球を主体とした総白血球数の増加が起こるが，ウサギでは炎症に対する白血球の反応は鈍く，ヒトやウシなどに似ている。したがってイヌやネコと同じように白血球の増加を考えることは危険であり，炎症性疾患を見逃してしまうことにもなる。ウサギでも重篤な細菌感染では増加するが[14]，必須ではない。したがって，ウサギでは総白血球数が増加しなくても炎症性疾患は除外できない。炎症性疾患により好中球が増加しないのは，骨髄中あるいは血管腔周縁に待機している好中球（骨髄の貯蔵プール）の反応が遅いためではないかと考えられている。ストレスがかかると好中

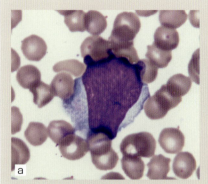 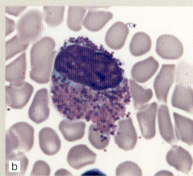 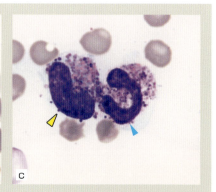

図1　骨髄球系の分化
a：簡易染色，400倍。骨髄芽球。原赤芽球よりも大きく不整形で，微細な点状の核クロマチンを持つ。顆粒は存在しない。
b：簡易染色，400倍。好中球系骨髄球。
c：簡易染色，400倍。後骨髄球（黄矢頭）は核クロマチンが粗雑になり，核は楕円から腎臓型になる。桿状核好中球（青矢頭）はさらに分化が進んだ顆粒球で，末梢に放出される。

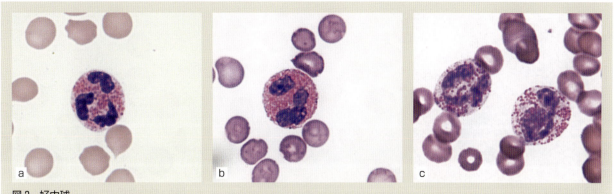

図2 好中球
a：簡易染色，400倍。好酸性の顆粒を含む。顆粒は微細なものと粗大なものがある。
b：簡易染色，400倍。顆粒が均一にみえるものもある。
c：簡易染色，400倍。顆粒が少ないものもある。

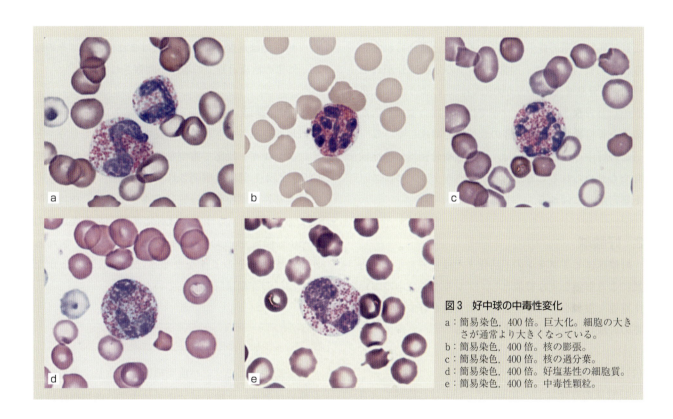

図3 好中球の中毒性変化
a：簡易染色，400倍。巨大化。細胞の大きさが通常より大きくなっている。
b：簡易染色，400倍。核の膨張。
c：簡易染色，400倍。核の過分葉。
d：簡易染色，400倍。好塩基性の細胞質。
e：簡易染色，400倍。中毒性顆粒。

球の血管外への遊走が抑制されるため，血管内の好中球数は増加する。

炎症や感染が起こると，桿状核好中球の増加（左方移動）あるいは過分葉好中球の増加（右方移動）が起きる。

好中球数／リンパ球数（N/L）比の上昇は炎症や感染の存在を疑う判断材料になるが，生理的変動やストレスパターンも考慮しなければならないため，特異性に欠ける[16,17]。

②形態の変化

好中球は激しい炎症性疾患（とくに細菌感染）により，巨大化（図3a），核の膨張（図3b），過分葉（図3c），好塩基性の細胞質（図3d），好塩基性の細胞質内顆粒（中毒性顆粒，図3e）などの形態異常がみられ，これを中毒性変化とよんでいる。

好中球に形態異常が現れるペルゲル・ヒュエット Pelger-Huet 異常症がウサギでも報告されている。これは常染色体優性の遺伝性疾患である。ホモ接合型では核の異常が発生するため，ペルゲル核異常症ともよばれている。罹患個体の好中球は，粗く凝集した粗大

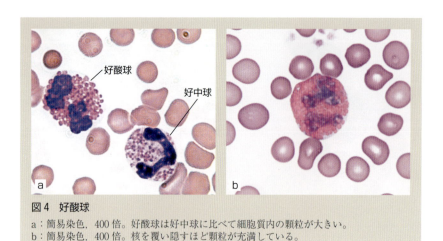

図4 好酸球
a：簡易染色，400倍。好酸球は好中球に比べて細胞質内の顆粒が大きい。
b：簡易染色，400倍。核を覆い隠すほど顆粒が充満している。

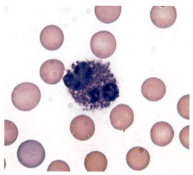

図5 好塩基球
簡易染色，400倍。細胞質に好塩基性の顆粒が充満している。

な核クロマチン構造を持ち，脱顆粒を起こしている。これは顆粒球系の成熟障害による所見と考えられている。ホモ接合型では，通常2～5つの分葉に分かれる核が，2分葉までしか分かれない。このような核は鼻眼鏡状と表現される。ウサギではホモ接合型の報告が多く，骨格異常および胎仔の致死率と関連している[9]。

この好中球の形態異常は，敗血症や骨髄異形成症候群でも認められることがあり，偽ペルゲル・ヒュエット異常症とよばれる。

2. 好酸球

好酸球はヒスタミンの不活化またはヒスタミン様物質による解毒を主な機能とし，アレルギー反応において重要な役割を果たす。また，貪食能も有する。ウサギの好酸球は組織治癒にも関与する[12,15]。

(1)正常所見

好酸球の直径は12～16 μm で，好中球と比べて大きい[12]（図4a）。核は2分葉あるいは馬蹄形であるが，好酸性の顆粒が細胞質を満たすため，不明瞭である[11]（図4b）。

(2)異常所見

好酸球数がどのような因子で増減するか，ウサギでの詳細は解明されていない。一般的には皮膚や肺，消化管，子宮のように多数の肥満細胞を含む組織の疾患で，慢性的な好酸球の増加が生じうるが，ウサギでは必ずしも起こるとは限らない。イヌやネコでは寄生虫の感染によって好酸球が増加するが，ウサギでは好酸球数が少ないことや末梢血でまったくみられないことも珍しくない。エンセファリトゾーン症でも好酸球は増加しない。ウサギに実験的に回虫を寄生させたところ軽度の好酸球増加がみられたという報告はあるが[1]，ペットのウサギでは重度の寄生虫感染はまれである。そのほか，外傷の治癒過程での増加が観察されている[15]。

3. 好塩基球

好塩基球はさまざまな炎症反応に関わっており，とくにアレルギー反応で重要な役目を果たすといわれている。しかし詳細は解明されていない。

好塩基性の顆粒が細胞質に充満しており，核は不明瞭である（図5）。ウサギでは好塩基球が総白血球数の8～10％程度を占める個体がまれにいるとされるが[18]，筆者はそのようなウサギに遭遇したことがない。増減の詳細は解明されていない。

リンパ球

胎仔期に骨髄でリンパ前駆細胞から生じ，その後，T細胞は胸腺，B細胞はファブリキウス嚢相同器官で教育を受けて，成熟Tリンパ球，Bリンパ球へと分化する。出生後は，脾臓，リンパ節，腸関連リンパ組織（虫垂）で産生される。なお，ウサギは成長後も胸腺が萎縮せず，リンパ球の産生が続く。血液，骨髄，リンパ節，脾臓および腸管関連リンパ組織を含むさまざまな組織に分布する。免疫応答に関与している。

1. 正常所見（図6）

形態にほかの哺乳類との違いはない。核は類円形で明瞭なクロマチン結節を持つ。細胞質は乏しく核／細胞質（N/C）比が高い。一般的な染色法で細胞質は淡い青色に染色されるが，核周囲に沿った狭い範囲に白色に抜けている箇所がみられる（核周囲明庭）。ときに細

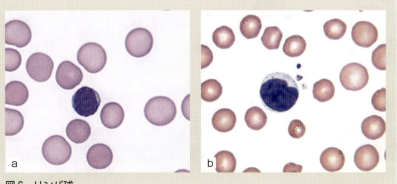

図6 リンパ球
a：簡易染色，400倍。小リンパ球。核のクロマチン結節が淡く，幼弱なリンパ球と思われる。核周囲明庭が明瞭である。
b：簡易染色，400倍。大リンパ球。クロマチン結節は濃く，細胞質にアズール顆粒を有する。

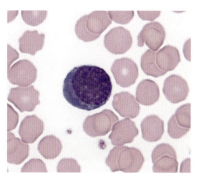

図7 反応性リンパ球
簡易染色，400倍。細胞質が好塩基性に濃染されている。核のクロマチン結節が成熟して暗くみえる。

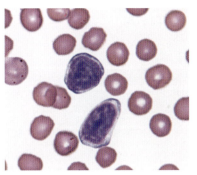

図8 幼若リンパ球
簡易染色，400倍。大型の薄く染まる核を持った幼若リンパ球が認められる。

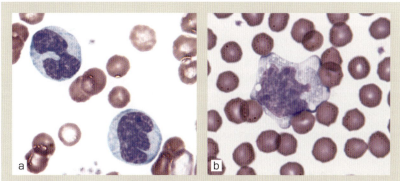

図9 単球
a：簡易染色，400倍。核と細胞質の形態は多様である。
b：簡易染色，400倍。仮足を伸ばし，遊走している。

胞質にアズール顆粒を持つ大顆粒リンパ球（LGL）が観察される[11,18]。これはナチュラルキラー細胞や細胞傷害性T細胞と考えられている。

大きさにより大リンパ球と小リンパ球に分けられる。ウサギでは小リンパ球が優位で，大リンパ球は少ない。小リンパ球の直径は7〜10μmである[5]。

血液中のリンパ球の数は，循環に出入りする細胞間のバランスを反映する。

2．異常所見

リンパ球は細菌感染，実験的なウイルス感染，歯牙疾患で減少したという報告がある[2,11,13]。健常なウサギはリンパ球が優位であるが，炎症や感染を有するウサギではリンパ球の減少によりN/L比が上昇する傾向にある[7]。炎症や免疫刺激への反応として増加し，細胞質が好塩基性に濃染される免疫刺激性リンパ球あるいは反応性リンパ球が出現する（図7）。

胸腺腫の白血化ではリンパ球が増加し，リンパ腫では幼若リンパ球が出現することもある（図8）。

ストレスによる血中コルチゾル濃度の上昇はリンパ球の減少をまねく（ストレスパターン）。一方で血中アドレナリン濃度の上昇は，脾臓および骨髄から末梢血へのリンパ球の移動を促進し，リンパ球の増加を引き起こすとされている[16,17]。

単球

単球は単核の遊走細胞で，アメーバ様運動で移動する。細菌などの異物を細胞内に取り込み，細胞内酵素で消化する。単球は骨髄において顆粒球と同じ前駆細胞から産生される。

1．正常所見

直径は15〜18μm[5]で，最大の血液細胞である。核のクロマチンパターンはレース状である。細胞質の形態は多様で，空胞を持つ（図9a）。細胞質は灰色〜薄

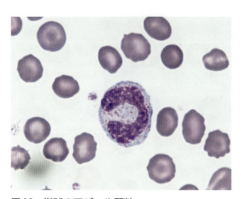

図10 単球のアズール顆粒
簡易染色，400倍。細胞質内に顆粒が認められる。

表　白血球系の基準値

項目（単位）	Poljičak-Milas et al(2009)[10] 雄	Poljičak-Milas et al(2009)[10] 雌	中村ら(2012)[20]
総白血球（×10^6/μL）	5.86±0.79(4.08～6.96)	6.21±0.52(4.89～6.85)	5.82(3.59～7.86)
好中球（%）	60.25±20.52(27～94)	53.00±18.51(27～79)	57.8
好酸球（%）	0.25±0.62(0～2)	0.21±0.8(0～3)	0.3
好塩基球（%）	0.08±0.29(0～1)	0.14±0.36(0～1)	0
リンパ球（%）	38.67±9.55(16～70)	46.14±18.52(20～69)	31.0
単球（%）	0.75±1.21(0～3)	0.5±0.94(0～3)	9.6

青色に染色される。活性化しているものがみられることもある（図9b）。細胞質内にアズール顆粒が認められることもある（図10）。

2. 異常所見

ほかの動物種と同様に慢性疾患，慢性炎症で増加する。皮下膿瘍や乳腺炎，内耳・中耳炎で増加したという報告がある[4]。

白血球数に影響を与える生理的要因

1. 年齢

年齢により白血球数は変動する。2週齢のウサギの総白血球数は平均2000/μLであるが，以降はわずかに増加し，約5ヶ月齢で最高の8900/μLになり，その後減少して約11ヶ月齢で5100/μLになる。これらの変動はリンパ球によるもので，顆粒球は年齢とともに増加する[8]。したがって，N/L比も年齢により変化する。2ヶ月齢では33/60であったが，1歳以上では45/45に変化したという報告がある[18]。

2. 日内変動

午後～夜にかけて総白血球数ならびにリンパ球は減少する。一方で好中球は増加する[19]。好酸球は午後に増加し，朝に最低数になる[6]。

この変動には，食事のリズムも関与しているようである。たとえば，1日に1回，午前9時に給餌すると午後2時に総白血球数が最高数となり，その後に減少することが報告されている[19]。しかし，1日数回，一定間隔で給餌を行っていると，この変動は起こらない。

● 参考文献

1) Gupta SP, Trivedi KK. Effect of Ascaris suum infection on blood picture of rabbit in relation to the production of immunity. *Zool Anz*. 206: S246-S251, 1981.
2) Harcourt-Brown FM, Baker SJ. Parathyroid hormone, haematological and biochemical parameters in relation to dental disease and husbandry in rabbits. *J Small Anim Pract*. 42: 130-136, 2001.
3) Hewitt CD, Innes DJ, Savory J, et al. Normal biochemical and hematological values in New Zealand white rabbits. *Clin Chem*. 35: 1777-1779, 1989.
4) Hinton M, Jones DR, Festing MF. Haematological findings in healthy and diseased rabbits, a multivariate analysis. *Lab Anim*. 16: 123-129, 1982. doi: 10.1258/002367782781110025

5) Jenkins JR. Clinical pathology. *In* Meredith A, Flecknell P, (eds): BSAVA Manual of Rabbit Medicine and Surgery. BSAVA. 2006, pp45-51.

6) Lazarus-Barlow P. The temperature of normal rabbits. *J Pathol.* 31: 517-524, 1928.

7) McLaughlin RM, Fish RE. Clinical Biochemistry and Hematology. *In* Manning PJ, Ringler DH, Newcomer CE, (eds): The Biology of the Laboratory Rabbit, 2nd ed. Elsevier, Academic Press. 1994, pp111-130.

8) Mitruka BM, Rawnsley HM. Clinical Biochemical and Hematological Reference Values in Normal Experimental Animals and Normal Humans, 2nd ed. Masson. 1981.

9) Oosterwijk JC, Mansour S, van Noort G, et al. Congenital abnormalities reported in Pelger-Huët homozygosity as compared to Greenberg/HEM dysplasia: highly variable expression of allelic phenotypes. *J Med Genet.* 40: 937-941, 2003.

10) Poljičak-Milas N, Kardum-Skelin I, Vuđan M, et al. Blood cell count analyses and erythrocyte morphometry in New Zealand white rabbits. *Vet Archiv.* 79: 561-571, 2009.

11) Reavill DR. Clinical pathology of the rabbit. *In*: Proceedings of House Rabbit Society Veterinary Conference. 1997, pp157-170.

12) Sanderson JH, Phillips CE. An Atlas of Laboratory Animal Haematology. Clarendon Press. 1981.

13) Schock A, Reid HW. Characterisation of the lymphoproliferation in rabbits experimentally affected with malignant catarrhal fever. *Vet Microbiol.* 53: 111-119, 1996.

14) Sodhi MP, Khanna RN, Sadana JR, et al. Experimental *Absidia corymbifera* infection in rabbits: clinicopathological studies. *Mycopathologia.* 134: 7-11, 1996.

15) Song BZ, Donoff RB, Tsuji T, et al. Identification of rabbit eosinophils and heterophils in cutaneous healing wounds. *Histochem J.* 25: 762-771, 1993.

16) Toth LA, Krueger JM. Alteration of sleep in rabbits by Staphylococcus aureus infection. *Infect Immun.* 56: 1785-1791, 1988.

17) Toth LA, Krueger JM. Hematologic effects of exposure to three infective agents in rabbits. *J Am Vet Med Assoc.* 195: 981-986, 1989.

18) Weiss DJ, Wardrop KJ. Schalm's Veterinary Hematology, 6th ed. Wiley-Blackwell. 2010.

19) 田嶋嘉雄. 実験動物学(普及版). 朝倉書店. 2009.

20) 中村 拓, 山下悠子, 霍野晋吉. 各種エキゾチックアニマルの血球計算値の基準値の検討. 日本獣医師回覧板. 136, 2012.

1.7 血液検査（血小板と凝固系の異常）

血小板

血小板は骨髄中の巨核球（図1）の細胞質がちぎれたものである。内部に含まれる凝固因子により一次止血の役割を担う。

1. 正常所見

一般的なウサギの血小板は赤血球よりも小さく，直径1〜3μmである。核はなく，形態は長楕円形や卵円形などさまざまである。細胞の中にアズール顆粒が密集してみえる[7]。

赤血球の間に散らばって観察され，血液塗抹標本では集塊として観察されることも多い（図2a）。大型あるいは巨大な血小板は，骨髄において血小板の産生が盛んに行われているときに現れる。ウサギでは健常でもよくみられ，赤血球を超える大きなものも観察される（図2b）。電気抵抗法（インピーダンス法）による測定では大型血小板は赤血球として測定されてしまうため，計測値が実際よりも低くなることが多い。

2. 異常所見

血小板の増加は，主に慢性炎症や感染症，溶血性貧血，腫瘍などでみられる。これらの疾患では血小板産生速度が上昇している。そのほか，寒冷によるストレスで血小板が増加したという報告もある[1]。

減少は骨髄産生能力の低下以外に，播種性血管内凝固症候群（DIC）などによる血小板の消費や免疫介在性血小板減少症などの破壊の亢進で生じる[9]。

凝固系

ウサギの凝固因子に関する報告は少ない。ほかの動物に比べて，内因性凝固因子のⅤ，Ⅷ，Ⅸ，Ⅹ，Ⅺ，ⅩⅢ因子の活性が高く，Ⅰ（フィブリノーゲン），Ⅱ（プロトロンビン），Ⅻの活性が低いと報告されている[3]。

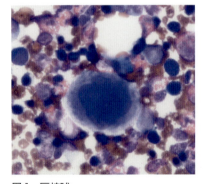

図1 巨核球
簡易染色，100倍。骨髄細胞のなかで最大の造血系細胞で，血小板を産出する。

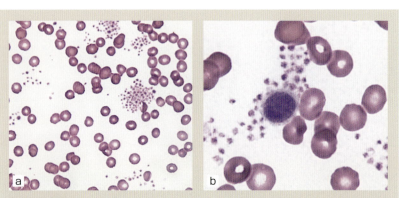

図2 血小板
a：簡易染色，200倍。赤血球の間に散らばってみえる。凝集していることもある。
b：簡易染色，400倍。赤血球よりも大きな血小板が認められることもある。細胞の中の顆粒が密集して核のようにみえる。

表　血小板の基準値

項目(単位)	Poljičak-Milas et al(2009)[8] 雄	Poljičak-Milas et al(2009)[8] 雌	Hewitt et al (1989)[4]	中村ら(2012)[13]
血小板($\times 10^3/\mu L$)	529.75±25.85(390〜821)	499.93±94.0(353〜703)	470±132(112〜795)	493(49〜974)

1. 正常値

　凝固系検査の基準値のデータは乏しく，報告によって相違がある．測定方法，使用する試薬，標準物質，ならびに測定機器などにより測定値が変わるため，客観的に比較することが難しい．

　出血時間(BT)は1.1〜2.7分と報告されている[12]．プロトロンビン時間(PT)は，報告によって7.2〜7.8秒[12]，17.2〜28.5秒[6]，10.0〜14.8秒[6]とばらつきがある．イヌの約89％の活性という報告もある[7]．活性化部分トロンボプラスチン時間(APTT)も，報告によって約35秒[12]，103.2〜159.2秒[6]，104.2〜159.1秒[6]と幅がある．トロンビン凝固時間(TCT)は7.8〜12.0秒である[12]．血中フィブリノゲン濃度は0.17〜0.31 g/dLである[12]．

2. 異常所見

　ウサギでは血友病(Ⅷ因子，Ⅸ因子の欠損ないし活性低下による遺伝性血液凝固異常症)の実験モデルが作られているが[5]，自然発生の報告はない．兎出血病ウイルスの実験モデルでは，重度の肝臓壊死によってDICが生じることが知られている[11]．

コラム：骨髄

　骨髄には，赤芽球系，骨髄球系，リンパ球系，巨核球系の造血幹細胞が含まれる(**A**)．成熟したウサギの骨髄球系細胞と赤芽球系細胞の比率(M：E比)は1：1である[2](**B**)．1週齢ではM：E比が0.19：1と骨髄球系が少なく，4週齢で1.09：1まで変化したという報告[10]があり，成長に応じて骨髄球系が増加するものと考えられる．赤芽球系と骨髄球系では，前者のほうが細胞質の好塩基性が強い(**C**)．

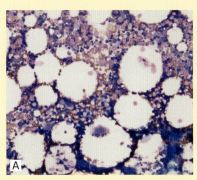
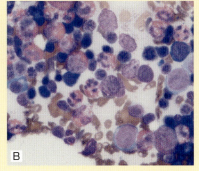
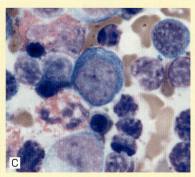

A：簡易染色，40倍．脂肪滴の間に造血細胞が分布している．
B：簡易染色，200倍．赤芽球系，骨髄球系，リンパ球系，巨核球系の細胞が混在している．
C：簡易染色，400倍．赤芽球系のほうが骨髄球系よりも細胞質の好塩基性が強い．

● 参考文献

1) De la Fuente J, Díaz MT, Ibáñez M, et al. Physiological response of rabbits to heat, cold, noise and mixing in the context of transport. *Anim Welf*. 16: 41-47, 2007.
2) Dikovinova NV. The absolute number of cells in the bone-marrow and myelograms of normal rabbits. *Bull Exp Biol Med*. 44: 1129-1132, 1957.
3) Fudge AM. Rabbit hematology. *In*: Laboratory Medicine, Avian and Exotic Pets. Saunders. 2000, pp273-275.
4) Hewitt CD, Innes DJ, Savory J, et al. Normal biochemical and hematological values in New Zealand white rabbits. *Clin Chem*. 35: 1777-1779, 1989.
5) Hilden I, Lauritzen B, Sørensen BB, et al. Hemostatic effect of a monoclonal antibody mAb 2021 blocking the interaction between FXa and TFPI in a rabbit hemophilia model. *Blood*. 119: 5871-5878, 2012. doi: 10.1182/blood-2012-01-401620
6) Mentré V, Bulliot C, Linsart A. Reference intervals for coagulation times using two point-of-care analysers in

healthy pet rabbits(*Oryctolagus cuniculus*). *Vet Rec.* 174: 658. doi: 10.1136/vr.102289

7) McLaughlin RM, Fish RE. Clinical biochemistry and hematology. *In* Manning PJ, Ringler DH, Newcomer CE, (eds): The Biology of the Laboratory Rabbit, 2nd ed. Elsevier, Academic Press. 1994, pp111-130.

8) Poljičak-Milas N, Kardum-Skelin I, Vuđan M, et al. Blood cell count analyses and erythrocyte morphometry in New Zealand white rabbits. *Vet Archiv.* 79: 561-571, 2009.

9) Reavill DR. Clinical pathology of the rabbit. *In*: Proceedings of House Rabbit Society Veterinary Conference. 1997, pp157-170.

10) Sabin FR, Miller FR, Smithburn KC, et al. Changes in the bone marrow and blood cells of developing rabbits. *J Exp Med.* 64: 97-120, 1936.

11) Ueda K, Park JH, Ochiai K, et al. Disseminated intravascular coagulation(DIC)in rabbit haemorrhagic disease. *Jpn J Vet Res.* 40: 133-141, 1992.

12) Washington IM, Van Hoosier G. Clinical biochemistry and hematology. *In* Suckow MA, Stevens KA, Wilson RP, (eds): The Laboratory Rabbit, Guinea Pig, Hamster, and Other Rodents. Elsevier, Academic Press. 2012, pp57-116.

13) 中村　拓，山下悠子，霍野晋吉．各種エキゾチックアニマルの血球計算値の基準値の検討．日本獣医師回覧板．136，2012.

1.8 血液検査（血液化学検査の異常）

血漿

　正常なウサギの血漿は無色である（図1a）。黄疸（図1b）は胆肝疾患や溶血性疾患の存在を示唆する。溶血（図1c）は採血の際のアーティファクトとして生じることが多い。なお、ウサギで免疫介在性溶血性貧血が発生するかどうかはさだかではない。乳糜（図1d）は高脂血症を示唆する所見であり、餌の脂肪過多や肝リピドーシスなどを疑う。

肝酵素

1. アラニンアミノ基転移酵素

　アラニンアミノ基転移酵素（ALT）は肝臓の逸脱酵素のひとつであり、肝障害の指標として利用されている。筋肉や赤血球などほかの組織にも認められるが、肝臓にもっとも多く含まれている。しかし、ウサギは肝臓のALT量がほかの動物よりも少なく、血中での半減期が約5時間と短い（イヌでは45〜60時間[23]）。活性も低いため、ALTの上昇の程度は肝疾患の重篤度と必ずしも相関せず、予後の指標にはならない[41]。

　肝コクシジウム症、マイコトキシンによる中毒、ハロセンによるガス麻酔、肝リピドーシスなどによりALTは上昇する[14,37]。肝臓腫瘍や兎ウイルス性出血病などの重度の肝疾患では顕著となるが[21,29]、病態が進行するまでは明らかな上昇は認められない[27]。

2. アスパラギン酸アミノ基転移酵素

　アスパラギン酸アミノ基転移酵素（AST）も肝臓の逸脱酵素である。

　ASTも、ウサギを含む草食動物では肝臓に特異的ではなく、骨格筋、心筋、腎臓、膵臓、赤血球にも含まれている[21,35,38]。とくに肝臓、骨格筋、心筋、赤血球には多く認められ、AST活性と肝疾患の重篤度は相関しない。

　ハロセンによる麻酔、肝リピドーシスなどでASTの上昇が認められる[14]。肝臓腫瘍や兎ウイルス性出血病など重度の肝疾患では顕著となるが[21,29]、ALTと同様に病態が進行するまでは明らかな上昇は認められない[27]。

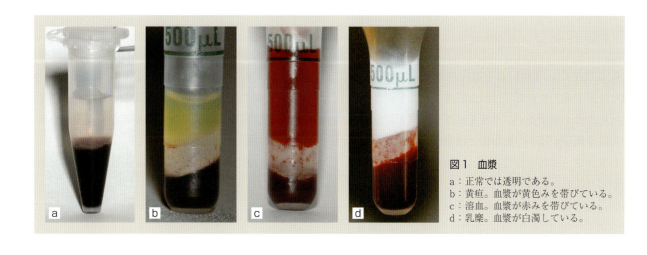

図1　血漿
a：正常では透明である。
b：黄疸。血漿が黄色みを帯びている。
c：溶血。血漿が赤みを帯びている。
d：乳糜。血漿が白濁している。

採血時の溶血によって赤血球から逸脱したり，激しい運動や強制的な保定によって骨格筋から逸脱したりして高値となることがある[29]。

3. アルカリホスファターゼ

アルカリホスファターゼ(ALP)は身体内に広く分布する酵素で，主に肝臓，腸，腎臓，骨および胎盤で認められる。臓器ごとに異なるアイソザイムを有している[27]。肝臓のALPは，胆管に隣接する膜にみられる。

ヒトおよび大型類人猿以外の哺乳類では，主に腸タイプと肝臓・腎臓・骨タイプの2つのアイソザイムがみられる。しかし，ウサギの腎臓および肝臓に含まれるALPは，肝臓・腎臓・骨タイプとは異なり，酵素的および免疫学的に腸タイプに類似している[32]。そのため，ウサギでは腸タイプのALPが多いとの見解もあるが[44]，詳細は不明であり，アイソザイムによる診断は臨床には応用されていない。

通常は骨と肝臓のALPが逸脱することで血中ALP活性が上昇する。骨芽細胞の活動が盛んな幼若なウサギは基準値の2〜4倍の値を示す傾向にあるが[22]，骨折しても上昇するとは限らない[13]。加齢に伴い骨のALPは低下する[44]。肝リピドーシス，肝コクシジウム症，肝膿瘍や胆管腫瘍，肝葉捻転，胆汁鬱滞などで高値となる[23]。

4. γ-グルタミル基転移酵素

γ-グルタミル基転移酵素(GGT)は肝臓と腎臓に認められる酵素である。ウサギでは腎臓の尿細管にもっとも多く存在しているが，尿中に排泄されて循環中にはみられない[27]。したがって，血中のGGTはすべて肝臓が起源である。

GGTは胆管に含まれているため，肝細胞障害や胆汁の鬱滞などで高くなる[2,27]。

総ビリルビン

総ビリルビン(TBIL)は胆道疾患あるいは溶血性疾患で上昇する。ウサギでは胆道閉塞を起こすような胆道疾患での上昇が多い。ウサギはヘモグロビン分解産物の排泄機序がほかの動物種とは異なり，ビリベルジンレダクターゼ活性が低く[11]，30%のビリベルジンだけがビリルビンに変換される[23]。したがって，ウサギの胆汁色素はビリベルジンのほうが多い。

総胆汁酸

ウサギの胆汁酸産生量は日内変動する[11]。また，ウサギは食糞を行うため，絶食時の血液サンプル採取が容易ではない。これらのことから，総胆汁酸(TBA)の基準値を設けることが困難であるが，一般的には40 μmol/L以下とされている。

肝コクシジウム症で，100 μmol/Lを超える上昇が認められた報告がある[37]。

蛋白質

1. 総蛋白

総蛋白(TP)は，血漿中に含まれる蛋白質の総和である。ウサギでは，品種，年齢，妊娠などの条件でTPが変動する。ポーリッシュ種は，ニュージーランド・ホワイト種やダッチ種よりも高値である[30]。妊娠個体や新生仔は通常の成体より低値を示す[13]。

高蛋白血症は，脱水，慢性疾患，高体温などで生じる。ウサギでは食欲低下や消化器疾患による脱水が一般的である。一般的に約8.0 g/dL以上で脱水を示唆するが[13]，ヘマトクリット値(Ht値)，アルブミン(ALB)やグロブリン(GLOB)とともに評価する。

低蛋白血症は，出血や肝機能低下，消化管の鬱滞や腸炎などの消化器疾患，飢餓あるいは歯牙疾患などによる栄養不良などで生じる。

2. アルブミン

アルブミン(ALB)は肝臓で合成される血漿蛋白の一種である。一般的な哺乳類はTPのうち35〜50%をALBが占めるが，ウサギは約60%がALBである[23]。なかには90%以上を占めるようなウサギもいる。

高ALB血症は脱水などによる血漿量減少，高体温で生じる。

低ALB血症は出血，飢餓，消化器疾患，栄養不良，肝機能低下などによって生じる。盲腸便はウサギのアミノ酸の重要な供給源であるため，肥満，歯牙疾患，骨格異常などにより食糞ができなくなっても低アルブミン血症となる。

ALBは測定機器(方法)による測定値の相違が顕著である。

3. グロブリン

グロブリン(GLOB)は，TP から ALB，フィブリノゲンなどを除いた蛋白質の総称である。慢性疾患や消耗性疾患，ならびに腫瘍性疾患で高値を示すことが多いが，ウサギでは情報が少ない。コロナウイルスの実験感染によって高γ-GLOB血症が生じたという報告がある[10]。

脂質

コレステロールは主に肝臓で合成され，細胞膜やステロイドホルモンの原料となる。総コレステロール(TCHO)は血清中のコレステロールの総和である。トリグリセリド(TG)はグリセリンと脂肪酸のエステルである。

雄は雌よりも TCHO が低い[43]。また，妊娠しているウサギは妊娠していないウサギに比べて TCHO が約30％低下する[34]。日内変動し，午後遅くに低値となる[16]。ほかにも多くの生理的要因が測定値に影響を与える。

測定には絶食時の血液サンプルを要するが，ウサギは食糞を行うため，絶食時の採血は容易ではなく，正確な評価は難しい。

高コレステロール血症や高 TG 血症は餌の脂肪過多や肝リピドーシスと関連していることが多い。食欲不振のウサギで高脂血症がみられた場合，肝リピドーシスが疑われる[43]。

アミラーゼ

アミラーゼ(AMYL)は澱粉を分解する酵素である。主に膵臓に存在し，唾液腺，肝臓，小腸でも低濃度にみられるとされている。しかし，肝臓ではまったく産生されないという報告もあり[23]，詳細は不明である。

ウサギの AMYL はほかの動物種よりも低値を示すことが多く[27]，半減期も短いことから，評価が難しい。膵臓疾患では高値となる可能性がある。

クレアチンキナーゼ

クレアチンキナーゼ(CK)は主に筋肉に存在する酵素で，2つのサブユニットからなる。サブユニットには2種類あり(B：脳型，M：筋型)，この組み合わせによって3種類のアイソザイム(MM，BB，MB)が存在する。骨格筋には MM 型，心筋には MB 型が多い。

外傷や打撲による筋肉損傷，栄養性筋ジストロフィーなどで高値を示す。雌に比べて活動的な雄は血中の CK 活性が高くなる。ウサギでは品種的な相違も報告されている。たとえばダッチ種はほかの品種よりも，CK-MM が高い[42]。

身体を拘束するような保定や採血方法によって CK の測定値が変動することがある。末梢血管から採血されると MM と BB が高くなるが，心臓採血だと MB が高くなる[42]。de la Fuente らの報告では，寒冷や騒音，家族でないウサギと同居するなどのストレスでも上昇するといわれている[9]。

乳酸脱水素酵素

乳酸脱水素酵素(LDH)はすべての細胞に存在するため，特異的に疾病を鑑別する血液検査項目ではない。強制的な保定や溶血でも上昇する[29]。騒音のストレスで上昇したという報告もある[9]。

グルコース

ウサギは，盲腸の腸内細菌叢が産生した揮発性脂肪酸から糖新生によってグルコース(GLU)を合成する。

血糖値は年齢，妊娠の有無，餌，ストレスなどの影響を強く受けるため，解釈が難しい。ウサギは食糞をするため，96時間絶食させても血糖値に変化がなかったという報告もある[27]。

ウサギでは高血糖がしばしばみられ，300 mg/dL 程度まで上昇することもある。しかし，ウサギでは糖尿病の発生は珍しい。糖尿病以外では，移動，保定による興奮，採血時の疼痛などによるストレス，熱中症，消化管の鬱滞や肝疾患などの疾病，外傷性や出血性のショックなどによっても高血糖となる。交感神経の緊張による血中のカテコールアミン，グルココルチコイドの上昇が原因である[18,27,30]。実験的にはウサギに触れるだけで血糖値が上昇する可能性があるといわれる[26]。

低血糖は，重度の肝機能低下や敗血症，長期の飢餓で生じる。低血糖を呈したウサギは多くが予後不良の状態である。アジソン病やインスリノーマなどは，ペットのウサギでは報告されていない。

血中尿素窒素

血液尿素窒素(BUN)は，血液中に含まれる尿素量を表す。尿素は蛋白質異化の主な副生成物である。尿素は主に腎臓から排泄されるため，腎機能を評価する指標となる。

日内変動し，午後4～8時に高値となる[16]。盲腸の腸内細菌叢が尿素を利用するため，この変動は盲腸便と硬便のリズムなどの影響を受ける。また，栄養状態によっても変化する。さらに品種によって相異があり，ポリッシュ種は，ニュージーランド・ホワイト種やダッチ種よりも高値を示すと報告されている[27]。これらのことから，小さな変化の解釈が難しいことがある。

BUNの高値(高窒素血症)の原因は，腎性，腎前性，腎後性に大別される。腎性の原因としては，腎還流量減少(脱水など)や濾過量減少(腎腫瘍，腎炎，腎結石など)が挙げられる。これらの原因により腎機能の50～70%が失われると発現する[13]。腎前性の原因としては胃内出血，蛋白質の異化作用亢進などがある。腎後性の原因には尿路結石や脊髄疾患に起因する排尿障害などがある。

BUNの低値は，飢餓，重篤な肝疾患(肝機能障害に伴う血中尿素値の低下やグルココルチコイドの投与など)で認められる[6]。

クレアチニン

クレアチニン(CRE)は，筋肉内でクレアチンから生成される。糸球体で濾過されて排泄されるため[29]，腎機能を評価する指標となる。BUNに影響を及ぼす多くの要因がクレアチニンにも影響する可能性があるが[20]，その変動はわずかであるため，腎機能の指標としてはBUNよりも優れている。腎機能の50～70%が失われたとき，あるいは重度の筋損傷が生じたときに高値となる[13]。

無機リン

無機リン(IP)の解釈は複雑である。系統や品種によっても変動するため[16]，ほかの検査項目と組み合わせて解釈しなければならない。

採食や運動といった生理学的な活動によりIPは低下する。また，IPは酸塩基平衡の変化に反応して細胞質内外を移動する可能性がある。

溶血すると赤血球からリン酸が放出され，IPが本来よりも高値となるので注意する。

高リン血症は腎不全が原因となる。低リン血症は食欲低下，消化器疾患，あるいは代謝障害によって起こる。

カルシウム

血中カルシウムイオン(Ca^{2+})濃度はパラトルモン(PTH)，カルシトニンおよび活性型ビタミンD(1, 25-dihydroxycholecalciferol)によって調節されている。測定値は食物からの摂取量に比例して高くなる。

ウサギは血中Ca^{2+}濃度がほかの哺乳類に比べて30～50%高く，正常値に幅がある[8]。その詳細な理由は不明である。ウサギはカルシトニンが少ないためという説や，カルシウム代謝においてビタミンDによる調節が行われないためという説がある(Ca^{2+}は，受動的拡散とビタミンDが関与する粘膜細胞を通じた能動輸送によって小腸から吸収されるが，受動的吸収の効率のほうが優れているため，ビタミンDの必要性が低いといわれている[7])。なお，幼体では，血中Ca^{2+}濃度はあまり上昇することはない[15,24]。

高カルシウム血症は，慢性腎不全や胸腺腫でみられる[30,36]。

低カルシウム血症は，飢餓や重度の下痢でみられる。これにはALBの低下，腎性上皮小体機能亢進症が関与すると思われる。泌乳期の雌で低カルシウム血症によるテタニーが生じた例が報告されている[3]。ただし，ウサギでは低カルシウム血症はまれである。

なお，Ca^{2+}は蛋白結合能を持つため，血中濃度はALBと関連する。イヌやヒトではALBを考慮に入れた計算式を用いてCa^{2+}濃度の測定値を補正するが，ウサギでは有用性が不明なため行われていない。

電解質

ウサギの電解質の測定値はイヌやネコに準じて解釈することはできない。

ウサギの電解質の分泌と排泄は，主に複雑な消化管と腎臓で行われる。ナトリウムイオン(Na^+)やカリウムイオン(K^+)など電解質の摂取不足は，草食動物であるウサギでは発生しにくい。

硬便相と盲腸便相とでは，消化管の蠕動の変化に

検査と基本手技

8

血液検査（血液化学検査の異常）

表　血液化学検査の基準値

項目(単位)	Benson KG et al (1999)[6]	Fiorello CV et al (2012)[12]	Hewitt DD et al (1989)[19]	Yu et al(1979)[43]	斉藤ら(2005)[45]
ALT(U/L)	48〜80	14〜80		2〜30	12〜72
AST(U/L)	14〜113	14〜113		10〜66	9〜36
ALP(U/L)	4〜16	4〜16	71±34(17〜192)	0〜111	89〜535(1歳未満) 72〜230(1歳以上)
GGT(U/L)	0〜14		3±2.4(0〜14)		5〜18
TBIL(mg/dL)	0.0〜0.7	0.0〜0.75		0.2〜0.64	0.1〜0.4
TP(g/dL)	5.4〜8.3	5.4〜7.5		5.4〜7.9	4.9〜6.9
ALB(g/dL)	2.4〜4.6	2.4〜4.5		3.4〜5.0	4.6〜6.3
GLOB(g/dL)	1.5〜2.8	1.9〜3.5			
TCHO(mg/dL)	10〜80	35〜60		3〜74	11〜74
TG(mg/dL)		124〜156		0〜86	48〜205
AMYL(U/L)				114〜406	152〜446
GLU(mg/dL)	75〜155	75〜150	122±15(81〜183)	89〜139	115〜214
CK(U/L)	218〜2705		610±352(218〜2705)	0〜689	99〜471
LDH(U/L)	34〜129	34〜129	107±44(59〜389)	25〜114	13〜117
BUN(mg/dL)	13〜29	15〜30	15.8±3.4(8.1〜25.0)	11.4〜25.8	10.9〜28.0
CRE(mg/dL)	0.5〜2.5	0.8〜2.5	1.08±0.24(0.14〜1.66)	0.7〜1.7	0.6〜1.4
Ca²⁺(mg/dL)	5.6〜12.5	8〜14	14±0.5(12.9〜15.0)	11.7〜14.7	12.5〜14.5
IP(mg/dL)	4.0〜6.9	2.3〜6.9	4.68±0.81(2.72〜7.28)		1.6〜4.1
Na⁺(mEq/L)	131〜155	138〜155	143±3(96〜109)	136〜147	140〜149
K⁺(mEq/L)	3.6〜6.9	3.7〜6.8	4.2±0.3(3.4〜5.1)	3.2〜4.7	3.4〜5.0
Cl⁻(mEq/L)	92〜112	92〜112	102±3(96〜109)	98〜109	98〜113

ALT：アラニンアミノ基転移酵素，AST：アスパラギン酸アミノ基転移酵素，ALP：アルカリホスファターゼ，GGT：γ-グルタミル基転移酵素，TBIL：総ビリルビン，TP：総蛋白，ALB：アルブミン，GLOB：グロブリン，TCHO：総コレステロール，TG：トリグリセリド，AMYL：アミラーゼ，GLU：グルコース，CK：クレアチンキナーゼ，LDH：乳酸脱水素酵素，BUN：血中尿素窒素，CRE：クレアチニン，Ca²⁺：カルシウムイオン，IP：無機リン，Na⁺：ナトリウムイオン，K⁺：カリウムイオン，Cl⁻：塩化物イオン

伴って電解質の吸収および分泌のバランスも大きく変化する。ウサギは，腎臓による酸や塩基の緩衝能力が劣るため，ケトアシドーシスなどが電解質異常につながりやすい。

1. ナトリウム

　一般的に高ナトリウム血症は，飢餓，下痢，火傷などによる脱水で生じる[29]。低ナトリウム血症は慢性腎不全で起こる。

　しかし，血中Na⁺濃度の値は系統や品種よって異なること[16]，高脂血症や高蛋白血症の影響で実態より低い値が出ることから，有用な検査にならないことが多い。

2. カリウム

　K⁺はほかの草食動物と同様に生理的な変動が大きい[29]。

　高カリウム血症は腎不全や，重度の組織外傷，アシドーシスによって生じる。極度のK⁺濃度の上昇は心停止をまねくことがあるので注意する。低カリウム血症は急性腎不全，飢餓，下痢，利尿薬の投与で起こる。低カリウム血症は筋弛緩症候群の原因になる。

　溶血したサンプルや採血後時間がたったサンプルでは，赤血球からのK⁺の漏出により，アーティファクトとしてK⁺濃度が上昇する。

3. クロール

　塩化物イオン(Cl⁻)はNa⁺と並行して変動することが多い。年齢や性別，系統ならびに品種よる影響も受ける[16]。

　高クロール血症は腎不全，脱水症などで生じ，低クロール血症は飢餓や消化器疾患などでみられる[40]。

55

ホルモン

1. パラトルモン

　容易に骨折するウサギには，骨の脱灰化を起こす病態が隠れている可能性がある。そのため，血中パラトルモン(PTH)濃度を測定することがある。年齢，性別，妊娠の有無，餌の種類によって変化し，日内変動もあるため，1度の測定では評価が難しい。これまでの報告されている測定値は，24.01±2.89 pg/mL[4]，28.14±5.44 pg/mL[5]，非妊娠の雌で59.6±41.2 pg/mL[39]，屋外飼育では40.3±10.7 pg/mL[17]である。餌のカルシウム含有量でも異なり，含有量0.5%では66.39±6.55 pg/mL，52.79±6.21 pg/mL，含有量1%では51.26±8.16 pg/mL，32.22±3.66 pg/mL[33]であった。

　PTHは不安定であること，溶血が測定値に影響することから，サンプルは採取後直ちに遠心分離，凍結を行う必要がある。

2. 甲状腺ホルモン

　ウサギにおける甲状腺ホルモンの役割は，実験動物で数多く報告されている。

　甲状腺ホルモンは代謝に関わり，甲状腺機能低下症では，体重増加，活発の低下，脱毛，過角化，脂漏などの皮疹がみられ，心筋収縮も低下して徐脈になるといわれている。実験動物のウサギでは甲状腺機能低下症が作られ，体重の減少，低体温，心拍数の低下，免疫応答の低下が確認された報告がある[1]。

　ウサギの甲状腺ホルモンの測定に関しては，血清蛋白結合ヨウ素(PBI)は4.6±0.71 γ/dL3)，3.3±0.5 γ/dL[25]，血中総サイロキシン(TT$_4$)は17.00〜24.00 ng/mL[16]，17.19±11.65 ng/mL以下[28]，血中総トリヨードサイロニン(TT$_3$)は1.30〜1.43 ng/mL[16]，0.85±0.33 ng/mL以下[28]，遊離サイロキシン(fT$_4$)は20.27±2.33 pg/mL[31]，遊離トリヨードサイロニン(fT$_3$)は4.75±45.7 pg/mL[31]，甲状腺刺激ホルモン(TSH)は1.35±0.38 ng/mL以下[28]と報告がある。

● **参考文献**

1) Abdelatif AM, Saeed IH. Effect of altered thyroid status in the domestic rabbit(*Lepus cuniculus*)on thermoregulation, heart rate and immune responses. *Glob Vet*. 3: 447-456, 2009.

2) Adjarov D, Popov S, Ivanov E. Studies on the mechanism of the changes in serum and liver gamma-glutamyl transpeptidase activity. I. Experimental extrahepatic cholestasis in rabbits. *Enzyme*. 21: 1-7, 1976.

3) Barlet JP. Plasma calcium, inorganic phosphorus and magnesium levels in pregnant and lactating rabbits. *Reprod Nutr Dev*. 20: 647-651, 1980.

4) Bas S, Aguilera-Tejero E, Estepa JC, et al. The influence of acute and chronic hypercalcemia on the parathyroid hormone response to hypocalcemia in rabbits. *Eur J Endocrinol*. 146: 411-418, 2002.

5) Bas S, Bas A, López I, et al. Nutritional secondary hyperparathyroidism in rabbits. *Domest Anim Endocrinol*. 28: 380-390, 2005. doi: 10.1016/j.domaniend.2005.01.002

6) Benson KG, Paul-Murphy J. Clinical pathology of the domestic rabbit. Acquisition and interpretation of samples. *Vet Clin North Am Exot Anim Pract*. 2: 539-551, 1999.

7) Bourdeau JE, Schwer-Dymerski DA, Stern PH, et al. Calcium and phosphorus metabolism in chronically vitamin D-deficient laboratory rabbits. *Miner Electrolyte Metab*. 12: 176-185, 1986.

8) Buss SL, Bourdeau JE. Calcium balance in laboratory rabbits. *Miner Electrolyte Metab*. 10: 127-132, 1984.

9) De la Fuente J, Díaz MT, Ibáñez M, et al. Physiological response of rabbits to heat, cold, noise and mixing in the context of transport. *Anim Welf*. 16: 41-47, 2007.

10) DiGiacomo RF, Maré CJ. Viral diseases. *In* Manning PJ, Ringler DH, Newcomer CE,(eds): The Biology of the Laboratory Rabbit, 2nd ed. Elsevier, Academic Press. 1994, pp171-204.

11) Fekete S. Recent findings and future perspectives of digestive physiology in rabbits: a review. *Acta Vet Hung*. 37: 265-279, 1989.

12) Fiorello CV, Divers SJ. Rabbits. *In* Carpenter JW,(ed). Exotic Animal Formulary, 4th ed. Elsevier, Saunders. 2012, pp518-560.

13) Fudge AM. Rabbit hematology. *In* Funge AM, (ed): Laboratory Medicine, Avian and Exotic Pets. Saunders. 2000, pp273-275.

14) Gil AG, Silván G, Illera JC. Pituitary-adrenocortical axis, serum serotonin and biochemical response after halothane or isoflurane anaesthesia in rabbits. *Lab Anim*. 41: 411-419, 2007. doi: 10.1258/002367707782314274

15) Gilsanz V, Roe TF, Antunes J, et al. Effect of dietary calcium on bone density in growing rabbits. *Am J Physiol*. 260: E471-476, 1991. doi: 10.1152/ajpendo.1991.260.3.E471

16) Hampton A, Cotroneo T, Colby LA. The rabbit. *In* Kurtz DM, Travlos GS,(eds): The Clinical Chemistry of Laboratory Animals, 3rd ed. CRC Press. 2017, pp79-112.

17) Harcourt-Brown FM, Baker SJ. Parathyroid hormone, haematological and biochemical parameters in relation to dental disease and husbandry in rabbits. *J Small Anim Pract*. 42: 130-136, 2001.

18) Harcourt-Brown FM, Harcourt-Brown SF. Clinical value of blood glucose measurement in pet rabbits. *Vet Rec*. 170: 674, 2012. doi: 10.1136/vr.100321

19) Hewitt CD, Innes DJ, Savory J, et al. Normal biochemical and hematological values in New Zealand white rabbits. *Clin Chem*. 35: 1777-1779, 1989.

20) Hoefer HL. Rabbit and ferret renal disease diagnosis. *In* Fudge AM,(ed): Laboratory Medicine, Avian and Exotic Pets. Saunders. 2000, pp311-318.

21) Hoffman RA, Davidson K, Steinberg K. Influence of photoperiod and temperature on weight gain, food consumption, fat pads and thyroxine in male golden hamsters. *Growth*. 46: 150-162, 1982.

22) Hoffmann WE, Solter PF. Diagnostic enzymology of domestic animals. *In* Kaneko JJ, Harvey JW, Bruss ML,(eds): Clinical Biochemistry of Domestic Animals, 6th ed. Elsevier, Academic press. 2008, pp351-378.

23) Jenkins JR. Rabbit and ferret liver and gastrointestinal testing. *In* Fudge AM,(ed): Laboratory Medicine, Avian

and Exotic Pets. Saunders. 2000, pp291-304.

24）Kamphues J, Carstensen P, Schroeder D, et al. Effects of increasing calcium and vitamin D supply on calcium metabolism of rabbits. *J Anim Physiol Anim Nutr*. 56: 191-208, 1986.

25）Katsh S, Windsor E. Unusual value for protein-bound iodine in the serum of the opossum. *Science*. 121: 897-898, 1955.

26）Knudtzon J. Plasma levels of glucagon, insulin, glucose and free fatty acids in rabbits during laboratory handling procedures. *Z Versuchstierkd*. 26: 123-33, 1984.

27）McLaughlin RM, Fish RE. Clinical biochemistry and hematology. *In* Manning PJ, Ringler DH, Newcomer CE, （eds）: The Biology of the Laboratory Rabbit, 2nd ed. Elsevier, Academic Press. 1994, pp111-130.

28）Mebis L, Debaveye Y, Ellger B, et al. Changes in the central component of the hypothalamus-pituitary-thyroid axis in a rabbit model of prolonged critical illness. *Crit Care*. 13: R147, 2009. doi: 10.1186/cc8043

29）Melillo A. Rabbit clinical pathology. *J Exo Pet Med*. 16: 135-145, 2007.

30）Murray MJ. Understanding clinical pathology in rabbits. *In*: Proceedings of the North American Veterinary Conference, Vol. 20, Small Animal ed. 2006, pp1751-1753.

31）Mustafa S, Al-Bader MD, Elgazzar AH, et al. Effect of hyperthermia on the function of thyroid gland. *Eur J Appl Physiol*. 103: 285-258, 2008. doi: 10.1007/s00421-008-0701-2

32）Noguchi T, Yamashita Y. The rabbit differs from other mammalian in the tissue distribution of alkaline phosphatase isoenzymes. *Biochem Biophys Res Commun*. 143: 15-19, 1987.

33）Norris SA, Pettifor JM, Gray DA, et al. Calcium metabolism and bone mass in female rabbits during skeletal maturation: effects of dietary calcium intake. *Bone*. 29: 62-69, 2001.

34）Palm M. Clinical pathology values in pregnant and non-pregnant rabbits. *Scand J Lab Anim Sci*. 24: 177-183, 1997.

35）Rosenthal K. Interpretation of selected clinical pathology

values in ferrets and rabbits. *In*: Proceedings of the Atlantic Coast Veterinary Conference. 1997, pp1-3.

36）Tvedegaard E. Arterial disease in chronic renal failure-an experimental study in the rabbit. *Acta Pathol Microbiol Immunol Scand A*. 290: 1-28, 1987.

37）Varga M. Textbook of Rabbit Medicine, 2nd ed. Elsevier, Butterworth-Heinemann. 2013.

38）Vennen KM, Mitchell MA. Rabbits. *In* Mitchell MA, Tully TN Jr,（eds）: Manual of Exotic Pet Practice. Elsevier, Saunders. 2008, pp375-405.

39）Warren HB, Lausen NC, Segre GV, et al. Regulation of calciotropic hormones in vivo in the New Zealand white rabbit. *Endocrinology*. 125: 2683-2690, 1989. doi: 10.1210/endo-125-5-2683

40）Wehr H, Naruszewicz M, Nowicka G, et al. Influence of experimental diets on cholesterol and triglyceride levels of rabbit blood serum lipoproteins. *Acta Physiol Pol*. 39: 202-206, 1988.

41）Willard MD, Twedt DC. Gastrointestinal, pancreatic, and hepatic disorders. *In* Willard MD, Tvedten H,（eds）: Small Animal Clinical Diagnosis by Laboratory Methods, 5th ed. Elsevier, Saunders. 2012, pp191-225.

42）Yi TM, Walsh K, Schimmel P. Rabbit muscle creatine kinase: genomic cloning, sequencing, and analysis of upstream sequences important for expression in myocytes. *Nucleic Acids Res*. 19: 3027-3033, 1991.

43）Yu L, Pragay DA, Chang D, et al. Biochemical parameters of normal rabbit serum. *Clin Biochem*. 12: 83-87, 1979.

44）後藤　玄，瀬戸　碧，岡室　彰ほか．ポリアクリルアミドゲルディスク電気泳動法によるウサギの血漿アルカリフォスファターゼ（ALP）アイソザイム分析．日本毒性学会学術年会．39：O-11, 2012.

45）斉藤久美子，鶴岡　学，田川雅代ほか．富士ドライケム7000Vにおけるウサギの参照値に関する検討．動物臨床医学．14：43-49, 2005.

46）山崎高明．正常ならびに歴代雌，雄甲状腺機能異常ウサギより生まれた子孫ウサギ（F1, F4, F5, F6）の甲状腺機能について．日本内分泌学会雑誌．35：972-1003, 934, 1959.

1.9 輸液・輸血

輸液

1. 投与経路

一般的に，皮下輸液と静脈内輸液が行われる。どちらを選択するかは，個体の状態によって判断する。皮下輸液は短時間で行えるためウサギのストレスが少なくすむが，ウサギはイヌやネコに比べて皮下輸液の吸収率が低いため，状態が悪い個体では浮腫が起きやすい（図1）。その場合は静脈内輸液を行う。

2. 輸液量の計算

輸液の投与量は，欠乏量，維持量，進行する欠乏量を考慮して決定する。

(1) 欠乏量

疾患によって失われた水分量である。通常，脱水の程度から推定する。

軽度の胃腸障害を伴っている場合，一般的には無徴候であっても5％の脱水があるものと考える。粘膜の乾燥とツルゴールの低下が認められた場合は5～8％の脱水があると考える。それらが進行し，さらに毛細血管再充填時間（CRT）の低下ならびに沈鬱が認められた場合は10～12％の脱水があると考える[8]。しかし，ウサギは皮膚つまみテストの評価が難しい。頸部には皮下脂肪が多いため，腰部で確認するが，それでも，おそらく10％以上の脱水ではじめて異常と判断できる程度である（「1.2 身体検査」参照）。

そのため，欠乏量は，体重や脈拍，ヘマトクリット値（Ht値）や総蛋白（TP）の値を総合して推定する。たとえば，Ht値が45％以上である場合は，脱水が示唆される。しかし，主観的な評価になりがちである。

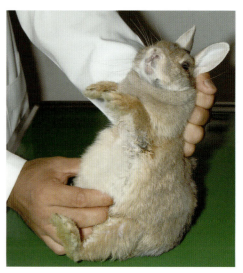

図1　皮下浮腫
ウサギの吸収能力に比べて皮下輸液量が多いと，腹部皮下に浮腫を生じることがある。

(2) 維持量

ウサギの維持輸液量は確立されていない[4]。

静脈内輸液では80 mL/kg/day[2]，100～150 mL/kg/day（持続定量点滴，または6～12時間おきに数回に分けて投与）[5]，100 mL/kg/day（最初の2時間は10～20 mL/kg/hrで投与する）[8]といった報告があるが，これらの輸液量では過水和になってしまうという報告もある[3]。

(3) 進行する欠乏量

ウサギは嘔吐ができないため，進行する欠乏量は下痢や尿の量から推定する。

3. 輸液量の実際

前述のように，ウサギでは輸液量の理論的な算出が難しいため，経験的な投与量で輸液を行うことが多い。

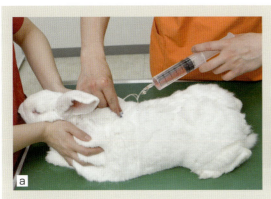
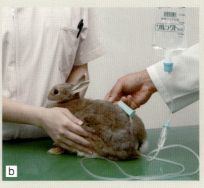

図2 皮下輸液
肩甲骨間の皮膚をテント状に持ち上げ，注射針を刺入する。
a：シリンジによる輸液
b：輸液バッグを用いた輸液

(1) 皮下輸液

皮下輸液では，一般的に 100 mL/kg 未満，1日2回[6]，30〜50 mL/3 kg[1] といった方法が推奨されている。

(2) 静脈内輸液

筆者は，ショック状態に陥っている場合を除き，まずは前述の維持量を1〜2日かけて投与する。その間の採食・飲水量，尿量を確認して，以降の投与量を調節している。

4. 輸液剤の選択

欠乏量を補充するための初期輸液には，細胞外液と浸透圧が近い等張晶質液を使用する。リンゲル液や乳酸リンゲル液を使用することが多いが，肝リピドーシスが疑われる症例に対しては，乳酸代謝が落ちている可能性を考慮し酢酸リンゲル液を使用する。ショック時には，循環血液量を維持するため，膠質液（デキストラン）を使用する。

維持量を補充する目的には，5%グルコース加リンゲル液を使用する。この輸液剤は，投与後，含まれているグルコースが消費され，その分浸透圧が低下して低張となるため，水分が細胞内にも移動する。

低ナトリウム血症の症例には生理食塩液を使用する。低カリウム血症の症例には塩化カリウムを輸液剤に足して補正する。

アシドーシスが疑われる場合は炭酸水素ナトリウムの投与が推奨されている。しかし，ウサギの酸塩基障害の病態は詳しくわかっておらず，治療方法も未確立である。

5. 注意点

筆者は，外見上は循環不全が認められないにもかかわらず，急速な，あるいは長期にわたる静脈輸液によって鬱血性心不全や肺水腫を起こした症例を数多く経験している。とくに高齢個体には，無徴候性の心不全が多いので注意する。

6. 手技

(1) 皮下輸液

肩甲骨間の皮膚をテント状に持ち上げ，後方から針を刺入する。助手はウサギの頸から前肢にかけてをおさえ，輸液中ウサギが暴れないようにする（図2）。輸液の量によって，シリンジを用いる方法と輸液バッグから直接投与する方法がある。

(2) 静脈内輸液

橈側皮静脈（図3a），耳介の静脈（図3b）が用いられることが多い。

橈側皮静脈は細く，またウサギが噛んで留置針をはずしてしまうことがある。耳介の静脈は確保しやすいが，長期間の留置により血管炎や塞栓が起きやすい。

ウサギでは外頸静脈に頭部からの血流が集中しており，迂回路に乏しいため，外頸静脈に留置針を設置すると血行阻害により眼球突出などが起きる。したがって，頸静脈は用いない。

血管確保時の保定などは，「1.4 血液検査（採血法と注意点）」を参照のこと。

輸血

1. 目的

輸血は，重篤な貧血の改善，循環血流の増加，酸素運搬能の回復，エネルギー摂取などの目的で行われる。

筆者は貧血症例に対して，外科的治療を行う場合はHt値20%以下，そうでない場合は15%以下で輸血を考慮している。

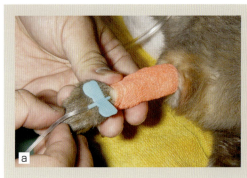
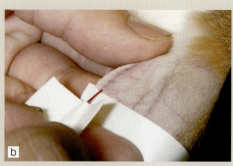

図3　静脈内輸液
a：橈側皮静脈の留置
b：耳介静脈耳輪枝の留置

ウサギの循環血液量は55〜65 mL/kg[7]である。約10％まで損失しても有害な反応はみられないが，20〜25％以上失われるとショックを起こすため，輸血が必要となる。

2. 手技

基本的には全血輸血を行う。供血ウサギから全血液量の約10％を採血し，クエン酸ナトリウムにて抗凝固処理をした後に，静脈から1〜3時間かけて投与する。耳介静脈を使用することが多い。血小板機能と赤血球生存度が維持される4〜6時間以内に輸血が終わるように行うことが望ましい[1]。

3. 血液型

ウサギでは，同種血球凝集反応が認められるという報告と認められないという報告がともに存在する。起こるとしても不規則であると考えられ，クロスマッチ試験の臨床的有用性は低いと考えられている[9]。そのため，筆者は1回目の輸血ではクロスマッチ試験を行っていない。ウサギの血液型はH1・H2システム，Kシステム，G・gシステム，K1・K2システム，Hgシステムなどによって分類されているが[9]，臨床的な意義は不明である。

● 参考文献

1) Flecknell P. Laboratory Animal Anesthesia 4th ed. Elsevier, Academic Press. 2015.
2) Hillyer EV. Pet rabbits. *Vet Clin North Am Small Anim Pract.* 24: 25-65, 1994.
3) Ivey ES, Morrisey ES. Therapeutics for rabbits. *Vet Clin North Am Exot Anim Pract.* 3: 183-220, 2000.
4) Klaphake E, Paul-Murphy J. Disorders of the reproductive and urinary systems. *In* Quesenberry KE, Carpenter JW,(eds): Ferrets, Rabbits, and Rodents, Clinical Medicine and Surgery, 3rd ed. Elsevier, Saunders. 2011, pp217-231.
5) Longley LA. Rabbit anaesthesia. *In*: Anaesthesia of Exotic Pets. Elsevier, Saunders. 2008, pp36-58.
6) Ramer JC, Paul-Murphy JR, Benson KG. Evaluating and stabilizing critically ill rabbits, part II. *Comp Contin Ed Pract Vet.* 21: 116-125, 1999.
7) Suckow MA, Schroeder VA. Improtant biological features. *In*: The Laboratory Rabbit, 2nd ed. CRC Press. 2012, pp1-10.
8) Varga M. Textbook of Rabbit Medicine, 2nd ed. Elsevier, Butterworth-Heinemann. 2013.
9) 鈴木正三. 比較血液型学. 裳華房. 1985.

1.10

投薬法

はじめに

投薬はウサギにストレスを与え，飼育者にとっても難しい作業である。また，ウサギを対象とする動物用医薬品は少ないため，ほかの動物用，あるいはヒト用の薬剤を選択することになる。薬用量も定まっていないものが多く，成書に記載されている薬用量も薬理実験でのデータや経験よるもので，信用性も定かではない。

ウサギの身体は，イヌやネコなどとも大きく異なり，酵素や消化機構の違いが薬剤の効能に大きく影響する可能性もある。したがって，ウサギに投薬を行う際には，薬剤の有効性だけでなく，安全性についても十分に考慮すべきである。

投薬に関わる ウサギの身体的特徴

ウサギの薬物代謝には，薬剤酵素や消化酵素，繊維質を消化・発酵する消化管構造および食糞行動，腸内細菌叢など多くの要因が関与する。そのため薬剤に対する感受性は多様で，薬効を正確に判断できない可能性がある。

ウサギがアトロピン加水分解酵素（アトロピンエステラーゼ）を持ち，アトロピンの効能を低下させることは有名である[2,4]。この酵素のはたらきには個体差や季節変動がみられる[2]。また，肝臓のチトクロームP450 がほかの動物種と異なるため[3]，薬剤代謝活性も大きく異なる可能性がある。唾液中にはアミラーゼが豊富に含まれるため[1]，薬剤が口腔内で影響を受ける可能性が高い。

ウサギでは，消化管内容物が小腸をすみやかに通過

すること，盲腸で発酵作用を受けることも，薬剤の吸収や代謝に影響を与える。ウサギは腸内細菌叢が豊富で，薬剤によって細菌叢が変化する恐れがあり，とくに一部の抗菌薬では致死的な経過をたどることも有名である（「7.6　腸炎」参照）。

投薬法

ウサギへの投薬は，原則的にはイヌやネコと同じ方法で行う。とくに液剤の経口投与と皮下注射が多用されている。点眼や点耳も行うこともある。

多くのウサギは，投薬時の保定に抵抗する。経口投与では，薬剤を飲みこまずに吐き出すこともある。衰弱しているウサギに対する強い保定や強制的な投薬はストレスにつながる。神経質な個体は怒ったり，咬みついたりすることもある。投薬がウサギに対して与える身体的あるいは精神的な悪影響を最小限にしなければならない。

1. 経口投与

ウサギへの経口投与には液剤を使用するのが簡便である。液剤を針のない注射筒やスポイトにいれて，ウサギの口唇の脇から口腔内に少しずつ入れる（図1a）。1 mL 程度であれば，一度に注入してもよい。散剤や錠剤も，（錠剤の場合は破砕して）水に溶かして液剤として投与する。散剤や液剤は，餌や飲水に混ぜて，採食や飲水時に自由に摂取させることもできる（図 1b）。しかし，薬剤を混ぜることで嗜好性が低下し，餌や水を摂取しなくなることもあり，摂取量が不安定になる。

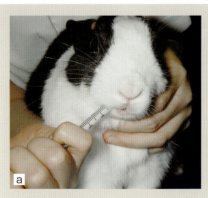
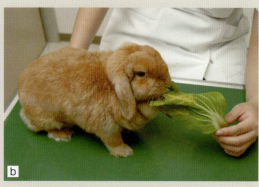

図1　経口投与
a：しっかりと体躯を保定し，口の脇からシリンジなどを使用して投与する。
b：嗜好性がよければ，餌に散剤をふりかけて投与することもできる。

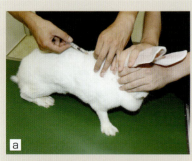
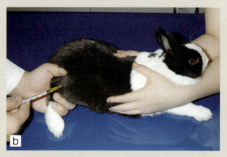
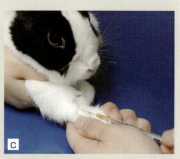

図2　注射投与
a：皮下注射は肩甲骨間〜背側面の皮下に行う。
b：筋肉注射は大腿に容易に行える。
c：橈側皮静脈からの静脈投与は，前肢を前に押して引かれないように保定する。

2．注射投与

　注射投与では，皮下注射，筋肉注射，静脈内注射，腹腔内注射などが可能であるが，ペットのウサギでは腹腔内注射は行われない。骨髄内経路（近位上腕骨，脛骨稜または近位大腿骨）を使用することもできるが，維持することは困難で，不快感や疼痛を引き起こす可能性がある。

　皮下注射は肩甲骨間〜背側面の皮下に行う（図2a）。ウサギの皮膚は強いため，針が皮下に達していることを十分に確認したうえで薬液を注入する。刺激性のある薬剤を注射した場合や連続的に注射した場合は，患部に紅斑や炎症がみられることもあるため注意する。皮下には比較的多量の薬液を注入することが可能である。

　筋肉注射は坐骨神経を損傷しないように大腿四頭筋群（図2b）や臀部の筋肉に行う。筋肉注射は疼痛を伴い，組織の壊死や神経炎などが発生する可能性もあり，跛行を伴うこともある。筋肉内に注入できる薬液の量は少ない。

　静脈注射には，耳介片縁静脈，橈側皮静脈（図2c），伏在静脈を使用する。1回あたりの投与量は通常は3 mL以内にするとよいが，点滴によって投薬をする場合，さらに多量の投与が可能となる。

薬剤刺激による皮膚炎

　刺激性の高い外用薬や一部の注射薬は皮膚の炎症や壊死を起こすことがある（図3a）。カルプロフェンやエンロフロキサシンなどで発生しやすい。注射の際は薬剤を希釈して投与するか，注射後皮膚を入念にマッサージして注射液を分散させるとよい。経口投与した薬剤による刺激で口唇炎が起こることもある（図3b）。

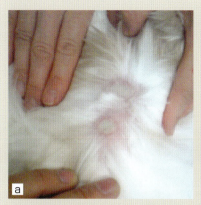 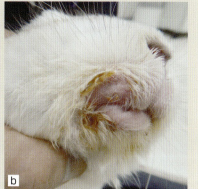

図3 薬剤の刺激による皮膚炎
a：注射反応。皮下注射によって頸部背側に紅斑，組織壊死が生じている。
b：経口投与した薬剤により口唇に炎症による浮腫が認められる。

● 参考文献

1) Fekete S. Recent findings and future perspectives of digestive physiology in rabbits. a review. *Acta Ven Hung*. 37. 265-279, 1989.
2) Harkness JE, Turner PV, VandeWoude S, et al. Biology and husbandry. *In*: The Biology and Medicine of Rabbits and Rodents, 4th ed. Wiley-Blackwell. 2010, pp23-106.
3) Olkowski A, Gooneratne R, Eason C. Inhibition of cytochrome P450 enzymes in the Australian brushtail possum, *Trichosurus vulpecula*: comparison with that of the rat, rabbit, sheep and chicken. *Vet Hum Toxicol*. 40: 208-212, 1998.
4) Wixon SK. Anesthesia and analgesia. *In* Manning PJ, Ringler DH, Newcomer CE,(eds): The Biology of the Laboratory Rabbit, 2nd ed. Elsevier, Academic Press. 1994, pp87-109.

第2章

皮膚疾患

- 2.1 皮膚の解剖生理
- 2.2 湿性皮膚炎
- 2.3 細菌性皮膚炎
- 2.4 潰瘍性足底皮膚炎
- 2.5 外耳炎
- 2.6 皮膚糸状菌症
- 2.7 外部寄生虫症
- 2.8 心因性脱毛
- 2.9 その他の皮膚炎

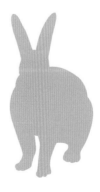

2.1 皮膚の解剖生理

はじめに

ウサギの皮膚に異常をもたらす原因にはさまざまなものがある。不正咬合，高カルシウム尿症，下痢など，皮膚以外の原因によって異常が発生することも多いため，治療の際は発生の背景を考慮することが重要である。

皮膚

ほかの哺乳類と同様，表皮，真皮，皮下組織および付属器から構成されている（図1）。アンゴラ種とニュージーランド・ホワイト種では，角質層を含め全体で3～4層に分かれる[3]。皮膚は全体的に薄くて柔らかく[9]，水分の透過性や化学物質への感受性が高い。そのためウサギは，ヒトの褥瘡の研究や，薬品，化粧品の安全性試験などに使用されている。

なお，品種や性別，年齢，部位などによって，皮膚の厚さや構造には相違がみられる。たとえばアンゴラ種とニュージーランド・ホワイト種を比べると，後者のほうが皮膚が厚い。また，成熟した雄の皮膚は厚くなる傾向があり[6]（図2），触診でも皮膚の肥厚がよくわかる。ニュージーランド・ホワイト種では，雄のほうが雌よりも明らかに皮膚が厚いという報告もある[7]。

皮膚の分泌腺は皮脂腺が主で，汗腺は口唇部，耳介内面にわずかに分布しているだけである[10]（図3）。このため発汗による体温調節は苦手である。

被毛

1. 特徴

全身が密な被毛で覆われている。毛包の密度が高く[4]，1つの毛包から生える毛数も多い。足底も被毛に覆われ，蹠球を欠く（図4）。被毛は一次毛（オーバーコート）と二次毛（アンダーコート）からなる。なお，一部のウサギには頸部背側に生まれつき被毛の薄い部分がある（図5）。また，耳介の動静脈吻合系による熱交換が主な体温調節法であるため，耳介の被毛も

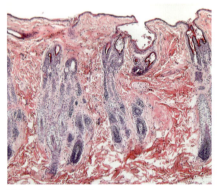

図1 皮膚の組織像
HE染色，40倍。皮膚は表皮，真皮，皮下組織，付属器から構成される。1つの毛包から多数の被毛が生えている。

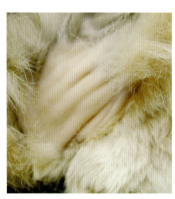

図2 皮膚の肥厚
とくに雄のウサギでは皮膚が肥厚して弾力性がなくなり，皺壁がみられる。

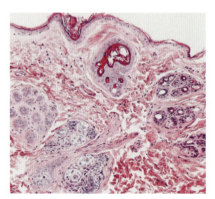

図3 分泌腺の組織像
HE染色，40倍。皮脂腺は豊富にあるが，汗腺に乏しい。

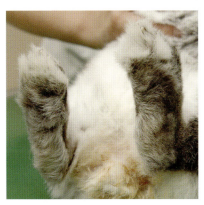

図4　ウサギの足底
蹠球を欠き，被毛で覆われている。

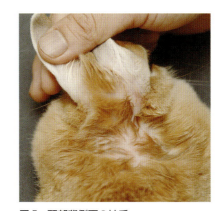

図5　頸部背側面の被毛
ほかの場所に比べて薄い傾向がある。

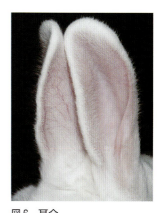

図6　耳介
熱の放散を行うため被毛が薄い。

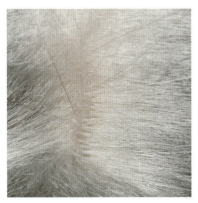

図7　正常な被毛
正常な被毛には光沢がある。

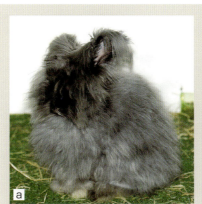

図8　長毛種の外観
毛皮を利用されていたアンゴラ種をはじめ，多くの長毛種が作出されている。
a：イングリッシュ・アンゴラ種，b：ジャージー・ウーリー種

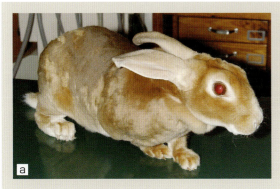
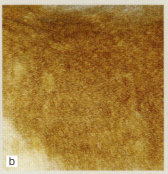

図9　ミニレッキス種
ビロードのような光沢の毛並みで，被毛の密度が高い。
a：全体像，b：被毛

薄くなっている（図6）。正常な被毛には光沢がある（図7）。

2．品種による違い

　品種によって被毛の組成が異なる。たとえば，長毛のイングリッシュ・アンゴラ種（図8a）と短毛のニュージーランド・ホワイト種を比べると，前者のほうが二次毛が多い[3]。

　被毛の性質にも品種ごとに違いがある。アンゴラ種やアメリカン・ファージー・ロップ種，ジャージー・ウーリー種（図8b）などの長毛種の被毛は細くてこしがないが，野生種やダッチ種，イングリッシュ種などの被毛は太く粗剛である[6]。

　レッキス種やミニレッキス種は，一次毛が退化して二次毛と同じ長さになっており，毛質も柔らかい。被毛の密度も高く，ビロードのような手触りである（図9）。

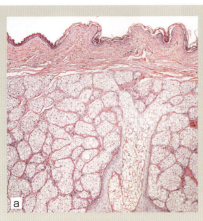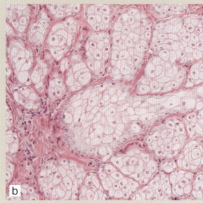

図10　鼠径腺の組織像
a：HE染色，40倍。汗腺様の囊腫構造が皮下組織にみられ，導管構造が表皮に連続している。
b：HE染色，100倍。腺組織外側周囲は筋組織に被包されている。

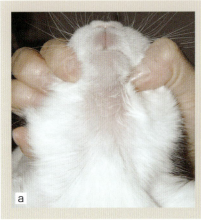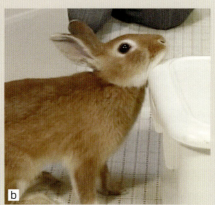

図11　顎下腺
a：下顎は顎下腺の分泌物で濡れている。
b：ものに擦りつけてマーキングを行う（チンマーク）。

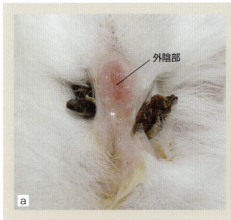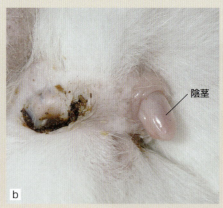

図12　鼠径腺
黒褐色の鼠径腺分泌物が外部生殖器の両側の溝に付着している。
a：雌，b：雄

臭腺

顎下腺，鼠径腺，肛門腺を持つ。これらは汗腺の変化したもので，エクリン腺とアポクリン腺の両方の特徴を備えている[8]（図10）。雄でよく発達しており，とくに発情期に分泌物を放出する。

下顎の皮膚は，顎下腺の透明な分泌物で濡れていることが多い（図11a）。雄はしばしばこの分泌物を縄張り内のものや同居個体に擦りつけてマーキング（チンマーク chin mark）を行う（図11b）。マーキングは群れの上位の個体が下位の個体に行い，母親が仔に行うとされている。

外部生殖器の両側の深い溝には鼠径腺があり，芳香臭のする茶褐色〜黒褐色の蠟様物質を分泌する（図12）。これは，いわゆるウサギ臭さの主な原因である。鼠径腺の分泌物は炭水化物，グリセル基を含まな

皮膚疾患

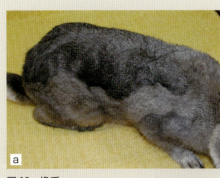
図13　換毛
死毛と新生被毛が混在するため，斑模様や段差が生じる。
a：体幹，b：頭部

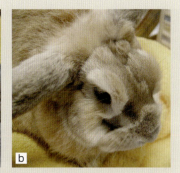

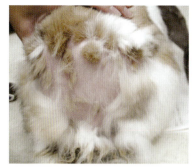
図14　アイランドスキン
脱毛部が生じ，「海原の中の小島（アイランド）」のようになっている。

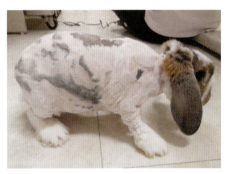
図15　発毛部と脱毛部の色の違い
換毛中のウサギを毛刈りしたところ。黒色の部分が発毛部。

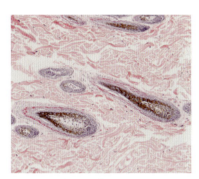
図16　発毛部の組織像
HE染色，100倍。毛囊にはメラニンが蓄積している。

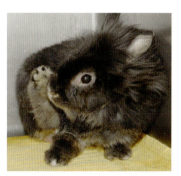
図17　毛繕い
自ら足底まできれいになめる。

いエステル，遊離脂肪酸，コレステロールからなる[5]。

換毛

　ウサギは，通常1年に2回換毛する。換毛は一般的に頭部からはじまり，頸部から体幹背側へ進んで最後に体幹腹側が抜け換わる（図13）。通常は7〜10日以内で完了するが[6]，環境やホルモンバランス，栄養状態などの影響で変動する。加齢とともに明確な換毛期がみられなくなり，持続的に少しずつ被毛が抜け換わるようになる個体も多い。

　一部の品種の換毛は特異的で，前述のように順番に進まず，体中で脱毛と発毛が入り交じって起きる。その結果，被毛が継ぎ接ぎ状，斑状になる。この状態はアイランドスキン island skin とよばれる[2]（図14）。数週間にわたって被毛が生えず，脱毛部が残ることもある。

　一般的に脱毛部は肌色だが，発毛部は暗褐色をしていることが多い（図15）。これは発毛部の毛囊にメラニンが蓄積するためで（図16），病的な状態ではない。

被毛の管理

　被毛が細くてこしがなく，もつれやすいため，ウサギは毛繕いに多くの時間を費やす。多頭飼育であればお互いに毛繕いをしあうこともある。毛繕いは死毛や落屑を取り除き，被毛のもつれを予防し，皮膚の衛生を保つ重要な行動である（図17）。ただし，毛繕いでなめとった被毛を飲み込むため，胃の鬱滞や毛球症の要因となることもある。

　切歯の不正咬合で毛繕いの頻度が低下したり，肥満，関節炎，脊椎症などによって全身に口が届かなくなったりすると，容易に毛球が形成される。会陰部や肛門周囲，後肢内側，腹部などの被毛は排泄物で汚れやすいこともあり，とくに毛球となりやすい（図18a）。放置するといくつもの毛球がつながり，フェルト状の厚い被毛の層が形成される（図18b）。

　被毛のもつれや毛球は，皮膚の感染や炎症を引き起こす要因になる。したがって，定期的にブラッシング（図19）やトリミング（図20）を行い，予防することが重要である。とくにブラッシングは，体表に残った抜け

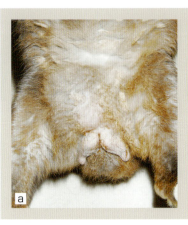
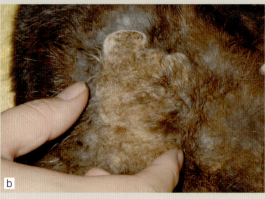

図18 毛球
毛繕いが不十分になると毛球を形成する。
a：鼠径部に毛球が形成されている。
b：毛球はさらに周囲の被毛を絡め合い，厚いフェルト状の層を作る。

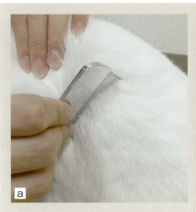
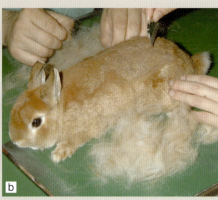

図19 ブラッシング
a：目のこまかいコームを用いる。
b：換毛期には，ウサギの身体と同じくらいの体積の被毛がとれる。

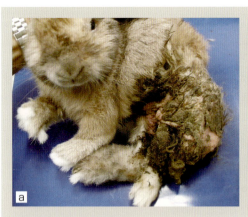
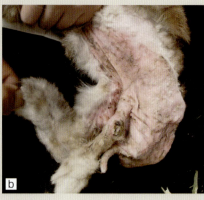

図20 トリミング
毛玉ができたらハサミやバリカンで刈り取る。皮膚が薄いので，誤って皮膚を切らないよう注意する。
a：後肢の毛玉。
b：刈り取ったところ。

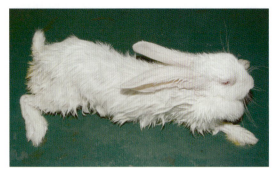

図21 入浴後のウサギ
被毛は細くこしがないため，濡れると絡みあって乾きにくい。

毛を減らすことで胃の鬱滞や毛球症の予防にもつながり，それ自体がスキンシップにもなるため推奨される。

皮膚が弱く炎症を起こしやすいため，ブラッシングの際は力を入れすぎないようにする。ハサミやバリカンで被毛を刈る場合は皮膚を切らないように注意する。

入浴やシャンプーは大きなストレスとなるだけでなく，濡れた被毛がもつれて乾燥しにくくなり，かえって皮膚炎をまねくこともあるので[1]，汚れがひどい場合以外は行わないようにする（図21）。

参考文献

1) Harvey C. Rabbit and rodent skin diseases. *Semin Avian Exotic Pet Med*. 4: 195-204, 1995. doi: 10.1016/S1055-937X（05）80017-9

2) Hoyt RF Jr. Abdominal surgery of pet rabbits. *In* Bojrab MJ, Waldron DR, Toombs JP,（eds）: Current Techniques in Small Animal Surgery, 5th ed. Teton NewMedia. 2014, pp777-790.

3) Ozunurulu Y, Celic I, Sur E, et al. Comparative skin histology of the white New Zealand and angora rabbits: histometrical and immunohistochemical evaluations. *J Anim Vet Adv*. 8: 1694-1701, 2009.

4) Sandford JC. The Domestic Rabbit, 5th ed. Wiley-Blackwell. 1996.

5) Stoddart DM. Mammalian Odours and Pheromones. Edward Arnold. 1976.

6) Varga M. Skin disease. *In*: Textbook of Rabbit Medicine. Elsevier, Butterworth-Heinemann. 2002, pp224-248.

7) Yagci A, Zik B, Uguz C, Altunbas K. Histology and morphometry of white New Zealand rabbit skin. *Indian Vet J*. 83: 876-880, 2006.

8) 瀬田季茂, 望月公子. 家兎下唇部皮膚腺の光学顕微鏡による観察. 第70回日本獣医学会記事. 228-229. 1971.

9) 津崎孝道. 実験用動物解剖学 兎編. 金原出版. 1954.

10) 堤 義雄. 発生と解剖：ウサギ ～生殖生理と実験手技～. 佐久間勇次監修. 近代出版. 1988, pp38-52.

2.2 湿性皮膚炎

概要

水分の透過性の高いウサギの皮膚は、湿潤な環境では浸軟しやすい（図1a）。浸軟は角層のバリア機能や組織耐久性を低下させ、糜爛や感染をまねく。もともと薄い皮膚はこれによって壊死・脱落しやすくなる[2]（図1b）。これを湿性皮膚炎という。細菌性皮膚炎が続発することが多い。

原因

浸軟の原因としては、唾液、鼻汁、涙液や眼脂、尿や下痢などが挙げられる。このため、口の周囲、眼の周囲、会陰部・肛門の周囲に多発する。とくに不正咬合の個体は流涙や流涎があり、毛繕いもうまく行えず盲腸便が被毛に付着しやすくなるため発生しやすい[1]。炎症により被毛に滲出物が膠着すると、それによりさらに湿潤な環境がもたらされ、炎症が増悪する（図2）。

発生部位

1. 肉垂

口から肉垂にかけては、不正咬合による流涎、投薬時の薬剤の付着などにより皮膚炎が発生する（図3）。給水ボトルの位置が高すぎるなどでうまく水が飲めず、肉垂や喉部を濡らしてしまうことも原因となりうる。肉垂の皮膚の襞が濡れた状態をウェットデュラップ wet dewlap という（図4）。肉垂は口に近いため、ウェットデュラップになるとウサギは患部を自傷しやすい。

2. 眼の周囲

眼疾患や不正咬合による流涙や眼脂により、内眼角から鼻梁にかけて被毛の濡れ（図5）、眼脂の堆積や膠着（図6）、膿性の滲出液（図7）、皮膚の紅斑や脱毛（図8）が起こる。慢性の流涙の原因としては、歯根の過長による鼻涙管狭窄や閉塞がもっとも多いとされている。ウサギの眼脂は粘稠性が高く、被毛のもつれや膠

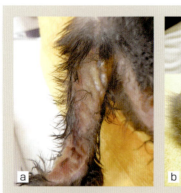
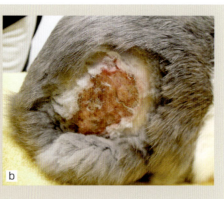

図1 皮膚の損傷
a：浸軟、b：壊死

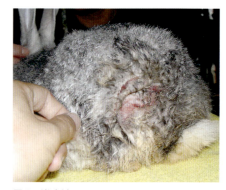

図2 滲出液
滲出液によって湿潤な環境となり、炎症を増悪しやすくなる。

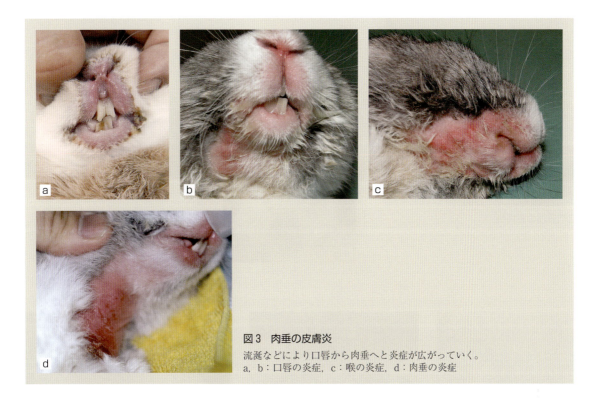

図3 肉垂の皮膚炎
流涎などにより口唇から肉垂へと炎症が広がっていく。
a, b：口唇の炎症，c：喉の炎症，d：肉垂の炎症

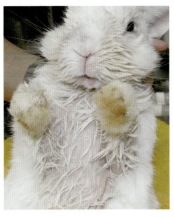

図4 流涎
不正咬合による流涎で喉部から胸部にかけての被毛が濡れている。

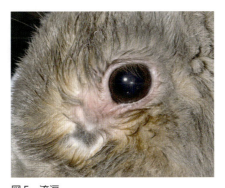

図5 流涙
流涙により内眼角の周囲の被毛が濡れている。

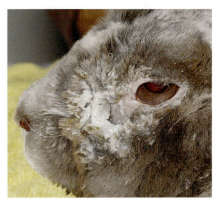

図6 涙・眼脂の膠着
大量の涙と眼脂が膠着すると，皮膚が刺激され炎症が起きる。

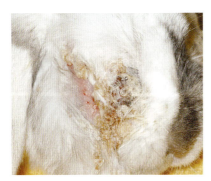

図7 膿性滲出液
内眼角周囲の皮膚に炎症が起き，涙や眼脂以外に黄白色の膿性滲出液が膠着している。

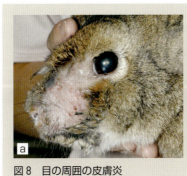
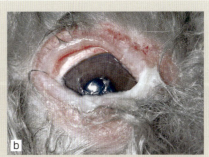

図8 目の周囲の皮膚炎
a：鼻梁の皮膚に炎症が起き，脱毛している。
b：眼瞼，皮膚に炎症による浮腫がみられる。

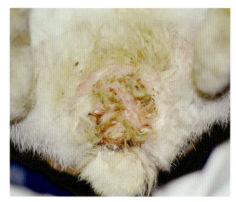

図9　肛門周囲の皮膚炎

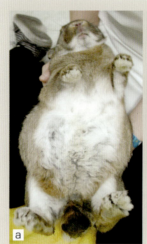
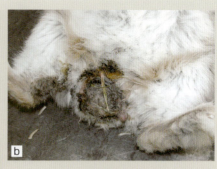

図10　糞による汚染
a：肥満のため肛門に口が届かず、盲腸便が付着している。
b：毛がもつれて炎症を起こしている。

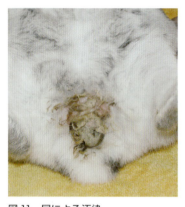

図11　尿による汚染
ウサギのカルシウム尿は、会陰周囲の被毛に付着し、炎症を起こしやすい。

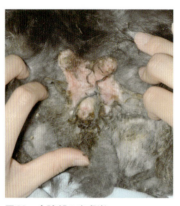

図12　会陰部の皮膚炎
陰嚢のたるみにより、炎症を起こしている。

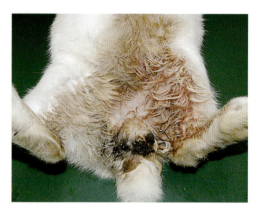

図13　会陰部・肛門の皮膚炎
糞が肛門に付着し、尿で被毛が汚れ、腹部から大腿内側まで炎症が広がっている。

着を起こしやすい。常に流涙がみられる状態はランニーアイズ runny eyes（涙の多い目）とよばれる。

3. 会陰部・肛門の周囲

被毛のもつれや排泄物の付着によって会陰部・肛門周囲に皮膚炎が起きる（図9〜12）。会陰部の皮膚炎は最終的に大腿内側の広範囲に波及することが多い（図13）。この状態はとくに排泄物によって床材などが汚染されやすい集団飼育下でよく発生するため、ハッチバーン hutch burn（ウサギ小屋での火傷）とよばれている。

原因としては以下のものが挙げられる。

(1) 肥満

肥満個体は会陰部や肛門が地面と常に接触しているため、摩擦によって外傷ができやすく、排泄物も付着しやすい。また肛門に口が届かないため、盲腸便の採食や毛繕いもできなくなる（図10）。

(2) 歯牙疾患

口腔の痛みや過長した歯によって毛繕いや盲腸便の採食が妨げられる。

(3) 脊髄疾患

疼痛や麻痺によって毛繕いや盲腸便の回収が妨げられる。尿失禁を伴う場合はさらに会陰部が汚れやすくなる。

(4) 膀胱炎・尿道炎・膀胱結石

頻尿により会陰部が汚れやすくなる。カルシウム塩結晶が多く含まれるウサギの尿は刺激性が強く、被毛に膠着すると炎症を引き起こしやすい（図11）。とくに会陰部に皮膚襞が発達していたり、陰嚢が弛緩していたりする個体では、尿による炎症が生じやすい（図12）。

なお、会陰部の皮膚はほかの部位に比べて敏感なた

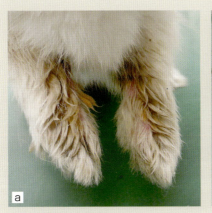
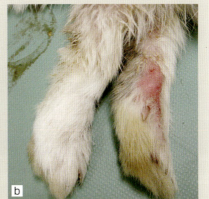

図14 前肢の皮膚炎
a：唾液や鼻汁で汚れた前肢。
b：慢性化すると炎症や脱毛が起こる。

め，炎症が生じるとウサギは疼痛を感じて毛繕いをしなくなることがある。また，皮膚炎によって排尿時に疼痛を感じ，そのために頻尿になることもある。これらによってさらに炎症が進行するという悪循環が起こりうる。

4．前肢

ウサギは毛繕いに前肢を用い，眼脂や鼻汁を前肢でとろうとしたり，不正咬合で痛む口を前肢でおさえたりする。これにより手根と中手の内側に付着した眼脂や鼻汁，唾液が炎症や脱毛を引き起こすことがある（図14）。原因となる基礎疾患を鑑別することが重要である。

検査および診断

皮膚を浸軟させる原因を探ることが重要である。不正咬合や膀胱結石はX線検査，眼疾患は眼科検査，膀胱炎は尿検査などで診断する（詳細は各章を参照）。

治療

浸軟した環境が原因となるため，ブラッシングやトリミング，剃毛などを行い皮膚を乾燥させる。基礎疾患がある場合は，それらの治療が必要となる（詳細は各章を参照）。細菌性皮膚炎に移行した場合は，抗菌薬を投与する。

● 参考文献

1) d'Ovidio D, Santoro D. Orodental diseases and dermatological disorders are highly associated in pet rabbits: a case-control study. *Vet Dermatol*. 24: 531-e125, 2013. doi: 10.1111/vde.12052

2) 村上葉月，片桐明日香，松田友美ほか．ウサギ皮膚の絆創膏貼付の影響に関する実験的研究．第11回コ・メディカル形態機能学会学術集会．2012．

2.3 細菌性皮膚炎

一般的な細菌性皮膚炎

1. 原因

黄色ブドウ球菌 *Staphylococcus aureus* が主な原因菌であるが[2]，*Pasteurella multocida* などによる皮膚炎も報告されている[5]。

外傷が糞便で汚染されることにより，消化管常在菌ともいわれる *Fusobacterium necrophorum* 感染（壊死桿菌症，シュモール病）が[2]，流涎による肉垂の湿性皮膚炎に続発して，湿潤環境に常在する緑膿菌 *Pseudomonas aeruginosa* 感染が起こることもある[6]。

2. 臨床徴候

皮膚の紅斑，脱毛，糜爛や潰瘍がみられ，炎症性の滲出物を生じる（図1，2）。炎症は表皮にとどまらず真皮にまで及ぶこともある（図3）。

F. necrophorum による皮膚炎では，主に頭頸部や四肢が侵される。悪臭を伴う皮膚の潰瘍や壊死，膿瘍ならびに皮下の腫脹が特徴である。臨床徴候は数週間から数ヶ月にわたり継続する。

緑膿菌による皮膚炎では，菌が産出するピオシアニン色素により，被毛が青色や緑色に変色する。このため，青毛病 blue fur ともよばれている[4]（図4）。

3. 検査および診断

細菌培養検査によって菌分離し，治療に備え薬剤感受性試験を行う。

4. 治療

薬剤感受性試験の結果に基づいて適切な抗菌薬を使用する。また，ブラッシングやトリミング，剃毛などで皮膚を乾燥させ，消毒を行って病変部を清潔に保つようにする。続発性であることが多いため，原因となっている環境要因や行動要因があればそれらへの対処も必要である。

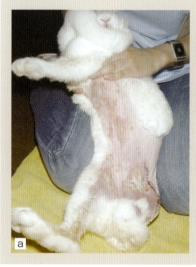
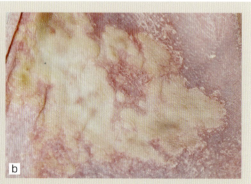

図1 体幹の細菌性皮膚炎
a：皮膚の紅斑と糜爛がみられ，脱毛している。
b：表層に黄白色の膿性滲出液がみられる。

皮膚疾患

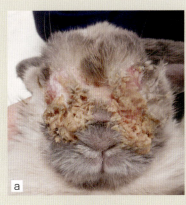
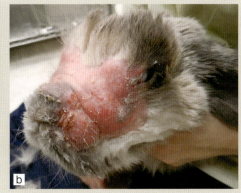

図2 顔面の細菌性皮膚炎
a：著しい滲出物の沈着が認められる。
b：皮膚が発赤し肥厚している。

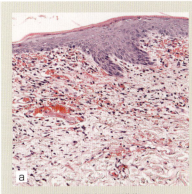

図3 細菌性皮膚炎の組織像
表在性皮膚炎。真皮にまで炎症性細胞が浸潤し，充血した血管が多数認められる。
a：HE 染色，40 倍，b：HE 染色，200 倍

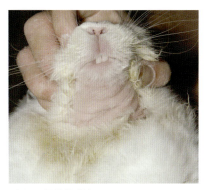

図4 緑膿菌感染
緑膿菌の感染によって周囲の被毛が緑色を帯びている。

ウサギ梅毒

1. 原因

Treponema paraluis-cuniculi の感染によって発症する。生殖器スピロヘータやトレポネーマともよばれる。主な伝播経路は交尾だが，母子間での接触感染や経産道感染も起こり，2〜3ヶ月齢未満の幼体で好発する。感染後3〜6週間は発症せず，不顕性感染に移行することも多い[1]。不適切な飼育環境やストレスによる免疫抑制が発症要因となる。

2. 臨床徴候

外部生殖器の皮疹がみられる。患部をなめることにより鼻の周囲にも皮疹が広がる。鼻以外にも，通常は唇にまで波及する。まれであるが，眼瞼にまで皮疹が発生することもある（図5）。この皮疹によって暫定診断することもある。初期には紅斑と浮腫がみられ，次いで丘疹や水疱を生じ，表皮や粘膜が剥離して糜爛となる。滲出液と剥離した上皮細胞により患部には痂皮が形成され，さらに乳頭状の小結節が現れる。外部生殖器に皮疹がみられず，顔にのみ生じることも多い。基本的に一般状態は変化せず，掻痒も示さないが，軽度の疼痛は認められる。リンパ節が腫大することもある[3]。雌では子宮内膜炎を引き起こし，流産や不妊につながることもある。なお，無徴候のキャリアになるウサギもいる。

3. 検査および診断

原因菌は細菌培養検査による菌分離が困難であるため，皮膚生検によって採取したサンプルを銀染色するか暗視野鏡検下で観察し，菌体を確認する。*T. paraluis-cuniculi* はヒトの梅毒の原因菌である *T. pallidum* と血清学的に類似するため，ヒト用の梅毒の血清学的検査やRPR法（rapid plasma reagin test：カルジオライピン-レシチン抗原を吸着させた炭素粒子と，患者血清とを混和してできる凝集塊の有無を肉眼で観察する簡易検査）を利用した検査キットでも診断できる[3]（図6）。しかし，発症後5〜6週間経過しな

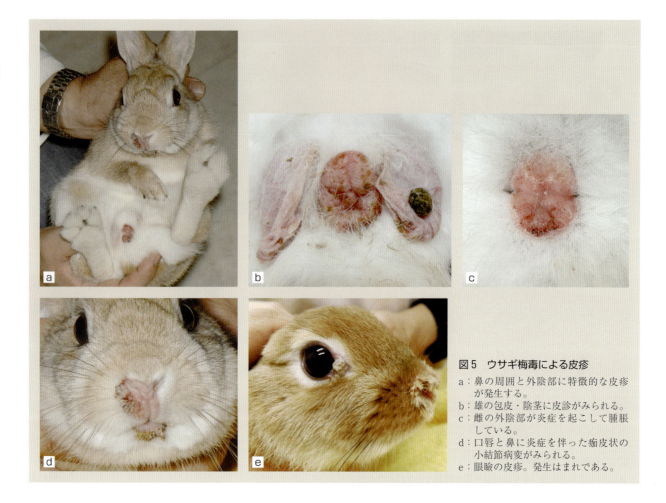

図5 ウサギ梅毒による皮疹
a：鼻の周囲と外陰部に特徴的な皮疹が発生する。
b：雄の包皮・陰茎に皮疹がみられる。
c：雌の外陰部が炎症を起こして腫脹している。
d：口唇と鼻に炎症を伴った痂皮状の小結節病変がみられる。
e：眼瞼の皮疹。発生はまれである。

いと陽性反応が得られないことがある。

4．治療

抗菌薬によって治療する。ベンジルペニシリンGやプロカインペニシリンGが有効であるが，抗菌薬による腸炎の危険性を伴う。クロラムフェニコールも効果的である[3]）。

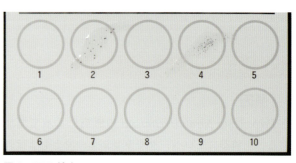

図6 RPR検査
反応板上で患者血清と抗原液とを混和し，凝集の有無を肉眼で読み取って判定する。

● 参考文献

1) Cunliffe-Beamer TL, Fox RR. Venereal spirochetosis of rabbits: description and diagnosis. *Lab Anim Sci* 311: 366-371, 1981
2) Delong D, Manning PJ. Bacterial disease. *In* Manning PJ, Ringler DH, Newcomer CE,(eds): The Biology of the Laboratory Rabbit, 2nd ed. Elsevier, Academic Press. 1994, pp131-170.
3) Klaphake E, Paul-Murphy J. Disorders of the reproductive and urinary systems. *In* Quesenberry KE, Carpenter JW,(eds): Ferrets, Rabbits, and Rodents, Clinical Medicine and Surgery, 3rd ed. Elsevier, Saunders. 2011, pp217-231.
4) Miller WH Jr, Griffin CE, Campbell KL. Dermatoses of exotic small mammals. *In*: Muller and Kirk's Small Animal Dermatology, 7th ed. Elsevier, Saunders. 2012, pp844-888.
5) Varga M. Skin Disease. *In*: Textbook of Rabbit Medicine, 2nd ed. Elsevier, Butterworth-Heinemann. 2013, pp271-302.
6) 鹿江雅光，新城敏晴，高橋英司ほか．最新 家畜微生物学．朝倉書店．1998．

皮膚疾患

2.4

潰瘍性足底皮膚炎

概要

　ウサギの歩行は蹠行型で，足底の全面を地面につけている。足底は厚い被毛で保護されているが，皮膚自体は薄い。そのため，足底への圧力や摩擦，水分付着，感染などによって，足根および中足の足底の皮膚に潰瘍病変ができることがある。これを潰瘍性足底皮膚炎という。足底潰瘍，飛節潰瘍や飛節糜爛ともよばれる。四肢の疼痛を伴うことからソアホック sore hock ともよばれている。中足骨や距骨などの骨瘤の突出した焦点部に限局的に発生することも多い。体重の軽い小型種や幼体には発生が少ない[2]。

原因

　不適切な床材によって発生することがある。コンクリートやプラスチックなどの硬い素材は足底に圧力がかかりやすく，ざらついた素材は擦れやすい。床材が排泄物で汚れたり濡れたりしたままになっていると，足底への細菌感染が起こりやすくなる。

　窮屈な環境での飼育，運動不足や肥満，妊娠による慢性的な負荷[1,2]，脊椎症や関節炎などによる左右不均等な負荷は足底を圧迫し，皮膚の虚血や壊死を引き起こす。

　後肢を踏み鳴らすスタンピングは足底に負荷をかけるため，神経質でスタンピングを繰り返す個体は発症のリスクが高まる。

臨床徴候

　足底は保護毛を失い，角質層が肥厚する。次第に通常の被毛も失われ，紅斑が現れる。この段階で診断し，発生要因を探索して対応すれば，進行を予防することができる。そのまま皮膚が硬結して胼胝になることも多い（図1a）。しかし，炎症が進行すると糜爛や潰瘍が形成される（図1b）。病変は足底全体にみられるものもいるが（図1c），中足骨関節部や距骨付近に限局的に発生することも多い（図1d）。皮膚は次第に壊死し，皮下組織にまで炎症が波及すると出血や患部の腫脹がみられる（図1e）。細菌感染が起きると滲出液が生じ痂皮が形成される。

　炎症が重篤になるとウサギは動くのを嫌がるようになり，それによってさらに足底への負荷が増す悪循環に陥る。とくに排泄物で汚染された床材の上で長時間を過ごしていると悪化しやすい。

　細菌感染により膿瘍（図2）が形成されたり，感染や炎症が骨まで及んで骨関節炎（図3）になったりすると，浅趾屈筋が変異損傷する。浅趾屈筋の伸展が障害されると活発に動けなくなり，背弯姿勢をとり，前肢に体重をかけるようになる（図4a）。これによって，前肢にも病変が現れることがある（図4b）。

検査および診断

　特異的な患肢の病変から診断する。X線検査では骨や関節への波及の有無を確認する。

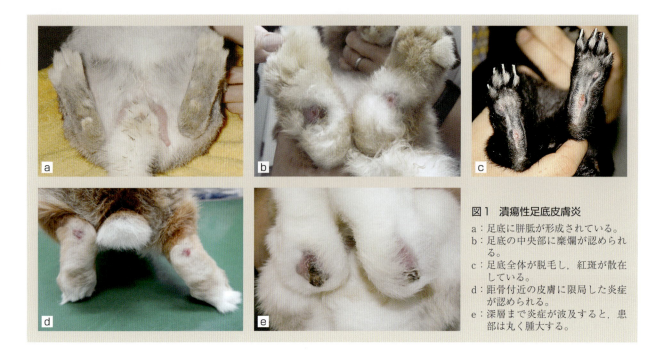

図1 潰瘍性足底皮膚炎
a：足底に胼胝が形成されている。
b：足底の中央部に糜爛が認められる。
c：足底全体が脱毛し，紅斑が散在している。
d：距骨付近の皮膚に限局した炎症が認められる。
e：深層まで炎症が波及すると，患部は丸く腫大する。

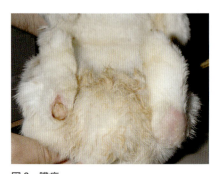

図2 膿瘍
膿瘍が発生し，足根関節まで腫脹している。

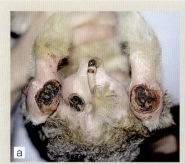
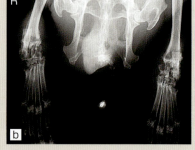

図3 骨関節炎
a：足底の皮膚は潰瘍・壊死を起こして変形している。
b：X線像では足根関節部位の骨吸収と変形が認められる。

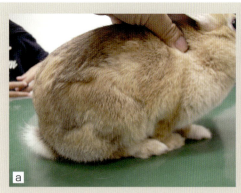
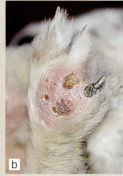

図4 姿勢の異常
a：疼痛によって後肢に体重をかけられず，臀部と後肢を頭側へ変位した姿勢をとる。
b：後肢へ体重がかけられずに前方に体重が移動し，二次的に前肢の足底に炎症が発生する。

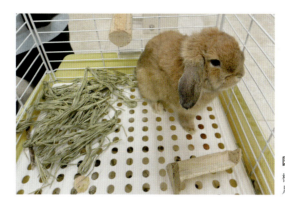

図5 フットレスト床板
樹脂製で多孔性の床板で，足底の負荷を軽減する。

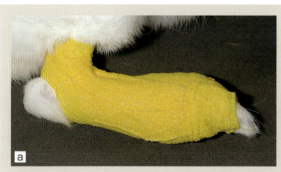
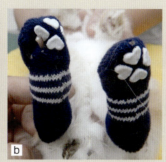

図6 足の保護
a：足底の負担を少なくするために，アキレス腱にかかるように包帯を巻く。
b：小型のイヌ用の靴下を履かせる。

治療

患部への圧迫を軽減し，二次感染に対しては消毒と抗菌薬投与を行う。床材は非摩耗性で柔らかく乾燥したもの（乾牧草や厚いタオルなど）に変更し，汚れたらこまめに交換する。足底に圧力のかかりにくい多孔性のフットレスト床板（図5）を使用してもよい。患部を保護するために包帯を巻くこともあるが（図6），排泄物で汚れやすく，ウサギが自分ではずしてしまうという欠点がある。使用する場合はエリザベスカラーの装着を考慮する。肥満個体は体重を減少させる。

軽症例は床材の変更や包帯，抗菌薬投与を断片的に行うだけでも改善する。膿瘍化した症例では切開・排膿処置が必要となる（「14.1 膿瘍概論」参照）。骨関節炎がある場合は，鎮痛薬を用いる（「11.2 関節炎」参照）。

● 参考文献

1) Ostler DC. The disease of broiler rabbits. *Vet Rec*. 73: 1237-1255, 1961.

2) Templeton GS. Domestic Rabbit Production. Interstate Printers & Publishers. 1962.

2.5 外耳炎

原因

　不規則な形状の耳珠や，軟骨で隔てられた盲端憩室が存在するため，ウサギの外耳道は狭い[3]。大部分が垂直耳道で水平耳道が短く，とくに耳介の下垂するロップ・イヤー種は外耳道が屈曲するため，さらに狭くなる[3]。

　健康なウサギでも，鼓膜付近に蝋質の耳垢が溜まる[2,3]。これは外耳道のアポクリン汗腺から分泌される蛋白質や脂質に富んだ分泌物である。薄黄色〜薄茶白色を呈し，やや湿っている(図1)。

　これらの特徴から，ウサギは細菌性外耳炎になりやすい[2,4]。

　細菌以外にも，外部寄生虫(ウサギキュウセンヒゼンダニ *Psoroptes cuniculi*)，真菌，腫瘍，異物が外耳炎の原因になることもある。真菌性外耳炎の発生は少ないが，マラセチアによるものが報告されている[5]。腫瘍としては，扁平上皮癌，皮脂腺腫ならびに皮脂腺癌，黒色腫，毛包上皮腫の報告がある[1,6]。異物としては植物の種子や牧草の一部の迷入が多い。なお，過度の耳掃除は，外耳道の医原性刺激や鼓膜の破裂を引き起こす可能性があるため注意する。

臨床徴候

　外耳炎になると，耳道が発赤して耳垢も多くなる(図2a，b)。耳介あるいはその周囲を気にして掻いたり，頭部を振ったりするような行動もみられる。慢性的な炎症により耳道が肥厚して狭窄したり(図2c)，耳血腫(図2d)を起こしたりすることもある(慢性化すると，臨床徴候がみられなくなるウサギもいる)。炎症性の滲出物が鼓膜を通して鼓室胞へ入り，内耳炎や中耳炎を起こすこともある(経外耳道感染)。その場合は捻転斜頸や眼振などの前庭徴候が現れる(「12.3　内耳炎・中耳炎」参照)。

検査および診断

　耳鏡で外耳道を観察する。耳垢を鏡検し，細菌，真菌，ダニの鑑別を行う。ウサギキュウセンヒゼンダニ症では，茶褐色の炎症性痂皮が大量にみられ，耳垢内にダニが認められる(「2.7　外部寄生虫症」参照)。細菌性が疑われる場合は細菌培養検査，薬剤感受性試験を行う。

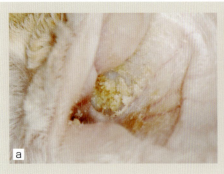 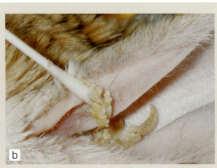

図1　ウサギの外耳道
a：細くて憩室が多い。正常でも耳垢が蓄積する。
b：耳垢の除去には細い綿棒を使用する。

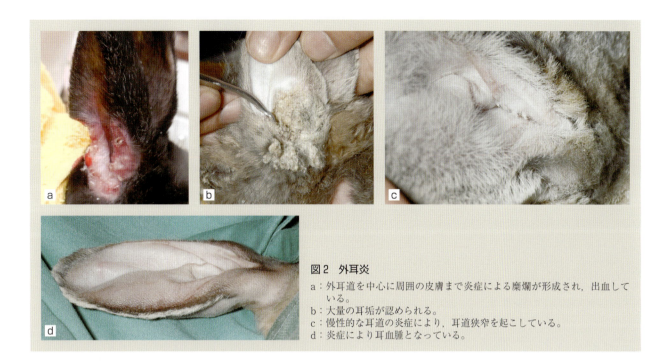

図2 外耳炎
a：外耳道を中心に周囲の皮膚まで炎症による糜爛が形成され，出血している。
b：大量の耳垢が認められる。
c：慢性的な耳道の炎症により，耳道狭窄を起こしている。
d：炎症により耳血腫となっている。

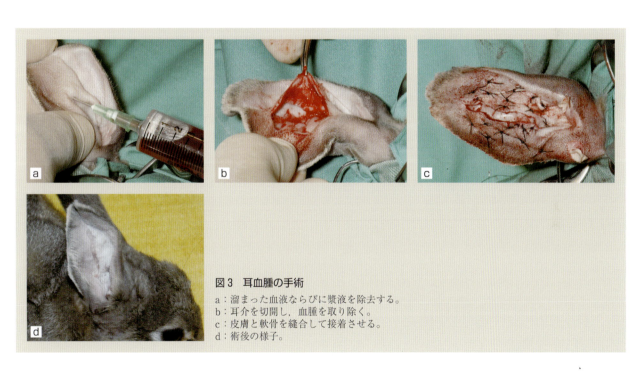

図3 耳血腫の手術
a：溜まった血液ならびに漿液を除去する。
b：耳介を切開し，血腫を取り除く。
c：皮膚と軟骨を縫合して接着させる。
d：術後の様子。

治療

耳垢を除去し，抗菌薬や抗炎症薬を点耳する。耳血腫を形成している場合は，外科的に整復する（図3）。

● 参考文献

1）Budgeon C, Mans C, Chamberlin T, et al. Diagnosis and surgical treatment of a malignant trichoepithelioma of the ear canal in a pet rabbit（*Oryctolagus cuniculus*）. *J Am Vet Med Assoc*. 245: 227-231, 2014. doi: 10.2460/javma.245.2.227

2）Capello V. Surgical treatment of otitis externa and media in pet rabbits. *Exot DVM*. 6: 15-21, 2004.

3）Chitty J, Raftery A. Ear and sinus surgery. *In* Harcourt-Brown F, Chitty V,(eds): BSAVA Manual of Rabbit Surgery, Dentistry and Imaging. BSAVA. 2013, pp212-231.

4）Lennox AM, Kelleher S. Bacterial and parasitic diseases of rabbits. *Vet Clin North Am Exot Anim Pract*. 12: 519-530, 2009. doi: 10.1016/j.cvex.2009.06.004

5）Radi ZA. Outbreak of sarcoptic mange and malasseziasis in rabbits（*Oryctolagus cuniculus*）. *Comp Med*. 54: 434-437, 2004.

6）von Bomhard W, Goldschmidt MH, Shofer FS, et al. Cutaneous neoplasm in pet rabbits: a retrospective study. *Vet Pathol*. 44: 579-588, 2007. doi: 10.1354/vp.44-5-579

2.6 皮膚糸状菌症

原因

Trichophyton mentagrophytes, *Microsporum gypseum*, *M. canis* などが原因となる。ウサギでは主に *T. mentagrophytes* が分離される[2]。まれではあるが，*Arthroderma benhamiae*（*T. mentagrophytes* 群中の一種で，動物寄生性菌）の感染の報告もある[6]。病原性は弱いが，不適切な飼育環境や栄養失調，ストレスなどによる全身あるいは局所の免疫抑制があると発症しやすくなる[1]。とくに幼体に好発する。ウサギは不顕性のキャリアにもなりやすく[3]，ほかの動物やヒトへの感染源となる危険性も高い（コラム参照）。

臨床徴候

皮膚糸状菌はケラチンを栄養源とするため，角質層や被毛に感染する。鼻周囲，耳介，四肢端，指趾などに皮疹が現れる（図1）。初期の臨床徴候は限局的な紅斑や脱毛，鱗屑や落屑，痂皮などである。リングワーム病変（円形状の脱毛部の辺縁に痂皮が形成される）はウサギでは多くはみられない。毛繕いによって感染部位は広がっていく。ときに菌が毛幹に沿って毛囊内に侵入し，深層に炎症を引き起こすこともある（図2）。一般的に搔痒はあまりみられないが，細菌の二次感染が起きると炎症が進行し，搔痒がみられる。

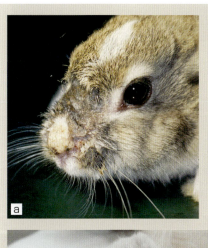
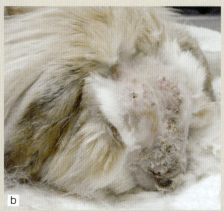
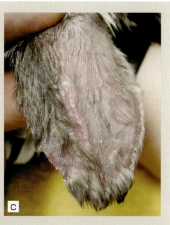
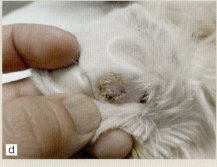
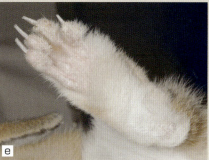

図1　皮膚糸状菌症による皮疹
a：鼻周囲に痂皮性の皮疹と脱毛がみられる。
b：鼻から鼻梁部，頭部にかけて皮疹が広がっている。
c：耳介に鱗屑を伴った脱毛がみられる。
d：耳介にリングワームが形成されている。
e：四肢端に鱗屑と脱毛がみられる。

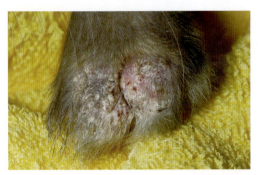

図2　皮膚糸状菌による深層にまで及ぶ病変
患部が腫脹している場合は，深層まで侵されている可能性がある。

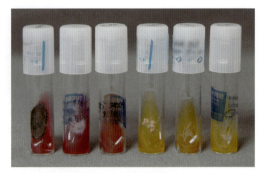

図3　TME-S培地による真菌培養
培地の色の変化（黄→赤）と白色綿毛状コロニーの形成によって病原性真菌を検出できる。

検査および診断

被毛や鱗屑の鏡検で菌体を探索する。確定診断には真菌培養検査を行う（図3）。ウッド灯検査では *Microsporum* spp. は蛍光を発するが，*Trichophyton* spp. は発しない。

治療

抗真菌薬の全身投与，もしくは抗真菌薬やクロルヘキシジンなどを用いた局所療法を行う。局所療法を行う際は患部を剃毛する。環境中にも菌糸は存在するため，飼育設備の消毒も必要となる。

コラム：人獣共通感染症としての皮膚糸状菌

ウサギをはじめとする愛玩動物との接触により，飼育者に皮膚糸状菌が感染するケースが多い。屋内飼育が増え，ヒトと動物が接触する機会が増加していることも一因である。ウサギから感染した *T. mentagrophytes* var. *mentagrophytes*（有性世代：*A. vanbreusegemii*）による体部白癬（A），ケルスス禿瘡[4,5]などが報告されている。感染源であるウサギが軽症あるいは無徴候であるのに対し[6,7]，ヒトでは激しい炎症がみられることが多い。

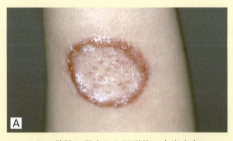

A：ヒトの前腕に発生した円形状の白癬病変

参考文献

1) Franklin CL, Gibson SV, Caffrey CJ, et al. Treatment of *Trichophyton mentagrophytes* infection in rabbits. *J Am Vet Assoc*. 198: 1625-1630, 1991.
2) Hess L, Tater K. Dermatologic diseases. *In* Quesenberry KE, Carpenter JW, (eds): Ferrets, Rabbits, and Rodents, Clinical Medicine and Surgery, 3rd ed. Elsevier, Saunders. 2011, pp232-244.
3) Vangeel I, Pasmans F, Vanrobaeys M, et al. Prevalence of dermatophytes in asymptomatic guinea pigs and rabbits. *Vet Rec*. 146: 440-441, 2000.
4) 飯塚崇志，二宮淳也，浜口太造ほか．兎から感染したと思われる *Trichophyton mentagrophytes* による白癬の2例．
5) 志水達也，比留間政太郎，久木田淳．虫刺様皮疹が全身に多発した *Microsporum canis* による体部白癬の家族内発生例．臨床皮膚科．42：483-488，1988．doi：10.11477/mf.1412203900
6) 比留間政太郎，番場圭介，野口博光ほか．家畜飼育者にみられた *Trichophyton rerrucosum* 感染症．皮膚病診療．17：739-742，1995．
7) 長谷川篤彦．真菌症の問題点．LABIO 21．14：9-12，2003．

2.7 外部寄生虫症

はじめに

ペットのウサギには外部寄生虫感染がよくみられる[23]。ウサギキュウセンヒゼンダニ，ヒゼンダニ類，ウサギズツキダニ，ウサギツメダニ，ノミ類の感染が多い。病原性はさまざまであるため，鑑別方法とそれぞれへの対処法を理解する必要がある。

ウサギキュウセンヒゼンダニ

1. 特徴

ウサギキュウセンヒゼンダニ *Psoroptes cuniculi* は主に耳道に寄生し，外耳炎を引き起こす。ウサギ耳疥癬やウサギ耳ダニともよばれる。

(1) 形態

成ダニは円形または卵円形で，長円錐形の吻を持つ。体長は雌 0.37〜0.55 mm，雄 0.4〜0.75 mm で肉眼での観察も可能である[60]（図1a）。4 対の脚を備え，とくに第 1, 2 脚が大きく発達し，第 3, 4 脚は細長または短小である（図1b）。雄は各脚端に関節状の区分のある長い柄のついた肉盤（図1c）を備えているが，雌は第 3 脚の肉盤を欠き，代わりに 3 本の剛毛を有する[59]。雄の胴体後縁部には 2 つの突起が存在し，各突起に 2 本の長い剛毛と 3 本の短い剛毛が生えている[60]。

(2) 生活環

約 3 週間で生活環が 1 周する。低温環境，高湿度環境では生存期間が延長する[4]。生活環を通して耳道の外に出ることは基本的にない。交尾時は雌雄が尾部を接合する（図2）。餌となるのは脱落表皮と組織液である。

(3) 伝播

伝播は個体同士の接触による。ウサギキュウセンヒゼンダニはウマ，ラバ，ヤギやヒツジ，オジロジカ，オグロジカやインドカモシカに寄生する *Psoroptes* 属のほかのダニと形態学的に類似しており，種間で交差感染することがある[29]。

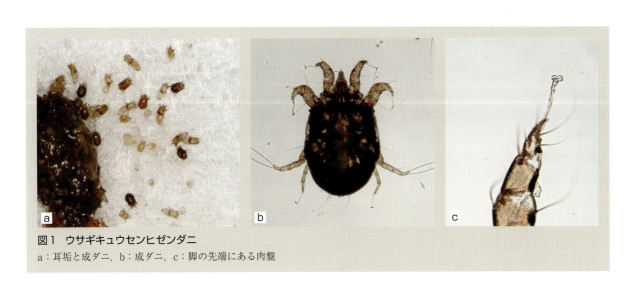

図1 ウサギキュウセンヒゼンダニ
a：耳垢と成ダニ，b：成ダニ，c：脚の先端にある肉盤

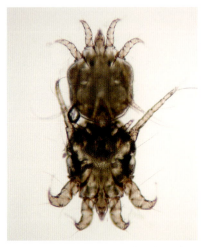

図2 ウサギキュウセンヒゼンダニの交尾

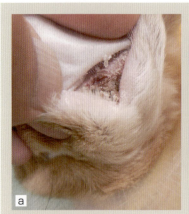
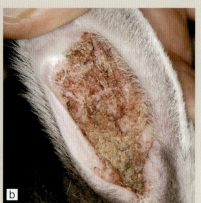

図3 ウサギキュウセンヒゼンダニ感染による外耳炎
a：フレーク状の痂皮が大量に現れる。
b：細菌の二次感染により病状が悪化することがある。

2. 臨床徴候

　主な臨床徴候は耳の掻痒である。初期はまったく気にしないか軽く気にする程度であるが，次第に激しくなる。発症個体は頭部や耳介を激しく振り，後肢で耳介を引っかいて，掻破痕をつくる。

　耳道や耳介内側は充血し，病状が悪化すると，肥厚や滲出液がみられるようになる。滲出液が乾燥することで，赤茶褐色をしたフレーク状の痂皮が大量に形成される[10, 22, 23]（図3a）。

　ときには毛繕いによって耳から外陰部，顔面，頸部，四肢などに伝播し，皮膚炎を起こす[15, 28, 46]。疥癬との同時感染例も報告されている[44]。掻爬した傷から細菌の二次感染が起こることもある（図3b）。

3. 検査および診断

　耳垢や組織片を鏡検し，虫体や卵を確認する。

疥癬

1. 特徴

　ウサギに感染するのは，主にネコショウセンコウヒゼンダニ *Notoedres cati* とイヌセンコウヒゼンダニ *Sarcoptes scabiei* である。角質層に鋏脚でトンネルを掘って寄生し，皮膚炎を引き起こす。

　人獣共通感染症であり，ウサギからヒトへ直接伝播するので注意する。

(1) 形態

　成ダニは円形の胴部を持ち，脚は短い（図4）。雌は体長0.40 mm，幅0.33 mm，雄は体長0.20 mm，幅

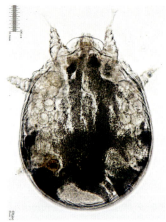

図4 ヒゼンダニ類
体は円形で，ウサギキュウセンヒゼンダニと比較して脚が短い。

0.15 mmで，肉眼ではほとんどみえない。

(2) 生活環

　孵化後，約2週間でダニは成熟する。雄は体表を歩き回り，角質層内の雌をみつけると交尾する。交尾後，雌は角質層にトンネル（図5）を掘り進みながら，1日2〜3個ずつ産卵し続ける。卵は3〜4日で孵化し，幼虫はトンネルを出て体表を移動する。雌は寿命が尽きるまでの4〜6週間，産卵しながら移動する[5, 62]。

(3) 伝播

　宿主から離れると長時間生存できないため，接触感染が主体である。皮膚表面を歩き回っている幼ダニ，若ダニ，雄の成ダニが，ウサギ同士の接触によって伝播する。潜伏期間は不明である。発症には皮膚の免疫能の低下が関与しており，マラセチア皮膚炎を併発した症例の報告もある[47]。

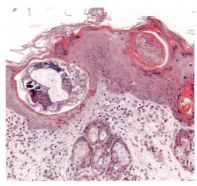

図5 ヒゼンダニ類の寄生した皮膚の組織像
HE染色, 100倍。角質内部には虫体も認められる。痂疲を伴う表皮肥厚, 真皮浅層への炎症細胞の浸潤がみられる。

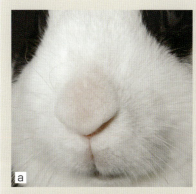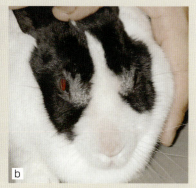

図6 ヒゼンダニ類感染の初期の皮疹
a：軽度の紅斑と脱毛がみられる。
b：乾燥した滲出液が痂皮を形成する。

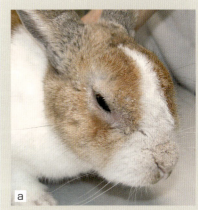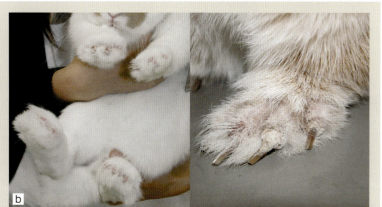

図7 ヒゼンダニ類感染の皮疹
a：鼻と眼の周囲に皮疹が発生している。
b：皮疹は指趾からはじまり, 痂皮と脱毛, 炎症がみられる。

2. 臨床徴候

初期は局所的な脱毛と紅斑, 漿液性の滲出液が特徴である(図6a)。滲出液は乾燥し, 痂皮を形成する(図6b)。激しい掻痒もみられ, 皮膚に掻破痕が形成される。

好発部位は鼻や眼の周囲と四肢端である(図7)。ときに外陰部にまで波及することもある[6]。

3. 検査および診断

患部皮膚を深く掻爬したサンプルを鏡検し, 虫体や卵を確認する。

ウサギズツキダニ

1. 特徴

ウサギズツキダニ Listrophorus gibbus はウサギの被毛に寄生するダニで, 被毛ダニともよばれる。詳細な統計はとられていないが, 日本で飼育されているウサギにはかなりの確率で寄生していると思われる。

(1) 形態

成ダニは楕円形をしており, 雌は体長約0.56 mm, 幅約0.25 mm, 雄は体長約0.61 mm, 幅約0.33 mmである。雌雄異体で, 雄は大きな尾葉を持つ(図8a)。雌は尾葉がなく, 特徴的な卵形の形態をしている(図8b)。腹側には宿主の体毛をつかむ機能を持った把握器が存在し, 毛幹にしがみつくことができる[65](図9)。虫卵は長径約0.21 mm, 短径約0.08 mmで乳白色を呈し, 被毛に膠着する[65](図10)。

(2) 生活環

被毛に寄生しているが, 皮膚から組織液を吸って餌

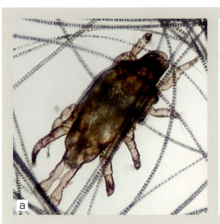
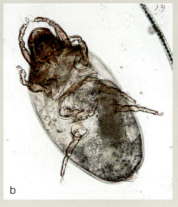

図8　ウサギズツキダニ
a：雄。大きな尾葉を持っている。
b：雌。特徴的な卵形をしており，尾葉はみられない。

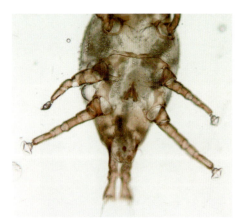

図9　ウサギズツキダニの把握器
腹側の1対の把持器によって毛幹にしがみついている。

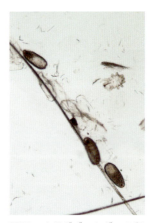

図10　ウサギズツキダニの卵
被毛に卵が膠着している。

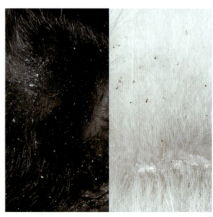

図11　ウサギズツキダニ寄生の被毛
寄生したダニが塩とコショウをふりかけたようにみえる。

としている。生活環には不明な点が多い。
ウサギ同士の接触により伝播する。

2. 臨床徴候

過敏性反応の発生が報告されているが，一般的には無徴候である[37,45]。ダニは体幹背側に寄生しやすい。被毛をかきわけると，明るさを嫌って逃げ回る虫体（「動くフケ」と評される）や，毛幹に付着した卵を肉眼でもかろうじて確認できる。大量の虫体や卵が付着した被毛は，塩コショウをふりかけたようにみえる（図11）。

大量に寄生されると，ウサギは違和感を覚えて毛咬みや毛引きをすることがある。

3. 検査および診断

被毛を抜いて鏡検し，虫体や卵を検出する。

ツメダニ

1. 特徴
(1)種類

ツメダニ類の宿主特異性は厳格ではなく，本来寄生する宿主以外にも寄生することがある。ウサギから検出されるツメダニは *Cheyletiella parasitovorax*, *C. takahasii*, *C. ochotonae*, *C. johnsoni* など数種が知られている[34,41,49,57]。飼育下のウサギからは *C. parasitovorax* がもっとも多く検出され[60]，野生のノウサギからは *C. mexicana* なども検出される[63]。イヌでみられる *C. yasguril* やネコでみられる *C. blakei* はウサギではまれである。なお，*C. parasitovorax* は，兎粘液腫症を媒介するとされている[64]。

ツメダニはヒトにも感染し，軽度の掻痒性皮膚炎を引き起こす。腕や脚に赤色の丘疹がみられることがある[28,41,57]。しかし，ヒトに寄生し続けることはないため，通常は感染源となったウサギの治療を行えばよい。

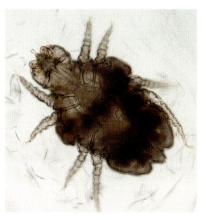

図12 ツメダニ
口器が大きく，口器の先端の触肢には内側に曲がった大きな爪を備えている。

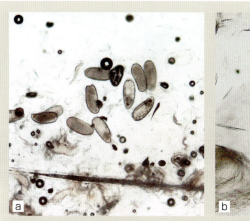

図13 ツメダニの卵と幼ダニ
a：角質に寄生して産卵するため，卵は被毛でなく鱗屑や落屑から検出される。
b：幼ダニの脚は3脚である。

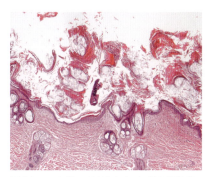

図14 ツメダニの寄生した皮膚の組織像
HE染色，40倍。寄生部位周辺には角質の肥厚と真皮への炎症性細胞浸潤が認められる。

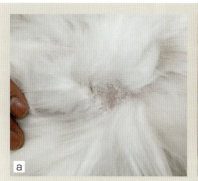

図15 ツメダニ感染による皮疹
a：鱗屑が増加する。
b：次第に脱毛の範囲が大きくなってくる。

(2) 形態

C. parasitovorax の成ダニは体長0.27〜0.54 mmで，胴体部は卵形である。胴体部頭側には半円形や台形の背板が認められ，周囲には左右5対の毛が生えている。脚は短く，脚端に大きく弯曲する鉤爪を備えているのが特徴である（図12）。なお，胴体部後縁には1対の長い剛毛が存在する。

(3) 生活環

卵（図13a），幼ダニ（図13b），前若ダニ，後若ダニ，成ダニという5段階で成長する[58]。生活環の周期は約3〜5週間である。成ダニは約35日間生存する[12]。全期間を通して角質に寄生し[28,49,57]（図14），組織液を餌とする。

(4) 伝播

ウサギ同士の接触により伝播する。

2. 臨床徴候

ダニは頸部から体幹の背側に寄生する。初期は無徴候であるが，次第に頸部から体間背側の被毛が薄くなり，軽度の紅斑や鱗屑（図15a），脂漏ならびに斑状脱毛（図15b），掻痒がみられるようになる[37,57]。若齢または高齢で皮膚の免疫能が低い個体[50]，歯牙疾患，脊椎疾患，肥満などにより十分な毛繕いのできない個体[7]では，脱毛や鱗屑，落屑などが顕著になる（図16）。

3. 検査および診断

患部の鱗屑や落屑を鏡検し，虫体や卵を確認する。掻爬まで行わないと検出できないこともある。

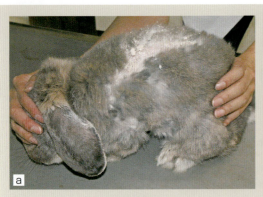
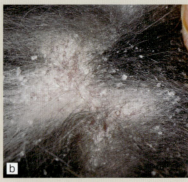

図16 ツメダニ感染による重度の皮疹
a：背側に限定した顕著な皮疹がみられる。
b：皮膚に大量の鱗屑と紅斑がみられる。

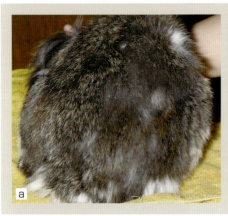
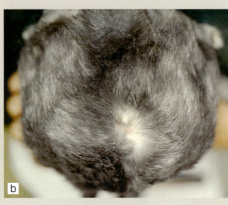

図17 ノミ感染による皮疹
a：重度の感染では，自咬により被毛の粗剛，脱毛がみられる。
b：臀部に丘疹や紅斑がみられ，掻痒による掻破痕が認められる。

ノミ

1. 特徴

日本で飼育下のウサギから検出されるノミは，ネコノミ *Ctenocephalis felis* とイヌノミ *C. canis* が多い。同居しているイヌやネコからウサギへの寄生が起こる。野生のウサギでは，兎粘液腫症を媒介するヨーロッパウサギノミ *Spilopsyllus cuniculi* の寄生が有名である[30,33,66]（コラム参照）。ほかにはヒトノミ *Pulex irritans*，ニワトリフトノミ *Echidnophaga gallinacea*，ヨーロッパネズミノミ *Nosopsyllus fasciatus* の寄生がみられる[57]。アメリカでは，トウブウサギノミ *Cediopsylla simplex* やトウブキョダイウサギノミ *Odontopsyllus multispinosus* の報告もある[51]。

2. 臨床徴候

皮疹はみられず糞のみが発見されることもある。大量に寄生された場合には，自咬を含む激しい掻痒により脱毛する（図17a）。体幹の背側から尾根部にかけて丘疹や紅斑，鱗屑や落屑がみられ，掻痒により掻破痕ができることもある[54,57]（図17b）。

> **コラム：ヨーロッパウサギノミ**
>
> ヨーロッパウサギノミは，ヨーロッパの野生のウサギに一般的に寄生するノミである。アメリカでは報告がなく[42]，飼育下のウサギで発見されることも少ない。小型で耳周囲に好んで寄生し，耳介辺縁部などで集塊をなしているのが発見される[57]。妊娠後期の雌と生後間もない幼体に寄生し，宿主の血中ホルモンの影響で成長や行動が変化するという特徴がある[48]。プロゲステロンはノミの成熟を抑制し，妊娠後期に増加するコルチコイドやエストロゲンはノミを誘引する[57]。ウサギが出産すると，数時間以内に新生仔に移動して寄生する。

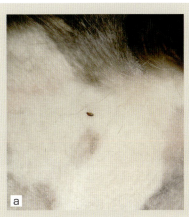
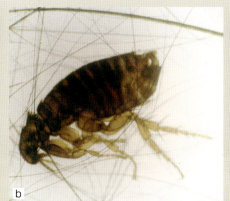
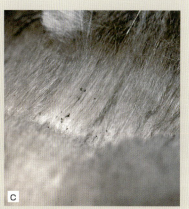

図18 ノミの成虫および糞
a：体表を成虫が動いている。
b：形態的にネコノミと思われる。
c：粉状の糞が被毛に付着している。

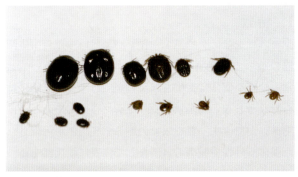

図19 マダニ
多様な種類が寄生する。複数種が同時に寄生していることも多い。

3．検査および診断

被毛や体表の成虫（図18a, b）や糞（図18c）を肉眼で確認する。

マダニ

1．特徴

(1)種類

マダニは宿主特異性が厳密でないため，ウサギにもさまざまな種が寄生する（図19）。日本のノウサギにはキチマダニ *Haemaphysalis lava* の寄生が多く，シュルツェマダニ *Ixodes persuleatus* やヒメダニ科の種の寄生もみられる[59]。そのほか，ヤマトダニ *I. ovatus*，タネガタマダニ *I. nipponensis*，フタトゲチマダニ *H. longicornis* などの寄生も報告されている。

(2)生態

幼ダニ，若ダニ，成ダニのいずれの時期にも吸血する。もとの体長は数mmであるが，吸血すると体重にして200〜300倍くらいまで大きくなる（図20）。植物の葉の先端で動物を待ち受け，体温，におい，振動，二酸化炭素などを検知して動物に移る。十分に吸血すると宿主から一時的に離れ，次の発育段階に進むと再び寄生する。山野や森林，河川敷，公園，道端などに生息しており，乾燥と多湿を嫌うため，人家に現れることはない。必然的に屋外飼育のウサギに好発する。初夏から夏にかけては活動的になる。

(3)病原体の媒介

マダニ類は，吸血時にさまざまな病原体を媒介する。とくに *Haemaphysalis* 属は伝染病の媒介者になりやすい。海外ではタイリクウサギマダニ *H. leporis-palustris* がロッキー山紅斑熱（リケッチア感染症）を[18,26]，日本ではキチマダニが野兎病を媒介すると報告されている[61,69]。日本では，野兎病患者の90％以上がノウサギとの接触によって感染している。このため，ウサギからマダニを駆除する際は，体液に触れぬよう注意するべきである。

2．臨床徴候

マダニは全身に寄生するが，とくに眼や耳の周り，胸部など，被毛の少ない部位を好む。唾液に含まれるアレルギー物質により皮膚炎が引き起こされる。大量寄生では，吸血により貧血が起こることもある。

3．検査および診断

肉眼でマダニを確認する。

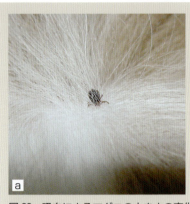
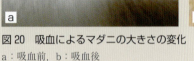

図20 吸血によるマダニの大きさの変化
a：吸血前，b：吸血後

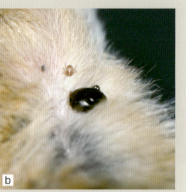

図21　イエダニ
長卵形で，吸血しているため暗赤色をしている。

4．治療

口器を残さないようにマダニを取り除くが，難しい場合も多い。大量に寄生されている場合や，繰り返し寄生を受ける場合には，駆除薬の投与を考える。

イエダニ

イエダニ *Ornithonyssus bacoti* は中気門類（気門が第 3，4 脚の付け根の外側に位置するダニの仲間[59]）の一種である。

1．形態

大きさは 0.9 mm と小型で，長い卵型をしている。吸血前は白色であるが，吸血して飽血すると暗赤色から黒褐色になる（図21）。

2．生態

普段は家屋や動植物上，地面（土壌中）などに潜み，吸血時に動物の身体に移る。さまざまな種類の動物に寄生するが，本来の宿主は齧歯目，とくにネズミ類である。ネズミが死んだ場合や大量発生した場合などに，ネズミから離れてヒトやほかの哺乳類に移行する[42]。したがって，ネズミが発生する家屋，あるいは齧歯類を大量に管理している卸業者やペットショップなどでウサギにも寄生すると推測される。吸血後の雌は宿主から離れ，周囲の環境中に産卵する。

ハエウジ

1．特徴

ハエウジ症はクロバエやキンバエといった自由生活性のハエの偶発寄生によって起こることが多い。通常，健康な個体は寄生されないが，ハエを積極的にはらおうとしない高齢個体や，肥満，脊椎疾患のために毛繕いができず，糞や尿で会陰部・肛門部が汚染された個体，外傷や腫瘍の自潰などで体表に壊死部を持つ個体などは寄生されやすい[14]。

なお，アメリカにはウサギにのみ寄生するウサギヒフバエ *Cuterebra cuniculi* というハエがいる[27,69]。成虫はウサギの通り道や巣穴に卵を産みつける。卵にウサギが触れると，その刺激で幼虫が孵化して体表にとりつき，寄生が成立する。幼虫はウサギの口や鼻などから体内へ侵入し，皮膚へ移行して瘻孔を作る。餌は瘻孔への滲出物である。腐敗していない正常な組織を食べながら移動することが特徴である。イヌやネコなどに異所寄生した場合は，鼻腔，中耳，眼や脳に迷入し，中枢神経徴候を引き起こすことが報告されている[25]。

2．臨床徴候

卵から孵化した幼虫は壊死組織を食べながら皮下に潜りこみ，瘻孔をつくる（図22）。ウサギは幼虫の刺激により搔痒感や疼痛，不快感を覚え，落ち着きがなくなったり，自咬したりする[20]。幼虫が体内で潰れたり，皮膚内で死亡したりすると，その体液によりアナフィラキシーショックを起こすこともある[14]。そのため，アメリカではハエウジ症を fly strike とよぶことがある。

皮膚疾患

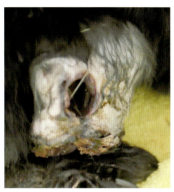

図22　ハエの幼虫により形成された瘻孔

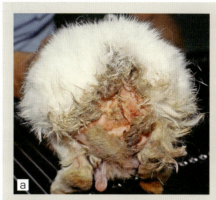

図23　ハエウジ症による皮疹
a：臀部に炎症と脱毛がみられる。
b：皮膚に小結節がみられる。

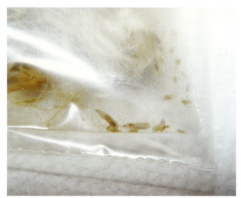

図24　患部から除去された幼虫
可能な限り潰さないように摘出しなければならない。

皮疹の主体は炎症と脱毛，小結節である（図23）。小結節に瘻孔が形成され，その中に幼虫が認められる。滲出液で濡れた被毛がもつれ，二次感染が起きる。

ウサギヒフバエ寄生では，頸部腹側，鼠径部，腋窩部，尾部に病変が現れる。

3. 治療

汚染された被毛を刈り，可能な限り幼虫を潰さないように除去し（図24），消毒する。完全に取り除くことができない場合は駆除薬を投与する。抗菌薬や鎮痛薬も適宜使用する。

その他の外部寄生虫

1. ウサギニキビダニ

ウサギニキビダニ Demodex cuniculi による皮膚疾患の発生はまれで，これまで数回が報告されているに過ぎない[24, 38, 52]。ニキビダニは健康なウサギの皮膚に存在するともいわれている。皮膚の免疫能が低下すると発症し，脱毛や脂漏を起こす[38]。

2. ツツガムシ

ツツガムシは土壌昆虫の卵などを捕食するダニであるが，卵から孵化した直後の幼ダニは動物にとりつき，組織液や角質などを摂取する[29]。ウサギでは，耳，肛門，眼の周囲および四肢に寄生がみられ，掻痒を伴う紅斑や膿疱などの皮疹を生じさせる。幼ダニは採食後に地面に落下し，休止期を経て脱皮し，若ダニとなる。

3. シラミ

飼育下のウサギではシラミの寄生はまれである。しかし，野生のウサギやノウサギからはウサギジラミ Haemodipsus ventricosus や H. setoni が検出される[57]。ウサギジラミは野兎病[41]や兎粘液腫症[43]の媒介者として警戒されている。

シラミは体幹の背側や脇，会陰部周辺に寄生し，被毛に卵を産みつける。幼虫は成虫と類似した形で，成熟する前に3回脱皮する。環境条件にもよるが，2〜5週間で生活環が1周する[43]。

外部寄生虫の駆除

1. 注意点

外部寄生虫の駆除に使われる薬剤は多岐にわたる。しかしウサギ用として認可されたものは少なく，イヌやネコ，あるいはウシ，ブタ，ウマなどの産業動物の薬剤を流用するしかない。

ウサギの被毛は乾燥しにくく，個体によっては水に浸かること，水をかけられることが大きな負担となるため，薬浴やシャンプーは勧められない。薬剤に対して皮膚が過敏に反応したり，毛繕いで口に入った薬剤によって副作用が生じたりする危険性もあるため，外用療法自体を避けたほうが無難である。

外部寄生虫の駆除薬にはスポットタイプも多いが，投与量や濃度については検討が必要なものが多い。滴下部位は口の届かない頭蓋骨基部の背側がよい。

2. マクロライド系駆虫薬

内部・外部寄生虫の神経伝達に関与するグルタミン酸受容体に結合し，塩化物イオンチャネルを開放させることにより，寄生虫に麻痺を起こさせ，駆除すると考えられている。

(1)イベルメクチン

経口薬や注射薬など，さまざまな剤型があり，古くからウサギの外部寄生虫にも使用されてきた。注射後皮膚中で高濃度に達するため，ウサギキュウセンヒゼンダニ，疥癬，ウサギツメダニ，ウサギズツキダニ，ノミに効果的で，とくに角質層で活動する皮膚穿孔性のダニに有効である[39]。また，シラミに対しても効果的であると考えられている[39]。

イベルメクチンは血中に移行しやすいため，副作用として活動性の低下，食欲不振，沈鬱などが起こりうるが，多くはない。2.5 mg/kg の大量投与では貧血がみられたとの報告がある[1]。基剤のプロピレングリコールに刺激性がある点には注意が必要である。

(2)セラメクチン

スポットタイプの製剤が販売されている。滴下するとすみやかに皮膚から吸収され，血流により全身のあらゆる組織にいきわたり，効果を発揮する。ノミやダニなどの治療に有効で，比較的安全である[7, 17, 30, 40, 55, 56]。

3. フィプロニル

神経伝達物質である γ-アミノ酪酸(GABA)の作用を阻害する。スポットタイプとスプレータイプの製剤がある。投与すると皮脂に溶けて皮脂腺，毛包に貯蔵され，体表に広がるが，皮下へは吸収されない[13]。

フィプロニルは哺乳類の GABA 受容体よりも昆虫の GABA 受容体への親和性が高く，ほとんどの哺乳類では安全性が高いといわれているが，ウサギでは副作用が多数報告されている[3]。

スポットタイプでは，5 mg/kg/day 以上の投与で副作用が発現する[32]。ウサギに 10 mg/kg/day のフィプロニルを 21 日間投与したところ，投与後から体重減少や食欲低下がみられ，投与後 11～14 日で嗜眠，低体温，発作や振戦などの神経徴候が発現したと報告されている[21, 32]。神経徴候は数週間続いたり，完治しなかったりすることもある。

若齢個体は高齢個体に比べ，フィプロニルに対する感受性が強い[2, 35]。

4. イミダクロプリド

ニコチン性アセチルコリン受容体に結合し，昆虫の中枢神経系のコリン伝達を阻害する。一般的にノミとシラミにのみ効果がある。スポットタイプの製剤が販売されており，ダニにも効果のあるイベルメクチンやペルメトリンとの合剤もある。滴下後は皮膚の表層と被毛に広がり，直接的な接触により殺虫作用を発揮する。

ウサギのノミに対しても優れた効果を発揮し[19, 31, 33, 67]，安全性も高い。高用量の投与や連続した投与を行っても，皮膚局所反応をはじめとする臨床徴候や血液検査の異常は認められなかったと報告されている[19]。そのため，イギリスではウサギに対しての使用が認可されている(10 週齢以上で体重が 4 kg 未満のウサギに，0.4 mL ピペット 1 本の投与が推奨されている)。投与部位は頭蓋骨基部である。

ほかの薬剤と異なり，吸血された血液を介してではなく直接接触してノミに作用するため，速効性に優れている。

参考文献

1) Ali BH. The effect of ivermectin on some haematological indices in rabbits: influence of vitamin K treatment. *Clin Exp Pharmacol Physiol.* 17: 735-738, 1990.

2) Anadon A, Gupta RC. Fipronil. *In* Gupta RC,(ed): Veterinary Toxicology, Basic and Clinical Principles, 2nd ed. Elsevier, Academic Press. 2012, pp604-608.

3) AnTox Veterinary Toxicology Database. Urbana, 2003-2014.

4) Arlian LG, Veselica M. Effect of temperature on the equilibrium body water mass in the mite *Dermatophagoides farinae. Physiol Zool.* 54: 393-399, 1981.

5) Arlian LG, Runyan RA, Sorlie LB, et al. Host-seeking behavior of *Sarcoptes scabiei. J Am Acad Dermatol.* 11: 594-598, 1984.

6) Barthold SW, Griffey SM, Percy DH. Pathology of Laboratory Rodents and Rabbits, 4th ed. Wiley-Blackwell. 2016.

7) Beck W. Common ectoparasitic diseases and dermatophytoses in small mammals, birds and reptiles. *Prakt Tierarzt.* 84: 752-762, 2003.

8) Birke LL, Molina PE, Baker DG, et al. Comparison of selamectin and imidacloprid plus permethrin in eliminating *Leporacarus gibbus* infestation in laboratory rabbits(*Oryctolagus cuniculus*). *J Am Assoc Lab Anim Sci.* 48: 757-762, 2009.

9) Bowman DD, Fogelson ML, Carbone LG. Effect of ivermectin on the control of ear mites(*Psoroptes cuniculi*)in naturally infested rabbits. *Am J Vet Res.* 53: 105-109, 1992.

10) Burke TJ. Skin disorders of rodents, rabbits and ferrets. *In* Kirk RW,(ed): Current Veterinary Therapy XI, Small Animal Practice. Elsevier Saunders. 1992, pp1170-1175.

11) Carpenter JW. Rabbits. *In*: Exotic Animal Formulary, 4th ed. Elsevier, Saunders. 2013, pp518-560.

12) Chomel BB. Zoonoses of house pets other than dogs, cats and birds. *Pediatr Infect Dis J.* 11: 479-487, 1992.

13) Cochet P, Birckel P, Bromet-Petit M, et al. Skin distribution of fipronil by microautoradiography following topical administration to the beagle dog. *Eur J Drug Metab Pharmacokinet.* 22: 211-216, 1997.

14) Cousquer GO. Veterinary care of rabbits with fly strike. *In Practice.* 28: 342-349, 2006. doi: 10.1136/inpract.28.6.342

15) Cutler SL. Ectopic *Psoroptes cuniculi* infestation in a pet rabbit. *J Small Anim Pract.* 39: 86-87, 1998. doi: 10.1111/j.1748-5827.1998.tb03599.x

16) d'Ovidio D, Santoro D. *Leporacarus gibbus* infestation in client-owned rabbits and their owner. *Vet Dermatol.* 25: 46-e17, 2014. doi: 10.1111/vde.12089

17) Fisher M, Beck W, Hutchinson MJ. Efficacy and safety of selamectin(Stronghold®/Revolution™)used off-label in exotic pets. *Intern J Appl Res Vet Med.* 5: 87-96 ,2007.

18) Freitas LH, Faccini JL, Labruna MB. Experimental infection of the rabbit tick, *Haemaphysalis leporispalustris*, with the bacterium *Rickettsia rickettsii*, and comparative biology of infected and uninfected tick lineages. *Exp Appl Acarol.* 47: 321-45, 2009. doi: 10.1007/s10493-008-9220-4

19) Fukase T, Stanneck D, Mencke N. Efficacy and safety of an imidacloprid spot-on formulation for treating flea infestations in domestic rabbits. *In*: WSAVA-FECAVA Congress, Scientific Proceedings. 2000, pp25-29.

20) Hall M, Wall R. Myiasis of humans and domestic animals. *Adv Parasitol.* 35: 257-334, 1995.

21) Hamernik KL. Fipronil: pesticide residues in food-1997. http://www.inchem.org/documents/jmpr/jmpmono/v097 pr09.htm(2018 年 1 月現在)

22) Harkness JE. Rabbit husbandry and medicine. *Vet Clin North Am Small Anim Pract.* 17: 1019-1044, 1987.

23) Harrenstein L, Gentz EJ, Carpenter JW. How to handle respiratory, ophthalmic, neurologic, and dermatologic problems in rabbits. *Vet Med.* 90: 373-380, 1995.

24) Harvey RG. *Demodex cuniculi* in dwarf rabbits(*Oryctolagus cuniculus*). *J Small Anim Pract.* 31: 204-207, 1990. doi: 10.1111/j.1748-5827.1990.tb00774.x

25) Hendrix CM, DiPinto MN, Cox NR, et al. Aberrant intracranial myiasis caused by larval cuterebra infection. *Compend Contin Educ Pract Vet.* 11: 550-562, 1989.

26) Herms WB, James MT, Harwood RF. Herm's Medical Entomology. Macmillan. 1969.

27) Hess L. Dermatologic diseases. *In* Quesenberry KE, Carpenter JW,(eds): Ferrets, Rabbits, and Rodents, Clinical Medicine and Surgery, 3rd ed. Elsevier, Saunders. 2011, pp194-202.

28) Hillyer EV. Dermatologic disease. *In* Quesenberry KE, Carpenter JW,(eds): Ferrets, Rabbits, and Rodents, Clinical Medicine and Surgery, 3rd ed. Elsevier, Saunders. 2011, pp212-219.

29) Hofing GL, Kraus AL. Arthropod and helminth parasites. *In* Manning PJ, Ringler DH, Newcomer CE,(eds): The Biology of the Laboratory Rabbit. 2nd ed. Elsevier, Academic Press. 1994, pp231-257.

30) Hughes JE. Diagnosis and treatment of selected rabbit dermatologic disorders. *Exotic DVM.* 5: 18-20, 2004.

31) Hutchinson MJ, Jacobs DE, Bell GD, et al. Evaluation of imidacloprid for the treatment and prevention of cat flea (*Ctenocephalides felis felis*)infestations on rabbits. *Vet Rec.* 148: 695-696, 2001.

32) Jackson D, Cornell CB, Luukinen B, et al. Fipronil technical fact sheet. National pesticide information center, Oregon state university extension services. http://npic.orst.edu/factsheets/archive/fiptech.html.(2018 年 1 月現在)

33) Jacobs DE, Hutchinson MJ, Fusake T, et al. Efficacy of imidacloprid(Advantage®)on rabbits naturally or experimentally infested with the cat flea(*Ctenocephalides felis*). *In*: Proceedings of NAVC conference. 2001. pp485-486.

34) Jenkins JR. Skin disorders of the rabbit. *Vet Clin North Am Exot Anim Pract.* 4: 543-563, 2001.

35) Johnston MS. Clinical toxicoses of domestic rabbits. *Vet Clin North Am Exot Anim Pract.* 11: 315-326, 2008. doi: 10.1016/j.cvex.2007.12.002

36) Kaya D, Inceboz T, Kolatan E, et al. Comparison of efficacy of ivermectin and doramectin against mange mite(*Sarcoptes scabiei*)in naturally infested rabbits in Turkey. *Vet Ital.* 46: 51-56, 2010.

37) Kirwan AP, Middleton B, McGarry JW. Diagnosis and prevalence of *Leporacarus gibbus* in the fur of domestic rabbits in the UK. *Vet Rec.* 142: 20-21, 1998.

38) Kral F, Schwartzman RM. Veterinary and Comparative Dermatology. Lippincott. 1964.

39) McKellar QA, Midgley DM, Galbraith EA, et al. Clinical and pharmacological properties of ivermectin in rabbits and guinea pigs. *Vet Rec.* 130: 71-73, 1992.

40) McTier TL, Hair JA, Walstrom DJ, et al. Efficacy and safety of topical administration of selamectin for treatment of ear mite infestation in rabbits. *J Am Vet Med Assoc.* 223: 322-324, 2003.

41) Miller WH, Griffin CE, Campbell KL. Dermatoses of exotic small mamalls. *In*: Muller & Kirk's Small Animal Dermatology, 7th ed. Elsevier, Saunders. 2012, pp844-888.

42) Nowland MH, Brammer DW, Gracia A, et al. Biology and disease of rabbits. *In* Fox J, Anderson L, Otto G, et al, (eds): Laboratory Animal Medicine, 3rd ed. Elsevier, Academic Press. 2015, pp411-462.

43) Owen DG, Parasites of laboratory animals. Royal Society of Medicine Press. 1992.

44) Panigrahi PN, Mohanty BN, Gupta AR, et al. Concurrent infestation of Notoedres, Sarcoptic and Psoroptic acariosis in rabbit and its management. *J Parasit Dis.* 40: 1091-1093, 2016. doi: 10.1007/s12639-014-0631-3

45) Patel A, Robinson KJE. Dermatosis associated with *Listrophorus gibbus* in the rabbit. *J Small Anim Pract.* 34: 409-411, 1993. doi: 10.1111/j.1748-5827.1993.tb02737.x

46) Perucci S, D'Agostino C. Life-cycle stage morphology and

ectopic localization of *Psoroptes cuniculi. In*: XXII Congresso Nazionale della Societa Italiana di Parasitologia. 2002, pp52-53.

47) Radi ZA. Outbreak of Sarcoptic Mange and Malasseziasis in Rabbits(*Oryctolagus cuniculus*). *Comp Med*. 54: 434-437, 2004.

48) Rothschild M, Ford B. Hormones of the vertebrate host controlling ovarian regression and copulation of the rabbit flea. *Nature*. 211: 261-266, 1966.

49) Scarampella F, Pollmeier M, Visser M, et al. Efficacy of fipronil in the treatment of feline cheyletiellosis. *Vet Parasitol*. 129: 333-339, 2005. doi: 10.1016/j.vetpar.2005.02.008

50) Scarff DH. Rabbits and rodents. *In* Foster AP, Foli CS, (eds): BSAVA Manual of Small Animal Dermatology. BSAVA. 2003, pp242-251.

51) Scarff DH. Skin disorders of small mammals. *J Small Anim Pract*. 32: 408-412, 1991. doi: 10.1111/j.1748-5827. 1991.tb00967.x

52) Shepherd RCH, Edmonds JW. Ectoparasites of wild rabbit *Oryctolagus cuniculus*(L.)in Victoria: the occurrence of the mites *Leporacarus gibbus*(Pagenstecher)and *Cheyletiella parasitivorax*(Megnin)and the louse *Haemodipsus ventricosus*(Denny). *Aust Entomol*. 16: 237-244, 1977. doi: 10. 1111/j.1440-6055.1977.tb00093.x

53) Singh SK, Dimri U, Sharma MC, et al. *Psoroptes cuniculi* induced oxidative imbalance in rabbits and its alleviation by using vitamins A, D3, E, and H as adjunctive remedial. *Trop Anim Health Prod*. 44: 43-48, 2012. doi: 10.1007/s11250-011-9884-3

54) Timm KI. Pruritus in rabbits, rodents and ferrets. *Vet Clin North Am Small Anim Pract*. 18: 1077-1091, 1988.

55) Van Praag E, MediRabbit.com. Fleas and Rabbits. http://www.medirabbit.com/EN/Skin_diseases/Parasitic/fleas/Fleas.htm(2018年1月現在)

56) Voyvoda H, Ulutas B, Eren H, et al. Use of doramectin for treatment of sarcoptic mange in five Angora rabbits. *Vet*

Dermatol. 16: 285-288, 2005. doi: 10.1111/j.1365-3164.2005. 00446.x

57) Wall RL, Shearer D. Veterinary Ectoparasites, Biology, Pathology & Control, 2nd ed. Wiley-Blackwell. 2001.

58) Wilkinson GT, Harvey RG. Color Atlas of Small Animal Dermatology, A Guide to Diagnosis, 2nd ed. Elsevier, Mosby. 1994.

59) 板垣　博．節足動物：臨床寄生虫病　〜犬・猫・その他の飼育小動物〜．学窓社．1997，pp267-283.

60) 板垣　博，大石　勇．最新家畜寄生虫病学．朝倉書店．2007.

61) 上野龍夫．野兎病：感染症学　〜基礎と臨床〜．上田　泰編．メジカルビュー社．1982，pp927-929.

62) 内川公人．ヒゼンダニの生物学．*IASR*．22：246-247，2001.

63) 内川公人，鈴木　博．メキシコウサギに寄生するツメダニの1新種 *Cheyletiella mexicana*．熱帯医学．21：21-27，1979.

64) 内田明彦，黄　鴻堅．図説獣医寄生虫学，改訂第4版．メディカグローブ．2006.

65) 沖野哲也，後川　潤，初鹿　了．カイウサギより得たウサギズツキダニの形態について．日本野生動物医学会誌．6：15-22，2001.

66) 佐伯英治．エキゾチックペットの寄生虫ハンドブック．誠文堂新光社．2000.

67) 霍野晋吉，香川尚徳，佐伯英治．資料　数種エキゾチックペットに寄生する外部寄生虫に対するイミダクロプリドの使用経験例．獣医畜産新報．54：537-540，2001.

68) 霍野晋吉，徳永有喜子，横山佳世ほか．エキゾチックペットに寄生する内部・外部寄生虫に対する3種スポット剤の駆虫および寄生効果予防に関する臨床的考察．*CLINIC NOTE*．45：56-61．2008.

69) 長堀正行．動物別，材料別の予期される寄生虫：臨床寄生虫病　〜犬・猫・その他の飼育小動物〜．学窓社．1997，pp38-139.

皮膚疾患

2.8 心因性脱毛

原因

ウサギは遺伝的要因[3]，ストレスや退屈[4]，餌の繊維質不足[2]，性ホルモンの不均衡などによって，被毛をなめたり，咬んだり（バーバリング barbering），抜いたりすることがある。さらには皮膚を咬む自咬症がみられることもある。集団飼育では，社会的階級がより上位の個体が下位の個体の被毛を咬むこともある。被毛を抜いて子育てのための巣材とするので，分娩を控えた個体は健康であっても脱毛していることがある（「6.1 性成熟と繁殖生理」参照）。

臨床徴候

体側，腹部，四肢や指趾，肉垂など，口の届く範囲に切断された被毛や脱毛，創傷がみられる（図1）。口に近い肉垂にはとくに発生しやすい。口の届かない場所になんらかの不快感（たとえば筋肉注射による坐骨

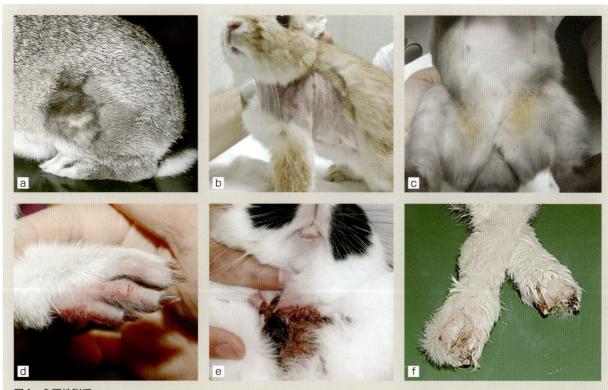

図1 心因性脱毛
a：毛咬みにより被毛が短く，粗雑になっている。
b〜d：毛引きにより脱毛している。炎症を伴う場合もある。
e：肉垂を自傷している。
f：皮下や筋組織まで自傷し，趾骨が露出している。

神経の損傷)を覚えたときに，代わりに肉垂や指趾を咬むこともある[1]。肥満個体ではとくにその傾向が強い。指趾では骨が露出するまで自傷することもある（図1f）。

検査および診断

自傷行為そのものや，切断・破壊された被毛の確認によって診断する。切断された被毛は短く硬いので，触診で気がつくこともある。

治療

根本的な発生要因の発見が重要だが，特定できないことも多い。原因がわからない場合は，飼育ケージを広くしたり，運動量を増やしたりする。また，同居個体から離す，玩具（木の枝など）を与えるなどストレスを減らすようさまざまな配慮をする。玩具や齧り木を与えることもストレスを減らす方法となる。一時的な対策としてエリザベスカラー（コラム参照）を装着し，皮膚や被毛を咬めないようにすることもある（図2）。炎症を伴う場合は抗菌薬を投与する。

コラム：エリザベスカラー使用時の工夫

エリザベスカラーの多くはイヌ・ネコ用に作られているため，ウサギにはサイズが合わなかったり，重すぎたりする（A）。そのまま使うと採食や飲水，食糞を妨げ，ストレスにもなるため，イヌネコ用のカラーを用いる場合は，周りを切って大きさを調節する必要がある（B）。近年は，ウサギ用の軽くて負担にならない布製のエリザベスカラーも作られている（C，D）。

エリザベスカラーを使っているあいだは餌を食べやすいように餌皿を高くしたり（E），水を飲みやすいように給水ボトル（F）を用いたりする。そのうえで採食や飲水ができているかよく観察し，問題があれば改善を図る。食糞は難しいので，床に落ちた盲腸便を口に持っていき食べさせてやる。それでも摂取量は減ってしまうが，粗蛋白の多いマメ科の牧草やペレット，ビタミン剤を与えることで対応できる。

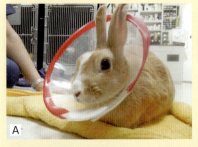
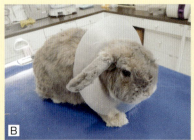
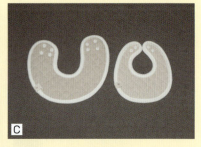
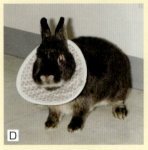
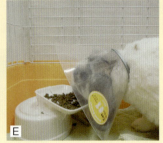
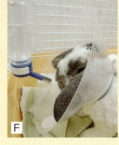

A　イヌネコ用のエリザベスカラーを装着したウサギ。
B　ウサギに合わせてカラーをカットする。
C　ウサギ用のエリザベスカラー。
D　ウサギ用のカラーを装着したウサギ。
E　高さのある餌皿を用いると餌を食べやすい。
F　給水ボトルを用いると水が飲みやすい。

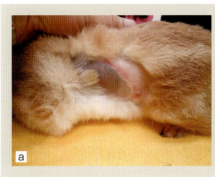
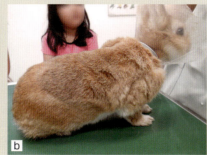

図2 エリザベスカラー
a：体側に自ら引き抜いたと思われる脱毛がみられる。
b：エリザベスカラーをつけたことで，発毛がみられる。

● 参考文献

1) Beyers TM, Richardson JA, Prince MD. Axonal degeneration and self-mutilation as a complication of the intramuscular use of ketamine and xylazine in rabbits. *Lab Anim Sci*. 41: 519-520, 1991.
2) Harkness JE. Rabbit husbandry and medicine. *Vet Clin North Am Small Anim Pract*. 17: 1019-1044, 1987.
3) Iglauer F, Beig C, Dimigen J, et al. Hereditary compulsive self-mutilating behaviour in laboratory rabbits. *Lab Anim*. 29: 385-393, 1995.
4) Robinson I, McBride EA. Relationship with other pets. *In* Robinson I, (ed): The Waltham Book of Human-Animal Interaction. Elsevier, Pergamon. 1995, pp113-126.

2.9 その他の皮膚炎

脂漏症

1. 原因

細菌，真菌，外部寄生虫などの感染，あるいは皮脂腺炎や甲状腺機能低下症などによって発症する。

皮脂腺炎とは，自己免疫反応や遺伝的要因によって，皮脂腺に化膿性肉芽腫性炎症を生じる疾患である。最終的に皮脂腺が消失して，角化や毛包萎縮などを起こす[9]。

胸腺腫などの腫瘍性疾患に起因して皮脂腺炎が生じることもあるが，必ず随伴するわけではない[3]。

2. 臨床徴候

大量の落屑や鱗屑がみられる（図1a）。一部では皮膚に大型の厚い白色の鱗屑がみられることもある（図1b）。脱毛や掻痒がみられるかどうかは原因による。

3. 検査および診断

皮膚糸状菌，ツメダニやヒゼンダニなどの外部寄生虫の感染によって起きることが多いので，まず入念に皮膚検査を行う。

そのほかの原因は，病理組織検査によって鑑別する。

4. 治療

原因疾患に対する治療を行う（外部寄生虫については「2.7 外部寄生虫症」参照）。シクロスポリンと脂肪酸製剤を用いて皮脂腺炎を治療した報告がある[6]。

エーラス・ダンロス症候群様皮膚疾患

ヒトの先天性の膠原線維異常であるエーラス・ダンロス症候群に類似した皮膚疾患が，ウサギでも報告されている[1,4,5,8]。皮膚の過伸展，脆弱，創傷治癒の遅延などが特徴である。発症したウサギは皮膚が脱落し，縫合してもすぐに裂けてしまうようになる（図2）。

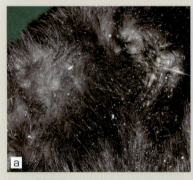 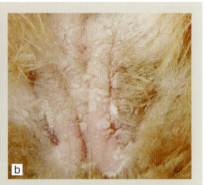

図1 脂漏症
a：有色の被毛では，大量の白色の鱗屑が顕著に認められる。
b：大型の白色鱗屑が皮膚表層に付着している。

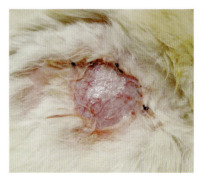

図2 エーラス・ダンロス症候群様皮膚疾患
膠原線維の異常により皮膚が脆弱になり，少しの刺激で裂けてしまう。

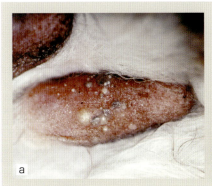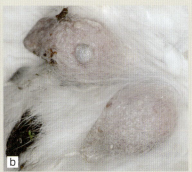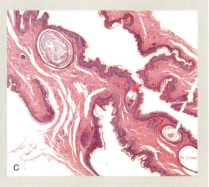

図3　陰嚢嚢疱
a：陰嚢の皮膚に面皰のような嚢疱が形成される。
b：黒ずんでいることもある。
c：病変部の組織像。非特異的な細胞浸潤，毛包漏斗部上皮による嚢疱形成がみられる。

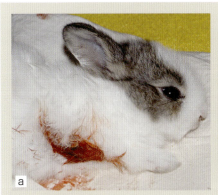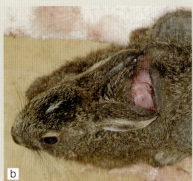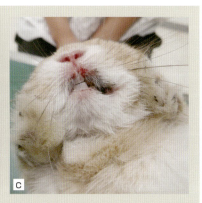

図4　外傷
a：イヌに襲われた仔ウサギ。
b：ケージに引っ掛かって裂傷を負った症例。
c：電気コードを咬んで感電した症例。

陰嚢嚢疱

陰嚢皮膚に白色や褐色の固い小嚢疱が多数みられる（図3a, b）。病理組織検査では非特異的な真皮浅層の細胞浸潤がみられ，毛包漏斗部上皮が嚢疱状の構造を形成している（図3c）。重篤な二次感染がなければ治療の必要はない。

栄養性皮膚疾患

角質の産生や被毛の発育には，メチオニンやシスチン，リジンが必要である[7]。これらのアミノ酸が欠乏すると，皮膚，被毛に異常が現れる。ウサギは盲腸内でこれらのアミノ酸を合成しているが，餌中の含有量にも気を配る必要がある[2]。

一般的に穀物はメチオニンとリジンの含有量が少ない。そのため，穀物に偏った餌を与えられているウサギはこれらのアミノ酸が欠乏する。マメ科植物（アルファルファなど）には豊富に含まれているので，適度に与えるよう心がける。

外傷

幼体ではイヌやネコ，カラスなどから攻撃を受けて傷を負うことがある（図4a）。そのほか，ケージの金具などでの裂傷（図4b）や，同居個体による咬傷，電気のコード線をかじったことによる感電などもみられる（図4c）。外傷は皮膚の壊死や皮膚炎につながりうるが，とくにウサギでは膿瘍に移行しやすい。

● 参考文献

1) Brown PJ, Young RD, Cripps PJ. Abnormalities of collagen fibrils in a rabbit with a connective tissue defect similar to Ehlers-Danlos syndrome. *Res Vet Sci*. 55: 346-350, 1993.

2) Cheeke PR. Protein and amino acid nutrition. *In* Cunha TJ, Cheeke PR, (eds): Rabbit Feeding and Nutrition. Elsevier, Academic Press. 2012, pp34-62.

3) Florizoone K. Thymoma-associated exfoliative dermatitis in a rabbit. *Vet Dermatol*. 16: 281-284. doi: 10.1111/j.1365-3164.2005.00456.x

4) Harvey RG, Brown PJ, Young RD, et al. A connective tissue defect in two rabbits similar to the Ehlers-Danlos syndrome. *Vet Rec*. 126: 130-132, 1990.

5) Iglauer F, Wilmering G, Huisinga E, et al. Cutaneous asthenia (Ehlers-Danlos syndrome) in a domestic rabbit. *Dtsch Tierarztl Wochenschr*. 12: 500-505, 1999.

6) Jassies-Van der Lee A, van Zeeland Y, Kik M, et al. Successful treatment of sebaceous adenitis in a rabbit with ciclosporin and triglycerides. *Vet Dermatol*. 20: 67-71, 2009. doi: 10.1111/j.1365-3164.2008.00726.x

7) McDonald P, Edwards RA, Greenhalgh JFD, et al. Animal Nutrition, 7th ed. Pearson. 2010.

8) Sinke JD, van Dijk JE, Willemse T. A case of Ehlers-Danlos-like syndrome in a rabbit with a review of the disease in other species. *Vet Q*. 19: 182-185, 1997. doi: 10.1080/01652176.1997.9694768

9) White SD, Linder KE, Schultheiss P, et al. Sebaceous adenitis in four domestic rabbits (*Oryctatagus cuniculis*). *Vet Dermatol*. 11: 53-60, 2000. doi: 10.1046/j.1365-3164.2000.00144.x

10) 石田陽子, 三浦奈津子, 武田利明. ウサギ皮膚の絆創膏貼付に関する組織学的検討. 第38回日本看護研究学会学術集会. 2012.

第3章

体表腫瘤

- 3.1　体表腫瘤概論
- 3.2　上皮系腫瘍
- 3.3　間葉系腫瘍
- 3.4　その他の腫瘍
- 3.5　ウイルス性腫瘍
- 3.6　非腫瘍性病変
- 3.7　乳腺腫瘤

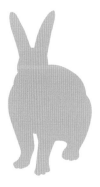

3.1 体表腫瘍概論

はじめに

腫瘍は自律的な増殖をする細胞塊である。緩慢に増殖して宿主に悪影響を及ぼさない良性腫瘍と、近接組織への浸潤や遠隔転移を起こし、宿主の生命をおびやかす悪性腫瘍に大別される。

腫瘍の好発部位は皮膚と生殖器であり、多種多様な体表腫瘍が発生する（図1）。本章では、とくに体表腫瘍について解説する（腫瘍に類似した膿瘍以外の非腫瘍性病変も含める）。腫瘍の発育速度や侵襲は腫瘍の種類や細胞の異型性により異なる。早期に診断を下し、治療および予後の評価をすることが重要である。

原因

原因および発生要因は腫瘍の種類、ウサギの年齢や性別などにより異なる。ウサギの体表腫瘍には非ウイルス性のものとウイルス性のものがあり、前者の発生要因としては餌（栄養）、内分泌、環境（温度、湿度、照明）、遺伝、発がん物質、細菌などが考えられる。後者はウイルス感染が主要な発生要因となる。

疫学

ウサギの体表腫瘍に関する報告は多いが、大部分は実験動物として用いられるウサギを対象とした研究である[2,3,8]。ペットのウサギは実験動物と比較して長寿であるため、腫瘍の種類や発生頻度に相異が生じると推測される。

2007年に von Bomhard らが、ペットとして飼育されている179頭のウサギから摘出された腫瘍を病理組織学的に検査した結果を報告している（表）[7]。

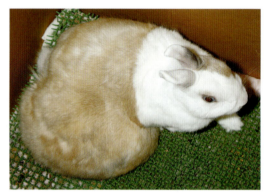

図1 体表腫瘍
体側に巨大な腫瘍ができている。

表 ウサギにみられる体表腫瘍の内訳[7]

種類			頭数
非ウイルス性	上皮系	毛芽腫	59
		扁平上皮癌	5
		乳頭腫	4
		毛包上皮腫	3
		アポクリン腺癌	3
		マイボーム腺腫	2
		皮脂腺癌	1
	間葉系	脂肪腫	10
		脂肪肉腫	3
		粘液肉腫	9
		末梢神経鞘腫瘍	8
		線維肉腫	7
		平滑筋肉腫	4
		平滑筋腫	1
		未分化肉腫	2
		血管肉腫	2
	その他	悪性黒色腫	8
		過誤腫	26
ウイルス性		ショープ線維腫	19
		ショープ乳頭腫	2

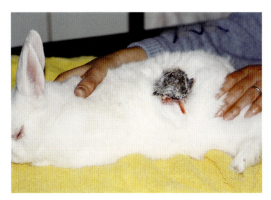

図2　腫瘍の自壊
腫瘍が自壊し，二次感染や出血を起こすこともある。

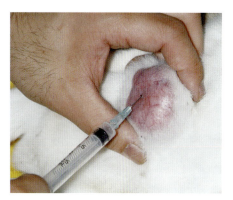

図3　細針吸引
細針吸引は無麻酔で行える侵襲性が少ない検査である。

　経過を追えた19頭では，癌腫のあった3頭のうち，2頭に再発，1頭に転移がみられ，肉腫のあった12頭のうち7頭，悪性黒色腫のあった3頭のうち1頭に再発がみられた[7]。

　Mauldらの報告では，毛芽腫がもっとも多く（約32％），次いで線維腫（約25％），線維肉腫（約21％）の順に多かった[6]。

　腫瘍発生に性差がみられるとする報告もある。肉腫，良性の間葉系腫瘍と過誤腫は雄に多く（全体の約79％が雄），とくに粘液肉腫と過誤腫は顕著に偏る。これには性ホルモンの関与が考えられる[5]。しかし，雄に好発傾向を示すものは間葉系腫瘍に限られており，上皮性腫瘍に偏りはない（全体の55％が雄）[7]。この詳細な理由は不明である。

臨床徴候

　悪性腫瘍は，組織の伸展および自壊に伴う細菌の二次感染や出血（図2），さらに，悪液質を伴うことが多い。転移による他臓器への影響もあるが，転移した腫瘍細胞による血管内皮の傷害や組織壊死は，播種性血管内凝固症候群（DIC）を引き起こす可能性がある。

　ウサギは疼痛閾値が高い動物であるため，腫瘍に罹患した症例でも外見上は痛がっている様子に乏しい。

検査および診断

　腫瘍の確定診断には，摘出された臓器や細胞の病理組織検査が必須である。

　ルーチンには，実施の容易な細胞診を行う。腫瘍表面の細胞をスタンプで採取するか，内部の細胞を細針吸引にて採取する（図3）。

　悪性腫瘍が疑われる場合は，隣接する組織への影響や遠隔転移もありうるため，血液検査，X線検査などによる全身状態の評価が必要となる。なお，使用する抗体の種類によっては，ウサギはイヌやネコのような免疫組織化学検査が実施できないこともあり，確定診断に至らないことも少なくはない。

治療

　治療法は腫瘍の種類によって異なる。ウサギに対する放射線療法は現実的ではなく，化学療法と外科的治療が選択肢となる。

1．化学療法

　ウサギでは，VX2癌とよばれる腫瘍細胞株（ショープ乳頭腫に由来する）が確立されている。これを用いて，生体内での腫瘍の増殖過程をヒトに近い条件で調べたデータ[4]や，抗がん剤の毒性，効能を評価したデータが豊富に存在する[9,11]。しかし，それらは，残念ながら臨床では応用できないものが多い。

　現在のところ，ペットのウサギに対する抗がん剤の使用法は確立されていない。投与例がいくつか報告されてはいるが，その結果は満足できるものではない。脂肪肉腫に対してアドリアマイシンを使用した例では，診断から5ヶ月後に死亡している[7]。筆者も，肉腫に対してアドリアマイシンを，リンパ腫に対してロムスチンを用いることがあるが，副作用が強く，寛解に導くことは難しいと考えている。

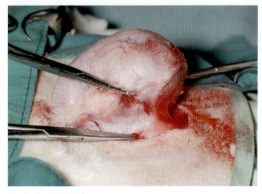

図4 外科的切除
良性の体表腫瘍はそれ自体を切除すれば予後はよいが，悪性腫瘍はマージンを考慮して切除しなければならない。

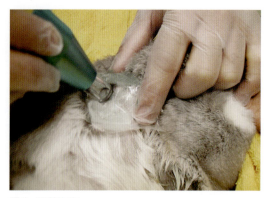

図5 温熱治療
レーザーを用いて腫瘍の進行を抑える。とくに肉腫には効果を期待できる治療である。

2．外科的治療

良性腫瘍，あるいは転移が認められない初期の悪性腫瘍に対しては外科的切除がもっとも有効な選択肢となる（図4）。しかし，全身麻酔のリスク，腫瘍を切除することによって生体機能が損なわれるリスクには注意が必要である。腫瘍の切除によって，残った腫瘍細胞が急速に増殖したり，転移したりする例もあり，進行した腫瘍の外科手術では，大量出血やDICが起こることもある。

麻酔のリスクが高い症例，臓器や器官の切除により機能・形態が損なわれ，生活の質が著しく低下するおそれのある症例には，保存的治療が望ましい。

3．その他

近年は，温熱治療なども選択肢のひとつとして取り入れられている[1,10]（図5）。また，抗がんサプリメントもよく使用される。βグルカン（インターフェロンなどの生理活性物質の分泌促進作用や免疫細胞活性化作用を持つ）を含むアガリクス，メシマコブ，マイタケ，腫瘍細胞のアポトーシス誘導作用を持つフコイダン，ナチュラルキラー（NK）細胞をはじめとする免疫細胞の活性化作用を持つアラビノキシランなどが有名である。

● 参考文献

1) Aoyagi N, Takemura N, Takakura K, et al. Effects of moderate hyperthermia on the rabbit sarcoma model. *Neurol Med Chir*. 43: 105-110, 2003. doi: 10.2176/nmc.43.105
2) Greene HS, Strauss JS. Multiple primary tumors in the rabbit. *Cancer*. 2: 673-691, 1949. doi: 10.1002/1097-0142(194907)2:4<673::AID-CNCR2820020414>3.0.CO;2-J
3) Heatley JJ, Smith AN. Spontaneous neoplasms of lagomorphs. *Vet Clin North Am Exot Anim Pract*. 7: 561-557, 2004. doi: 10.1016/j.cvex.2004.04.005
4) Imai S, Kajihara Y, Nishishita S, et al. Effect of ethanol induced occlusion of the renal artery in rabbit kidney implanted with VX2 carcinoma. *Acta Radiol*. 30: 535-539, 1989.
5) Kumar V, Abbas AK, Aster JC. Neoplasia. *In* Kumar V, Abbas AK, Fausto N,(eds): Robbins & Cotran Pathologic Basis of Disease, 9th ed. Elsevier, Saunders. 2014, pp265-340.
6) Mauldin EA, Goldschmidt MH. A retrospective study of cutaneous neoplasms in domestic rabbits(1990-2001). *Vet Dermatol*. 13: 214-229, 2008. doi: 10.1046/j.1365-3164.2002.00298_6.x
7) von Bomhard W, Goldschmidt MH, Shofer FS, et al. Cutaneous neoplasms in pet rabbits: a retrospective study. *Vet Pathol*. 44: 579-588, 2007. doi: 10.1354/vp.44-5-579
8) Weisbroth SH. Neoplastic disease. *In* ManningPJ, Ringler DH, Newcomer CE,(eds): The Biology of the Laboratory Rabbit, 2nd ed. Elsevier, Academic Press. 1994, pp259-292.
9) 田中丸善洋．がん原性試験．日本薬理学雑誌．130：157-162，2007．doi: 10.1254/fpj.130.157
10) 平田　泉．家兎VX2骨腫瘍に対する化学塞栓療法と温熱療法の併用．杏林医会誌．32：409-415，2001．doi: 10.11434/kyorinmed.32.409
11) 松村功人．ウサギVX2腫瘍に対するLevamisole, Mitomycin-Cおよび能動免疫療法の併用療法についての実験的研究．東京女子医科大学雑誌．49：384-415，1979．

体表腫瘍

はじめに

ウサギの上皮系腫瘍の多くは良性で、わ……の腺癌が発生する。好発するのは毛芽腫[5, 8, 15]……ウイルス性の乳頭腫で、そのほか、扁平上皮癌……毛包上皮腫[2]、皮脂腺腫や皮脂腺癌[30, 37]、アポ……腺腫やアポクリン腺癌、マイボーム腺腫[37]、毛……腫[26]などが発生する。まれに悪性腫瘍である基底細……癌が発生する[1]。下顎に発生する顎下腺腫はウサギに特有の腫瘍である。

毛芽腫

1. 概要

毛芽腫（かつては基底細胞腫とよばれていた）は毛芽細胞由来の良性腫瘍である。ウサギの皮膚腫瘍でもっとも多く発生する[23]。発生は中高齢に多く、好発部位は体幹背側である。

……孤立性に発生し、筋層から遊……育する。一般的な大きさは直……きに非常に大きくなる（図……育者が経過観察し、成長し……組織との境界は明瞭で、硬……球状となって、皮膚から……

3. 検査および診断

細胞診（図4）ならびに病理組織検査（図5）によって診断する。

4. 治療

基本的に外科的切除で治療する（図6）。小さな腫瘍は皮内に限局しているため、腫瘍の根元を糸で縛って自然に枯れ落ちるのを待つような治療をすることもある（図7）。

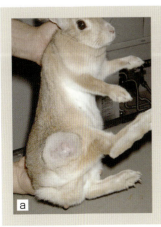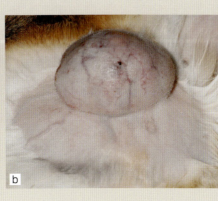

図1 毛芽腫
大腿部に大きな腫瘍がみられ、皮膚から限局的に膨隆している。
a：全体像
b：腫瘍外観

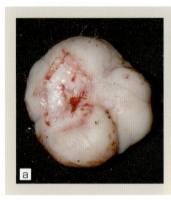
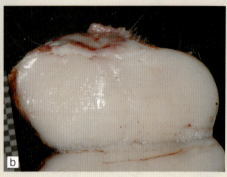

図2　摘出された毛芽腫
硬結〜やや軟性で充実性の腫瘍である。
a：外観，b：割面

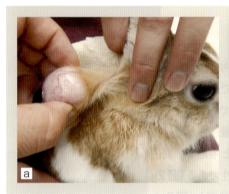
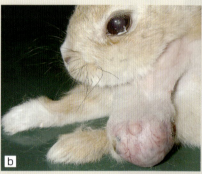

図3　進行した毛芽腫
a，b：腫瘍が大きくなると，皮膚から下垂することもある。

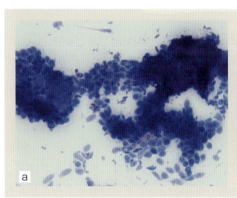
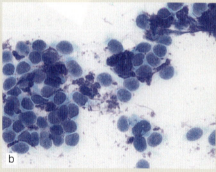

図4　毛芽腫の細胞像
a：簡易染色，100倍。基底細胞様細胞がシート状の集塊を形成している。
b：簡易染色，200倍。核クロマチンの豊富な小型類円形〜卵円形核と狭小な細胞質が認められる。

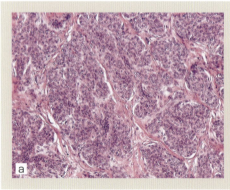
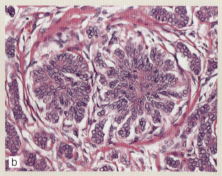

図5　毛芽腫の組織像
a：HE染色，100倍。腫瘍細胞は索状および胞巣状に増殖し，結合組織で分画されている。
b：HE染色，200倍。腫瘍細胞は小型で，異型性は乏しい。

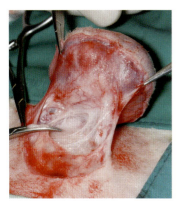

図6 毛芽腫の外科的切除
皮内の腫瘍であるため，筋層から遊離しているのがわかる。

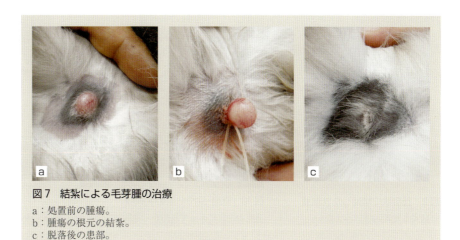

図7 結紮による毛芽腫の治療
a：処置前の腫瘍。
b：腫瘍の根元の結紮。
c：脱落後の患部。

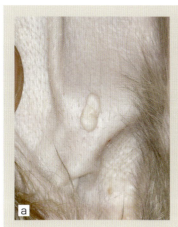
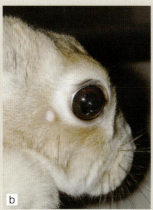

図8 非ウイルス性乳頭腫
小型の腫瘍で，いわゆる疣贅である。
a：外耳道の腫瘍。
b：顔面の腫瘍。

非ウイルス性乳頭腫

1. 概要

乳頭腫は扁平上皮の良性腫瘍であり，皮膚や粘膜に発生する。疣贅ともよばれ，毛芽腫に次いで発生が多い。アメリカではウイルス性の乳頭腫が有名であるが，日本での発生はみられず，多くが非ウイルス性である。全年齢で発生する。

2. 病態

多くは直径1cm以下のカリフラワー状の腫瘍で，固着性，または有茎性である（図8）。腫瘍の表面は出血や壊死により暗色にみえることもある。

皮膚では，被毛の少ない眼瞼，耳介や耳道，陰部などに好発する。丘疹状に増殖するタイプもあり，これは一見すると乳頭腫にはみえない（図9）。

粘膜では直腸-肛門粘膜にもっとも多く発生する[25]（図10）。ほかの好発部位は口腔粘膜や舌（図11）である[25]。直腸-肛門粘膜の乳頭腫は皮膚に発生するものよりも大きくなり，肛門から突出する。糞が付着したり，自咬による出血を起こしたりすることもある[36]。

3. 検査および診断

外貌が特徴的であるため，目視により暫定的に診断されることもあるが，確定診断は病理組織検査（図12）にて行う。

4. 治療

基本的に外科的切除によって治療する（図13）。

直腸-肛門粘膜乳頭腫とほぼ同じ外貌でありながら，ポリープあるいは過形成と診断される症例もあるが，同じく外科的切除を行う。

毛包上皮腫

1. 概要

毛包上皮腫は毛包上皮への分化を示す上皮細胞の良性腫瘍である。

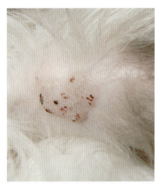

図9 丘疹状に増殖した乳頭腫
一見すると乳頭腫にみえない。

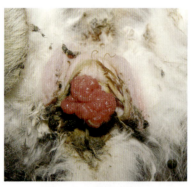

図10 直腸-肛門粘膜の乳頭腫
過度の発育によって肛門から逸脱している。

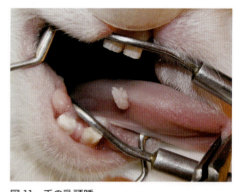

図11 舌の乳頭腫
舌の粘膜にも発生するが,大きくなることはない。

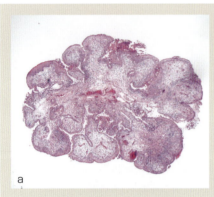
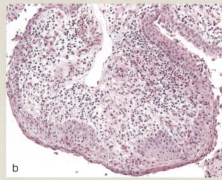

図12 乳頭腫の組織像
a:HE染色,40倍。重層扁平上皮が樹枝状の間質を伴いながら,外方性に隆起・突出している。
b:HE染色,100倍。高度の表皮肥厚が認められる。間質には浮腫や軽度の出血がみられ,炎症性細胞も浸潤している。

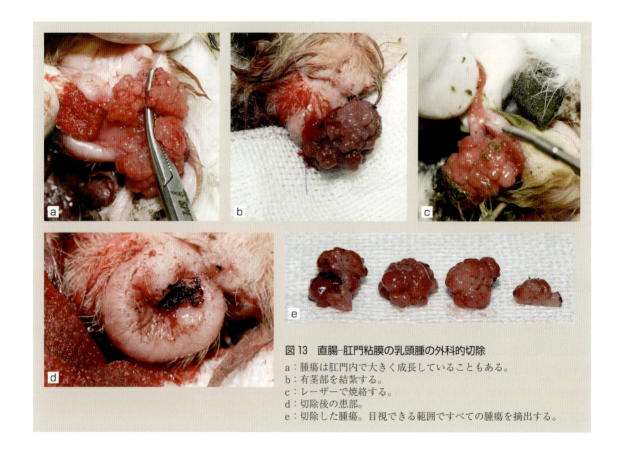

図13 直腸-肛門粘膜の乳頭腫の外科的切除
a:腫瘍は肛門内で大きく成長していることもある。
b:有茎部を結紮する。
c:レーザーで焼絡する。
d:切除後の患部。
e:切除した腫瘍。目視できる範囲ですべての腫瘍を摘出する。

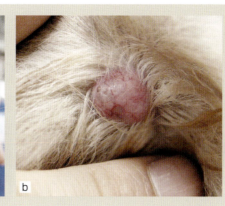

図14　毛包上皮腫
a, b：小型の腫瘍で緩慢に発育するため，被毛で隠れて気づかれないことも多い。

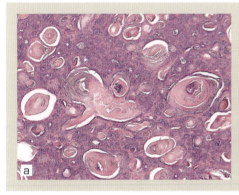
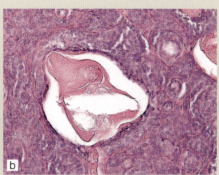

図15　毛包上皮腫の組織像
a：HE染色，40倍。結合組織によって囲まれた島状～嚢胞状の構造を持つ。
b：HE染色，100倍。基底細胞様細胞で構成され，島中心部には角質物と陰影細胞の堆積が認められる。

2. 病態

真皮から皮下組織にかけて発生する。多くは孤立性で小型のものが多い（図14）。周囲組織との境界は明瞭で，発育速度は遅い。肉眼的に毛芽腫と酷似し，外方性に発育するが，それほど大きくはならない。毛包上皮腫は嚢胞状を呈することがあり，内部は濃縮した黄白色のカッテージチーズ様物質（角質物）で満たされている場合がある。

3. 検査および診断

細胞診ならびに病理組織検査（図15）で診断する。

4. 治療

基本的に外科的切除によって治療する。

皮脂腺腫

1. 概要

皮脂腺腫は皮脂腺上皮由来の良性腫瘍で，好発部位は外陰部（図16a）や耳道（図16b）である。

2. 病態

皮膚の表面から外方性に発育する。実験的には薬剤の刺激による発生が認められる[17]。皮膚に発生した皮脂腺腫の一部は黄白色のチーズ様物質で満たされている場合があり，毛包上皮腫と類似する（図16c）。

3. 検査および診断

細胞診ならびに病理組織検査（図17）で診断する。

4. 治療

基本的に外科的切除によって治療する。

顎下腺腫（アポクリン腺腫）

1. 概要

顎下腺の腫瘍であり，ウサギに特有である。

2. 病態

顎下腺に分泌物が貯留することで巨大な嚢胞が形成される（図18）。

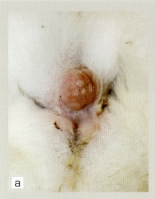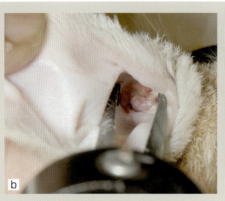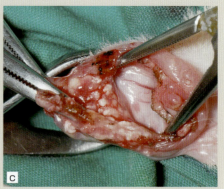

図16 皮脂腺腫
a：外陰部の腫瘍。皮脂腺分泌物の貯留により蜂の巣様にみえる。
b：外耳道の腫瘤。耳道内の発生は全貌がみえにくい。
c：皮脂腺腫の内容物。白色の皮脂腺分泌物が貯留している。

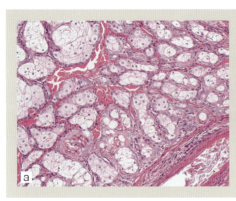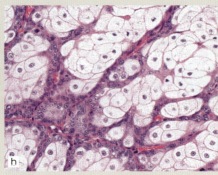

図17 皮脂腺腫の組織像
a：HE染色，100倍。腫瘍細胞は多小葉性に増殖し，小葉は結合組織で分画される。
b：HE染色，200倍。腫瘍細胞は泡沫状の細胞質を持つ。

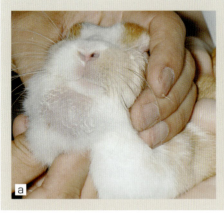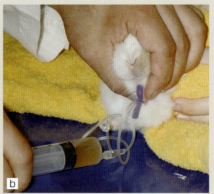

図18 顎下腺腫
a：顎下の皮下に囊胞が形成されている。
b：穿刺すると大量の液体が採取される。

3．検査および診断

特徴的な外観や細胞診から暫定的に診断できる（図19）。確定診断は病理組織検査にて行う（図20）。

4．治療

外科的に囊胞ごと切除して治療する（図21）。

扁平上皮癌

1．概要

扁平上皮癌は扁平上皮細胞由来の悪性腫瘍である。実験動物のウサギを用いた発がん性試験においてよく発生するが，自然発生は少ない。皮膚以外にも，口腔内（図22），乳腺，膀胱，消化管，腟など全身に発生する[38]。

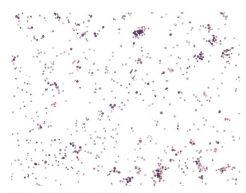

図19 顎下腺腫の細胞像
簡易染色，40倍。細胞成分が少ない漿液が採取される。

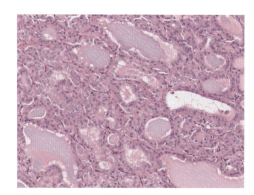

図20 顎下腺腫の組織像
HE染色，200倍。大小さまざまな管腔構造を形成する立方状細胞の増殖により形成される。

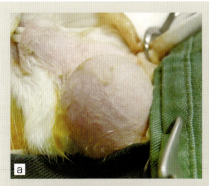
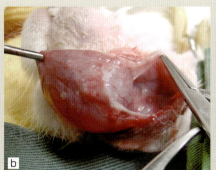
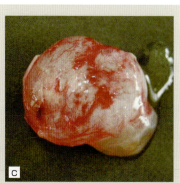

図21 顎下腺腫の外科的切除
囊胞を完全に摘出する。
a：腫瘍，b：摘出手術，c：摘出した囊胞

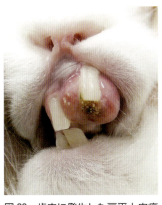

図22 歯肉に発生した扁平上皮癌
腫瘍により切歯が変位している。

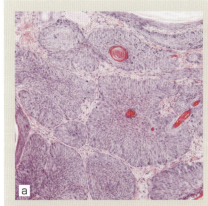

図23 扁平上皮癌の組織像
a：HE染色，40倍。多角形細胞が胞巣状に増殖している。
b：HE染色，200倍。浸潤増殖する腫瘍細胞は，異常角化を示す。

2．病態

局所侵襲性が強く，骨浸潤することもある[37]。リンパ節などへの転移の報告もある[38]。

3．検査および診断

細胞診ならびに病理組織検査（図23）で診断する。

4．治療

基本的な治療は十分なマージンをとった外科的切除だが，深層まで拡大しており，切除しきれないことが多い。

● 参考文献

1) Ahamad DB, Azmi S, Sood S, et al. Cytological and patho-morphological studies on basal cell carcinoma in skin of New Zealand white rabbit. *Shanlax Internatl J Vet Sci.* 1: 6-9, 2014.

2) Altman NH, Demaray SY, Lamborn PB Jr. Trichoepithelioma in a rabbit. *Vet Pathol.* 15: 671-672, 1978.

3) Brower M, Goldstein GS, Ziegler GS, et al. Spontaneous oral fibrosarcoma in a New Zealand rabbit. *J Vet Dent.* 23: 96-99, 2006. doi: 10.1177/089875640602300206

4) Brown WH, Pearce L. Melanoma(sarcoma)of the eye in a syphilic rabbit. *J Exp Med.* 43: 807-813, 1926.

5) Bunte RM, Page DG. Basal cell adenoma in a rabbit. *Contemp Top Lab Anim Sci.* 36: 90, 1997.

6) Fox RR, Meier H, Crary DD, et al. Lymphosarcoma in the rabbit: genetics and pathology. *J Natl Cancer Inst.* 45: 719-729, 1970.

7) Gómez L, Gázquez A, Roncero V, et al. Lymphoma in a rabbit: histopathological and immunohistochemical findings. *J Small Anim Pract.* 43: 224-226, 2002. doi: 10.1111/j.1748-5827.2002.tb00063.x

8) Groth W. Basaliome der Haut beim Hund und Kaninchen. *Z Krebsforsch.* 60: 361-372, 1955.

9) Hammer M, Weigner F, Klopfleisch R. Cutaneous melanomas in rabbits: rare but often fatal. *Vet Sci Development.* 1. 2011. doi: 10.4081/vsd.2011.e9

10) Heatley JJ, Smith AN. Spontaneous neoplasms of lagomorphs. *Vet Clin North Am Exot Anim Pract.* 7: 561-557, 2004. doi: 10.1016/j.cvex.2004.04.005

11) Hinton M, Regan M, et al. Cutaneous lymphosarcoma in a rabbit. *Vet Rec.* 103: 140-141, 1978.

12) Holz K, Heutgens W. Multiple Melanombildungen bei einem Kaninchen. *Dtsch Tierarztl Wochenschr.* 62: 146-148, 1955.

13) Hoover JP, Paulsen DB, Qualls CW, et al. Osteogenic sarcoma with subcutaneous involvement in a rabbit. *J Am Vet Med Assoc.* 189: 1156-1158, 1986.

14) Hotchkiss CE, Norden H, Collins BR, et al. Malignant melanoma in two rabbits. *Lab Anim Sci.* 44: 377-379, 1994.

15) Huston SM, Lee PMS, Quesenberry KE, et al. Cardiovascular disease, lymphoproliferative disorders, and thymomas. *In* Quesenberry KE, Carpenter JW,(eds): Ferrets, Rabbits and Rodents. Clinical Medicine and Surgery 3rd ed. Elsevier, Saunders. 2011, pp257-268.

16) Ishikawa M, Kondo H, Onuma M, et al. Osteoblastic osteosarcoma in a rabbit. *Comp Med.* 62: 124-126, 2012.

17) Ito M, Motoyoshi K, Suzuki M, et al. Sebaceous gland hyperplasia on rabbit pinna induced by tetradecane. *J Invest Dermatol.* 85: 249-254, 1985.

18) Kondo H, Ishikawa M, Maeda H, et al. Spontaneous osteosarcoma in a rabbit(*Oryctolagus cuniculus*). *Vet Pathol.* 44: 691-694, 2007. doi: 10.1354/vp.44-5-691

19) Li X, Schlafer DH. A spontaneous skin basal cell tumor in a black French minilop rabbit. *Lab Anim Sci.* 42: 94-95, 1992.

20) Lopushinsky T, Fay LD. Some benign and malignant neoplasms of Michigan cottontail rabbits. *Bull Wildlife Disease Assoc.* 3: 148-151, 1967. doi: 10.7589/0090-3558-3.4.148

21) Mayer-Kobnick W, Kobnick M, Hirschberger J. Malignes Lymphom bei einem Zwergkaninchen. *Kleintierpraxis.* 42: 499-503, 1997.

22) Mazzullo G, Russo M, Niutta PP, et al. Osteosarcoma with multiple metastases and subcutaneous involvement in a rabbit(*Oryctolagus cuniculus*). *Vet Clin Pathol.* 33: 102-104, 2004. doi: 10.1111/j.1939-165X.2004.tb00356.x

23) Meredith A. Dermatoses. *In* Meredith A, Flecknell P (eds): BSAVA Manual of Rabbit Medicine and Surgery, 2nd ed. BSAVA. 2006, pp129-136.

24) Miller WH, Griffin CE, Campbell K. Neoplastic and non-neoplastic tumors. *In*: Muller & Kirk's Small Animal Dermatology, 7th ed. Elsevier, Saunders. 2012, pp774-843.

25) Oglesbee BI, Jenkins JR. Gastrointestinal diseases. *In* Quesenberry KE, Carpenter JW,(eds): Ferrets, Rabbits and Rodents. Clinical Medicine and Surgery, 3rd ed. Elsevier, Saunders. 2011, pp193-204.

26) Oliveira KD, Franca T, Gonzalez AP, et al. Tricolemoma em coelho. *Ciencia Rural.* 29: 361-363, 1999. doi: 10.1590/S0103-84781999000200030

27) Park CH, Nakajima C, Kimitsuki K, et al. Subcutaneous rhabdomyosarcoma in an old rabbit. *J Vet Med Sci.* 78: 1525-1528, 2016. doi: 10.1292/jvms.16-0109

28) Petterino C, Modesto P, Strata D, et al. A case of interscapular fibrosarcoma in a dwarf rabbit(*Oryctolagus cuniculus*). *J Vet Diagn Invest.* 21: 900-905, 2009. doi: 10.1177/104063870902100626

29) Pletcher JM, Murphy JC. Spontaneous malignant hemangioendothelioma in two rabbits. *Vet Pathol.* 21: 542-544, 1984. doi: 10.1177/030098588402100520

30) Port CD, Sidor MA. A sebaceous gland carcinoma in a rabbit. *Lab Anim Sci.* 28: 215-216, 1978.

31) Renfrew H, Rest JR, Holden AR. Extraskeletal fibroblastic osteosarcoma in a rabbit(*Oryctolagus cuniculus*). *J Small Anim Pract.* 42: 456-458, 2001. doi: 10.1111/j.1748-5827.2001.tb02502.x

32) Roccabianca P, Ghisleni G, Scanziani E. Simultaneous seminoma and interstitial cell tumour in a rabbit with a previous cutaneous basal cell tumour. *J Comp Pathol.* 121: 95-99, 1999. doi: 10.1053/jcpa.1998.0301

33) Shibuya K, Tajima M, Kanai K, et al. Spontaneous lymphoma in a Japanese white rabbit. *J Vet Med Sci.* 61: 1327-1329, 1999. doi: 10.1292/jvms.61.1327

34) Sustmann R. Multiple Melanombildungen beim Kaninchen. *Dtsch Tierärztl Wochenschr.* 30: 402, 1922.

35) Toth LA, Olson GA, Wilson E, et al. Lymphocytic leukemia and lymphosarcoma in a rabbit. *J Am Vet Med Assoc.* 197: 627-629, 1990.

36) Varga M. Skin diseases. *In*: Textbook of Rabbit Medicine, 2nd ed. Butterworth-Heinemann. 2002, pp271-302.

37) von Bomhard W, Goldschmidt MH, Shofer FS, et al. Cutaneous neoplasms in pet rabbits: a retrospective study. *Vet Pathol.* 44: 579-588, 2007. doi: 10.1354/vp.44-5-579

38) Weisbroth SH. Neoplastic disease. *In* ManningPJ, Ringler DH, Newcomer CE,(eds): The Biology of the Laboratory Rabbit, 2nd ed. Elsevier, Academic Press. 1994, pp259-292.

39) White SD, Campbell T, Logan A, et al. Lymphoma with cutaneous involvement in three domestic rabbits(*Oryctolagus cuniculus*). *Vet Dermatol.* 11: 61-67, 2000. 10.1046/j.1365-3164.2000.00159.x

40) Wijesundera KK, Izawa T, Fujita D, et al. Spontaneous extraskeletal osteosarcoma in a rabbit(*Oryctolagus cuniculus*): histopathological and immunohistochemical findings. *J Toxicol Pathol.* 26: 309-312, 2013. doi: 10.1293/tox.26.309

41) Yamamoto H, Fujishiro K. Pathology of spontaneous malignant fibrous histiocytoma in a Japanese white rabbit. *Jikken Dobutsu.* 38: 165-169, 1989.

42) Zerfas PM, Brinster LR, Starost MF, et al. Amelanotic melanoma in a New Zealand white rabbit(*Oryctolagus cuniculus*). *Vet Pathol.* 47: 977-981, 2010. doi: 10.1177/0300985810369898

体表腫瘍

3.3 間葉系腫瘍

はじめに

脂肪腫, 平滑筋腫, 線維腫, さまざまな肉腫(線維肉腫や脂肪肉など)が発生する。

脂肪腫

1. 概要

脂肪腫は脂肪細胞由来の良性腫瘍である。頸部の肉垂や胸部〜腋窩の皮下脂肪の中に発生する[11](図1)。

2. 病態

触診上は境界明瞭なやや硬結した腫瘍である。肉眼的に正常脂肪組織との見分けがつかないこともあるが, やや暗色〜黄色化していることもある(図2)。

3. 検査および診断

鑑別疾患には脂肪織炎(図3)や脂肪肉腫が挙げられる。細胞診を行うと, 脂肪腫では成熟した脂肪細胞のみが採取されるが(図4), 脂肪織炎では炎症性細胞が多く採取される(図5)ので鑑別できる。脂肪肉腫との鑑別には病理組織検査を行う。脂肪腫は大小不同の成熟脂肪組織からなり, 正常の脂肪組織と区別できない(図6)。

4. 治療

基本的に外科的切除で治療する。

肉腫

1. 概要

肉腫とは, 骨・軟骨・脂肪・筋肉・血管といった非上皮(間葉)性組織由来の悪性腫瘍である。

いわゆる軟部組織肉腫の範疇に含まれる線維肉腫[1], 粘液肉腫[10], 脂肪肉腫[5], 未分化肉腫, 悪性線維性組織球腫[14]などのほか, 骨肉腫[2], 横紋筋肉腫[7], 血管肉腫[9]などが体表腫瘍として報告されている。

高齢のウサギに好発する。線維肉腫や未分化肉腫が多く, 次いで粘液肉腫が多い。

肉腫は周囲の組織へ浸潤して固着する傾向が強く

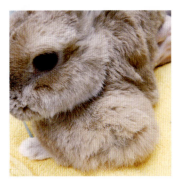

図1 脂肪腫
肉垂の中に腫瘍が形成され, 肉垂が球状に下垂している。

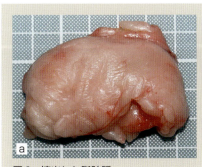
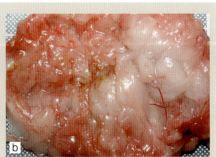

図2 摘出した脂肪腫
a : 見た目は脂肪の塊である。
b : 中心部にやや硬結している箇所がある。

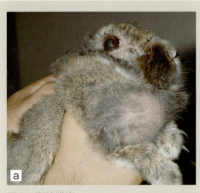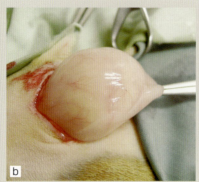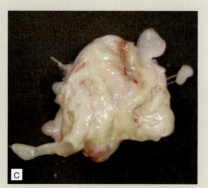

図3 脂肪織炎
a：肉垂の中の腫瘤により皮膚が発赤している。
b：炎症により境界明瞭となっている。
c：脂肪組織が変色していることも多い。

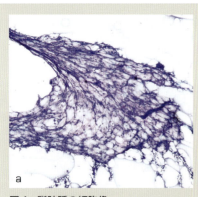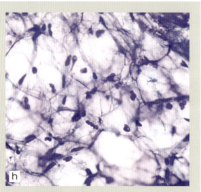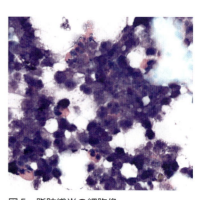

図4 脂肪腫の細胞像
a：簡易染色, 40倍。成熟した脂肪細胞が採取される。
b：簡易染色, 200倍。異形成も炎症細胞もみられない。

図5 脂肪織炎の細胞像
簡易染色, 200倍。脂肪細胞以外に, 好中球や単核球などの炎症性細胞が採取される。

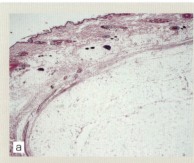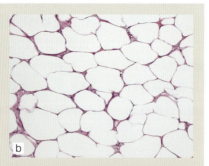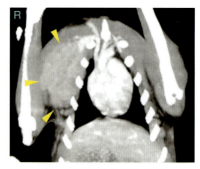

図6 脂肪腫の組織像
大小不同の成熟脂肪組織からなり, 正常の脂肪細胞と区別できない。
a：HE染色, 40倍
b：HE染色, 100倍

図7 線維肉腫のCT像（水平断像）
胸郭に腫瘍が強く固着していることがわかる（矢頭）。

（図7）, まれながら遠隔転移する可能性もある[11]（図8）。
　細胞診ならびに病理組織検査で診断する。
　基本的な治療は十分なマージンをとった外科的切除であるが, 進行した大きな腫瘍は浸潤性が強く, 摘出しきれないことが多い。

2. 線維肉腫

　線維肉腫は線維芽細胞由来の肉腫であり, 全身の体表, とくに四肢帯周囲に発生する[11]（図9）。細胞診, 病理組織検査では紡錘形細胞が認められる（図10, 11）。ネコと同様, ウサギでもワクチン接種による注

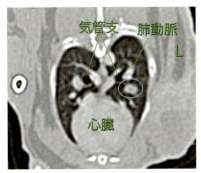

図8 遠隔転移した線維肉腫のCT像（横断像）
肺に転移病巣が認められる（囲み）。

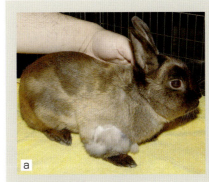

図9 線維肉腫
四肢帯に多く発生する。
a：前腕の腫瘍，b：足根部の腫瘍

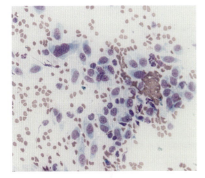

図10 線維肉腫の細胞像
簡易染色，200倍。異型性を示す紡錘形細胞が大量に認められる。

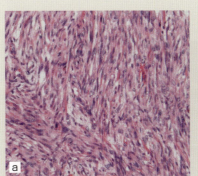

図11 線維肉腫の組織像
a：HE染色，40倍。紡錘形細胞の不規則な交錯状増殖が認められる。
b：HE染色，200倍。腫瘍細胞の核は大小不同で異型性を呈す。

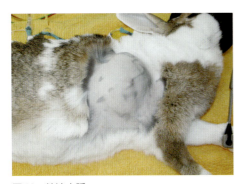

図12 粘液肉腫
胸壁に弾力のある腫瘍が認められる。

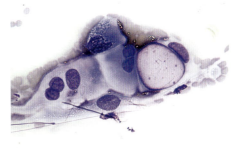

図13 粘液肉腫の細胞像
簡易染色，200倍。泡沫状の細胞質と異型性を呈す核を持つ細胞が認められる。

射部位肉腫が報告されている（粘液腫症および兎ウイルス性出血病のワクチンを肩甲骨間に接種したところ，7年後に同部位に線維肉腫が発生）[8]。

3. 粘液肉腫

粘液肉腫は粘液性の細胞外基質に富む線維芽細胞由来の肉腫である。体幹に発生することが多い。大量の粘液を含むため，進行すると大型の軟性腫瘍として認められる（図12）。細胞診，病理組織検査では，粘液を含んだ紡錘形細胞が観察される（図13，14）。

4. 骨肉腫

骨肉腫はウサギでは多発する腫瘍ではないが，X線照射などで実験的に誘発された報告がある[12]。ペットのウサギでも近年報告が増加している。
ウサギの骨肉腫は頭蓋骨や顔面骨に好発し，次いで

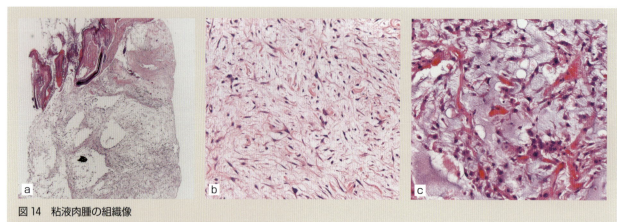

図14　粘液肉腫の組織像
a：HE 染色，4倍。皮下に境界不明瞭な腫瘤が形成されている。
b：HE 染色，100倍。大量の粘液状基質を伴う紡錘形細胞が増殖している。
c：HE 染色，400倍。腫瘍細胞の細胞質は好酸性で，濃縮したクロマチンと不明瞭な核小体を有する。

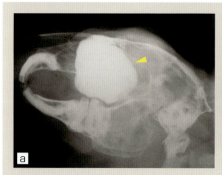
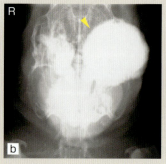

図15　骨肉腫の X 線像
頬骨に X 線吸収値の高い大きな骨腫瘤が認められる（矢頭）。
a：側方像，b：吻尾像

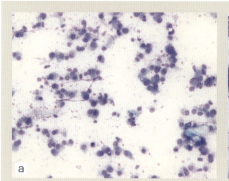
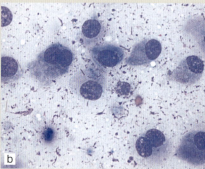

図16　骨肉腫の細胞像
a：簡易染色，40倍。楕円形や紡錘型の細胞が多数認められる。
b：簡易染色，200倍。骨芽細胞の形態を維持している細胞は，核が偏在し細胞質は好塩基性である。細胞および核に著しい大小不同が認められる。

四肢骨の発生頻度が高い。骨の破壊を伴った腫瘍として発見される[4, 6, 13]（図15）。いずれも，肺，腹部臓器または皮下に転移する[3]。細胞診では，楕円形から紡錘形の細胞が多数認められる（図16）。

参考文献

1) Brower M, Goldstein GS, Ziegler GS, et al. Spontaneous oral fibrosarcoma in a New Zealand rabbit. *J Vet Dent.* 23: 96–99, 2006. doi: 10.1177/089875640602300206

2) Hoover JP, Paulsen DB, Qualls CW, et al. Osteogenic sarcoma with subcutaneous involvement in a rabbit. *J Am Vet Med Assoc.* 189: 1156–1158, 1986.

3) Ishikawa M, Kondo H, Onuma M, et al. Osteoblastic osteosarcoma in a rabbit. *Comp Med.* 62: 124–126, 2012.

4) Kondo H, Ishikawa M, Maeda H, et al. Spontaneous osteosarcoma in a rabbit(*Oryctolagus cuniculus*). *Vet Pathol.* 44: 691–694, 2007. doi: 10.1354/vp.44-5-691

5) Lopushinsky T, Fay LD. Some benign and malignant neoplasms of Michigan cottontail rabbits. *Bull Wildlife Disease Assoc.* 3: 148–151, 1967. doi: 10.7589/0090-3558-3.4.148

6) Mazzullo G, Russo M, Niutta PP, et al. Osteosarcoma with multiple metastases and subcutaneous involvement in a rabbit(*Oryctolagus cuniculus*). *Vet Clin Pathol.* 33: 102–104, 2004. doi: 10.1111/j.1939-165X.2004.tb00356.x

7) Park CH, Nakajima C, Kimitsuki K, et al. Subcutaneous rhabdomyosarcoma in an old rabbit. *J Vet Med Sci.* 78: 1525–1528, 2016. doi: 10.1292/jvms.16-0109

8) Petterino C, Modesto P, Strata D, et al. A case of interscapular fibrosarcoma in a dwarf rabbit(*Oryctolagus cuniculus*). *J Vet Diagn Invest.* 21: 900–905, 2009. doi: 10.1177/104063870902100626

9) Pletcher JM, Murphy JC. Spontaneous malignant hemangioendothelioma in two rabbits. *Vet Pathol.* 21: 542–544, 1984. doi: 10.1177/030098588402100520

10) Renfrew H, Rest JR, Holden AR. Extraskeletal fibroblastic osteosarcoma in a rabbit(*Oryctolagus cuniculus*). *J Small Anim Pract.* 42: 456–458, 2001. doi: 10.1111/j.1748-5827.2001.tb02502.x

11) von Bomhard W, Goldschmidt MH, Shofer FS, et al. Cutaneous neoplasms in pet rabbits: a retrospective study. *Vet Pathol.* 44: 579–588, 2007. doi: 10.1354/vp.44-5-579

12) Weisbroth SH. Neoplastic disease. *In* Manning PJ, RinglerDH, Newcomer CE,(eds): The Biology of the Laboratory Rabbit, 2nd ed. Elsevier, Academic Press. 1994, pp259–292.

13) Wijesundera KK, Izawa T, Fujita D, et al. Spontaneous extraskeletal osteosarcoma in a rabbit(*Oryctolagus cuniculus*): histopathological and Immunohistochemical Findings. *J Toxicol Pathol.* 26: 309–312, 2013. doi: 10.1293/tox.26.309

14) Yamamoto H, Fujishiro K. Pathology of spontaneous malignant fibrous histiocytoma in a Japanese white rabbit. *Jikken Dobutsu.* 38: 165–169, 1989.

3.4 その他の腫瘍

メラノーマ

1. 概要
メラニン産生細胞由来の悪性腫瘍である。

2. 病態
眼瞼（図1a），耳介，体幹（図1b），四肢（図1d），鼠径部，陰嚢などにみられ，眼球（図1c）での発生も報告されている[1, 6, 7, 14]。

黒色を帯びた不整な腫瘍を形成し，次第に大きく発育する（無色素性のメラノーマの発生も知られている[16]）。リンパ節ならびに全身に転移することが多い[4, 12]。発生機序や予後は不明である。

3. 検査および診断
細胞診（図2）ならびに病理組織検査（図3）で診断する。

4. 治療
十分なマージンをとって外科的に切除するが，すでに転移していることが多い。

皮膚型リンパ腫

1. 病態
皮膚だけに発生する皮膚型リンパ腫以外にも，多中心型リンパ腫が皮膚に病変を作ることもある[2, 3, 5, 9, 11, 13, 15]。皮膚の小型の腫瘍からはじまり，自壊を伴いながら全身の皮膚へ増殖する（図4）。

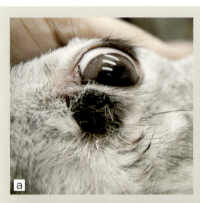
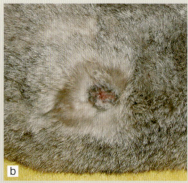
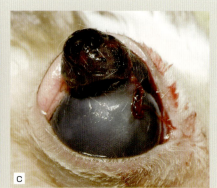
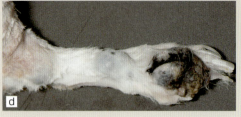

図1 メラノーマ
a：眼瞼の腫瘍。黒色を帯び，不整な増生をしている。
b：体幹の腫瘍。初期は結節状で色素が薄い。
c：眼球の腫瘍。黒色を帯びた腫瘍が角膜から突出している。
d：後肢の腫瘍。趾，甲，足根部に多発性に黒色を帯びた腫瘍がみられる。

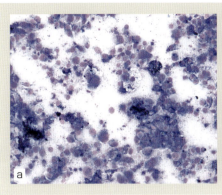
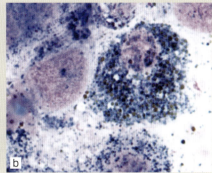

図2 メラノーマの細胞像
a：HE染色，40倍。比較的大型の類円形の細胞が採取される。
b：HE染色，400倍。細胞質内に黒褐色のメラニン顆粒を含み，核の異型性が強い腫瘍細胞が認められる。

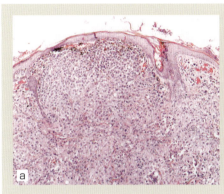
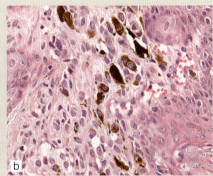

図3 メラノーマの組織像
a：HE染色，40倍。腫瘍は表皮から真皮にかけて充実性に増殖する。
b：HE染色，200倍。好酸性で淡明な細胞質を持つ卵円形ないし円形の類上皮細胞から構成される。細胞は豊富なメラニン色素を含んでいる。

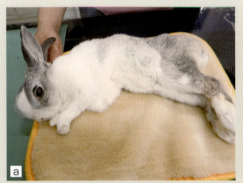
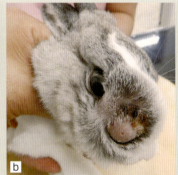
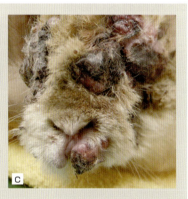

図4 皮膚型リンパ腫
a，b：初期の症例。顔や体幹背側にドーム状の腫瘤がみられる。
c：進行した症例。腫瘍の自壊・出血がみられる。

皮膚型リンパ腫には表皮（上皮）向性型と非表皮向性型の2つのタイプがある。前者はTリンパ球由来で表皮に対する親和性が強く，腫瘍細胞が表皮内に瀰漫性または集塊状に浸潤する[8]。後者はTリンパ球由来のこともBリンパ球のこともあり，シート状，塊状に増殖する。

皮膚型リンパ腫は進行が速く，最終的にはリンパ節や内臓へも波及する[10]（図5）。

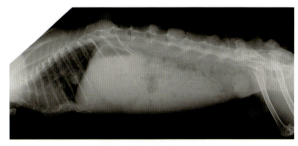

図5 皮膚型リンパ腫のX線像（側方像）
体表の腫瘍がX線でも写し出され，肺にも腫瘍と思われる結節が認められる。

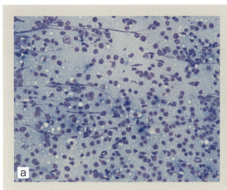
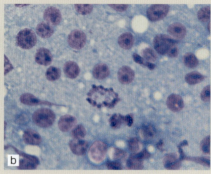

図6　皮膚型リンパ腫の細胞像
a：簡易染色，40倍。多数の単核球が認められる。
b：簡易染色，400倍。単核球の多くは異型リンパ球で，核分裂像も認められる。

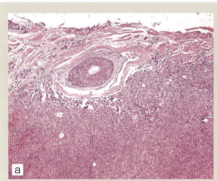
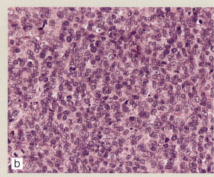

図7　皮膚型リンパ腫の組織像
a：HE染色，40倍。真皮から深部組織まで腫瘍が形成されている。
b：HE染色，200倍。類円形の異型細胞がシート状に増殖している。

2．検査および診断

細胞診（図6）ならびに病理組織検査（図7）で診断する。

● 参考文献

1) Brown WH, Pearce L. Melanoma(sarcoma)of the eye in a syphilic rabbit. *J Exp Med*. 43: 807-813, 1926.
2) Fox RR, Meier H, Crary DD, et al. Lymphosarcoma in the rabbit: genetics and pathology. J Natl Cancer Inst. 45: 719-729, 1970.
3) Gómez L, Gázquez A, Roncero V, et al. Lymphoma in a rabbit: histopathological and immunohistochemical findings. *J Small Anim Pract*. 43: 224-226, 2002. doi: 10.1111/j.1748-5827.2002.tb00063.x
4) Hammer M, Weigner F, Klopfleisch R. Cutaneous melanomas in rabbits: rare but often fatal. *Vet Sci Development*. 1: 40-41, 2011. doi: 10.4081/vsd.2011.e9
5) Hinton M, Regan M, et al. Cutaneous lymphosarcoma in a rabbit. *Vet Rec*. 103: 140-141, 1978.
6) Holz K, Heutgens W. Multiple Melanombildungen bei einem Kaninchen. *Dtsch Tierarztl Wochenschr*. 62: 146-148, 1955.
7) Hotchkiss CE, Norden H, Collins BR, et al. Malignant melanoma in two rabbits. Lab Anim Sci. 44: 377-379, 1994.
8) Huston SM, Lee PMS, Quesenberry KE, et al. Cardiovascular disease, Lymphoproliferative Disorders, and thymomas. *In* Quesenberry KE, Carpenter JW,(eds): Ferrets, Rabbits and Rodents. Clinical Medicine and Surgery 3rd ed. Elsevier, Saunders. 2011, pp257-268.
9) Mayer-Kobnick W, Kobnick M, Hirschberger J. Malignes Lymphom bei einem Zwergkaninchen. *Kleintierpraxis*. 42: 499-503, 1997.
10) Miller WH, Griffin CE, Campbell K. Neoplastic and non-neoplastic tumors. In: Muller & Kirk's Small Animal Dermatology, 7th ed. Elsevier, Saunders. 2012, pp774-843.
11) Shibuya K, Tajima M, Kanai K, et al. Spontaneous lymphoma in a Japanese white rabbit. *J Vet Med Sci*. 61: 1327-1329, 1999. doi: 10.1292/jvms.61.1327
12) Sustmann R. Multiple Melanombildungen beim Kaninchen. *Dtsch Tierärztl Wochenschr*. 30: 402, 1922.
13) Toth LA, Olson GA, Wilson E, et al. Lymphocytic leukemia and lymphosarcoma in a rabbit. *J Am Vet Med Assoc*. 197: 627-629, 1990.
14) von Bomhard W, Goldschmidt MH, Shofer FS, et al. Cutaneous neoplasms in pet rabbits: a retrospective study. *Vet Pathol*. 44: 579-588, 2007. doi: 10.1354/vp.44-5-579
15) White SD, Campbell T, Logan A, et al. Lymphoma with cutaneous involvement in three domestic rabbits(*Oryctolagus cuniculus*). Vet Dermatol. 11: 61-67, 2000. 10.1046/j.1365-3164.2000.00159.x
16) Zerfas PM, Brinster LR, Starost MF, et al. Amelanotic melanoma in a New Zealand white rabbit(*Oryctolagus cuniculus*). *Vet Pathol*. 47: 977-981, 2010. doi: 10.1177/0300985810369898

体表腫瘍

3.5

ウイルス性腫瘍

はじめに

　ウサギでは，ショープ線維腫，ショープ乳頭腫，ウサギ口腔乳頭腫，ウサギ痘，および兎粘液腫症などいくつかのウイルス性腫瘍が知られている。野生のウサギがウイルスの自然宿主となることが多く，ペットのウサギでの発生は少ない。海外での発生報告が多い。ウイルス保有個体，媒介する節足動物との接触を避けるため，野生のウサギが生息する地域では屋外飼育を避けることが推奨されている。なお，すべてのウイルス性の腫瘍は病理組織検査で診断される。

ショープ線維腫

　ウサギ線維腫ウイルス rabbit fibroma virus（ポックスウイルス科レポリポックスウイルス属）の感染により発生する良性腫瘍である。1932 年に Shope によって発見された[11]。ウイルスの自然宿主は北アメリカに広く生息するワタオウサギ Sylvilagus floridanus であるが，サンホセウサギ Sylvilagus mansuetus，クロジャックウサギ Lepus insularis，カンジキウサギ Lepus americanus，ヨーロッパアナウサギ Oryctolagus cuniculus にも発生する。

　ノミや蚊などの外部寄生虫によって機械的に伝播されるため[3,7,13]，発生は晩夏から秋に多い[8,9]。通常，感染後約 7～12 日目に，1 つあるいは複数の結節が形成されるが[7,8]，数ヶ月にわたって潜伏することもある[10]。腫瘍の好発部位は四肢で[1]，そのほか頭部や耳介に発生する。新生仔や免疫能が低い幼体では腫瘍が発達して固着傾向が強くなり，それにより生活の質が低下して死亡することもある[3,7,8]。

　ウサギ線維腫ウイルスは，後述の粘液腫ウイルスと抗原的に関連し，交差免疫が起こる。そのため，粘液腫ウイルスのワクチンは，弱毒化した生のウサギ線維腫ウイルスから作成される[10]。

ショープ乳頭腫

　ワタオウサギパピローマウイルス cottontail rabbit papilloma virus（ショープ乳頭腫ウイルス Shope papilloma virus，パピローマウイルス科パピローマウイルス属）の感染により発生する良性腫瘍である。ウイルスの自然宿主はワタオウサギである。ウイルスは主に節足動物（ダニや蚊）によって媒介されるが，接触感染する可能性や線虫類が媒介する可能性もある[3,5]。自然に退縮することもあるが，一部はリンパ節や肺へ転移したり，扁平上皮癌に転化したりするという報告もある[5]。退縮するか進行するかは，品種，免疫状態，以前の感染などの宿主因子によって決定される[15]。

ウサギ口腔乳頭腫症

　ウサギ口腔乳頭腫ウイルス rabbit oral papilloma virus（パポバウイルス科パピローマウイルス属）の感染により発生する良性腫瘍である。ウイルスの自然宿主はヨーロッパアナウサギで，実験的にはワタオウサギにも感染する[12]。

　腫瘍からの脱落細胞を含んだ唾液を介して伝播する（ウイルスは舌の傷口から侵入する）。母親から子への伝播が多い。舌の下や側面，舌小帯前面，口腔粘膜に数 mm の乳頭腫が多数形成される[4]。腫瘍は数ヶ月かけて緩慢に成長することもあれば[14]，数週間で消失し，潰瘍を形成したり上皮化したりすることもある[2]。

ウサギ痘

　ウサギ痘ウイルス rabbit pox virus（ポックスウイルス科オルソポックス属）の感染により発生する。1932年にニューヨークの実験用ウサギの集団で発見された。アメリカ合衆国やオランダの飼育下のウサギで6回だけ流行したまれな疾患である[18]。野生のウサギで発症した報告はない[2]。兎ペストともよばれている。

　鼻汁を介して接触感染する。顔面，陰嚢や外陰部などに発疹，丘疹，浮腫が現れ，結膜炎や角膜炎も併発する。感染後約5日で発疹し，その後，病変が丘疹に発展して口腔，気道，肺，脾臓，肝臓にも波及する。発痘せずに神経徴候を引き起こすこともある。幼体では致死率が高く，妊娠個体では流産することもある[4]。

兎粘液腫症

　粘液腫ウイルス myxoma virus（ポックスウイルス科レポリポックス属）の感染により発生する腫瘍性疾患である。本来の自然宿主は南北アメリカに棲息する *Sylvilagus* 属のウサギ（ワタオウサギなど）であるが，野生のヨーロッパアナウサギやイエウサギにも感染する。節足動物（ノミやダニ，蚊）によって媒介されるが（ウサギノミ *Spilopsyiius cuniculi* が主たる媒介動物となる），直接的にも感染する。ヨーロッパやオーストラリア，ニュージーランドの特定の地域に人為的に持ち込まれ，これらの地域にも常在している[3]。野生での発生には季節的変動がみられ，また8～10年周期で大きな流行が起こる。ウイルス株やウサギの種類によって臨床徴候は異なり[17]，ワタオウサギでは局所的に皮膚腫瘍（良性の線維腫）を形成するのみであるが，ヨーロッパウサギは深刻な影響を受ける。

　ヨーロッパウサギの場合，発熱や結膜炎からはじまり，鼻，肛門，生殖器周囲の粘膜皮膚の境界部皮下にゼラチン様腫瘤（粘液腫）が形成される。とくに顔が腫脹し（ライオンフェイス），最後は腫瘤化した皮膚が破裂したり，二次感染による肺炎や多臓器不全を起こしたりする。感染したウイルス株によるが，通常は重症化する。致死率は100％といわれ，治療法は確立されていない[16]。

　ヨーロッパではペットのウサギに対して弱毒生ワクチンの接種が行われている。発症動物に対しては対症療法や二次感染防止などの処置を行う。日本では家畜伝染病予防法において監視伝染病に指定されており，輸入検疫で本症がみつかった場合，輸出国への返送もしくは殺処分を行う。

● 参考文献

1) Bomhard WV, Goldschmidt MH, Shofer FS, et al. Cutaneous neoplasms in pet rabbits: a retrospective study. *Vet Pathol*. 44: 579-588, 2007. doi: 10.1354/vp.44-5-579

2) DiGiacomo RF, Maré CJ. Viral diseases. *In* Manning PJ, Ringler DH, Newcomer CE,(eds): The Biology of the Laboratory Rabbit, 2nd ed. Elsevier, Academic Press. 1994, pp171-204.

3) Hess L, Tater K. Dermatologic diseases. *In* Quesenberry KE, Carpenter JW,(eds): Ferrets, Rabbits, and Rodents, Clinical Medicine and Surgery, 3rd ed. Elsevier, Saunders. 2011, pp232-244.

4) Jenkins JR. Skin disorders of the rabbit. *Vet Clin North Ame Exot Anim Pract*. 4: 543-563, 2001.

5) Kreider JW, Bartlett GL. Shope rabbit papilloma-carcinoma complex. A model system of HPV infections. *Clin Dermatol*. 3: 20-26, 1985.

6) Oglesbee BI, Jenkins JR. Gastrointestinal Diseases. *In* Quesenberry KE, Carpenter JW,(eds): Ferrets, Rabbits, and Rodents, Clinical Medicine and Surgery, 3rd ed. Elsevier, Saunders. 2011, pp193-204.

7) Prose PH, Friedmann-Kien AE, Vilcek J. Morphogenesis of rabbit fibroma virus. *Am J Pathol*. 64: 467-482, 1971.

8) Pulley LT, Shively JN. Naturally occurring infectious fibroma in the domestic rabbit. *Vet Pathol*. 10: 509-519, 1973. doi: 10.1177/030098587301000604

9) Renfrew H, Rest JR, Holden AR. Extraskeletal fibroblastic osteosarcoma in a rabbit(*Oryctolagus cuniculus*). *J Small Anim Pract*. 42: 456-458, 2001. doi: 10.1111/j.1748-5827.2001.tb02502.x

10) Robinson AJ, Kerr PJ. Poxvirus Infections. *In* Williams ES, Barker IK,(eds): Infectious Diseases of Wild Mammals, 3rd ed. Wiley-Blackwell. 2000, pp179-201.

11) Shope RE. A transmissible tumor-like condition in rabbits. *J Exp Med*. 56: 793-802, 1932.

12) Sundberg JP, Van Ranst M, Jenson AB. Papillomavirus Infections. *In* Williams ES, Barker IK,(eds): Infectious Diseases of Wild Mammals, 3rd ed. Wiley-Blackwell. 2000, pp223-231.

13) Szczech GM, Carlton WW, Hinsman EJ, et al. Fibroma in Indiana cottontail rabbits. *J Am Vet Med Assoc*. 165: 846-849, 1974.

14) Volga M. Infectious diseases of domestic rabbits. *In*: Textbook of Rabbit Medicine, 2nd ed. Elsevier, Butterworth-Heinemann. 2013, pp435-471.

15) Weisbroth SH, Scher S. Spontaneous oral papillomatosis in rabbits. *J Am Vet Med Assoc*. 157: 1940-1994, 1970.

16) 明石博臣，大橋和彦，小沼　操．動物の感染症，第3版．近代出版．2002.

17) 藤原公策．実験動物病理学：実験動物技術大系．日本実験動物技術者協会編著．アドスリー．1998.

18) 前島一淑．実験動物感染病の対応マニュアル．アドスリー．2000.

3.6 非腫瘍性病変

過誤腫

1. 概要
過誤腫（図1）は腫瘍と奇形の中間的な性質を持つ病変である。ウサギでは，皮膚の膠原線維の増殖による過誤腫（膠原線維過誤腫）が好発する。とくに，皮膚が厚くなる傾向のあるロップ・イヤー種の雄では，多発性に小型の硬結した腫瘤状結節が形成されやすい。von Bomhardらも，雄のウサギに皮膚の膠原線維過誤腫が多発すると報告している[1]。

2. 病態
腫瘤の発育は限局性で，良性の生物学的挙動をとる。放置しても急激に増大したり，周囲の構造を浸潤性に破壊したりすることはない。

3. 検査および診断
病理組織検査により診断する。腫瘤は限局的に増生した膠原線維によって形成されており，細胞の異型性や炎症細胞の浸潤は認められない（図2）。

毛包嚢胞

1. 概要
表皮嚢胞の一種である。表皮に炎症など何らかの障害が加わることによる毛包の閉塞が原因とされている。

2. 病態
真皮に嚢状構造物が形成され，内腔には角質や皮脂がチーズ様に蓄積する。初期は皮膚が盛り上がらず，触れるとわずかに感じられる程度であるが，蓄積物の量が増えるに連れて瘤状に発達する（図3）。しかし，ウサギでは多くの場合，腫瘤の大きさは1cm以内にとどまり，自壊することも少ない。

3. 検査および診断
細胞診検査ではほとんどの場合，多量の角化物（ケラチン）のみが採取されるため，同様の所見が認められる毛包系腫瘍（毛包腫や毛包上皮腫など）との鑑別が困難なことが多い。そのため，確定診断には病理組織検査が必要となる。

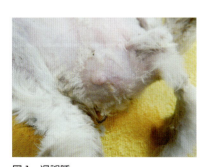

図1　過誤腫
下腹部に境界明瞭な硬結した腫瘤が形成されている。

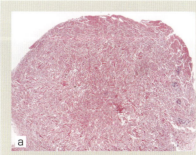

図2　過誤腫の組織像
a：HE染色，40倍。腫瘤は膠原線維の限局的な増生により構成されている。
b：HE染色，100倍。炎症細胞の浸潤や異型性は認められない。

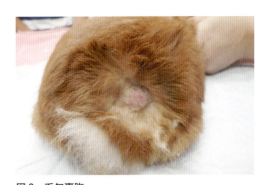

図3　毛包嚢胞
臀部の背面に瘤状の腫瘤が形成されている。

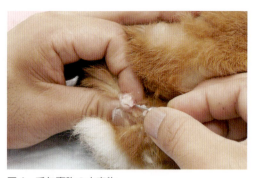

図4　毛包嚢胞の内容物
切開し，蓄積した角質や皮脂を排出する。

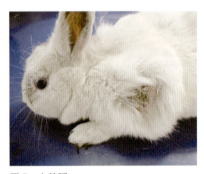

図5　肉芽腫
肩部に不整で炎症・自壊を伴う腫瘤が形成されている。

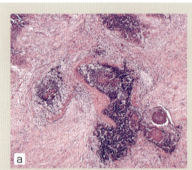

図6　肉芽腫の組織像
a：HE染色，40倍。多結節性の病変が広がっている。
b：HE染色，200倍。結節の中心には球菌の菌塊が存在する。その周囲にはマクロファージ，リンパ球の浸潤を伴った線維芽細胞の増生が認められる。

4. 治療

基本的に外科的切除を行うが，切開して内容物を排泄するだけでもよい（図4）。

肉芽腫

1. 概要

炎症反応による病変のひとつである。増生した毛細血管と線維芽細胞，浸潤した炎症細胞からなる。本来は組織欠損を補うためのものと考えられる。ウサギでは膿瘍が慢性経過をたどった際に形成されることが多いため，腫瘤は炎症や自壊を伴っており，外貌は不整である（図5）。

2. 検査および診断

細胞診と病理組織検査で診断する。類上皮細胞（マクロファージ）や多角巨細胞を主体とした炎症細胞が集簇し，その周囲をリンパ球，形質細胞，線維血管組織が取り囲んだ巣状病変が認められる（図6）。

3. 治療

基本的に外科的切除で治療する。

● 参考文献

1) von Bomhard W, Goldschmidt MH, Shofer FS, et al. Cutaneous neoplasms in pet rabbits: a retrospective study. Vet Pathol. 44: 579-588, 2007. doi: 10.1354/vp.44-5-579

体表腫瘍

3.7

乳腺腫瘍

はじめに

　ウサギの乳腺には，腫瘍が形成されることが多い。若齢では，発情や偽妊娠によって，乳管拡張，乳腺嚢胞，乳腺過形成などがよく発生する。ときには乳腺に感染が起こり，乳腺炎が発生することもある。高齢になると，腫瘍性病変である乳腺腫や乳腺癌が多くなる。

　乳腺腫瘍の内訳について，過去の報告を表1，2に示す。

　ウサギの乳腺腫瘍の多くは上皮性腫瘍であり，非上皮性腫瘍は筆者が調べた限りでは報告がない。ただし，上皮性の腺癌と非上皮性の肉腫が混合した癌肉腫が1例のみ報告されている[4]。異なる病変が異なる乳腺に同時に発生することも珍しくはない。

乳腺の解剖

　ウサギの乳頭の数は通常は4対（8個）であるが（図1），5対（10個）認められる個体にも遭遇する。第1乳頭は腹側の前肢と鎖骨の間に位置し（図1），イヌやネコと比べるとかなり頭側にあるので注意する。

原因および病態

　動物の乳腺組織は内分泌系の影響を強く受ける。マウスでは，エストロゲン，プロゲステロン，プロラクチンが乳腺の発育に関与する[8]。エストロゲンは乳管と周囲結合組織の発育，プロゲステロンは腺上皮の発育，プロラクチンは腺房の発育を刺激するといわれている[8]。

　ウサギの乳腺腫瘍は，これらのホルモンの影響，とくに卵巣・子宮疾患に伴う雌性ホルモンの変化と関連

表1　Schöniger らによる乳腺腫瘍の調査結果[3]

分類		頭数
非腫瘍性病変	乳腺嚢胞	10
	乳腺過形成	2
腫瘍性病変	腺癌	13
	嚢胞腺腫	3
	腺扁平上皮癌	2
	乳管内乳頭腫	1
	乳管内乳頭癌	1
	基質産生癌	1

表2　Baum らによる乳腺腫瘍の調査結果[1]

分類			頭数
非腫瘍性病変	嚢胞性腺管拡張症		1
腫瘍性病変	乳腺癌	管状型	32
		乳頭状型	16
		管乳頭状型	12
		充実型	11
		腺扁平上皮癌	9
		面疱型	9
		複合型	5
		導管型	4
		篩状型	3
		退形成型	3
		紡錘形癌	1
	導管内乳頭状腺腫		9
	単純管状腺腫		3
	複合腺腫		1

が強いとされている。たとえば，Walter らが子宮疾患を患うウサギ59頭を対象に行った調査では，4頭に乳腺癌が認められている[7]。Saito らが子宮疾患を患うウサギ47頭を対象に行った調査でも，15頭に乳腺の嚢胞が認められている[2]。プロラクチンの関与については，嚢胞性乳腺癌と診断された44ヶ月齢の未

129

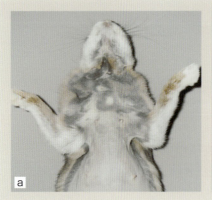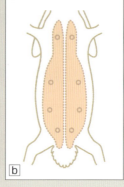

図1 ウサギの乳腺
a, b：第1乳頭は前肢の頭側に位置する。

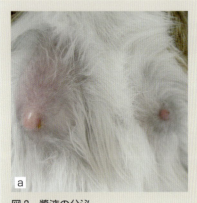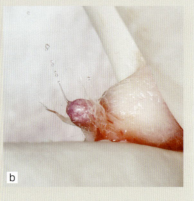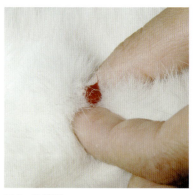

図2 漿液の分泌
a：腫脹した乳腺。
b：乳腺から透明の漿液が分泌されている。

図3 乳腺炎
乳腺を圧迫すると血様の分泌物が分泌される。

経産の雌のニュージーランド・ホワイト種において，下垂体腺腫に起因するプロラクチンレベルの上昇が認められたという報告がある[5]。しかし，一定の内分泌的条件では腫瘍の形成が抑制されることもあり，相関関係は詳細に解明されてはいない。

卵巣・子宮疾患は高齢のウサギに好発するため，乳腺腫瘍の発生も高齢になると多くなる。腫瘍が発生する平均年齢は約5.5(2～14)歳である[1]。基本的には雌のウサギにみられる疾患であるが，雄に乳腺癌が発生したという報告もある[6]。

乳腺癌は乳腺の硬結した腫瘍として発見される。成長は緩慢だが大きく発育し，自壊することが多い。また，肝臓，肺，付属のリンパ節に転移しやすい。

臨床徴候

乳管拡張や乳腺嚢胞，乳腺過形成では腫脹した乳腺から乳汁や漿液(図2)が分泌される。

乳腺炎では炎症により乳腺が硬結し，血様の分泌物が認められることがある(図3)。

良性の乳腺腫は成長が緩慢であり，浸潤性が認められないことから自壊しにくい傾向がある(図4)。乳腺癌も成長が緩慢な傾向があるが，腫瘍が大型化すると自壊することがある(図5)。

検査および診断

細胞診および病理組織検査によって診断する(図6～13)。

治療

外科的切除が基本である。腫瘍に対処するだけでなく，卵巣・子宮疾患が潜在していないか確認するべきである。

体表腫瘍

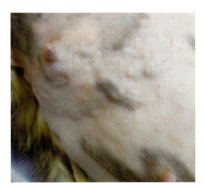

図4 乳腺腫
乳腺に複数の限局的な腫瘍が認められる。

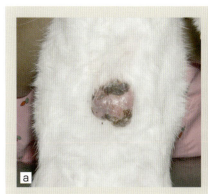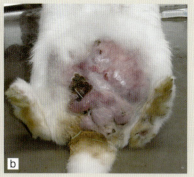

図5 乳腺癌
a, b：腫瘍は硬結しており，次第に自壊するものが多い。

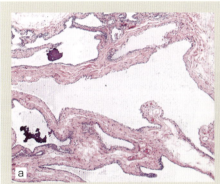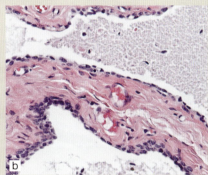

図6 乳管拡張の組織像
乳管は顕著に拡張し内腔は好酸性均質無構造物や少数のマクロファージで満たされている。
a：HE染色，40倍
b：HE染色，40倍

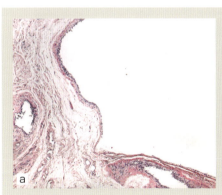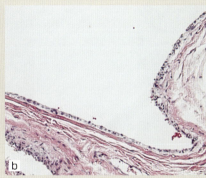

図7 乳腺嚢胞の組織像
一層の立方上皮細胞に内張された嚢胞が認められる。これらの細胞に異型性は認められない。
a：HE染色，40倍
b：HE染色，40倍

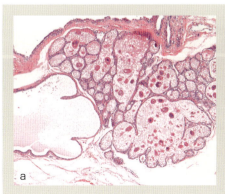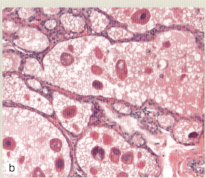

図8 乳腺過形成の組織像
嚢胞や乳汁を含んだ複数の腺管構造がみられる。
a：HE染色，40倍
b：HE染色，100倍

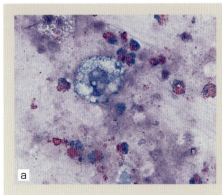
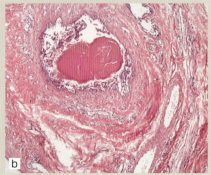

図9　乳腺炎の細胞像・組織像
a：細胞像(簡易染色，200倍)。炎症性細胞とマクロファージが認められる。
b：組織像(HE染色，40倍)。肉芽腫性炎症が認められる。

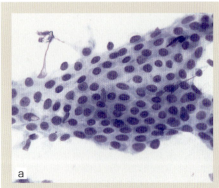
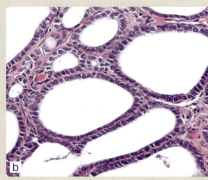

図10　乳腺種の細胞像・組織像
a：細胞像(簡易染色，200倍)。上皮細胞が多数認められる。
b：組織像(HE染色，100倍)。腫瘍細胞が腺管状配列をとり，境界明瞭な膨張性腫瘤を形成している。腫瘍細胞の異型性は乏しい。

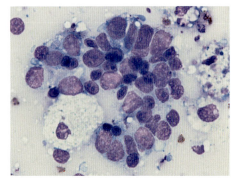

図11　乳腺癌の細胞像
簡易染色，200倍。核の大小不同，核小体の明瞭化など異形成が認められる。

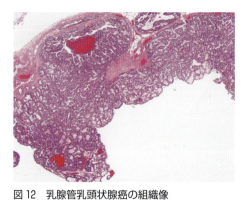

図12　乳腺管乳頭状腺癌の組織像
HE染色，10倍。立方上皮由来の腫瘍細胞が腺管状，乳頭状に増殖している。

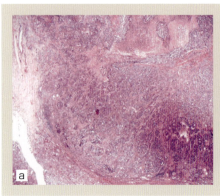
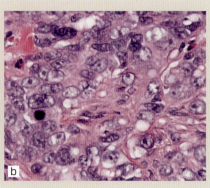

図13　乳腺充実性癌の組織像
a：HE染色，200倍。上皮が充実性，シート状に増殖している。中心部には壊死を伴っている。
b：HE染色，400倍。腫瘍細胞には異型性が認められる。

参考文献

1) Baum B, Hewicker-Trautwein M. Classification and epidemiology of mammary tumours in pet rabbits(*Oryctolagus cuniculus*). *J Comp Pathol*. 152: 291–298, 2015. doi: 10.1016/j.jcpa.2015.01.009

2) Saito K, Nakanishi M, Hasegawa A. Uterine disorders diagnosed by ventrotomy in 47 rabbits. *J Vet Med Sci*. 64: 495–497, 2002. doi: 10.1292/jvms.64.495

3) Schöniger S, Horn LC, Schoon HA. Tumors and tumor-like lesions in the mammary gland of 24 pet rabbits: a histomorphological and immunohistochemical characterization. *Vet Pathol*. 51: 569–580, 2014. doi: 10.1177/0300985813497486

4) Shahbazfar AA, Mohammadpour H, Isfahani HRE. Mammary gland carcinosarcoma in a New Zealand white rab-

bit(*Oryctolagus cuniculus*). *Acta Scientiae Veterinari*. 40: 1025, 2012.

5) Sikoski P, Trybus J, Cline JM, et al. Cystic mammary adenocarcinoma associated with a prolactin-secreting pituitary adenoma in a New Zealand white rabbit(*Oryctolagus cuniculus*). *Comp Med*. 58: 297–300, 2008.

6) Summa NM, Eshar D, Snyman HN, et al. Metastatic anaplastic adenocarcinoma suspected to be of mammary origin in an intact male rabbit(*Oryctolagus cuniculus*). *Can Vet J*. 55: 475–479, 2014.

7) Walter B, Poth T, Böhmer E, et al. Uterine disorders in 59 rabbits. *Vet Rec*. 166: 230–233, 2010. doi: 10.1136/vr.b4749

8) 藤森正雄. 乳腺腫瘍に於けるエストロゲンの役割. 日本内分泌学会雑誌. 43：444–448, 1967.

第4章

歯牙疾患

4.1　口腔の解剖生理
4.2　不正咬合の発生要因
4.3　不正咬合の病態
4.4　口腔内検査
4.5　不正咬合の治療

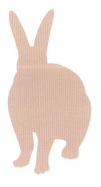

4.1 口腔の解剖生理

歯の特徴

ウサギは異形歯性で，歯は切歯と臼歯に分かれている。犬歯を欠き，切歯と臼歯の間は大きな歯隙となり（歯間離開），口腔内の食物を自由に移動できるようになっている（図1）。

ウサギは二生歯性であり，乳歯から永久歯に生え換わる。永久歯の歯式は2(I2 C0 P3 M3/I1 C0 P2 M3)，歯数は28本，乳歯の歯式は2(i2 c0 m3/i1 c0 m2)，歯数は16本である。乳切歯は胎生約17日で萌出，胎生約25日で脱落する。乳臼歯は胎生約25日で石灰化しはじめ，生後約7日で萌出，生後約30日で脱落する[3]（図2）。

根尖は開放性で，先端が開いており（根尖孔，図3），神経や脈管が歯髄に入っている。歯根部ではエナメル質，象牙質，セメント質の幹細胞が常に各組織を形成し，生涯にわたり歯が伸長する[3]。このような歯を常生歯あるいは無根歯とよぶ。歯根よりも歯冠が長いため長冠歯ともよばれる。

歯の成長速度については多くの報告がある。上顎切歯は約2 mm/週[9]，12.7 cm/年[7]，下顎切歯は約2.4 mm/週[9]，20.3 cm/年[7]で伸長すると報告されている。成長と咬耗のバランスは食事によって保たれており[6,10,13]，歯の成長速度には個体差がある。下顎の歯は，上顎の歯よりも速く成長する[6]。

常生歯は歯根膜による歯周組織の支持が限定的なので，過重な負荷がかかると容易に変位する。また，ケージの金属など硬すぎるものを咬むことで過剰な垂直方向の負荷がかかると，根尖が押されて過長する[14]。

失活歯や根尖周囲膿瘍などの発生した歯は根尖が閉鎖して，伸長が止まる。持続的な負荷がかかった場合も，根尖にある幹細胞が死滅して根尖が閉鎖する。

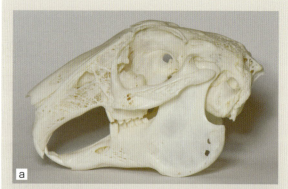
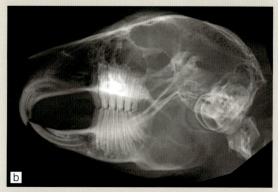

図1 歯
ウサギには切歯と臼歯のみがあり，犬歯を欠く。
a：骨格標本（左側観），b：X線像（側方像）

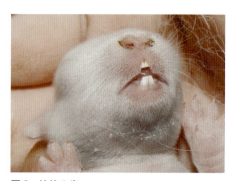

図2 幼体の歯
出生時には一部の歯が永久歯に生え変わっている。

歯牙疾患

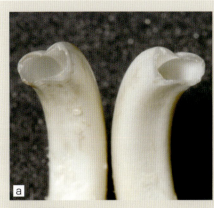
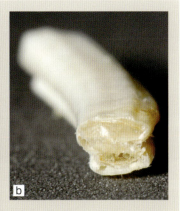

図3 根端孔
切歯も臼歯も根尖が開いている。
a：切歯，b：臼歯

図4 切歯
切歯は大きく弯曲している。

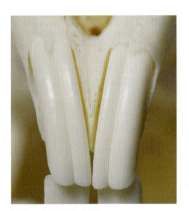
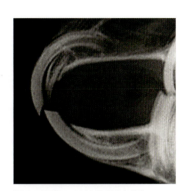
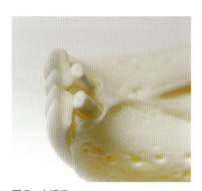

図5 上顎切歯の溝

図6 切歯のX線像（側方像）
X線透過性の歯髄腔が歯の中央にみられ，根尖が開いている。

図7 小切歯
上顎切歯の裏側に円柱状の小切歯が生えている。

切歯

切歯は植物を切断したり樹皮などをかじり取ったりするために，先端が鋭利なノミのような形態をしている。ウサギの上顎には，大きな第1切歯と小さな第2切歯が重なって生えている（このためウサギ目は重歯目ともよばれる）。下顎は第1切歯のみである。

切歯*は弯曲し，大きく弧を描き（図4），唇側面に，縦方向の溝が1本ついている（図5）。上顎切歯は上顎骨腹側縁〜口蓋の中央あたりから起始し（図6），鼻涙管にも接している。上顎切歯の根尖に障害が起こると，鼻腔に炎症が波及したり，鼻涙管の閉塞を生じる。下顎切歯は上顎切歯よりも長く弯曲は弱い。第1前臼歯の前縁から起始している[3,14]（図6）。

小切歯*（図7）は小さくて弯曲は弱く，小さな円柱状を呈するため釘歯，peg teeth ともよばれている。

安静時には，下顎切歯は上顎切歯と小切歯の間に位置する（図8）。下顎切歯と上顎の第1切歯の先端が合

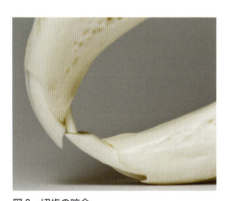

図8 切歯の咬合
上顎切歯と小切歯の間に下顎切歯の先端が位置する。上顎切歯の咬合面は45度，下顎切歯の咬合面は30度の角度になっている。

わさっていたり（先端咬合），下顎切歯が前に出ているのは異常である。

上顎切歯の歯冠の咬合部は約45度，下顎切歯は約30度の角度である（図8）。

齧歯目とは対照的に，ウサギのエナメル質に色素沈着はないが[4,12,13]，ときおり軽微な黄色〜橙色になっ

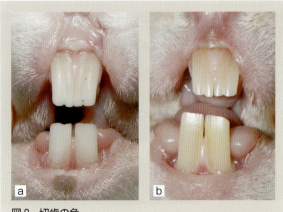

図9 切歯の色
a：切歯の色は通常は白色である。
b：個体によっては切歯が黄色を帯びている。

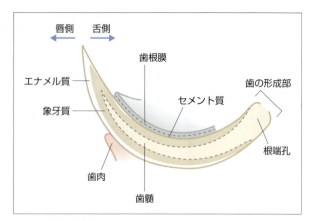

図10 切歯の構造
エナメル質は唇側のみにみられ，セメント質ならびに歯根膜は舌側のみに存在する。

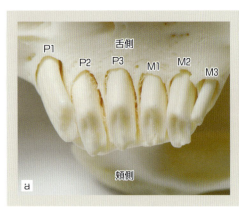

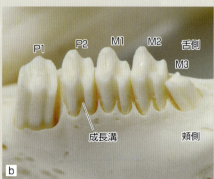

図11 臼歯
咬頭は2つの稜からなり（稜縁歯），咬合面が広い。舌側面の成長溝は浅く，頬側面の成長溝は深い。
a：上顎，b：下顎

ている個体もいる（図9）。

　切歯は唇側にのみ厚くて硬結なエナメル質の層があるため，唇側の磨滅が舌側よりも遅れ，鋭い切断面が形成される。歯根膜はセメント質と歯槽骨の間にある（図10）。小切歯は唇側と舌側の両方にエナメル質が存在する。開放歯であるため根尖はX線透過性が高くみえる[3,14]（図6）。

＊：本書では，第1切歯を「切歯」，第2切歯を「小切歯」と表記する。

臼歯

　臼歯は食物をすりつぶすために石臼のような形状をしている。植物を咬み砕いて細かい粒子にすることで，腸内細菌による繊維質のすみやかな発酵が可能となる。

　咬合面が広く，襞状になっており，咬頭に2つの稜を持つ稜縁歯で，植物をすりつぶして食べるのに便利な構造になっている（図11）。稜はエナメル質で縁取

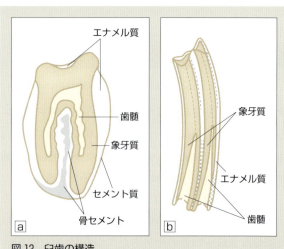

図12 臼歯の構造
臼歯は歯髄と象牙質の横断面がUの字をしているため，縦断面ではそれぞれが2つみえる。
a：横断面，b：縦断面

られており，2つの稜の間はセメント質で埋められている。歯の周囲は無血管性のセメント質につながる血管性の骨セメントで覆われている。象牙質の中央には歯髄が存在する[1,3,14]（図12）。側面には成長溝が認め

歯牙疾患

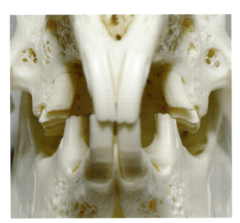

図13　臼歯の咬合
下顎臼歯列の幅が上顎臼歯列の幅に比べて狭い不同顎型である。

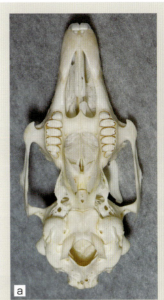
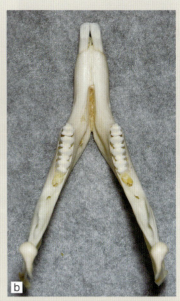

図14　臼歯の歯列
a：上顎。外側へ凸状にカーブを描いて並んでいる。
b：下顎。直線的に並んでいる。

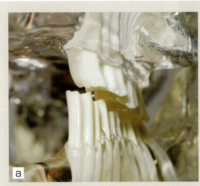
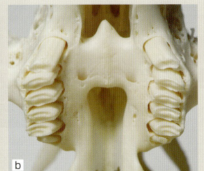
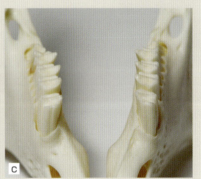

図15　臼歯の弯曲
上顎臼歯は頬側に開いており，下顎臼歯は上顎ほどではないがやや舌側に傾いている。
a：咬合した状態，b：上顎臼歯，c：下顎臼歯

られる。頬側面は深く，舌側面は浅い（図11）。

　ウサギの前臼歯と後臼歯の区別は容易ではない。上下顎の最後臼歯は退化傾向にあり，小切歯のように小さく円柱状で，歯肉に隠れて観察できないこともある（図11）。

　ウサギは不同顎型で，下顎臼歯列の幅が上顎臼歯列の幅に比べて狭い（図13）。上顎の臼歯列は緩いカーブを描いている（臼歯弓とよばれる）が，下顎の臼歯列は直線状である[3, 14]（図14）。

　下顎臼歯は舌側に軽く弯曲し，上顎臼歯は下顎と比べてやや強く頬側に弯曲している（図15）。下顎臼歯の頬側縁が，対応する上顎臼歯の口蓋側と接触するので，上顎臼歯は口蓋側が頬側よりも早く咬耗し，下顎臼歯は頬側が舌側よりも早く咬耗する。そのため，上顎臼歯の咬合面は頬側が高く舌側が低くなり，下顎臼歯はそれに対合して頬側が低く舌側が高くなる（図17）。その角度は10〜15度程度である。なお，臼歯が過長する場合は高いほうに尖って伸びる[3, 14]（「4.3　不正咬合の病態」参照）。前臼歯の歯冠の長さは後臼歯の歯冠の長さの3倍ほどである（図17）。

　歯根は前臼歯ほど長い。上顎臼歯の根尖は眼窩下に位置し，とくに前臼歯の根尖は眼窩内の上顎骨歯槽結節（図18）内にあるため，障害や過長が眼に影響を与えることがある。また，第2前臼歯の根尖は軽く外反して鼻涙管の直下にあるため，障害や過長によって鼻涙管の閉塞が生じうる。下顎臼歯の根尖は下顎骨腹側

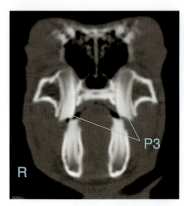

図16 臼歯咬合面のCT像（横断像）
咬合面は水平でなく，上顎は頬側，下顎は舌側にわずかに角度がつく。

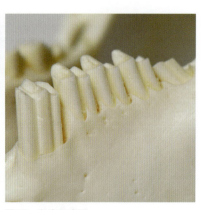

図17 臼歯の歯冠
前臼歯の歯冠の高さは後臼歯の約3倍である。

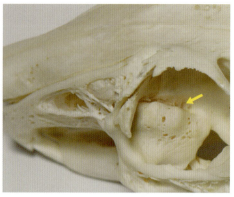

図18 上顎歯槽結節
眼窩腹側下方に上顎臼歯の根尖が納められた骨結節（矢印）が認められる。

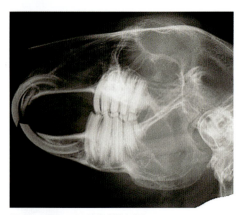

図19 臼歯のX線像（側方像）
臼歯は中央部を縦走する1本の線がみられ，根尖はくし状に開いている。

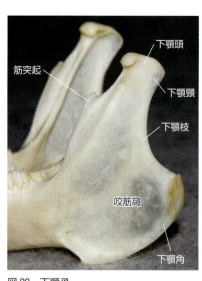

図20 下顎骨
関節突起は下顎頭と下顎頸からなる。筋突起は小さく，側頭筋の発達も悪い。

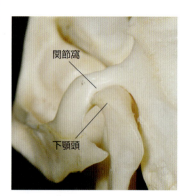

図21 顎関節
完全な関節をしておらず，可動性のある構造をしている。

縁の直上にあるため（図19），過長すると下顎骨に影響を与える[3]（「4.3 不正咬合の病態」参照）。

咀嚼

咀嚼筋は咬筋，翼突筋，顎二腹筋からなる。ウサギは下顎骨の筋突起が小さく（図20），側頭筋の発達が悪い。そのため，顎は垂直方向には少ししか開かないが，水平方向には亜脱臼させつつ大きく動かすことができる（1分間に120回以上動かすことが可能である[2]）。顎関節は多少の前後運動も可能で，摂食時には不完全な回軸運動を行う。

顎関節（図21）の運動は以下の3相に分けられる[11]（図22）。

第1相は切歯で食物（植物）を採食可能な大きさに切断する過程である。下顎骨の関節頭が側頭骨の関節窩に正対し，臼歯はわずかに離れ，切歯は咬合する。

第2相は臼歯で食物をすりつぶし，咀嚼する過程である。関節頭が関節窩の尾側に位置移動し，切歯は咬合せずに臼歯が咬合するようになる。顎の動きは主に側方運動で，それにわずかな前後方向が加わり，8の字を描くような不完全な回軸運動となる。

上下の臼歯は完全には接触せず[8]，咬合面の稜と窪みによって顎の動きが誘導される[5]。片側の顎を使用するときは，対側の顎は下がって吻腹側に位置するため，対側の臼歯は咬合しない状態になる。

第3相はすりつぶした食物を飲み込む過程である。関節頭が関節窩の吻側に位置し，切歯臼歯ともに咬合しない。

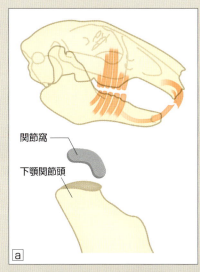 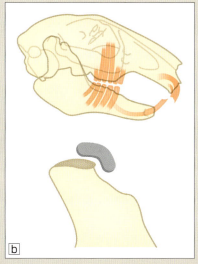 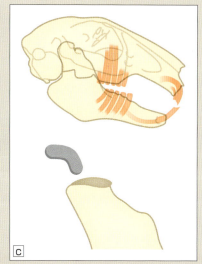

図22　顎関節の動きと咬合の関係
a：下顎関節頭が関節窩に相対するとき。臼歯はわずかに離れ切歯は咬合する。
b：下顎が尾側位に来たとき。臼歯は咬合し，切歯は咬合しない。
c：下顎が吻側位に来たとき。臼歯は上下でずれており，切歯は咬合しない。

参考文献

1) Bishop MA. Is rabbit dentine innervated? A fine-structural study of the pulpal innervation in the cheek teeth of the rabbit. *J Anat.* 186: 365-372, 1995.
2) Cortopassi D, Muhl ZF. Videofluorographic analysis of tongue movement in the rabbit (*Oryctolagus cuniculus*). *J Morphol.* 204: 139-146, 1990. doi: 10.1002/jmor.1052040203
3) Crossley DA, 奥田綾子. げっ歯類とウサギの臨床歯科学. 奥田綾子監修. ファームプレス. 1999.
4) Crossley DA. Oral biology and disorders of lagomorphs. *Vet Clin North Am Exot Anim Pract.* 6: 629-659, 2003.
5) Langenbach GE, Weijs WA, Koolstra JH. Biomechanical changes in the rabbit masticatory system during postnatal development. *Anat Rec.* 230: 406-416, 1991. doi: 10.1002/ar.1092300313
6) Meredith A. Rabbit medicine. *In*: Proceedings Twiejo, 21th ed. Twiejo. Gent. 2006, pp23-24.
7) Rahman ASMH, Al-Mahmud KA, Nasirul Islam KM. Dental malocclusion in New Zealand white rabbits (*Oryctolagus cuniculus*). *Bangladesh Vet J.* 63: 85-88, 1983.
8) Schwartz G, Enomoto S, Valiquette C, et al. Mastication in the rabbit: a description of movement and muscle activity. *J Neurophysiol.* 62: 273-287, 1989.
9) Shadle AR. The attrition and extrusive growth of the four major incisor teeth of domestic rabbits. *J Mammal.* 17: 15-21, 1936. doi: 10.2307/1374543
10) van Foreest AW. Tandheelkundige problemen bij konijnen en knaagdieren. Deel 1: anatomie, fysiologie, symptomatologie, diagnostiek. *Tijdschrift voor Diergeneeskunde.* 123: 698-713, 1998.
11) Varga M. Dental disease. *In*: Textbook of Rabbit Medicine, 2nd ed. Elsevier, Butterworth-Heinemann. 2002, pp203-248.
12) Verhaert L. Dental diseases in lagomorphs and rodents. *In* Gorrel C, (ed): Veterinary Dentistry for the General Practitioner, 2nd ed. Elsevier, Saunders. 2013, pp191-212.
13) Verstraete FJ, Osofsky A. Dentistry in pet rabbits. *Comp Cont Educ Pract Vet.* 27: 671-684, 2005.
14) 奥田綾子. ウサギの臨床検査とX線検査. 動物臨床医学. 11：39-43, 2002. doi: 10.11252/dobutsurinshoigaku.11.39

4.2 不正咬合の発生要因

概要

不正咬合の発生要因は，遺伝性の先天的要因と，餌や外傷などの後天的要因に分けられるが，両方が潜在的に組み合わさっていることが多い。とくに問題となるのは，不適切な餌である。野生のウサギと同様の食生活を送っているウサギでは，不正咬合の発生は少ない[9]。

先天的要因

ロップ・イヤー種やドワーフ種などの短頭種(図1)は，成長過程で上顎の歯隙が形成される際，その成長を抑制する遺伝子がはたらく。そのために上顎の歯隙が短くなり，相対的に下顎が長くなる。その結果，不正咬合が生じやすい[5,12](図2)。下顎過長症，下顎前突症，長顎症などともよばれるが，下顎が長いのではなく，上顎が短いことが原因である[6]。原因遺伝子は常染色体上にあり，劣性遺伝する。通常は生後3〜6ヶ月の間に生じ[12]，切歯が先端咬合したり，下顎切歯が過長して吻側に突出したりする。

先天性の不正咬合症例では頭蓋骨に形態異常がみられることも多い(図3)。頭蓋骨の異常は，歯以外に鼻涙管の走行にも影響する。先天的要因が疑われるウサギは繁殖に用いるべきではない。

後天的要因

1. 外傷

歯や顎の外傷も不正咬合の原因となる。顎骨骨折や歯の破損は，落下，人に踏まれる，金属のケージなどの硬いものを咬む事故から起こる。

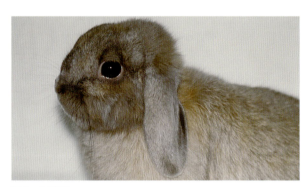

図1 短頭種
短頭種は吻が短いため不正咬合が生じやすい。

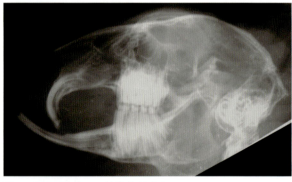

図2 下顎突出症のX線像(側方像)
上顎骨と下顎骨が同じ長さになり，下顎切歯が吻側へ伸張している。

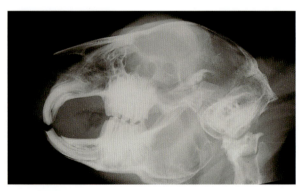

図3 頭蓋骨の形態異常のX線像(側方像)
頭蓋骨が丸く上顎の鼻骨が短い。切歯が先端咬合している。

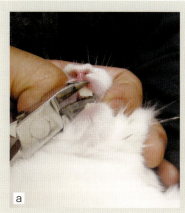
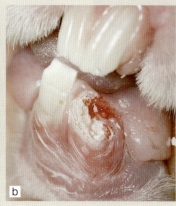

図4 不適切な歯のトリミング
a：ニッパーでのトリミングは歯の損傷につながるおそれがある。
b：歯冠の途中から折れている。

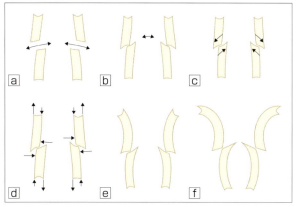

図5 不適切な餌による不正咬合の発生機序
a：咬耗により歯冠の長さは調節される。
b：咬耗が不十分だと歯冠は伸長する。
c：上顎臼歯は頬側に，下顎臼歯は舌側に尖る。
d：歯冠が伸長すると咬合圧により歯根も伸長する。
e：歯冠に棘状縁が形成される。
f：根尖も歯冠も弯曲して過長するようになる。

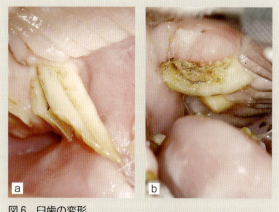

図6 臼歯の変形
咬耗が不十分であると歯冠に棘状縁が形成されたり，弯曲したりする。
a：棘状縁，b：弯曲

　飼育者が，ニッパーなどを用いて不適切な歯のトリミングを行うことが不正咬合の原因となることもある（図4）。

　金属のような硬いものを咬んだり，ニッパーで処置を受けたりすることにより，切歯に過剰な負荷がかかったり，縦に割れてしまったりすると，根尖の幹細胞が障害を受け，失活歯になることがある。失活歯は，軽い外力でも破折しうる。

2．不適切な餌

　野生のウサギは，珪酸体やセルロースに富んだ草を食べるだけでなく，木から樹皮を剥ぎ取ったり，木の根を咬んだりといった行動を日常的に行っている。これらの食物を消化可能な大きさにまですりつぶすために，ウサギは時間をかけて咀嚼を行う。咀嚼による咬耗を補って歯は伸長していくため，咬耗が不十分であると，歯冠の過長や咬合面の変形につながる[11]（図5，6）。

　Wolfらは，歯の伸長と咬耗のバランスをとるためには，食材の硬さよりも咬耗時間の長さのほうが重要であると報告している[13]。餌の内容に関しては，大半を牧草にして野菜を添える程度にし，ペレットは10%以下にするのが理想ともいわれている[10]。歯を咬耗させないようなトリーツをウサギは好む傾向にあるが，主食にしてはいけない。

　なお，歯冠の過長は咬筋の伸長や咬合内圧の上昇を引き起こし，それ自体が咬耗不全の要因となる[1]。

3．代謝性の骨異常

　クル病，骨粗鬆症，栄養性骨異栄養症，二次性栄養性上皮小体機能亢進症などの代謝性骨疾患も不正咬合の原因となる（図7）。頭骨や歯槽骨の石灰化不良が歯槽に影響を与え，歯の変位や根尖の伸長をまねく。

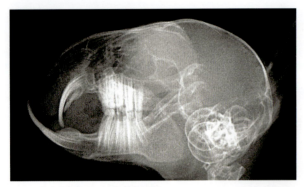

図7　若木骨折のX線像（側方像）
骨が菲薄で，上顎骨の若木骨折により切歯の不正咬合が発生している。

ウサギでは成長期，妊娠期や泌乳期におけるカルシウムの不足よりも，加齢によるカルシウム利用能の低下によって，代謝性骨疾患が生じることが多い[7]。

餌のカルシウム含有量が歯の成長に与える影響については，研究者の間で意見が分かれている。Kamphues や Harcourt-Brown らは，日光浴や餌の改善（ビタミン・ミネラルサプリメントなどの投与）によって代謝性骨異常による歯牙疾患を改善することができると唱えているが[3,4,8]，Meredith らや Crossley は，かなり長期間，極度のカルシウム欠乏状態におかれるようなことがなければ，歯の成長および発達に影響は現れないとしている[2,9]。

切歯・臼歯の相互作用

切歯，臼歯のいずれかに不正咬合が生じると，口を適切に閉じることができなくなるため，他方にも影響を与える。したがって，切歯と臼歯には連動して病態が発生することが多い。はじめは切歯だけの異常でも，将来的には臼歯にも臨床徴候が現れる。なお，臼歯に大きな問題がみつからないような症例は予後がよい。

● 参考文献

1) Crossley DA, 奥田綾子. げっ歯類とウサギの臨床歯科学. 奥田綾子監修. ファームプレス. 1999.
2) Crossley DA. The risk of pulp exposure when trimming rabbit incisor teeth. *In* Butterworth SJ,(ed): BSAVA Congress 2001, Scientific Proceedings. BSAVA. 2001, p552.
3) Harcourt-Brown FM. A review of clinical conditions in pet rabbits associated with their teeth. *Vet Rec*. 137: 341-346, 1995.
4) Harcourt-Brown FM. Calcium deficiency, diet and dental disease in pet rabbits. *Vet Rec*. 139: 567-571, 1996.
5) Huang CM, Mi MP, Vogt DW. Mandibular prognathism in the rabbit: discrimination between single-locus and multifactorial models of inheritance. *J Hered*. 72: 296-298, 1981.
6) Huang CM. Morphometric relationships between skull traits and malocclusion in the domestic rabbit. *Bull Inst Zool Acad Sin*. 26: 123-131, 1987.
7) Julius C. Untersuchungen zur Knochendichte bei weiblichen ZIKA-Zuchtkaninchen an Calcaneus sowie am distalen tibiaende uber einen Zeitraum von mehreren Reproduktionszyklen mittels peripherer Quantitativer Computertomographie(pQCTt). PhD Thesis(with English summary). 1997.
8) Kamphues J. Calcium metabolism of rabbits as an etiological factor for urolithiasis. *J Nutr*. 121: S95-96, 1991.
9) Meredith A, Crossley DA. Rabbits. *In* Meredith A, Delaney CJ,(eds): BSAVA Manual of Exotic Pets, 5th ed. BSAVA. 2010.
10) Oglesbee BL. Epiphora. *In*: Blackwell's Five-Minute Veterinary Consult: Small Mammal. Wiley-Blackwell. 2006, pp407-409.
11) Verhaert L. Dental diseases in lagomorphs and rodents. *In* Gorrel C,(ed): Veterinary Dentistry for the General Practitioner, 2nd ed. Elsevier, Saunders. 2013, pp191-212.
12) Wiggs RB, Lobprise HB. Dentistry in rabbit and rodents. *In* Crossley DA, Penman S,(eds): BSAVA Manual of Small Animal Dentistry, 2nd ed. BSAVA. 1995, pp68-92.
13) Wolf P, Bucher L, Kamphues J. A study on the influence of feeding on growth and attrition of rabbit's incisors. *In*: 8th Symposium on Housing and Diseases of Rabbits, Furbearing Animals and Fancy Pet Animals. 1994.

歯牙疾患

4.3 不正咬合の病態

歯冠の過長

1. 切歯冠の過長

切歯は先端咬合の状態になると，咬合面の角度が鈍角になったり，咬合面が変形したりする（図1）。下顎切歯がさらに前方へ突出すると，咬耗されず過長するようになる（図2）。上顎切歯は舌側へカールするように，下顎切歯は吻側に牙のように伸長する（図3a）。ウサギの歯は可動性が高いため，捻転し，八の字に広がって口腔外に伸びることもある（図3b）。狼の牙のような様相を呈すため wolf teeth とよばれる。過長した切歯には負荷がかかりやすいため，破折することもある（図4）。小切歯も過長することがある（図5）。

エナメル質産生時に歯が障害を受けると，エナメル質の水平隆起（洗濯板状の外観）がみられる（図6）。カルシウムとリンの代謝障害や栄養障害，咬み癖や齧り癖による切歯への力学的負荷が原因と推察される。

左右臼歯の歯冠の高さの相違（あるいは顎関節の異常）によって，切歯が斜めに咬耗することもある（図7）。

切歯が過長すると，臼歯しか使えなくなるため，採食時に，餌を口唇でくわえた後，上を向いて奥に餌を落とし込むような仕草をするようになる。

2. 臼歯冠の過長

上顎臼歯の歯冠は頬側（外側），下顎臼歯の歯冠は舌側（内側）に過長する傾向にある（図8）。十分に咬耗されないエナメル質に棘状縁 spike が形成される（図9）。

歯軸が強く弯曲して変位していると（弯曲歯）棘状縁が再形成されやすく，研磨を行っても数週間単位で発生することも珍しくない。弯曲歯が過長すると，対合歯にあたり負荷がかかり，歯の弯曲変位が強くなるため，さらに棘状縁を形成しやすくなる。歯冠の過長や棘状縁の形成は単歯で発生することもあるが，多くは

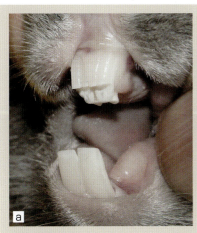

図1 先端咬合
a：上顎切歯の咬合面が楔形になっている。
b：上顎切歯の咬合面が正常とは反対になっている。

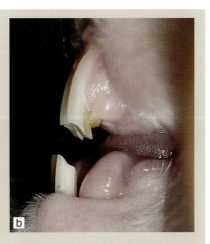

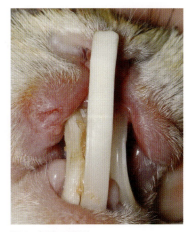

図2 切歯の過長
上顎と下顎の切歯が過長している。毛繕いした被毛が切歯に絡んだり，切歯が口唇を傷つけることもある。

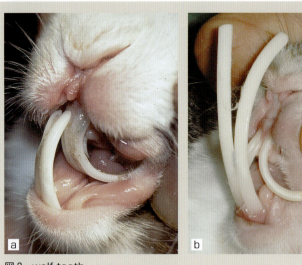

図3 wolf teeth
a：上顎切歯は舌側へカールするように，下顎切歯は牙のように吻側に過長する。
b：上顎切歯がハの字に弯曲することもある。

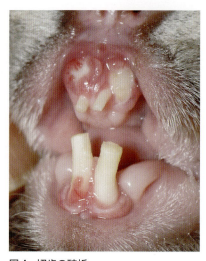

図4 切歯の破折
破折により上顎切歯の歯冠を喪失している。

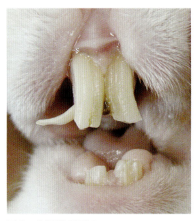

図5 小切歯の過長
小切歯は横方向に過長することが多い。

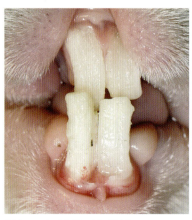

図6 エナメル質の形成不全
切歯に洗濯板状の凹凸が形成されている。

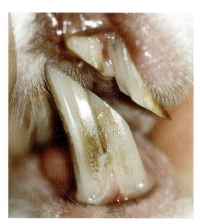

図7 斜歯
上下切歯が斜めに咬耗している。

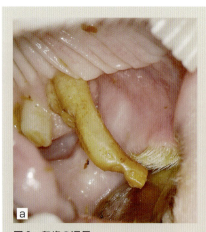

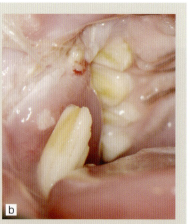

図8 臼歯の過長
a：上顎臼歯の過長。頬側へ伸びる。
b：下顎臼歯の過長。対側の上顎臼歯の歯冠が短い。

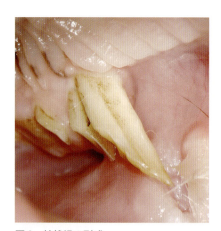

図9 棘状縁の形成
歯冠の一部が尖って先端が鋭利になっている。

歯牙疾患

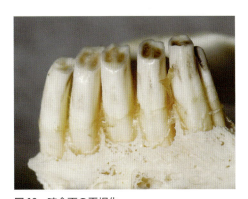

図10　咬合面の平坦化
咬耗の異常により咬合面の稜が消失し平坦になっている。

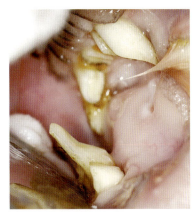

図11　歯列と歯冠の異常
過長や歯冠の喪失，棘状縁形成によって歯列や歯冠の高さが乱れている。

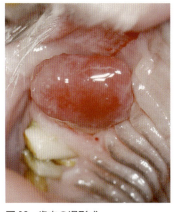

図12　歯肉の過形成
過長した歯冠の刺激により，歯肉が過形成を起こしている。

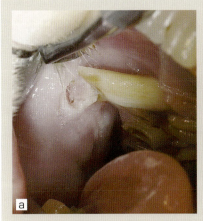

図13　粘膜の損傷
a：棘状縁により頬側の粘膜に潰瘍が形成されている。
b：舌に裂傷が生じている。

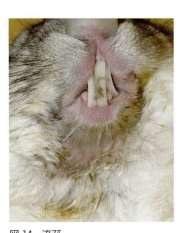

図14　流涎
疼痛により流涎が生じ，喉下の被毛が濡れている。

複数の歯に発生する。

臼歯に棘状縁が形成されると咀嚼が妨げられるため，口腔内に唾液を満たして口をクチャクチャさせたり，採食の仕方を変化させたりする。

また，咬合面の稜が消失して平坦になることも正常ではない（図10）。

歯冠の過長や棘状縁形成，歯の吸収や脱落が，それぞれの歯でばらばらに起こるため，歯冠の高さや形状の乱れが上下左右の歯列で観察される（図11）。

歯冠の過長に伴う異常

過長した切歯が口唇を傷つけることがある（図2）。

臼歯の過長では，棘状縁によって粘膜が刺激され，歯肉の過形成やエプーリスを生じることがある（図12）。棘状縁が鋭利な場合，過長がそれほどでなくても粘膜を傷つけ，潰瘍，裂傷，穿孔などを生じさせる（図13）。上顎臼歯は頬粘膜に，下顎臼歯は舌に損傷を与える。

粘膜の潰瘍や裂傷によって，出血や疼痛，流涎（図14）が生じる（唾液を流しているウサギを slobber とよぶ）。疼痛によって，ウサギは次第に食欲が低下する。

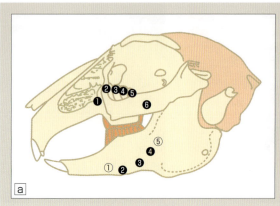
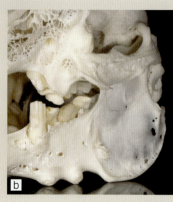

図15 根尖の過長による骨の貫通部位
過長した臼歯の根尖は骨を貫通しさまざまな障害を引き起こしうる。
a：それぞれの臼歯が過長した際に貫通する部位。黒丸は外側への貫通、白丸は内側への貫通を表す。
b：骨格標本。根尖の貫通がみられる。

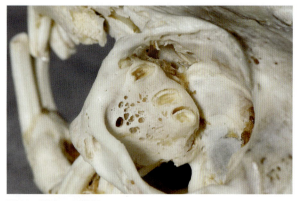

図16 眼窩への過長
過長した上顎臼歯の根尖が眼窩内の歯槽結節から突出している。

根尖の過長に伴う異常

適切に咬耗されなくなった歯は、歯根の方向へも過長する（図15）。それによって、さまざまな障害が発生する。

1. 眼・鼻の異常

上顎の第2前臼歯と切歯の根尖は鼻涙管の直下にあるため、過長により鼻涙管が狭窄または閉塞し、流涙が生じる。口腔内の疼痛による涙の過剰な産生も影響する。

涙液排泄障害によって細菌や有機堆積物が蓄積すると、結膜炎や涙囊炎が生じ、膿性眼脂がみられるようになる。

上顎第2前臼歯～第3前臼歯の根尖は眼窩内の上顎骨歯槽結節に収まっており、その過長（図16）によって眼窩下あるいは眼窩に骨瘤形成や骨増殖が起こる。これらによっても、流涙や眼脂が生じる。また、眼球が圧排されて突出することもある。また、上顎切歯の根尖の過長が鼻腔に影響することもある。

2. 皮膚の異常

疼痛に伴う流涎により口周囲や肉垂に付着した唾液は、脱毛や炎症を引き起こす。口に疼痛を感じたウサギは前肢で口元をおさえるため、前肢内側にも唾液が付着し、脱毛や炎症が生じる。また、流涙によって、内眼角に湿性皮膚炎が生じる。

歯の障害により毛繕いがうまくできなくなると、被毛光沢の低下や被毛粗剛が生じる。毛繕いができる状態でも、疼痛により過剰に分泌された唾液が付着して固まることで被毛粗剛が生じる。

切歯の異常により盲腸便の摂取ができなくなると肛門周囲が軟便で汚れる。

3. 根尖周囲膿瘍

歯根膜腔が拡大することで餌の粒子や口腔内常在細菌が入り込んだり、伸長した歯冠が粘膜に損傷を与えて二次感染を起こしたりすることで、根尖周囲膿瘍が発生する。原因菌は多様で、*Pasteurella multocida* や *Staphylococcus aureus* などが多く分離される[1]。

上顎臼歯の感染では眼窩下に、下顎臼歯の感染では下顎骨に膿瘍が形成される。切歯の根尖周囲膿瘍の発生は少ないが、下顎切歯は前臼歯と根尖が近いため、前臼歯の膿瘍が波及することもある。

根尖の伸長や根尖周囲膿瘍が歯根の近くを通る三叉神経の前下歯槽および上顎枝からの感覚神経に影響すると、咀嚼時の咬合圧によっても疼痛が生じるようになる。

4. 消化管運動の異常

不正咬合のウサギは、繊維が少ない餌を好んだり、牧草や野菜を細かくすりつぶさずに飲み込むようになったりするため、胃腸の鬱滞が起こりやすい。蠕動

歯牙疾患

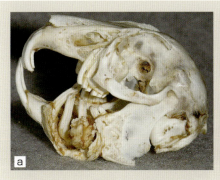
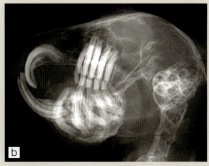

図17 歯槽骨の骨増殖
骨増殖により，歯槽骨が肥厚して膨隆している。
a：骨格標本。
b：X線像（側方像）。下顎臼歯が弯曲歯になり下顎骨が膨隆している。

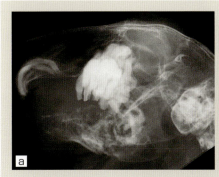
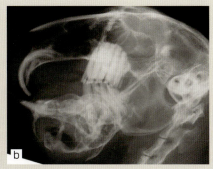

図18 重篤化した根尖周囲膿瘍のX線像（側方像）
a：下顎骨が吸収されている。
b：下顎骨が骨吸収を伴う骨増殖を起こしている。

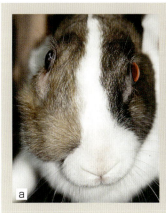
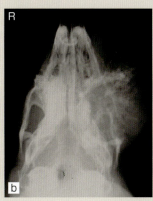

図19 顔貌の変形
a：骨の変形により顔貌が変形している。
b：X線像（背腹像）。右頬骨が骨吸収と骨増殖を起こしている。

の低下により腸内細菌叢が崩れ，腸にガスが溜まったり，軟便や下痢を起こしたりすることもある。

根尖周囲膿瘍の波及

膿瘍が形成されると歯や歯槽骨は劣化し，吸収される。周辺の歯槽骨には反応性の骨増殖が生じる（図17）。下顎臼歯の膿瘍は，下顎骨の変形や骨瘤をもたらす。感染が進行すると，骨が喪失する（図18）。重篤になると，顔貌が変形するほどになる（図19）。

膿瘍は次第に顔や下顎周囲の軟部組織へ拡大していく（蜂窩織炎，図20）。瘻管により個々の膿瘍が連絡し，排膿孔ができて排膿することもあるし，排膿されずに大型化することもある。歯周から口腔内に排膿し（図17），膿汁の誤嚥により誤嚥性肺炎につながることもある。眼窩に膿瘍が波及すると（眼窩下膿瘍），瞬膜や眼球の突出が起こる。鼻腔に波及すると膿性鼻汁が生じ，鼻涙管に波及すると膿性眼脂を生じる（涙嚢蓄膿）。また，耳管を経由して中耳に波及し，中耳に蓄膿を起こすことも多い（鼓室胞蓄膿）。

進行には個体差があり，緩徐に進行する症例も急速に進行する症例もいる。

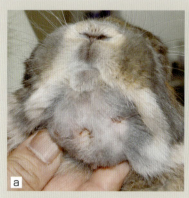
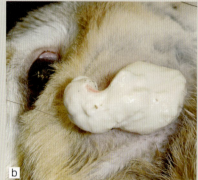
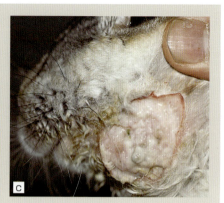

図20　蜂窩織炎
a：排膿孔を有する膿瘍が形成されている。
b：切開するとチーズ様の膿が排出される。
c：皮下は蜂窩織炎となっている。

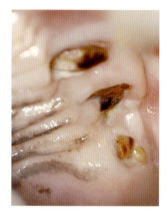

図21　歯冠の短縮・喪失
歯肉ラインから歯冠が萌出していない。根尖膿瘍を疑う。

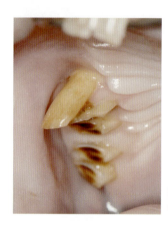

図22　失活歯
歯冠が黄褐色で動揺している。

歯の失活・喪失

　過剰な負荷や根尖周囲膿瘍などによって次第に歯質が劣化し，歯冠の短縮や喪失（図21），最終的に歯の吸収や脱落が起こる。根尖に障害を受けた失活歯は歯冠の色が黄褐色や茶褐色をしていることが多く（図22），破折しやすい。1～2本のみの生存歯が過長し続け，舌や頬粘膜を損傷することもある。

　歯が失活した場合，歯冠が遺残していれば餌をすりつぶすために利用される。歯冠を喪失しても，やわらかい餌であれば器用に食べるウサギもいる。しかし，骨吸収や骨増生による顎の変形も伴い，最終的には自力での採食が困難となる。

● 参考文献

1) Varga M. Dental disease. *In*: Textbook of Rabbit Medicine, 2st ed. Elsevier, Butterworth-Heinemann. 2013, pp203-248.

歯牙疾患

4.4 口腔内検査

はじめに

歯牙疾患の臨床徴候は食欲不振や流涙など非特異的なものが多いため，ウサギに好発する胃の鬱滞ならびに毛球症，肝疾患，膀胱結石などとの鑑別が必要である。これらの疾患が併発することも珍しくはないので，検査は非常に重要である。

身体検査で口腔内や頭部の局所的な評価を行い，頭部X線検査で歯の評価を行う。詳細な評価が必要な場合はコンピュータ断層撮影（CT）検査を行う。

身体検査

1. 視診・触診

まず，栄養状態や脱水などの全身状態を評価する。食欲不振が続くと生活の質（QOL）も低下している。

ついで流涙や眼脂，流涎，鼻汁，口唇部の外傷，顎の変形（上顎骨や下顎骨の左右対称性ならびに骨膨隆）の有無，口周囲や肉垂部の被毛の状態を確認する（図1）。これらは歯牙疾患で発生しやすい徴候や病態である。

2. 口腔内の評価

ウサギをタオルなどで保定して口唇を開き，切歯の咬合状態，変形（萌出方向や破折）や変色の有無を確認する（図2）。ついで口腔内に耳鏡や内視鏡を挿入して，舌や口腔頬粘膜の損傷や出血，臼歯の咬合，変形（萌出方向や破折）や変色の有無などを確認する（図3）。

口腔粘膜や舌から出血がある場合は，綿棒を口腔内に入れると血液により先端が赤色に染まる（図4）。口腔内が唾液で満たされている場合（図5）は，異常がある可能性が高い。開口器や頬拡張器を使用することもあるが，ウサギが暴れて歯の破折や骨折などにつながる可能性があるため注意する[4]。

無麻酔では開口が不十分なため，すべての臼歯を観察することはできない。また，ウサギが顎や舌を動かし抵抗して，観察が困難なこともある。DeForgeは無麻酔下での口腔内観察は約70％の異常所見を見逃すと報告している[3]。したがって，詳細に観察するためには麻酔が必要になる。しかし，DeForgeは麻酔下でも約50％の異常を見逃すと報告しており（歯根や根尖のみ病変が存在する場合もあるため），最終的には，画像診断が必要となる。

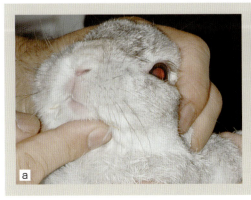
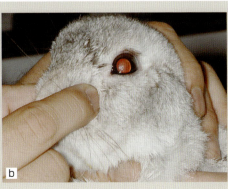

図1　顔の触診
下顎や鼻梁部を注意深く触診する。
a：下顎の触診
b：鼻梁部の触診

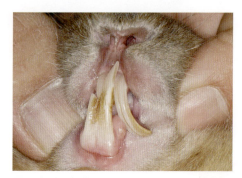

図2 切歯の観察
口唇を開いて切歯を観察することは容易である。

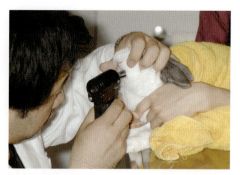

図3 臼歯の観察
臼歯は耳鏡を口腔内に挿入して観察する。多くの
ウサギは協力的ではない。

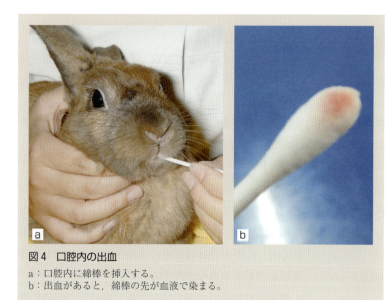

図4 口腔内の出血
a：口腔内に綿棒を挿入する。
b：出血があると，綿棒の先が血液で染まる。

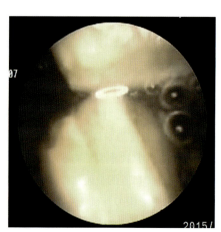

図5 口腔内の内視鏡像
唾液が多く貯留しており，口腔内の異常が疑われる。

X線検査

1. 撮影上の注意

歯や周囲の骨の状態を評価する。ウサギが協力的であれば，鎮静や麻酔を施さなくても，十分に読影可能な画像が得られる。

側方像（図6a），背腹像（図6b），吻尾像（図6c）の3方向を撮影し，3次元的な評価を行うことが望ましい。側方斜位像も加えるとより理想的である。触診で顔や顎の変形，口腔内観察で流涎や歯冠の異常が確認された箇所を重点的に撮影する。

ウサギの頭骨ならびに歯や歯列が正常かどうかをX線像上で判断するための基準が発表されている[1]。以下ではそれをふまえて解説する。しかし，論文では，麻酔下で開口させ，咬合面が明確になるような角度を作って撮影した画像をもとに評価している。無麻酔での撮影では適切な角度が作れないこともあるため，すべての症例にこの基準を完全にあてはめることはできない。代謝性骨疾患や先天性の頭蓋骨奇形，下顎突出症などを有する個体は正常な頭骨の形態をしていないため，この基準による評価の信用性が低くなる。

2. 側方像

鼓室胞，下顎骨，眼窩の吻側縁が重なり，上顎骨腹側縁（切歯と臼歯の歯隙の硬口蓋の線）が一直線になっている像が理想である。歯冠と根尖の長さ，周囲の骨病変を観察する。左右の歯が重なってしまうため，単純な側方像では個々の歯の評価が難しい。

(1) 切歯

正常な上顎切歯の根尖は上顎骨腹側縁の背側（上方）から口蓋の中央付近，下顎切歯の根尖は下顎第1前臼歯の前縁に位置する（図7）。

正常な切歯の咬合面は鋭角だが，咬合の障害が起こ

歯牙疾患

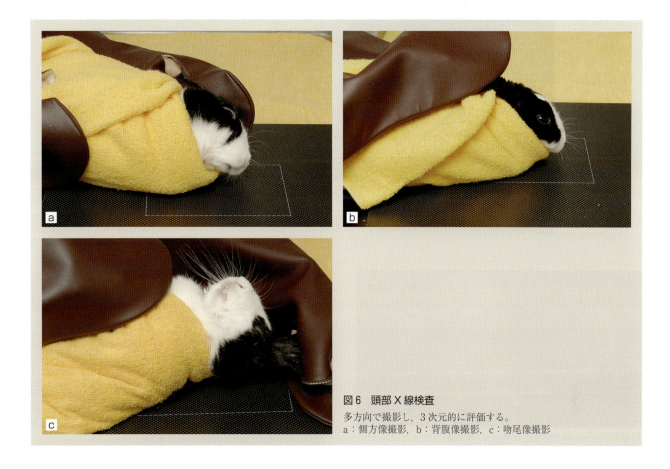

図6　頭部X線検査
多方向で撮影し，3次元的に評価する。
a：側方像撮影，b：背腹像撮影，c：吻尾像撮影

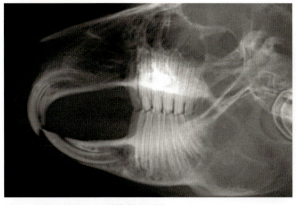

図7　正常な切歯のX線像（側方像）
上顎切歯の根尖は上顎骨腹側縁から離れており，下顎切歯の根尖は下顎第1前臼歯の前縁から離れている。

ると鈍化する。

　上顎切歯の根尖は，過長すると強弯しながら上顎骨腹側縁にあたり，皮質骨を菲薄にする（図8）。その結果，根尖が貫通していることもある。下顎切歯の根尖は，過長すると下顎第1前臼歯の前縁を越す（図9）。切歯は破折したり，屈曲していることも多い（図10）。失活した歯は輪郭が不明瞭になり，細くみえたりもする（図11）。

　根尖の異常な石灰化病巣が鼻腔に向かって増殖しているこ

いることもある（図12）。

(2)臼歯

①上顎臼歯の根尖の過長

　正常な上顎臼歯の根尖は，鼻骨の吻側端と外後頭隆起の先端を結んだ線（基準線①）を越えない[1]（図13）。前臼歯は頬側に弯曲しながら上顎骨頬骨弓起始部に，後臼歯はあまり弯曲せずに眼窩下あるいは眼窩に過長する（図14）。

②臼歯の歯冠の異常

　正常な臼歯の咬合面は，硬口蓋の吻側端（小切歯のすぐ後方）と，鼓室胞の下から3分の1の位置を通る線（基準線②）に一致する[1]（図15）。基準線②を越す場合は歯冠の過長（図16），基準線②に届かない場合は歯冠の短縮と判断する（図17）。

③臼歯の咬合面のジグザグ

　正常な臼歯の咬合面は対称的なジグザグである（図18）。開口した状態で側方像を撮影すると，口を閉じた状態よりもジグザクがわかりやすくなる。異常な咬耗があるとジグザグでなくなり，平滑になる[1]（図19）。

153

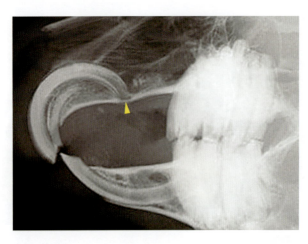

図8 上顎切歯根尖の過長のX線像（側方像）
上顎切歯の根尖が伸長し，上顎骨腹側縁の皮質骨に接している（矢頭）。

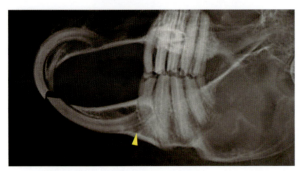

図9 下顎切歯根尖の過長のX線像（側方像）
下顎切歯の根尖が下顎第1前臼歯の前縁を越えている（矢頭）。

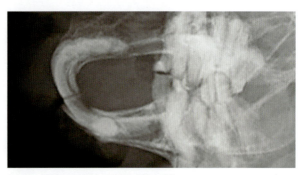

図10 切歯の屈曲のX線像（側方像）
上顎切歯が強く屈曲している。

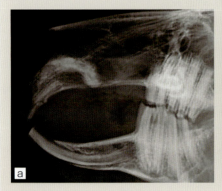
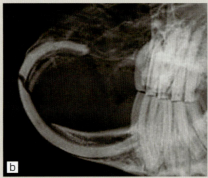

図11 失活歯のX線像（側方像）
a：上顎切歯の境界が不明瞭に写り，失活歯の可能性が高い。
b：上顎切歯の歯根が細くなっている。上顎骨腹側縁が不明瞭で，骨髄炎が示唆される。

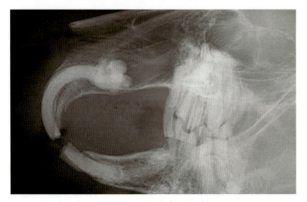

図12 切歯の石灰化病巣のX線像（側方像）
上顎切歯の根尖に塊状のX線不透過像が認められる。

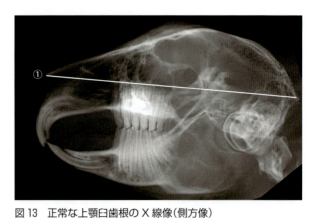

図13 正常な上顎臼歯根のX線像（側方像）
上顎切歯の根尖は鼻骨の吻側端と外後頭隆起の先端を結んだ基準線①を越えない。

歯牙疾患

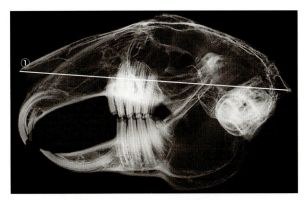

図14　上顎臼歯根尖の過長のX線像（側方像）
上顎臼歯の根尖が基準線①を越す。前臼歯の根尖は鼻腔に向かって，後臼歯の根尖は眼窩に向かって伸長する。

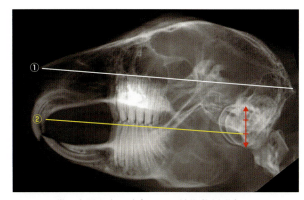

図15　正常な上顎臼歯の咬合面のX線像（側方像）
臼歯の咬合面は，硬口蓋の吻側端いわゆる小切歯のすぐ後方と，鼓室胞の下から3分の1の位置を通る基準線②に一致する。

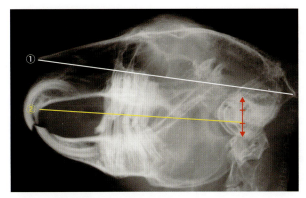

図16　歯冠の過長のX線像（側方像）
上下臼歯の歯冠の過長により，咬合面が基準線②に重ならない。

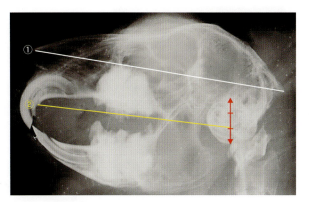

図17　歯冠の短縮のX線像（側方像）
下顎臼歯の咬合面が基準線②に達しない。

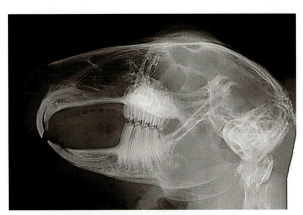

図18　正常な臼歯の咬合面のX線像（側方像）
上下臼歯の咬合面がジグザグに咬み合う。

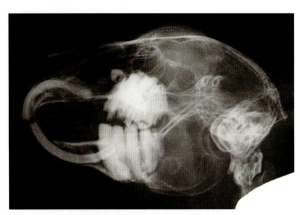

図19　臼歯の咬合面の平坦化のX線像（側方像）
異常な咬耗があると咬合面が平坦になる。

④開口角度の異常

　口を閉じた状態での正常な開口角度は上顎骨腹側縁の線と下顎骨背側の線が，吻側に向かって閉じるような角度になっている（基準線③，図20）。歯冠の過長，あるいは骨の変形により開口しているウサギでは，基準線③が平行あるいは吻側に向かってやや広くなる（図21）。ただし，小型種ならびに短頭種は正常でも基準線③が平行になる[1]。

⑤下顎臼歯の根尖の異常

　正常な下顎臼歯の根尖は下顎骨腹側縁の直上にある。下顎骨の骨皮質の厚さは前臼歯の根尖の直下ではほぼ均一である[1]（図22）。下顎臼歯の根尖が過長すると，下顎骨腹側縁の皮質骨が菲薄になり（図23a），膨

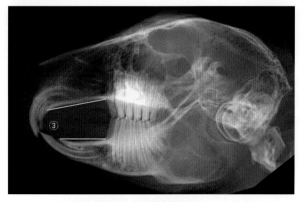

図20 正常な開口角度のX線像(側方像)
正常では上顎と下顎は吻側に向かって狭くなる(基準線③)。

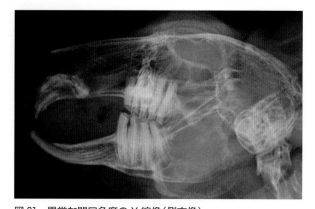

図21 異常な開口角度のX線像(側方像)
上顎と下顎が平行あるいは吻側に向かって広くなる。

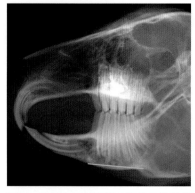

図22 正常な下顎臼歯の根尖のX線像
(側方像)
根尖は下顎骨腹側縁の直上に位置する(緑線)。下顎骨の皮質は厚さが均一で平滑である。

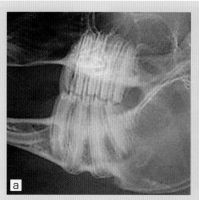
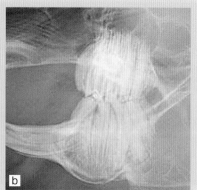

図23 下顎臼歯根尖の過長のX線像(側方像)
a：下顎骨腹側縁の皮質が菲薄化している。
b：下顎骨腹側縁が膨隆している。

隆などの変形がみられる(図23b)。根尖が皮質骨を貫通することも多い。

3. 側方斜位像

頭蓋を約45度傾けた側方斜位像で撮影すると、左右のそれぞれの歯列がX線フィルムやパネルと平行になり、一部の歯根や根尖、周囲の骨が重ならなくなる。可能であれば開口させるとより明瞭となる[4]。しかし、X線入射角度が直角にならないので、歯の長さは評価できない。

正常ならば、歯根の周りに歯根膜と歯根膜腔による線状パターンが認められる(図24)。歯が劣化すると歯根膜が不明瞭になり、さらに歯根膜腔が拡大する(図25)。

劣化した歯からは中心部を縦走するエナメル質の線が消失し、歯質が不明瞭になる。正常な根尖は開放しているためX線透過性の領域として認められるが、根尖が閉鎖すると不透過性になる。歯の劣化はすべて

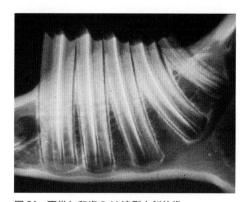

図24 正常な臼歯のX線側方斜位像
2つの歯髄腔と、歯根の周りの線状パターンが認められる。
(画像提供：ベテックデンティストリー　奥田綾子先生)

の歯で同時に起こるとは限らず、ほとんどの歯が正常の中で1〜2本の歯に異常が認められることもある。これらの所見は側方像で評価することは難しく、側方斜位像により偶発的に発見されるかもしれない。側方斜位像により臼歯の根尖の一部が明確に映し出される

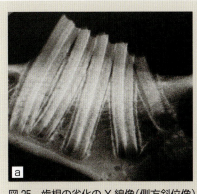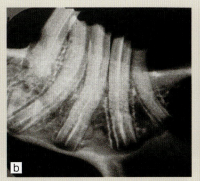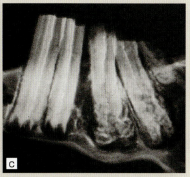

図25　歯根の劣化のX線像(側方斜位像)
a：歯根膜が不明瞭になっている。
b：線状パターンが不明瞭になっている。
c：歯根膜腔が拡大している。
(画像提供：ベテックデンティストリー　奥田綾子先生)

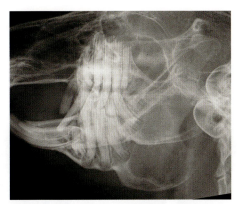

図26　臼歯の根尖のX線像(側方斜位像)
右下顎臼歯の根尖が過長し変形しながら下顎骨腹側縁の皮質骨を貫通している。

と，根尖の過長，変形(図26)，閉鎖，根尖周囲膿瘍などが診断される。

4. 背腹像

上顎骨と下顎骨が重なり，頰骨弓と鼓室胞が完全に左右対称となる像が理想である。背腹像で評価できるのは，主に臼歯の歯列の乱れや骨の変形，上顎切歯の根尖の状態にとどまる。

正常な臼歯の歯列は，上顎切歯端の外側縁と同側の下顎枝の内側縁を結ぶ線と，鼓室胞の外側縁と反対側の上顎切歯の外側縁を結ぶ線(基準線④)の間に収まる(強く弯曲した上顎の第2，3臼歯の根尖を除く。図27a)。下顎骨の内側縁は，基準線④の内側(舌側)に一部重なり，おおよそ直線状の滑らかなラインを描く。上顎切歯は左右対称に棒状に写り，根尖が開いているのもわかる。小切歯は点状にしかみえない(図27a)。上顎第1前臼歯が下顎骨と少しずれた状態で

あると，歯と歯根膜腔が同心円状に確認できることもある(図27b)。

弯曲しながら過長した臼歯の根尖は，基準線④を越える(図28)。根尖の過長による骨膨隆や根尖周囲膿瘍は骨の変形として認められる(図29a)。下顎骨の膨隆が認められると，基準線④の内側に，弯曲したラインが描かれる(図29b)。変形が重度になると，基準線をひくことが難しくなる(図30)。

閉鎖した根尖や石灰化病巣はX線不透過性に写る。

5. 吻尾像

すべての歯が縦に重なり，左右の切歯や臼歯列，下顎骨や頰骨弓，鼻腔の対称性を保った像が理想であるが(図31)，読影できるものはかなり限られている。臼歯は重なっているため，顕著な根尖の過長やスパイクしかわからない(図32)。根尖の過長や根尖周囲膿瘍では，骨膨隆や骨増殖などの骨の変形(図32)，偶発的にX線透過像も確認できる。

根尖周囲膿瘍

根尖の感染からはじまり，失活，骨吸収や骨増殖が起こっていると，膿瘍を形成している可能性が高い。初期の根尖周囲膿瘍は，典型的なX線所見を示すこともある。

根尖周囲膿瘍は，最初に根尖を取り囲む類円形のX線透過像として認められる。透過像は歯根膜腔と連続する。進行すると，周囲骨に反応性の硬化性変化(硬化ライン)がみられるようになる(膿瘍パターン，図33)。一歯のみ，あるいは小さな根尖周囲膿瘍をX

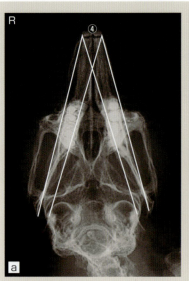
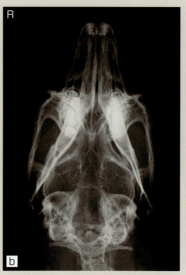
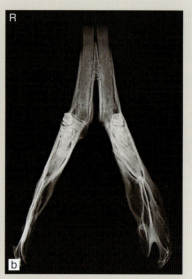

図27　正常な歯列のX線像（背腹像）
a：正常な臼歯の歯列は，上顎切歯端の外側縁と同側の下顎枝の内側縁を結ぶ線と，鼓室胞の外側縁と反対側の上顎切歯の外側縁を結ぶ線（基準線④）の間に収まる。上顎の第2前臼歯の根尖は弯曲が強く，基準線④を超えることがある。下顎骨の内側の辺縁も基準線の内側に重なって写る。
b：上顎第1前臼歯が下顎骨と少しずれた状態であると，歯と歯根膜腔が同心円状に確認できることもある。
c：下顎のみのX線像。

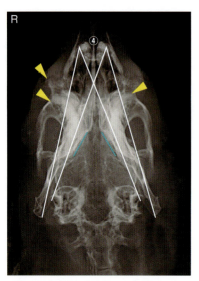

図28　臼歯根尖の過長のX線像（背腹像）
上顎の第2前臼歯の根尖が基準線④を越えている（矢頭）。下顎骨の内側縁は，基準線④の内側に重なり，おおよそ直線状のなめらかなラインを描く（青線）。

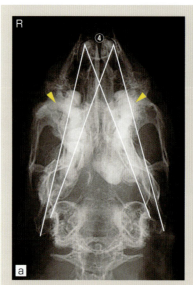
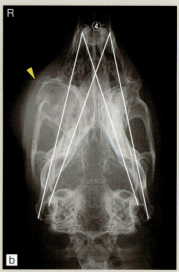

図29　臼歯の異常のX線像（背腹像）
a：左右の第2前臼歯の根尖が基準線④を外側に越えている（矢頭）。右下顎骨は石灰化病巣を伴う骨増殖を起こし，基準線の内側を越えている。
b：左上顎頬骨起始部に骨吸収を伴う骨増殖を起こし（矢頭），右上顎の臼歯が喪失している。

線検査で発見するのは難しい。ときに類円形の硬化ラインを伴う大型のX線不透過像が偶発的に得られることもある。

石灰化病巣

閉鎖して石灰化した根尖は球状に変化することもあり，周囲の骨とともに丸いX線不透過像（石灰化病巣）として認められる（図34）。これは歯牙腫と類似し，画像からのみの鑑別が難しい。

歯牙疾患

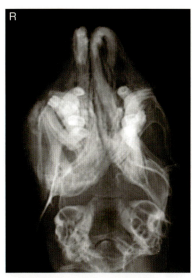

図30 顎骨の変形のX線像（背腹像）
歯列の乱れと歯の変形が重篤になると上下顎が正常に位置しないため基準線が正確にひけなくなる。

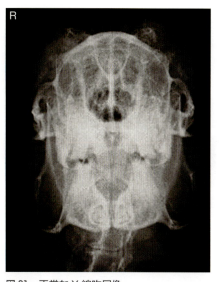

図31 正常なX線吻尾像
左右の切歯や臼歯列，下顎骨や頬骨弓，鼻腔が対称性を保っている。

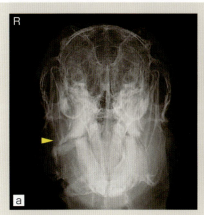 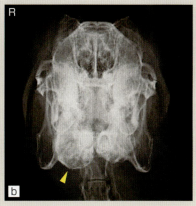

図32 臼歯根の異常のX線像（吻尾像）
a：歯冠が頬側に大きく弯曲している（矢頭）。
b：根尖周囲膿瘍により下顎骨が変形している（矢頭）。

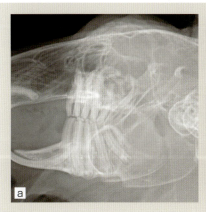 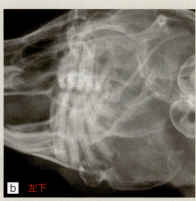

図33 膿瘍パターンのX線像
a：側方像。下顎後臼歯に類円形の硬化ラインを伴うX線透過像がみられる。
b：側方斜位像。下顎後臼歯に類円形のX線透過像がみられる。

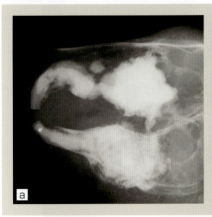
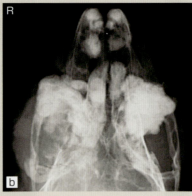

図34 石灰化病巣のX線像
a：側方像。上顎切歯，上下臼歯に石灰化病巣がみられる。上顎骨中央部にも孤立した小さな石灰化病巣がつくられている。
b：腹背像。左右の上顎切歯に円形の石灰化病巣がみられる。左右の臼歯には頰骨起始部に不整な石灰化病巣がみられる。

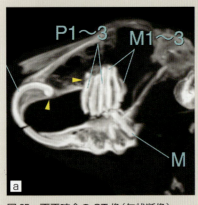
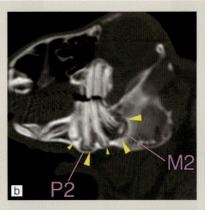
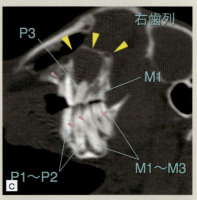

図35 不正咬合のCT像（矢状断像）
a：下顎臼歯は後臼歯1本を残し抜け落ちているが，周囲の骨に顕著な異常は認められない。単に歯の喪失が起きただけである。
b：下顎第2，3前臼歯根尖の過長により下顎骨の皮質骨が菲薄化し，第2後臼歯の根尖を中心に骨吸収がみられる（矢頭）。根尖周囲膿瘍が疑われる。
c：上顎後臼歯の根尖に根尖周囲膿瘍を疑う骨吸収像がみられ（矢頭），上下臼歯にはう蝕と思われる微小な吸収像がみられる（紫矢頭）。

コンピュータ断層撮影検査

CT検査は，歯や骨など硬組織の描出に優れていること，解像度が高く微細な病巣を鮮明に画像化できることから，診断や治療計画の策定，予後評価に有効である[2]。歯科疾患および関連する合併症の診断には不可欠である。3次元画像を作成できることも利点である。

歯根膜腔の拡大，歯冠の棘状縁，根尖閉鎖，初期の根尖周囲膿瘍（骨融解や骨増殖）などの有無や進行程度，鼻腔，眼窩，中耳への波及を評価する（図35〜37）。

歯牙疾患

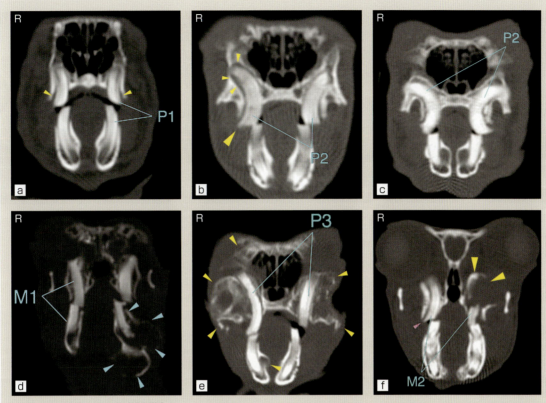

図36　不正咬合のCT像（横断像）
a：左右上顎第1前臼歯の歯根膜腔が拡大している（矢頭）。
b：右上顎第2前臼歯歯冠にスパイクが形成され，根尖は過長している（矢頭）。
c：上顎第2前臼歯が弯曲歯になり，根尖の過長，咬合面の不正を起こしている。
d：左下顎第1後臼歯の根尖周囲膿瘍により下顎骨に骨融解が認められる（矢頭）。
e：上顎第3前臼歯の周囲に骨増殖が認められ，右鼻腔内の骨軟骨構造も崩壊している（矢頭）。
f：左上顎臼歯の根尖に根尖周囲膿瘍が認められ（黄矢頭），左眼球が突出している。

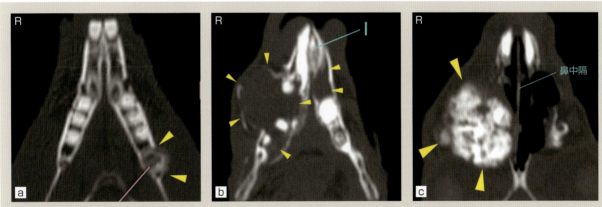

図37　不正咬合のCT像（水平断像）
a：左下顎第2後臼歯が喪失し，小さな根尖周囲膿瘍がみられる（矢頭）。
b：右下顎骨は骨吸収を伴う顕著な骨破壊を起こしている（矢頭）。左下顎の前臼歯は喪失している。
c：右上顎に顕著な骨増殖がみられ（矢頭），鼻腔を圧迫している。

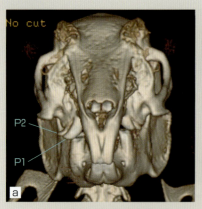 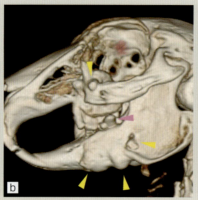 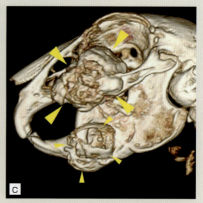

図38 不正咬合のCT像(3D像)
a：右上顎第2,3前臼歯の歯冠が棘状縁をつくり外反している。
b：左上顎の頬骨起始部と下顎骨腹側に骨膨隆がみられる(黄矢頭)。骨膨隆の尾側を白歯の根尖が貫通している(紫矢頭)。
c：上顎骨と下顎骨に骨破壊を伴う顕著な骨瘤が形成されている。

● 参考文献

1) Boehmer E, Crossley D. Objective interpretation of dental disease in rabbits, guinea pigs and chinchillas: use of anatomical reference lines. *Tierärztl Prax*. 37: 250-260, 2009.
2) Capello V, Cauduro A. Comparison of diagnostic consistency and diagnostic accuracy between survey radiography and computed tomography of the skull in 30 rabbits with dental disease. *J Exotic Pet Med*. 25: 115-127, 2016. dpi: 10.1053/j.jepm.2016.03.002
3) DeForge DH, Colmery BH III. 獣医歯科X線アトラス. 奥田綾子訳. 学窓社. 2003.
4) Verhaert L. Dental diseases in lagomorphs and rodents. *In* Gorrel C, (ed): Veterinary Dentistry for the General Practitioner, 2nd ed. Elsevier, Saunders. 2013, pp191-212.
5) 網本昭輝, 久山朋子, 八村寿恵ほか. ウサギの歯の口外開口斜位撮影法に関する検討. 動物臨床医学. 14：139-143, 2005. doi: 10.11252/dobutsurinshoigaku.14.139

歯牙疾患

4.5 不正咬合の治療

はじめに

基本的に過長した歯冠や棘状縁は切削，研磨し，感染を起こした歯は抜歯する。膿瘍は切開・排膿し洗浄する。

失活歯でなければ，定期的な切削や研磨が必要になる。臼歯の処置は基本的に麻酔下で行うため，とくに高齢の個体では全身状態に問題がないことを確認する。

歯に異常があっても全身状態に影響しないこともあり，治療に踏み切る基準は定まっていない。食欲があり，採食に影響がなく，健康に関わる問題がみられない場合は，経過を観察してもよいかもしれない。

切歯

1. 切削

切歯を切削する間隔は，不正咬合の進行程度や歯の状態，成長速度によって異なる。

基本的に切歯の処置は無麻酔で行う。ウサギを保定したうえで，歯科用バーで処置する（図1a）。切歯の歯冠が過長している個体では，正常の長さに揃えて角度をつけ（図1b），咬合がまったく合わずにずれている個体では露髄しない範囲で短くすると，切削する間隔をあけることができる（図1c）。

切歯の切削を頻回に行うと歯髄が伸びて広くなるため，切削時に露髄することもある。このような場合には，感染予防のために水酸化カルシウム剤で歯髄を保護し，硬化型のカルシウム剤で簡易的に充填する[4]。

なお，幼体で下顎切歯が上顎切歯の吻側（前方）に変位している場合は，矯正が可能である。下顎切歯は後面が高くなるように角度（外斜角）をつけ，上顎切歯は前面が高くなるように角度（内斜角）をつけ，下顎切歯の先端が正常と同じ上顎切歯の舌側に位置するようにすると，上顎切歯が下顎切歯を抑え込むような負荷がかかり，過長を抑制できる場合もある[6]（図2）。咬合の具合を週に1～2回確認し，繰り返し矯正処置を行

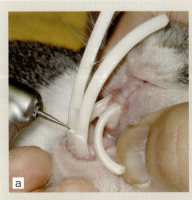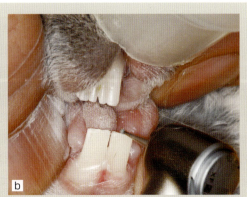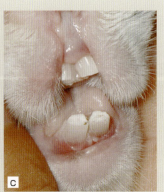

図1　切歯の切削
a, b：歯科用バーを使用し，正常な長さに揃える。
c：上下の切歯が咬み合っていない場合は露髄しない範囲で短くする。

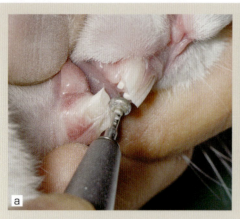
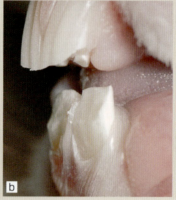

図2 切歯の矯正切削
a, b：下顎切歯に外斜角をつけ，先端が上顎切歯の内側にくるようにする。

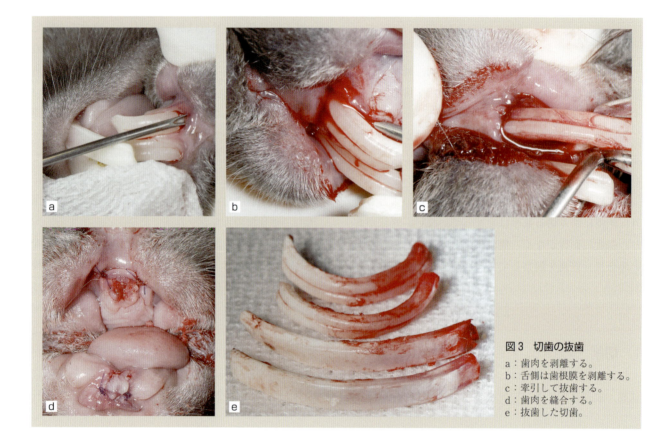

図3 切歯の抜歯
a：歯肉を剥離する。
b：舌側は歯根膜を剥離する。
c：牽引して抜歯する。
d：歯肉を縫合する。
e：抜歯した切歯。

うことが重要である。

2．抜歯

切歯の抜歯は，重度の不正咬合あるいは頻繁に切削する必要があるウサギに適応される。

臼歯に大きな問題がなければ切歯の抜歯は支障をきたさないが，基本的には先天的な不正咬合に対して選択されるべきである。後天的な不正咬合や高齢個体には積極的には勧めない[1]。歯や歯槽骨が劣化していると，抜歯の際に破折したり，歯周囲の骨膜反応によって歯が抜けなかったりする可能性があるからである。

抜歯は全身麻酔下で行い，一度の処置で全切歯を抜く。切歯は歯根に向かって弯曲しているため，歯肉や歯周靱帯を少しずつ剥離する（図3a）。とくに歯根膜のある舌側はしっかりと剥離しなければいけない（図3b）。歯が動揺してきたら，鉗子で引き抜く（図3c）。小切歯の歯根は浅い位置にあるため抜歯は容易である。抜歯後は吸収糸にて歯肉を縫合する（図3d）。

抜歯が不完全であったり，歯髄組織を残してしまうと再萌出が起こる。歯髄組織が残っているようであれば，歯槽内を掻爬するかレーザーで焼烙し，歯髄組織を死滅させる。

歯牙疾患

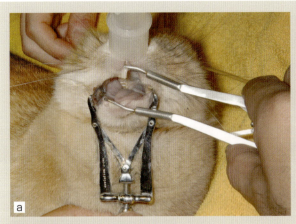
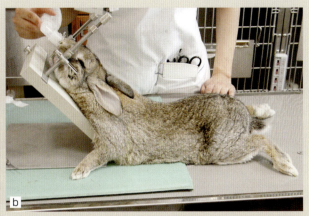

図4 開口
a：開口器と開頬器を用いて視野を確保する。
b：開口固定器が用いられることもある。

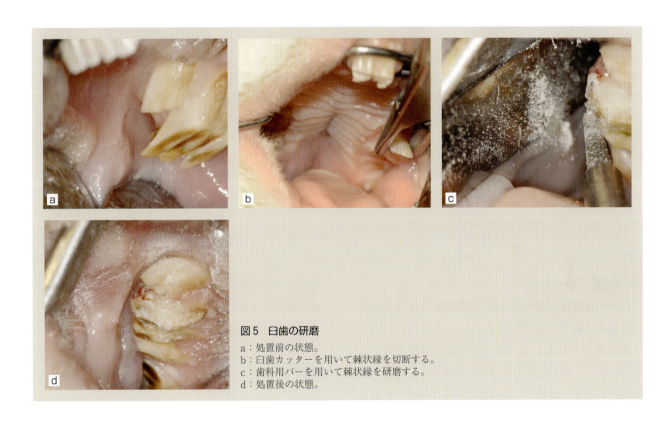

図5 臼歯の研磨
a：処置前の状態。
b：臼歯カッターを用いて棘状縁を切断する。
c：歯科用バーを用いて棘状縁を研磨する。
d：処置後の状態。

　抜歯後，ウサギは口唇で食物をつかむことを覚えるが，乾牧草や野菜などを与える場合は，短く切ったり，すりつぶして与える必要がある。

臼歯

1. 研磨

　臼歯を研磨する間隔は不正咬合の原因や歯の状態，歯の成長速度によって異なる。処置には専用の開口器や開頬器，舌圧子などが必要となる（図4）。全身麻酔下で，過長した歯冠や棘状縁を正常の形状に戻すように，歯科用バーあるいは臼歯カッターで研磨する（図5）。歯によって歯冠の高さに相違がみられる場合は，なだらかに整えるようにする。歯科用バー使用時は軟部組織を傷つけたり，歯髄に熱損傷を与える危険性があるので注意する。臼歯の歯冠をどの程度短くするべきかについては，さまざまな意見がある。

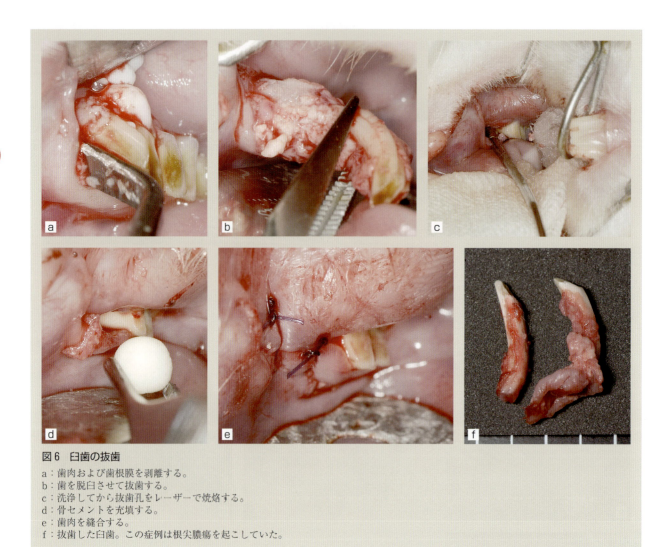

図6 臼歯の抜歯
a：歯肉および歯根膜を剥離する。
b：歯を脱臼させて抜歯する。
c：洗浄してから抜歯孔をレーザーで焼烙する。
d：骨セメントを充填する。
e：歯肉を縫合する。
f：抜歯した臼歯。この症例は根尖膿瘍を起こしていた。

2. 抜歯

臼歯の抜歯は，基本的に根尖周囲膿瘍や眼球突出がある場合に行う。

歯根膜腔が拡大して，根尖にX線透過像があるような臼歯は，動揺しており容易に抜ける。しかし，歯根膜腔が正常で動揺のない臼歯の抜歯は周囲の骨折を起こしやすい。そのため，過長のみであれば積極的には抜歯しない。根尖に石灰化病巣や硬化骨がみられる場合は，骨性癒着を起こしているため，抜歯は不適応である。

根尖周囲膿瘍を伴う場合は，抜歯後，歯槽の感染組織をできるだけ掻爬して排膿および洗浄を行い，歯肉を縫合する（図6）。膿瘍腔に対する処置として，骨セメントである抗菌薬含有ポリメチルメタクリレート antibiotic-impregnayed polymethyl methacrylate（AIPMMA）や水酸化カルシウムのペーストを膿瘍内に充填する処置[1,7]が報告されている。

臼歯は上顎と下顎の前後数本が重なりあって咬耗するため，対向歯の抜歯は不要である。なお，抜歯した歯に隣接する歯は，その方向に変位しやすくなる。

抜歯不適応の症例で膿瘍が進行して大きくなるようであれば，支持療法として切開して排膿・洗浄を行う（図7）。

予防

野生のウサギと同じ餌（樹皮，木の根，植物の葉や茎など）で飼育されているウサギでは歯牙疾患は発症しないといわれている[5]（図8）。予防のためには，牧草を多給することで，野生のウサギのように顎関節運動（とくに水平運動）を促進させる。

ペレットは完全栄養食であるが，その硬度に問題がある。顎の強い上下運動で咬み砕かれるような硬度の高いペレットは不適切である。適度な上下運動で砕かれ，臼歯の咬耗を促進する繊維質を多く含むものが理想である。

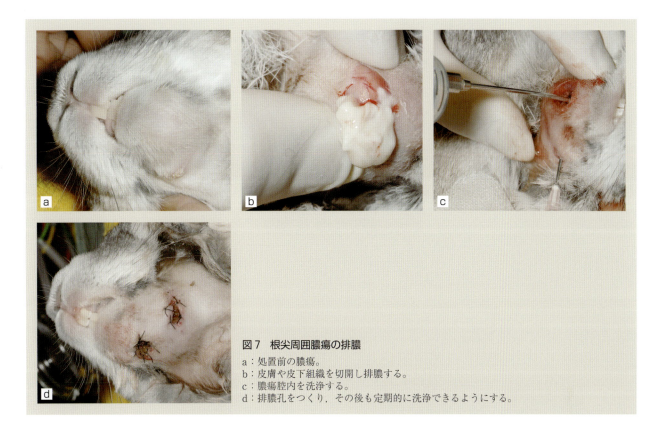

図7　根尖周囲膿瘍の排膿
a：処置前の膿瘍。
b：皮膚や皮下組織を切開し排膿する。
c：膿瘍腔内を洗浄する。
d：排膿孔をつくり，その後も定期的に洗浄できるようにする。

　炭水化物もしくは糖質の多給はう蝕を起こす恐れがあるため[2]，果物や甘味のトリーツは可能な限り与えないか，最小限にとどめたい。これらは嗜好性に優れ，与えるとウサギが好んで選択するようになり[3]，牧草やペレットを積極的に摂取しなくなるためである。

　不正咬合の発生したウサギは歯の萌出角度が変位しており，不正咬合によって咬筋も障害を受けているため，一度治療をしても，再び過長が生じやすい。したがって，餌による再発予防を心がける必要があるが，失活歯などの進行した不正咬合では，もとの状態に戻せないため，牧草を受け入れないウサギも多い。

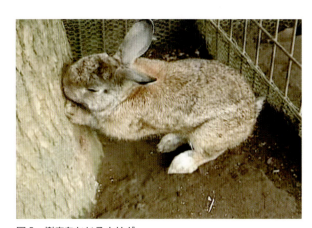

図8　樹皮をかじるウサギ
野生のウサギと同様の餌を与えると歯牙疾患が発生しにくい。

● 参考文献

1) Bishop MA. Is rabbit dentine innervated? A fine-structural study of the pulpal innervation in the cheek teeth of the rabbit. *J Anat*. 186: 365-372, 1995.
2) Huang CM, Mi MP, Vogt DW. Mandibular prognathism in the rabbit: discrimination between single-locus and multifactorial models of inheritance. *J Hered*. 72: 296-298, 1981.
3) Huang CM. Morphometric relationships between skull traits and malocclusion in the domestic rabbit. *Bull Inst Zool Acad Sin*. 26: 123-131, 1987.
4) Rahman ASMH, Al-Mahmud KA, Nasirul Islam KM. Dental malocclusion in New Zealand white rabbits (*Oryctolagus cuniculus*). *Bangladesh Vet J*. 63: 85-88, 1983.
5) Schwartz G, Enomoto S, Valiquette C, et al. Mastication in the rabbit: a description of movement and muscle activity. *J Neurophysiol*. 62: 273-287, 1989.
6) Shadle AR. The attrition and extrusive growth of the four major incisor teeth of domestic rabbits. *J Mammal*. 17: 15-21, 1936. doi: 10.2307/1374543
7) Varga M. Dental disease. *In*: Textbook of Rabbit Medicine, 2nd ed. Elsevier, Butterworth-Heinemann. 2002, pp203-248.

第5章

循環器疾患

5.1 循環器の解剖生理
5.2 心臓の検査
5.3 心不全
5.4 血管障害
5.5 胸腺腫

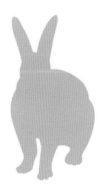

5.1 循環器の解剖生理

心臓

ウサギは身体の大きさに対して心臓が相対的に小さく（図1a），心体重比（体重に占める心臓の重量の割合）は0.2％である（イヌは0.76％）[2]。同程度の体格のネコと比べると，半分の大きさしかない。

心臓は鈍円錐形である（図1b）。肺からの血液を全身へ送り出す左心系と，全身から戻ってきた血液を肺へ送る右心系に分かれ，それぞれ血液を受け入れる心房と，血液を送り出す心室に分かれている。心房よりも心室のほうが壁が厚く，同じ心室でも左心室のほうが壁が厚い（図2）。心房と心室の間，および心室と動脈の間には逆流を防ぐための弁がある（図3）。右心房と右心室の間の右房室弁は，ほかの哺乳類では三尖弁になっているが，ウサギは二尖弁である[5]。房室弁は乳頭筋と腱索によって牽引され，逸脱しないようになっている（図4）。

心臓の拍動は，洞房結節の興奮が房室結節，ヒス束を介して心筋全体に伝えられることによって調節されている。洞房結節は肉眼的に明瞭に認められるが構造は複雑ではなく，房室結節およびヒス束は相対的に小さい[3]。

血管系（図5）

左心室から拍出された血液は，大動脈を通って全身へ運ばれる。大動脈のうち，左心室からはじまり背側へ上行する部分を上行大動脈，そこから尾側へ向きを変える部分を大動脈弓，尾側へ向かう部分を下行大動脈とよぶ。下行大動脈は胸大動脈と腹大動脈に分けられる。大動脈から分枝した動脈系によって末梢まで血液が運搬される。大動脈弓の手前からは腕頭動脈，右鎖骨下動脈，右総頸動脈，左総頸動脈，左鎖骨下動脈が分枝する。ウサギは，脳へ血液を供給する内頸動脈

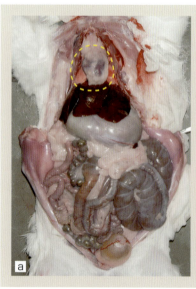
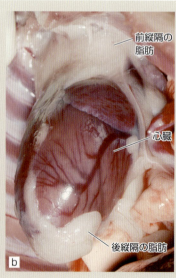

図1　心臓の外観
a：心臓は身体の大きさに対して相対的に小さい（囲み）。
b：鈍円錐形をしている。心基部には前縦隔の脂肪，心尖部には後縦隔の脂肪が付着する。

循環器疾患

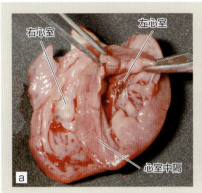
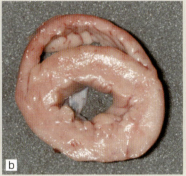

図2 心臓の割面
左心室は右心室よりも大きく，壁も厚い。
a：縦断面，b：横断面

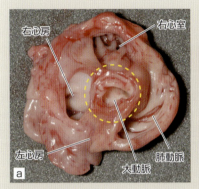
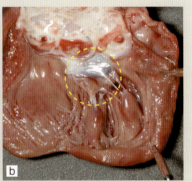
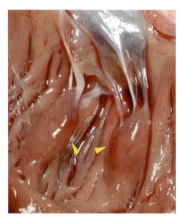

図3 心臓の弁
a：大動脈弁（囲み），b：僧帽弁（囲み）

図4 左心室壁の乳頭筋
乳頭筋（矢頭）は僧帽弁を牽引している。

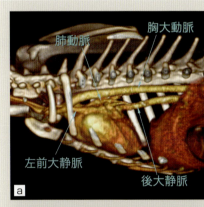
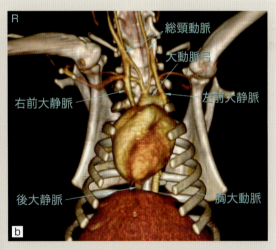
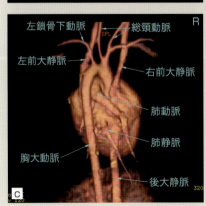

図5 血管系のCT像（3D像）
左心室から上行大動脈，大動脈弓，下行大動脈（胸大動脈，腹大動脈）へとつながる。肺動脈は右心室を出て大動脈弓の下を走行し気管分岐部で分かれて左右の肺に入る。右心房には前大静脈，後大静脈が入る。前大静脈は2本ある。
a：左側観，b：腹側観，c：背側観

171

がほかの動物に比べて相対的に細い。

　心臓自身へは，冠動脈によって血液が供給される。冠動脈は左右1本ずつあるが，大部分は左の冠動脈ならびにその下行枝によって支配されている[3]。ウサギは心筋の副行循環が限られるため，冠状血管の収縮によって心筋の虚血が起こりやすい[4]。

　全身へ運ばれた血液は，静脈系によって心臓へ戻される。前半身の血液は前大静脈に，後半身の血液は後大静脈に集まって右心房へ流入する。前大静脈は胎仔期には左右1本ずつあるが，一般的な哺乳類では発生過程で左前大静脈が退化する。しかしウサギでは退化せず，左右の前大静脈がそれぞれ右心房に開口する（図5a〜c）。左前大静脈は右心房に連絡する手前で，心臓からの冠静脈を受け入れる[7]。

　右心房へ戻った血液は，右心室から肺動脈に送り出され，肺へ運ばれる。肺動脈は大動脈弓の下を走行し，気管分枝部で左右の肺へ分かれる。ウサギは，ほかの哺乳類に比べて肺動脈の筋層が発達している[1]。

　肺で酸素化された血液は，肺静脈を通って左心房に戻る。

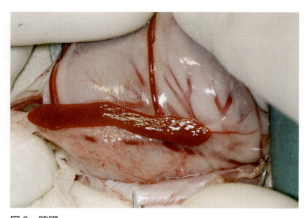

図6　脾臓
脾臓は胃の大弯の左側背面に位置し，細長く扁平である。

脾臓

　脾臓は胃の大弯の左側背面に位置する。扁平で細長く，大きさは約4〜5cmである[6]（図6）。ウサギの脾臓は被膜や脾柱に筋線維が少なく，血球貯蔵能は乏しい[7]。

● 参考文献

1) Brewer NR, Cruise LJ. Cardiovascular system. *In* Manning PJ, Ringler DH, Newcomer CE, (eds): The Biology of the Laboratory Rabbit, 2nd ed. Elsevier, Academic Press. 1994, p63.
2) Hew KW, Keller KA. Postnatal anatomical and functional development of the heart: a species comparison. *Birth Defects Res B Dev Reprod Toxicol*. 68: 309-320, 2003. doi: 10.1002/bdrb.10034
3) James TN. Anatomy of the cardiac conduction system in the rabbit. *Circ Res*. 20: 638-648, 1967.
4) Maxwell MP, Hearse DJ, Yellon DM. Species variation in the coronary collateral circulation during regional myocardial ischaemia: a critical determinant of the rate of evolution and extent of myocardial infarction. *Cardiovasc Res*. 21: 737-746, 1987.
5) Vella D, Donnelly TM. Basic anatomy, physiology, and husbandry. *In* Quesenberry K, Carpenter JW, (eds): Ferrets, Rabbits, and Rodents, Clinical Medicine and Surgery, 3rd ed. Elsevier, Saunders. 2011, pp157-173.
6) 浅野敏彦，伊藤勇夫，岩城隆昌ほか．実験動物の特性：獣医実験動物学．光岡知足，波岡茂郎，輿水　馨ほか編．川島書店．1990，pp26-96.
7) 佐久間勇次．ウサギ〜生殖生理と実験手技〜．近代出版．1988.
8) 津崎孝道．実験動物解剖学　兎編．金原出版．1963.

循環器疾患

5.2

心臓の検査

2
心臓の検査

はじめに

　身体検査(心音ならびに肺音の評価),心電図検査(心臓の電気的評価),画像検査(心臓の形態や機能の評価)を行う。

　ウサギでは各種検査の検査基準が確立されておらず,画像検査や心電図検査でもイヌやネコほど多くの情報を得られないため,総合的な評価が必要である。臨床徴候のみによって診断や予後評価を行う場合もあり,具体的な診断がつかないこともある。

　診察のストレスは心拍数や呼吸数,血圧などに影響を与える。とくに保定は大きなストレス因子となり,動脈圧,中心静脈圧,心拍数,呼吸数,動脈血二酸化炭素分圧($PaCO_2$)を上昇させ,動脈血酸素分圧(PaO_2),pH を低下させる[17]。したがって,各種検査の結果は,それらを加味して解釈するべきである。

　ウサギは胸腔が狭く,短時間の抑制や保定でも低酸素症に陥りやすいため,心疾患の疑いがあるウサギを保定する際は注意する。無理な保定によってチアノーゼを起こしたり,ショック状態になり急死したりすることも珍しくはない。ウサギの状態を観察しながら,慎重に検査を進めるべきである。

身体検査

　聴診については「1.2　身体検査」を参照。

　心疾患を診断する際には,可能であれば粘膜色や脈拍も評価する。

　結膜は健康であれば薄いピンク色をしているが,循環が低下すると蒼白になる。チアノーゼになると舌色が暗色や紫色を帯びる。毛細管再充填時間(CRT)は通常2秒未満だが,心拍出量が減少すると長くなる。

脈拍は大腿動脈で確認するが,明確な脈圧は感じられない。ウサギは頸部周囲の脂肪が多いため,頸静脈拍動は触知できない。

　なお,テレメトリーによって記録された収縮期血圧は93～99 mmHg[14],ドプラ法で測定された収縮期血圧は120～180 mmHg[10]である。

心電図検査

1. 意義

　ウサギは心電図の電極を装着しにくく波形もうまくとれないため,心電図検査が有用にならないことが多い。しかし,心拍数の数値化や不整脈の評価に利用できる。有用な結果が得られない場合は省略してもよい。

2. 検査時の注意

　右横臥の状態で肢誘導(図1a)を行うのが理想である。しかし,この姿勢にするとウサギはストレスを感じ,強く抵抗するため,たいていは座位(起立位)で行う(図1b)。背臥姿勢をとらせると動かずに検査を受ける個体も多い(図1c)。狭いキャリーなどに入れて落ち着かせることもある(図1d)。

　ウサギは四肢が短く,皮膚もつかみにくいため,肢の付け根や胴体近くに電極をつけるしかない。そのため,体動や呼吸の影響を受けやすい。また,被毛が密なので電極と皮膚との接触が不良となることが多い。電極を装着する際は被毛を濡らしてかきわけ,皮膚を十分に露出してから装着する。基線の動揺がみられる場合は装着部位を変えてみる。ストレスによって心拍数が増加している場合は落ち着くまで待つ[16]。どうしても基線の動揺が多い場合は,心電図のうち動揺のなるべく小さい部分を選んで評価するしかない。

173

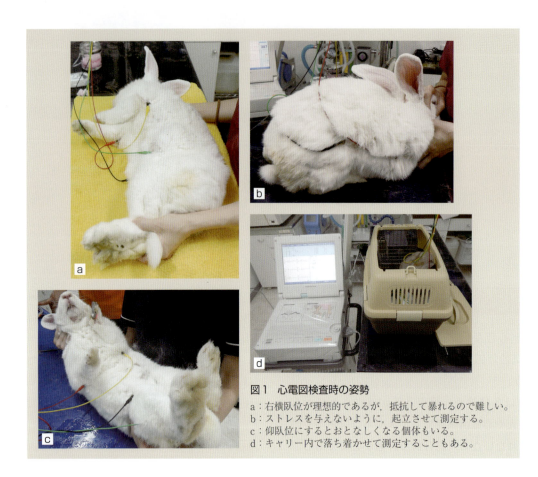

図1 心電図検査時の姿勢
a：右横臥位が理想的であるが，抵抗して暴れるので難しい。
b：ストレスを与えないように，起立させて測定する。
c：仰臥位にするとおとなしくなる個体もいる。
d：キャリー内で落ち着かせて測定することもある。

表1 健康なウサギの心電図測定値

	Lord et al, 2010[6]	Rezakhani et al, 1995[13]	Giannico et al, 2015[4]
検体数（頭）	46	119	100
心拍数（回/分）	198〜330	260 ± 41	242.73 ± 33.9
P波間隔（s）	0.01〜0.05	0.0249 ± 0.055	0.03241 ± 0.0417
P波振幅（mV）	0.04〜0.12	0.038	0.05 ± 0.02
PR間隔（s）	0.04〜0.08	0.056 ± 0.0066	0.04997 ± 0.00645
Q波振幅（mV）	−	0.053	−
QRS間隔（s）	0.02〜0.06	0.0312 ± 0.05	0.05589 ± 0.0414
R波振幅（mV）	0.03〜0.39	0.306	0.18 ± 0.09
QT間隔（s）	0.08〜0.16	0.144 ± 0.013	0.14349 ± 0.01219
T波振幅（mV）	0.05〜0.17	0.128	0.16 ± 0.07
平均電気軸（°）	＋80〜−43	−	180〜−60

　一般的にクリップ電極が多く用いられているが，場合によっては針電極を使用することもある。

3．評価

　いくつかの文献で参考値や基準値が報告されているが（表1），調べたウサギの品種，性別，体格，麻酔処置の有無などが統一されていない。
　一般的に，Ⅰ，Ⅱ，Ⅲ誘導では，PおよびT波は陽性である。QRS群は，Ⅰ誘導ではqR型が多く，Ⅱ誘導ではqRs型，rS型，またはRS型，Ⅲ誘導ではRS型またはRs型になる[16]。しかし，ウサギの心臓は胸腔内で起立気味であるため，心電図の電位が低く（図2），波形から異常を判断することは難しい。心拍数（図3）ならびに不整脈（図4）の確認にとどまることが多い。
　高脂血症モデルのWHHLウサギは，動脈硬化により冠動脈が重度に狭窄し，心筋梗塞や心筋線維症などを生じる。このウサギの心電図検査では，T波逆転，ST低下，異常Q波，R波減高，ST上昇などの波形の異常が報告されている[5]。

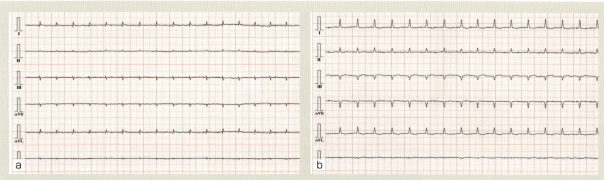

図2 正常な心電図
a：心拍数は220〜230程度である。電位は低い。
b：感度を2倍に上げて計測した心電図。

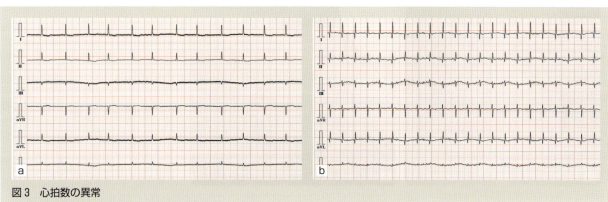

図3 心拍数の異常
a：徐脈。180回／分に減少している。
b：頻脈。300回／分以上に増加している。

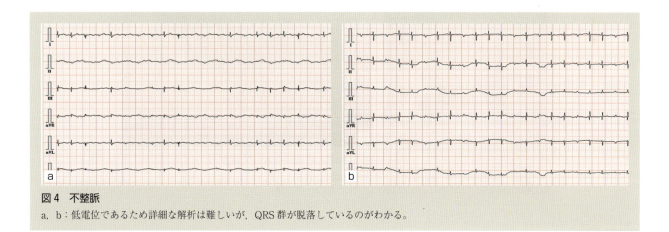

図4 不整脈
a, b：低電位であるため詳細な解析は難しいが，QRS群が脱落しているのがわかる。

X線検査

1. 意義

胸部X線検査では心臓以外の肺や腫瘤病変，胸水なども発見されるため，呼吸に異常のみられたウサギでは有用な検査である。

2. 検査時の注意

保定については「1.3 画像検査」を参照のこと。
呼吸に異常のみられるウサギではX線撮影時の保定は慎重に行うべきである。ウサギが驚いたり興奮したりすることでチアノーゼを呈したり急死したりすることも珍しくはない。

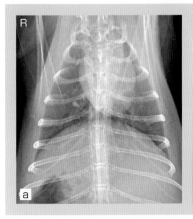
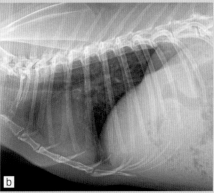

図5　正常な心臓のX線像
心陰影はピーマン様の楕円形をしている。成長後も胸腺が遺残するため，頭側前縁を確認できないことも多い。後縁は横隔膜にわずかに接する。
a：腹背像，b：側方像

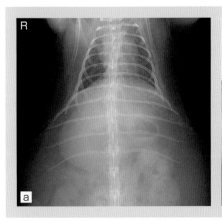
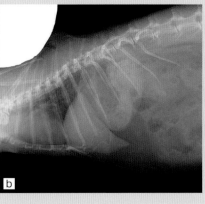

図6　肥満個体のX線像
肥満個体では，腹腔内脂肪により胸腔が狭められ，相対的に心臓が大きくみえる。胸腔内の脂肪により心尖部は右に変位し，心陰影も不明瞭になる。
a：腹背像，b：側方像

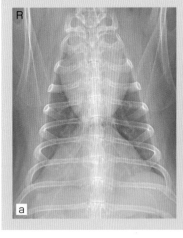
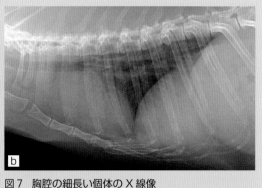

図7　胸腔の細長い個体のX線像
胸郭が細長い個体は，心胸郭比が大きくみえる。
a：腹背像，b：側方像

3．評価

　ウサギの心陰影は，ピーマン様の細長い楕円状をしている。成長後も胸腺が遺残するため，頭側前縁を確認できないことも多い。後縁は横隔膜にわずかに接するのみである（図5）。

　ウサギは腹腔容積が大きく胸腔が圧迫されるため，相対的に心陰影が拡大してみえることもある。とくに肥満の個体では顕著である（図6）。品種によっても胸郭の形状に相違がみられるために心陰影が拡大してみえる（図7）。

　心臓が拡大すると，心陰影は円形化する。右心や左心が拡大すると，それに伴う心臓前縁の拡大ならびに気管の挙上，心臓後縁の横隔膜との接触の増加などの異常所見が現れる。

　椎骨心臓計測法 vertebral heart score（VHS）によってウサギの心拡大を客観的に評価する試みも行われて

循環器疾患

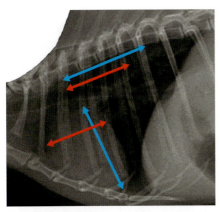

図8　椎骨心臓計測
心臓の長軸（青矢印）と短軸（赤矢印）の長さを計測し，椎骨の長さと比較する。コントラストを調整して心陰影を明確にすると計測しやすい。

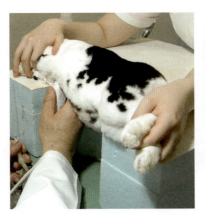

図9　超音波検査
右横臥位でエコー台に載せて検査する。

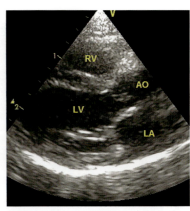

図10　左心室四腔断面像
右心室は左心室の2～3分の1の大きさである。正常な心室中隔壁は直線状である。

いる。ウサギでは側方像のみで評価する[9]（図8）。

Moarabiらは，健康なニュージーランド・ホワイト種47頭（10～18ヶ月齢，体重1.5～2.5 kg）のVHSを計測し，その結果を発表している[8]。左側方像で計測したところ，心臓の長軸は椎骨 4.3±0.30 個分，短軸は椎骨 3.1±0.32 個分で，VHSは 7.6±0.32 となった。右側方像で計測したところ，心臓の長軸は椎骨 4.16±0.32 個分，短軸は椎骨 3.1±0.31 個分で，VHSは 7.3±0.31 であった。VHSは左側方像のほうが大きかったが，心臓の長軸と横軸の長さに左右で有意差は認められなかった。

心疾患に続発する胸水や肺水腫の有無を確認する。鬱血による肝陰影の拡大（肝腫）なども多くみられる。

ウサギには動脈硬化が好発するので，これによる動脈の石灰化も見落とさないようにする。心疾患と臨床徴候が類似する胸腺腫では心臓前縁の縦隔に腫瘤が形成されるため，一見すると心陰影の拡大と間違えやすいため注意する。

超音波検査

1. 意義

ウサギでは検査法や検査基準が確立されていないため，主観的な評価に頼ることが多いが，X線検査や心電図検査よりも正確な診断ができる。鬱血性心不全，僧帽弁閉鎖不全症，肥大型心筋症，拡張型心筋症，心室中隔欠損症などの病態や疾病が診断されることが多い。ほかにも，心嚢水貯留による心タンポナーデや胸水，心臓内血栓などがみつかる。

診断のみならず治療中の経過観察においても中心的な役割を果たす。

2. 検査時の注意

一般的に心臓用のセクタ型プローブを使用する。プローブと走査皮膚面の接触をよくするために剃毛するか，被毛を濡らしてかきわけるとよい。エコー台にウサギを右横臥位で保定し（心尖部から四腔断面を描出する際は左横臥位），プローブを身体の下からあてる（図9）。重度の呼吸障害がある症例は，座位で検査するのみとしたり，酸素吸入をしながら検査したりするなど配慮が必要である。

ウサギは心臓が小さく心拍数が多いため，可能な範囲で装置のフレームレートを高くしておく必要がある。

3. 評価

心臓の形態，機能や血流の異常を確認する（図10～16）。可能であれば，カラードプラ法やパルスドプラ法を用いて血流異常の裏付けをとる（図11, 14, 15）。

参考値や基準値はいくつか報告されているが（表2），いずれも品種，体格，性別，麻酔の有無などが統一されていないため，臨床で応用できるものとはいいきれない。また，検査の巧拙による誤差が大きいことがある。満足できる所見や測定をすることが難しく，断片的な情報で評価しなければならない。したがって，数値だけにとらわれずに総合的に評価する必要がある。

なお，超音波検査中に心拍数の減少が観察されることがある（保定直後に現れる）。これは，持続性不動状態 tonic immobility あるいは緘動であると思われる（「1.1　診察とストレス」参照）。

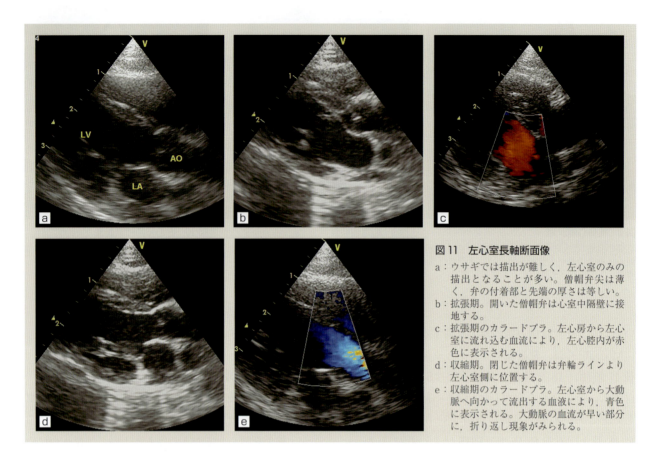

図11 左心室長軸断面像
a：ウサギでは描出が難しく，左心室のみの描出となることが多い。僧帽弁尖は薄く，弁の付着部と先端の厚さは等しい。
b：拡張期。開いた僧帽弁は心室中隔壁に接地する。
c：拡張期のカラードプラ。左心房から左心室に流れ込む血流により，左心腔内が赤色に表示される。
d：収縮期。閉じた僧帽弁は弁輪ラインより左心室側に位置する。
e：収縮期のカラードプラ。左心室から大動脈へ向かって流出する血液により，青色に表示される。大動脈の血流が早い部分に，折り返し現象がみられる。

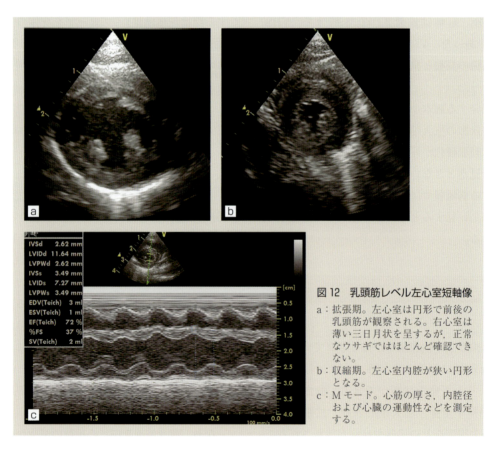

図12 乳頭筋レベル左心室短軸像
a：拡張期。左心室は円形で前後の乳頭筋が観察される。右心室は薄い三日月状を呈するが，正常なウサギではほとんど確認できない。
b：収縮期。左心室内腔が狭い円形となる。
c：Mモード。心筋の厚さ，内腔径および心臓の運動性などを測定する。

循環器疾患

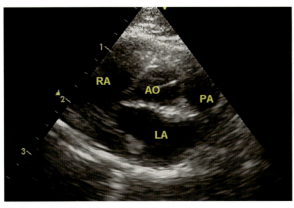

図13　大動脈弁レベル心基部短軸像
左心房、肺動脈、大動脈、右心房が描出される。左心房径／大動脈径(LA/Ao)比を計測できる。

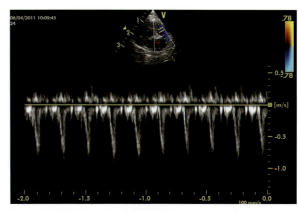

図14　肺動脈弁レベル心基部短軸像
肺動脈パルスドプラにて肺動脈の流速を測り、肺動脈弁狭窄などの形態異常などの診断を行う。

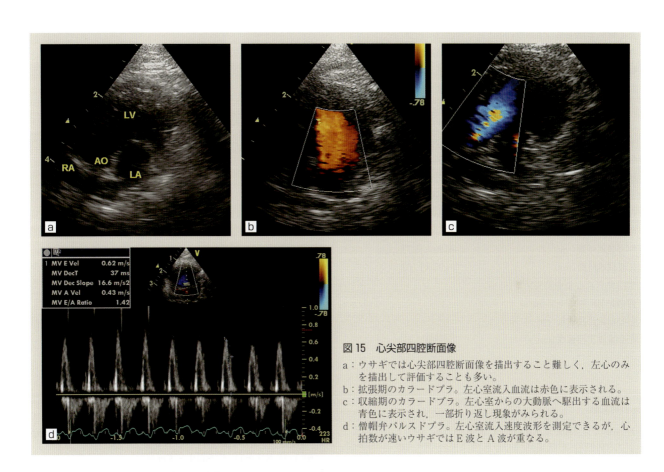

図15　心尖部四腔断面像
a：ウサギでは心尖部四腔断面像を描出すること難しく、左心のみを描出して評価することも多い。
b：拡張期のカラードプラ。左心室流入血流は赤色に表示される。
c：収縮期のカラードプラ。左心室からの大動脈へ駆出する血流は青色に表示され、一部折り返し現象がみられる。
d：僧帽弁パルスドプラ。左心室流入速度波形を測定できるが、心拍数が速いウサギではE波とA波が重なる。

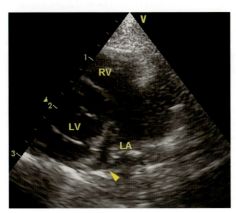

図16　左前大静脈の超音波像
左心房と右心房の間を左前大静脈が走行しているのがみえる（矢頭）。

表2 健康な個体の超音波心臓測定値

	Giannico et al, 2015[4]	Fontes-Sousa et al, 2006[2]	Redrobe, 2001[12]	Saku et al, 1990[14]	Fontes-Sousa et al, 2007[3]
検体数（頭）	100（カラードプラは92）	52	6	4	15
品種		ニュージーランド・ホワイト種		ジャパニーズ・ホワイト種	ニュージーランド・ホワイト種
年齢	約6ヶ月齢		約7ヶ月齢		
性別	雄44，雌56	雄			雄
体重（kg）	2.1〜3.0		2.3±0.36	約3	2.2±0.3
麻酔	なし				あり
心室中隔拡張期壁厚（mm）	2.74±0.20	2.03±0.37	2.5±0.5	3.3±0.3	
心室中隔収縮期壁厚（mm）	4.01±0.70	3.05±0.45			
左心室拡張期内径（mm）	13.281±1.91	14.37±1.49	11.7±1.9	16.9±0.5	
左心室収縮期内径（mm）	8.32±1.47	10.25±1.22	7.0±0.9	11.5±0.5	
左心室拡張期末期自由壁厚（mm）	2.78±0.54	2.16±0.25	3.1±0.8		
左心室収縮期末期自由壁厚（mm）	3.56±0.52	3.48±0.55			
左心室内径短縮率（%）	37.17±4.99		39.5±5.39		34.5±3.6
駆出率（%）	71.12±6.32				
左心房径（mm）	8.62±1.02			10.5±2.5	7.4±0.9
大動脈径（mm）	7.90±0.77			10.7±1.2	6.4±0.4
左心房径／大動脈径比	1.09±0.10	1.17±0.14	1.38±0.32		1.1±0.2
大動脈流速（cm/s）	75.38±14.34	85±11			
肺動脈流速（cm/s）	78.53±15.85	59±10			
僧帽弁E波（cm/s）	64.22±12.58			44.0±1.2	
僧帽弁A波（cm/s）	51.58±9.91			46.0±1.7	
E波高とA波高の比率	1.23±0.25	2.19±0.46		1.0±0.2	
僧帽弁減速時間（m/s）				41.3±2.5	
等容弛緩時間（ms）	36.29±12.77				
E波減速時間（ms）	64.95±17.67				
僧帽弁E点心室中隔間距離（mm）		1.71±0.29	0.5±0.5		1.4±0.2
僧帽弁EFスロープ（m/s）			70.17±31.82		
右心室流出路速度（cm/s）			83±10		
左心室流出路速度（cm/s）			65±14		

● 参考文献

1) Akita M, Ishii K, Kuwahara M, et al. The daily pattern of cardiovascular parameters in Kurosawa and Kusanagi-Hypercholesterolemic（KHC）rabbits. *Exp Anim*. 51: 353-360, 2002.

2) Fontes-Sousa AP, Brás-Silva C, Moura C, et al. M-mode and Doppler echocardiographic reference values for male New Zealand white rabbits. *Am J Vet Res*. 67: 1725-1729, 2006. doi: 10.2460/ajvr.67.10.1725

3) Fontes-Sousa AP, Moura C, Areias JC, et al. Echocardiography examination including tissue doppler imaging in rabbits sedated with ketamine and midazolam. 17th ECVIM-CA Congress. 2007.

4) Giannico AT, Garcia DA, Lima L, et al. Determination of normal echocardiographic, electrocardiographic, and radiographic cardiac parameters in the conscious New Zealand white rabbit. *J Ex Pet Med*. 24: 223-234, 2015. doi: 10.1053/j.jepm.2015.04.013

5) Kobayashi T, Ito T, Yamada S, et al. Electrocardiograms corresponding to the development of myocardial infarction in anesthetized WHHLMI rabbits（*Oryctolagus cuniculus*）, an animal model for familial hypercholesterolemia. *Comp Med*. 62: 409-418, 2012.

6) Lord B, Devine C, Smith S. Congestive heart failure in two pet rabbits. *J Small Anim Pract*. 52: 46-50, 2011. doi: 10.1111/j.1748-5827.2010.01016.x

7) Marano G, Grigioni M, Tiburzi F, et al. Effects of isoflurane on cardiovascular system and sympathovagal balance in New Zealand white rabbits. *J Cardiovasc Pharmacol*. 28: 513-518, 1996.

8) Moarabi A, Mosallanejad B, Ghadiri A, et al. Radiographic measurement of vertebral heart scale（VHS）in New Zealand white rabbits. *Iran J Vet Surg*. 10: 37-42, 2015.

9) Onuma M, Ono S, Ishida T, et al. Radiographic measurement of cardiac size in 27 rabbits. *J Vet Med Sci*. 72: 529-531, 2010.

10) Pariaut R. Cardiovascular physiology and diseases of the rabbit. *Vet Clin North Am Exot Anim Pract*. 12: 135-144, 2009. doi: 10.1016/j.cvex.2008.08.004

11) Paul-Murphy J, Ramer JC. 飼いウサギの救急医療．エキゾチックアニマル臨床シリーズ，Vol.1 救急医療．岡

哲郎訳．インターズー．2002，pp109-130.

12) Redrobe S. Imaging techniques in small mammals. *Sem Av Exot Pet Med*. 10: 187-197, 2001. doi: 10.1053/saep.2001.24677

13) Rezakhani A, Rezaian G. Clinical electrocardiogram of laboratory white New Zealand rabbits. *J Appl Ani Res*. 7: 63-68, 1994. doi: 10.1080/09712119.1995.9706051

14) Saku K, Fujino M, Yamamoto K, et al. Cardiac function of WHHL rabbit, an animal model of familial hypercholesterolemia. *Artery*. 17: 271-280, 1990.

15) Sato K, Chatani F, Sato S. Circadian and short-term variabilities in blood pressure and heart rate measured by telemetry in rabbits and rats. *J Auton Nerv Syst*. 54: 235-246, 1995.

16) 菅野　茂，局　博一，中田義禮．基礎と臨床のための動物の心電図・心エコー・血圧・病理学検査．アドスリー．2003.

17) 八木幹彦，加川千鶴世，島村和宏．身体抑制による呼吸・循環の変動に関する実験的検討．小児歯科学雑誌．50：210-217，2012．doi: 10.11411/jspd.50.3_210

5.3 心不全

病態

　左心不全は，体循環を担う左心系の機能低下に起因する一連の病態を指す。弁膜症，心筋炎[7, 11]，心室中隔欠損などによる容量負荷，大動脈狭窄や高血圧などによる圧負荷により発生し，左心拡大（図1）を伴う。ペットのウサギでは原因疾患を適切に診断できた症例は少ない。

　左心不全になると諸臓器への血流の低下，血圧の低下，左心房圧上昇による肺の鬱血が生じる。肺血流の停滞から右心系にも負荷がかかり，悪化すると右心不全を合併する。

　右心不全は，肺循環を担う右心系の機能不全に起因する一連の病態を指す。右心拡大が起こり静脈系の鬱血により腹水貯留や肝臓腫大などが生じる。左心不全に続発することが多く，右心不全のみを起こすのは，肺性心や肺梗塞など，ごく限られた疾患のみである。ウサギでは肺動脈狭窄の実験モデルが作られているが[21]，自然発症例の報告はない。

　高齢個体に輸液療法を行った場合や，輸液のペースが急速な場合，鬱血による右心拡大が起こり，肺水腫，胸水や腹水が発生することが多い。

　肥満は増悪因子となり[4, 13]，実験動物では心筋梗塞モデルが作られている[17]。

　ウサギの心疾患は，臨床徴候の現れない期間が長く，食欲や活動性にも大きく影響しないことが多い[7]。ヒトの心不全の評価に用いられる New York Heart Association（NYHA）分類（表）をあてはめると，次のような特徴がある。

　心疾患のウサギは，Ⅲ度まで進行しても，Ⅰ～Ⅱ度と評価されたり，加齢による活動性の低下と思われ，病院に来ることはまれである。Ⅳ度（安静時において

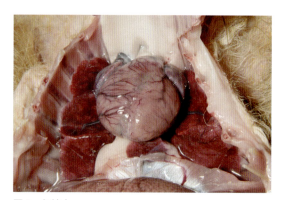

図1　心拡大
心臓が拡大し，円形になっている。

表　NYHA 分類

分類	定義
NYHA Ⅰ	心疾患があるが症状はなく，通常の日常生活は制限されない。
NYHA Ⅱ	日常生活が軽度～中等度に制限され，安静時には無症状だが，普通の行動で疲労・動悸・呼吸困難などを生じる。
NYHA Ⅲ	日常生活が高度に制限され，安静時は無症状だが，平地の歩行や日常生活以下の労作によっても症状が生じる。
NYHA Ⅳ	非常に軽度の活動でも何らかの症状を生じ，安静時においても心不全症状を生ずることもある。

も心疾患徴候を生ずる）になってはじめて異常と判断されることも多い。重篤になり胸水や肺水腫が発生してはじめて，腹式呼吸や努力呼吸など呼吸の異常を呈することも多く，ほぼ無徴候のまま突然死することも珍しくない。そのため，心疾患が診断されていないウサギが，静脈輸液後に鬱血性心不全を発症したり，麻酔により死亡したりするような事故も多い。

　なお，呼吸促迫などの心不全徴候は，ストレスなどによりカテコールアミン分泌が誘発されることで発現することが多い[18, 22]。

循環器疾患

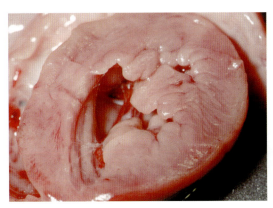

図2　肥大型心筋症
心室壁の肥厚が認められる。

　ウサギの突然死は，心室期外収縮が引き金となることが多い[3]。心室期外収縮は高齢になると多発すると報告されている[1]。その報告では，とくに雌にみられ，上室頻拍や第一度房室ブロックを伴う傾向が強かったとされている[1]。

原因疾患

1. 弁膜症

　ウサギでは主に僧帽弁閉鎖不全が認められる。原因は不明で，一部の商業誌に僧帽弁の線維化（線維症）などが記載されているのみである。大動脈弁および肺動脈弁の異常の報告は少なく，筆者もわずかな症例で遭遇したことがある程度である。これは，超音波検査において僧帽弁以外の弁が明瞭に描出されないことが一因かもしれない。しかし，実験動物では大動脈の硬化や狭窄のモデルが作られている[6]。

2. 心筋症

　ウサギでは肥大型心筋症と拡張型心筋症が多い。なかでも拡張型心筋症が好発する。
　心筋症では，多発性の心筋変性および心筋壊死，心筋炎がみられる[16]。拡張型心筋症では，乳頭筋の炎症および線維化が顕著であったという報告もある[2]。
　Staphylococcus aureus[9]，*Pasteurella multocida*，*Salmonella* spp.，*Clostridium piliforme* などの細菌感染[12,14,19]，*Encephalitozoon cuniculi*[19] 感染ならびにコロナウイルス感染[5,12] などが原因になることがある。なお，コロナウイルスは直接的な心筋細胞障害ではなく，免疫介在性に心筋症を発症させる。
　感染以外では，自己免疫疾患，線維化，遺伝子異常などが原因となっている可能性が指摘されている。加齢や頻回な麻酔によって，心筋や弁の線維化や心筋の虚血が起こる[8,12]。ビタミンE欠乏症では主に骨格筋に硝子様変化を生じるが，ときに心筋も侵される[4,13]。
　肥大型心筋症では心筋の肥大（図2）により心室の内腔狭小化と拡張障害が生じ，心拍出量が減少する。病変は主に左心室に現れる。左心室へ十分に血液を送り込めないため左心房が拡大し，それに伴う弁輪拡大などにより心室から心房への逆流が起こる。左心室の拡張機能不全から不整脈が発生することもある。ウサギでは心筋が部分的に肥大するタイプもみられる。
　拡張型心筋症では心筋の菲薄化により心室の内腔拡張と心筋収縮の低下が生じ，心房拡大を伴う。
　いずれも循環不全によって胸水貯留や肺水腫を起こし，致死的になることが多い。

3. 先天性心疾患

　心室中隔欠損のウサギは数多く報告されている[10,15,20]。心室中隔の欠損孔を介して圧力の高い左心室から圧力の低い右心室への短絡が発生する。欠損孔が小さければ短絡量は少なく，血行状態はほぼ正常となるため，無徴候のまま経過する。しかし，欠損孔が大きいと，短絡により肺血流量が増加して，左心室に容量負荷がかかり，左心拡大を呈し臨床徴候が現れる。大動脈上行部狭窄を伴った心室中隔欠損[23] も報告されている。
　そのほかの先天性心疾患としては，肺高血圧症[10,15]，左前大静脈が食道と気管の背側を走行して右前大静脈に結合するもの，後大静脈が欠如し左奇静脈が下半身の血液を集め，肝静脈が後大静脈の位置で右心房に入るもの[4] などの報告がある。

臨床徴候（図3）

　血圧低下の徴候として，頻脈，チアノーゼ，運動不耐性などがみられる。鬱血により肺水腫，胸水，腹水，肺高血圧などが生じると，呼吸促迫や呼吸困難を呈する。発咳を呈することは珍しく，重篤にならないと浮腫は認められない。

検査および診断

1. 聴診

　僧帽弁閉鎖不全では全収縮期逆流性雑音が生じるが，初期には注意しないと聴取できない。

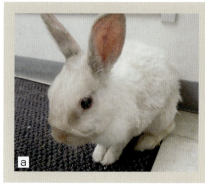
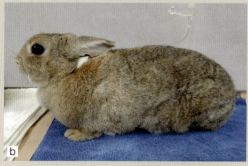

図3 心不全徴候
動きや呼吸に異常が認められる。
a：活動性の低下，b：努力呼吸

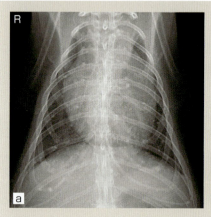
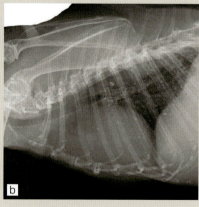

図4 心拡大のX線像1
a：腹背像。心陰影が球状化し，左心辺縁が左側胸壁に近づいている。
b：側方像。心臓後縁（左心辺縁）が丸くなっている。

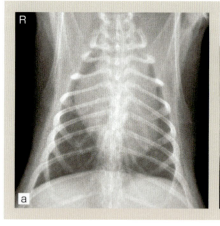
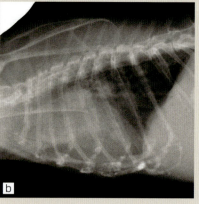

図5 心拡大のX線像2
a：腹背像。右心辺縁が丸くなっている。
b：側方像。心臓前縁（右心辺縁）が丸くなり，気管を挙上している。

心室中隔欠損では，収縮期雑音が聴取される。

2．X線検査

左心不全では，腹背像において左心辺縁が左側胸壁に近づき，肺野が狭くなる（図4a）。側方像では，心臓後縁（左心辺縁）が丸くなる（図4b）。右心不全を伴うと，腹背像では右心辺縁も丸くなり心臓陰影は円形化する（図5a，6a）。側方像では，心臓前縁（右心辺縁）の拡大により胸骨との接触部分が増加し，気管が挙上する（図5b，6b）。鬱血による胸水・腹水や肺水腫，肝陰影の腫大も認められる（図7）。呼吸困難に伴い消化管にガスが貯留することもある。

3．超音波検査

左心不全では左心房や左心室の拡大が認められる（図8）。左心室の短縮率が低下し，僧帽弁尖が心室中隔に触れなくなる。右心不全では右心の拡大，心室中隔の扁平化も認められ，正常では確認することが難しい三尖弁が明瞭に描出される（図9）。進行すると，両心の拡大が顕著に認められる（図10）。

循環器疾患

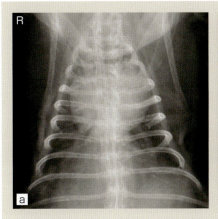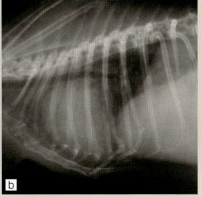

図6 心拡大のX線像3
a：腹背像。心陰影が球状化し，左辺縁が左側胸壁に接している。
b：側方像。心臓前縁（右心辺縁）が丸くなっている。

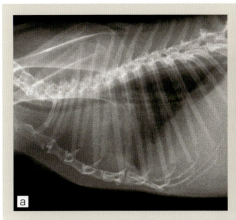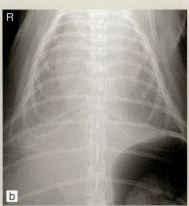

図7 心不全に伴う変化のX線像
a：側方像。胸水貯留のため心陰影が消失し，葉間裂の陰影が出現している。
b：腹背像。心陰影は拡大し，間質パターンの肺水腫が認められる。

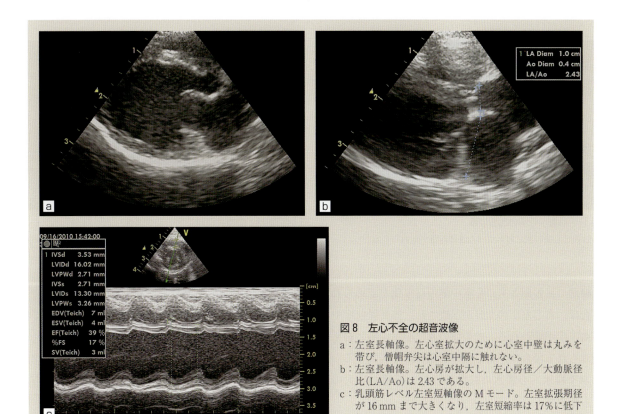

図8 左心不全の超音波像
a：左室長軸像。左心室拡大のために心室中壁は丸みを帯び，僧帽弁尖は心室中隔に触れない。
b：左室長軸像。左心房が拡大し，左心房径／大動脈径比（LA/Ao）は2.43である。
c：乳頭筋レベル左室短軸像のMモード。左室拡張期径が16 mmまで大きくなり，左室短縮率は17％に低下している。

185

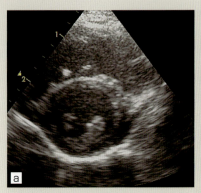
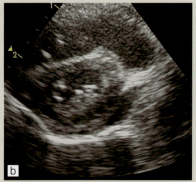
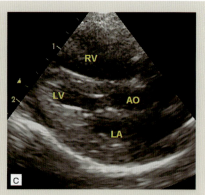

図9 右心不全の超音波像
a：乳頭筋レベルの左室短軸像，収縮期。右心室が拡大し，三尖弁が明瞭に描出されている。
b：乳頭筋レベルの左室短軸像，拡張期。心室中隔の扁平化が認められる。
c：左室長軸像。右心室の拡大が認められ，心室中隔が押しつぶされてみえる。

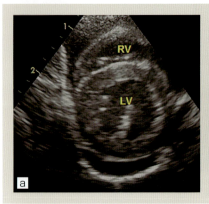
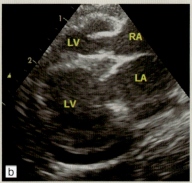

図10 両心の拡大の超音波像
左心も右心も拡大し，左心室は円形である。胸水も少量貯留している。
a：左室長軸像
b：乳頭筋レベル左室短軸像

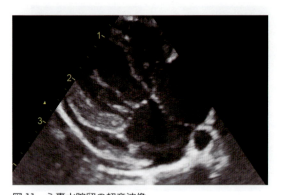

図11 心嚢水貯留の超音波像
心外膜と心臓の間に無エコーの液体貯留が認められる。

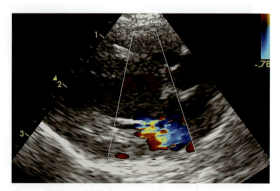

図12 僧帽弁閉鎖不全の超音波像
左室長軸像。収縮期に僧帽弁逆流を示すモザイクが認められる。

　収縮期，拡張期ともに心室中隔の扁平化が認められる場合は，右心室圧の上昇が示唆され，肺動脈狭窄や肺高血圧症が疑われる。拡張期のみに心室中隔の扁平化がみられる場合は，右心室の容量負荷と判断する。
　胸水や腹水，心嚢水の貯留（図11），肝臓の腫大の所見も確認する。
　僧帽弁閉鎖不全では，左心室から左心房への血液の逆流がカラードプラのモザイク様シグナルとして描出される。僧帽弁尖の肥厚や歪み，伸展はまれである（図12）。
　肥大型心筋症では左室壁の肥厚や内腔の狭小化，乳頭筋肥大，左室短縮率の低下や左房拡大が認められる（図13）。拡張型心筋症では，心筋壁の菲薄化，左室の短縮率の低下が認められる（図14）。
　心室中隔欠損では，心室間の短絡血流がカラードプ

循環器疾患

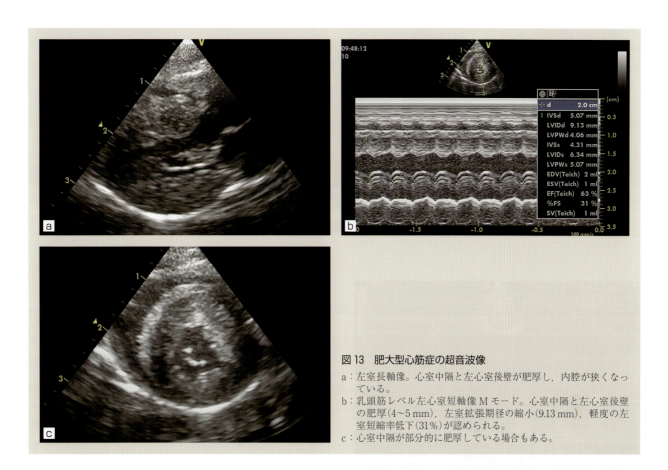

図13 肥大型心筋症の超音波像
a：左室長軸像。心室中隔と左心室後壁が肥厚し，内腔が狭くなっている。
b：乳頭筋レベル左心室短軸像Mモード。心室中隔と左心室後壁の肥厚（4〜5 mm），左室拡張期径の縮小（9.13 mm），軽度の左室短縮率低下（31%）が認められる。
c：心室中隔が部分的に肥厚している場合もある。

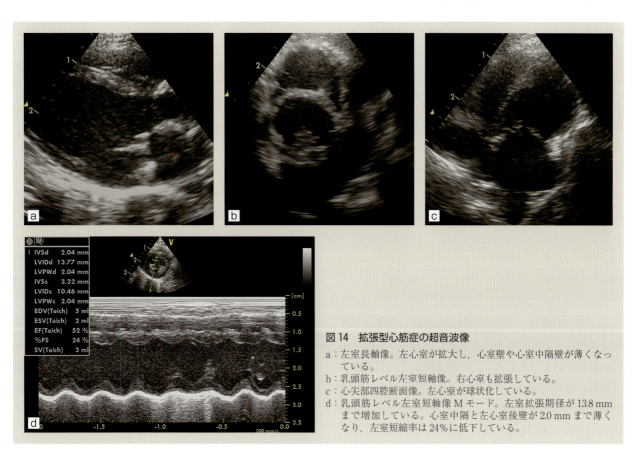

図14 拡張型心筋症の超音波像
a：左室長軸像。左心室が拡大し，心室壁や心室中隔壁が薄くなっている。
b：乳頭筋レベル左室短軸像。右心室も拡張している。
c：心尖部四腔断面像。左心室が球状化している。
d：乳頭筋レベル左室短軸像Mモード。左室拡張期径が13.8 mmまで増加している。心室中隔と左心室後壁が2.0 mmまで薄くなり，左室短縮率は24%に低下している。

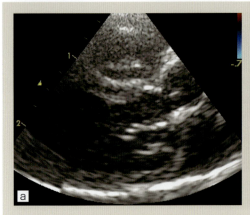
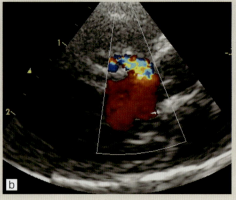

図15 心室中隔欠損の超音波像
大動脈起始部近位の膜性中隔部に，短絡血流が認められる。
a：左室長軸像
b：カラードプラ

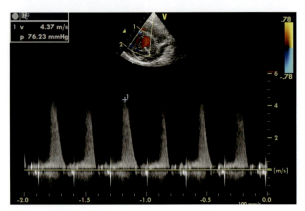

図16 圧較差の推定
左室短軸像において連続波ドプラで短絡血流速度を測定し，簡易ベルヌーイ式から圧較差を推定する。この症例は短絡血流速度が4.4 m/sであり，圧較差は76.2 mmHgと推定される。

ラのモザイク様シグナルとして認められる（図15）。短絡血流の速度から簡易ベルヌーイの式*によって左右の心室の圧較差を推定し，肺高血圧症の程度を把握する（図16）。

*：簡易ベルヌーイの式
$PG (mmHg) = 4 V (m/s)^2$
PG：心室間の圧較差，V：短絡血流の最大速度

治療

心不全の治療は，進行に合わせて初期，中期，末期の3段階に分けて考える。心臓の状態に対して臨床徴候が軽微であることも多く，中期と診断されたときには実際には重篤になっていることも少なくない。そのため，初期のうちに異常を発見して適切な対応を行い，中期への進行を極力遅らせることが理想である。

1. 初期

X線検査で心拡大が認められる，あるいは超音波検査で異常が疑われるが臨床徴候のない初期（NYHA分類のⅠ度に相当）には，心疾患の進行や，病態に影響を与える腎臓や肝臓，肺などの異常をチェックするため，定期的な検診を勧める。そのなかで，心陰影の拡大など，病態の進行が疑われる場合には，無徴候であっても治療を開始する。しかし，ウサギでは左心室拡大，左心房拡大，両心室拡大，収縮力の低下，不整脈などの異常がみつかるだけで，明確な診断がつかないことが多い。そのため，血管抵抗の減少による後負荷の緩和（降圧作用）や，心筋リモデリングの抑制を目的とした治療を行う。

第一選択薬として，比較的副作用が少ないアンジオテンシン変換酵素（ACE）阻害薬を用いることが多い。ただし，副作用として高カリウム血症などが生じるため，腎不全のウサギでは注意する。

2. 中期

呼吸促迫あるいは呼吸パターンの異常が明確になる中期（NYHA分類のⅡ～Ⅲ度に相当する）以降は，病態に応じてさらにほかの薬剤を加えていく。

浮腫などの軽減（前負荷の軽減）には利尿薬が有効である。臨床的にはループ利尿薬（フロセミドやトラセミド），アルドステロン受容体拮抗薬（スピロノラクトン）が用いられる。スピロノラクトンには心筋リモデリングの抑制作用もある。

過度の利尿は，血圧低下や，腎血流低下に伴う腎前性腎不全につながるため注意する。また，ループ利尿薬は低カリウム血症を起こしやすい。なお，スピロノラクトンはカリウム保持性である。

ACE阻害薬に追加する末梢血管拡張薬として，亜硝酸薬やカルシウム拮抗薬がある。しかし，ウサギに対する効果や副作用は明確にはわかっていない。

β遮断薬であるプロプラノロールは心収縮力を弱めるため，ウサギでは注意して使わなければならない。

強心配糖体のジゴキシンや，ホスホジエステラーゼ阻害薬のピモベンダンなどが用いられる。副作用が少ないピモベンダンが頻繁に使用される。

3. 末期

運動不耐性および呼吸困難を呈すような末期（NYHA分類のⅣ度に相当）に至ると，いかなる治療を施しても病状が改善せず，死に至ることが多い。

● 参考文献

1) Akita M, Ishii K, Kuwahara M, et al. The daily pattern of cardiovascular parameters in Kurosawa and Kusanagi-Hypercholesterolemic（KHC） rabbits. *Exp Anim*. 51: 353-360, 2002.

2) Alexander LK, Small JD, Edwards S, et al. An experimental model for dilated cardiomyopathy after rabbit coronavirus infection. *J Infect Dis*. 166: 978-985, 1992.

3) Brunner M, Peng X, Liu GX, et al. Mechanisms of cardiac arrhythmias and sudden death in transgenic rabbits with long QT syndrome. *J Clin Invest*. 118: 2246-2259, 2008. doi: 10.1172/JCI33578

4) Cheeke PR. Nutrition and nutritional diseases. *In* Manning PJ, Ringler DH, Newcomer CE,（eds）: The Biology of the Laboratory Rabbit, 2nd ed. Elsevier, Academic Press. 1994, pp321-335.

5) DiGiacomo RF, Mare CJ. Viral diseases. *In* Manning PJ, Ringler DH, Newcomer CE,（eds）: The Biology of the Laboratory Rabbit, 2nd ed. Elsevier, Academic Press. 1994, pp171-204.

6) Drolet MC, Arsenault M, Couet J. Experimental aortic valve stenosis in rabbits. *J Am Coll Cardiol*. 41: 1211-1217, 2003. doi: 10.1016/S0735-1097（03）00090-1

7) Edwards S, Small JD, Geratz JD, et al. An experimental model for myocarditis and congestive heart failure after rabbit coronavirus infection. *J Infect Dis*. 165: 134-140, 1992.

8) Hurley RJ, Marini RP, Avison DL, et al. Evaluation of detomidine anesthetic combinations in the rabbit. *Lab Anim Sci*. 44: 472-478, 1994.

9) Huston SM, Lee PM, Quesenberry KE, et al. Cardiovascular disease, lymphoproliferative disorders, and thymomas. *In* Quesenberry KE, Carpenter JW,（eds）: Ferrets, Rabbits, and Rodents, clinical medicine and surgery, 3rd ed. Elsevier, Saunders. 2012, pp257-268.

10) Li X, Murphy JC, Lipman NS. Eisenmenger's syndrome in a New Zealand white rabbit. *Lab Anim Sci*. 45: 618-620, 1995.

11) Lord B, Devine C, Smith S. Congestive heart failure in two pet rabbits. *J Small Anim Pract*. 52: 46-50, 2011. doi: 10.1111/j.1748-5827.2010.01016.x

12) Marini RP, Li X, Harpster NK, et al. Cardiovascular pathology possibly associated with ketamine/xylazine anesthesia in Dutch belted rabbits. *Lab Anim Sci*. 49: 153-160, 1999.

13) Orcutt CJ. Cardiovascular disorders. *In* Meredith A, Flecknell P,（eds）: BSAVA Manual of Rabbit Medicine and Surgery, 2nd ed. BSAVA. 2006, pp96-102.

14) Pakes SP, Gerrity LW. Protozoal diseases. *In* Manning PJ, Ringler DH, Newcomer CE,（eds）: The Biology of the Laboratory Rabbit, 2nd ed. Elsevier, Academic Press. 1994, pp205-230.

15) Redrobe S. Imaging techniques in small mammals. *Sem Av Exot Pet Med*. 10: 187-197, 2001. doi: 10.1053/saep.2001. 24677

16) Small JD, Aurelian L, Squire RA, et al. Rabbit cardiomyopathy associated with a virus antigenically related to human coronavirus strain 229E. *Am J Pathol*. 95: 709-729, 1979.

17) Shiomi M, Ito T, Yamada S, et al. Correlation of vulnerable coronary plaques to sudden cardiac events. Lessons from a myocardial infarction-prone animal model（the WHHLMI rabbit）. *J Atheroscler Thromb*. 11: 184-189, 2004. doi: 10. 5551/jat.11.184

18) Simons M, Downing SE. Coronary vasoconstriction and catecholamine cardiomyopathy. *Am Heart J*. 109: 297-304, 1985.

19) Varga M. Cardiorespiratory disease. *In*: Textbook of Rabbit Medicine, 2nd ed. Elsevier, Butterworth-Heinemann. 2013, pp390-404.

20) Vörös K, Seehusen F, Hungerbühler S, et al. Ventricular septal defect with aortic valve insufficiency in a New Zealand white rabbit. *J Am Anim Hosp Assoc*. 47: e42-49, 2011. doi: 10.5326/JAAHA-MS-5498

21) Wang W, Liu R, Cao G, et al. A reliable rabbit model for hyperkinetic pulmonary hypertension. *J Thorac Cardiovasc Surg*. 140: 395-399, 2010. doi: 10.1016/j.jtcvs.2009. 04.071

22) Weber HW, Van Der Walt JJ. Cardiomyopathy in crowded rabbits. *Recent Adv Stud Cardiac Struct Metab*. 6: 471-477, 1975.

23) 石原晴男，有行史男，檜垣 鴻．家畜の心奇形：実験動物．家畜の心電図．15：23-27，1982．

5.4 血管障害

動脈硬化

1. 原因および病態

　ペットのウサギでは，遺伝的要因，上皮小体機能亢進症，甲状腺機能低下症，腎不全ならびにビタミンD過剰症，加齢などが発生要因となり，動脈硬化が発生するといわれている[1]。主な発生箇所は大動脈弓である。

　実験動物としては，低比重リポ蛋白質(LDL)レセプターの欠如により高脂血症となるWatanabe hereditable hyperlipemicウサギ(WHHLウサギ)が存在する[4]。このウサギは，高脂血症から動脈硬化を呈し，心筋梗塞などの心血管障害を発症する。

　WHHLウサギの動脈硬化は，多量のコレステロールエステルを主体とする脂質沈着を伴うアテローム性動脈硬化が主である。虚血性心疾患や脳梗塞などの心血管障害は，動脈硬化性プラークの破綻に伴う血栓形成により発症する[2]。

　ペットのウサギでも，動脈硬化ならびに高脂血症は心疾患を引き起こす潜在的要因になりうる。しかし，ペットのウサギに発生する動脈硬化は動脈の中膜のみが硬化するタイプ(メンケベルグ型動脈硬化)が多い。ヒトのメンケベルグ型動脈硬化は加齢に伴う生理的な変化といわれており，血栓症などの合併症を起こすことはないといわれている[5]が，詳細は不明である。

2. 臨床徴候

　多くは無徴候で経過する。しかし，栓塞により四肢端や耳介の乾性壊死を生じることもある(図1)。

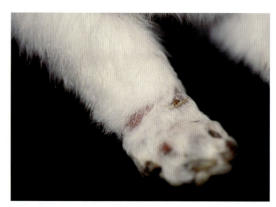

図1　動脈硬化に伴う四肢端の壊死

3. 検査および診断

　X線像では，X線不透過性の動脈陰影が認められる(図2)。軽微な病変を見落とさないように注意する(図3)。超音波像では大動脈壁が高エコーに描出される(図4)。

　剖検では，灰白色を呈し，硬結した動脈が認められる(図5)。メンケベルグ型動脈硬化であるのかは，剖検をしてみないとわからない(図6)。

血管瘤

1. 原因および病態

　実験用の動脈瘤モデルは存在するが[3]，ペットのウサギにおいて動脈瘤や静脈瘤が診断されることはまれである。しかし，動脈硬化や心疾患によって，二次的に動脈瘤が形成される可能性はある。動脈瘤モデルでは，アテローム性動脈硬化で動脈壁の弱くなっている部分に発生しやすい。

循環器疾患

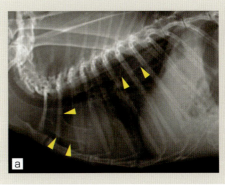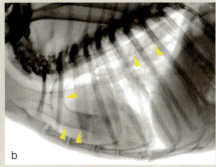

図2　動脈硬化のX線像
心臓基部から腹部大動脈までX線不透過性の亢進みられる（矢頭）。
a：側方像，b：反転処理

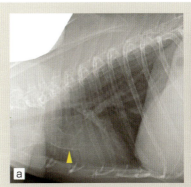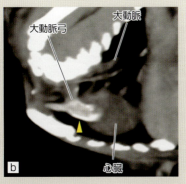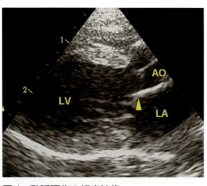

図3　初期の動脈硬化のX線像・CT像
a：X線像（側方像）では，わずかにX線不透過性の亢進した動脈が認められる（矢頭）。
b：CT像（矢状断像）では硬化した動脈が明瞭に認められる（矢頭）。

図4　動脈硬化の超音波像
左室長軸像。大動脈壁が高エコーを呈する（矢頭）。軽度の左室拡大が認められるが，初期では，その他の心臓の形態や動きに関しては顕著な異常がみられない。

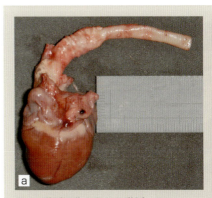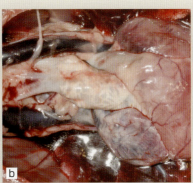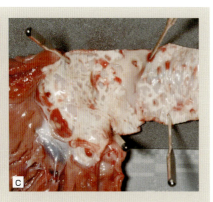

図5　動脈硬化を呈した動脈
a，b：硬化した大動脈弓は太くなっている。
c：動脈内壁をみると網目状に硬結した病変が認められる。

2．臨床徴候

動脈瘤や静脈瘤自体は無徴候である。超音波検査やコンピュータ断層撮影（CT）検査，磁気共鳴画像法（MRI）検査の際に偶発的に発見されることが多い。

しかし，血管瘤が破裂するようなことがあると，出血死を起こす可能性がある。

3．検査および診断

超音波検査では，動脈や静脈が拡大している像が得られる（図7）。確定診断にはCT検査を行う（図8）。

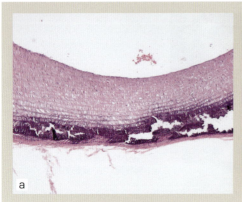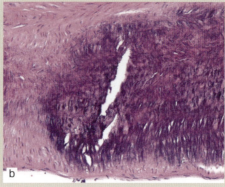

図6　動脈硬化の組織像
大動脈の中膜が石灰化を起こしている。
a：HE 染色，100 倍
b：HE 染色，400 倍

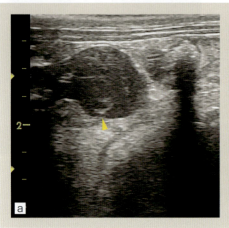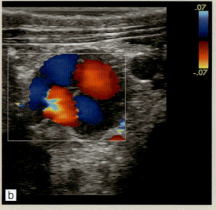

図7　静脈瘤の超音波像
a：胃の近くに直径1.5 cm の液体を含む管腔構造物が認められる（矢頭）。
b：内部で血液が回転しながら血流を作っている。

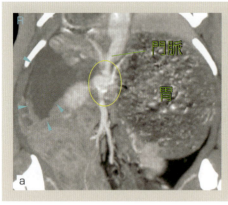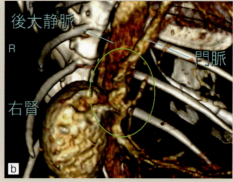

図8　静脈瘤の CT 像
肝外門脈にねじれたような静脈瘤が形成されている（囲み）。
a：水平断像
b：3D 像（腹側観）

● 参考文献

1) Cheeke PR. Nutrition and nutritional diseases. *In* Manning PJ, Ringler DH, Newcomer CE,(eds): The Biology of the Laboratory Rabbit, 2nd ed. Elsevier, Academic Press. 1994, pp321-335.
2) Dornas WC, Oliveira TT, Augusto LE, et al. Experimental atherosclerosis in rabbits. *Arq Bras Cardiol*. 95: 272-278, 2010.
3) Short JG, Fujiwara NH, Marx WF, et al. Elastase-induced saccular aneurysms in rabbits: comparison of geometric features with those of human aneurysms. *AJNR Am J Neuroradiol*. 22: 1833-1837, 2001.
4) Yanni AE. The laboratory rabbit: an animal model of atherosclerosis research. *Lab Anim*. 38: 246-256, 2004. doi: 10.1258/002367704323133628
5) 沢辺元司．大動脈加齢性中膜変性症の病理．日本老年医学会雑誌．47：202-205, 2010. doi: 10.3143/geriatrics.47.202

5.5 胸腺腫

概要

ウサギの胸腺は成長後も退縮せず，まれに胸腺腫が発生する。胸腺腫は胸腺上皮細胞から発生する良性腫瘍である。

原因および病態

遺伝性疾患と関連する免疫異常が発生に関与しているとの報告もあるが[4]，詳しい動態は不明で，急性経過をとることも慢性経過をとることもある[3]。また，白血病を併発することもある。

臨床徴候

大型化すると，心臓や肺を圧迫し，運動不耐や呼吸促迫を引き起こす。また，前大静脈の鬱滞により瞬膜や眼球の突出が生じる（前大静脈症候群，図1）[3]。

胸腺腫に関連して発生する剥離性皮膚炎も報告されている[2]（図2）。

検査および診断

1. 画像検査

X線像では心臓の頭側に腫瘤が認められるが，小さいと縦隔の脂肪に隠れて確認できない（図3）。腫瘤は，心臓より大きくなることもある。場所が心臓に近いため，心拡大と誤診されやすい（図4）。

超音波像では，心臓の頭側に充実性の中程度エコー源性の腫瘤として描出される（図5）。囊胞が認められることが多い。

コンピュータ断層撮影（CT）検査では初期から腫瘤

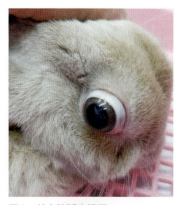

図1　前大静脈症候群
ウサギでは浮腫はあまり生じず，眼球突出のみ生じることが多い。

を明瞭に描出することが可能である（図6，7）。

2. 血液検査

進行した胸腺腫では，血中に腫瘍性のリンパ球が認められることがある（白血化）。腫瘍随伴症候群として溶血性貧血[7]を呈することもあるが必発ではない。

3. 細胞診

胸腔縦隔部に発生する膿瘍やリンパ腫との鑑別のために，細胞診を行い診断する。胸腺腫では，異型性の乏しいリンパ球が多数採取される（図8）。

治療

外科的治療や放射線療法などが試されている[1,5,6]が，有効な治療法は確立されていない。グルココルチコイドの投与により，臨床徴候を落ち着かせることはできる。囊胞形成が顕著な場合は，囊胞穿刺（図9）を行う。

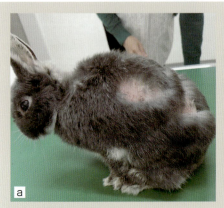
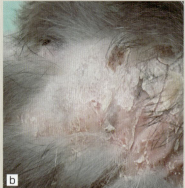
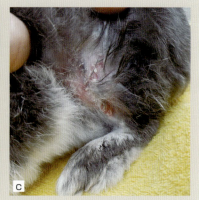

図2 剥離性皮膚炎
a：全身性に脱毛と皮膚炎がみられる。
b，c：皮膚の発赤，ひび割れ，鱗屑が生じる。

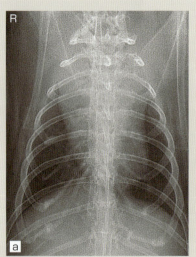
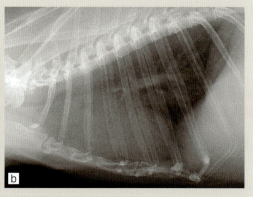

図3 初期の胸腺腫のX線像
小さく，心臓前縁が軽度に拡大しているようにしかみえない。
a：腹背像，b：側方像

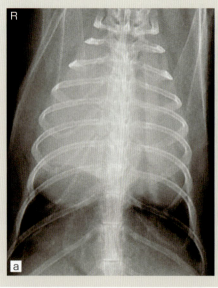
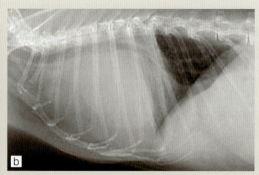

図4 大型化した胸腺腫のX線像
心臓と重なり，心陰影が拡大しているようにみえる。腹背像では心臓の陰影と胸腺の陰影が合わさり逆ハート型となる。
a：腹背像，b：側方像

循環器疾患

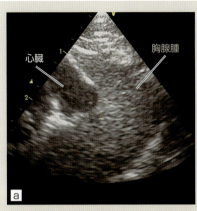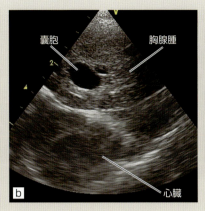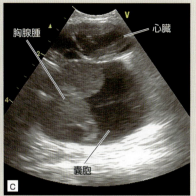

図5　胸腺腫の超音波像
a：心臓の頭側に中等度エコー源性の充実性腫瘤として認められる。
b, c：囊胞を形成することが多い。

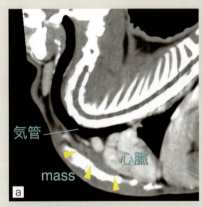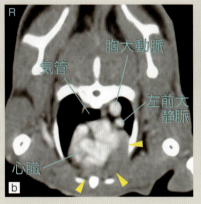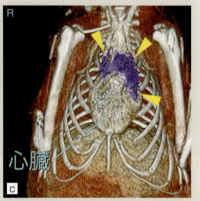

図6　初期の胸腺腫のCT像
心臓前縁に軟部組織陰影の腫瘤が認められる（矢頭）。
a：矢状断像，b：横断像，c：3D像（腹側観）

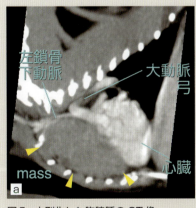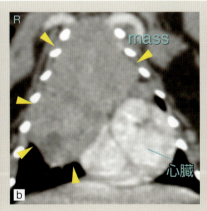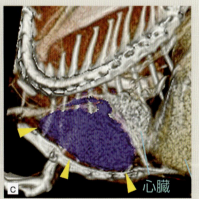

図7　大型化した胸腺腫のCT像
心臓前縁に軟部組織陰影の腫瘤が認められる（矢頭）。腫瘤内部にはX線低吸収の囊胞構造物が散在している。心臓を尾側に大きく変位させている。
a：矢状断像，b：水平断像，c：3D像（左側観）

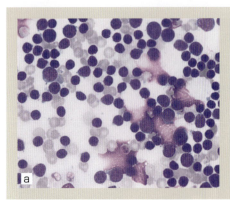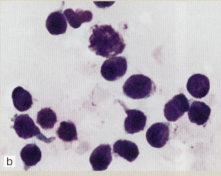

図8 胸腺腫の細胞像
異型性の乏しいリンパ球が採取される。
a：簡易染色，100倍
b：簡易染色，400倍

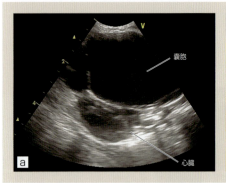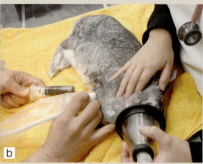

図9 囊胞穿刺
a：囊胞形成の顕著な症例。
b：超音波ガイド下で穿刺する。

参考文献

1) Andres KM, Kent M, Siedlecki CT, et al. The use of megavoltage radiation therapy in the treatment of thymomas in rabbits: 19 cases. *Vet Comp Oncol*. 10: 82-94, 2012. doi: 10.1111/j.1476-5829.2011.00273.x
2) Florizoone K. Thymoma-associated exfoliative dermatitis in a rabbit. *Vet Dermatol*. 16: 281-284, 2005. doi: 10.1111/j.1365-3164.2005.00456.x
3) Künzel F, Hittmair KM, Hassan J, et al. Thymomas in rabbits: clinical evaluation, diagnosis, and treatment. *J Am Anim Hosp Assoc*. 48: 97-104, 2012. doi: 10.5326/JAAHA-MS-5683
4) Meier H, Fox RR. Hereditary lymphosarcoma in WH rabbits and hereditary hemolytic anemia associated with thymoma in strain X rabbits. *Bibl Haematol*. 39: 72-92, 1973.
5) Morrisey JK, McEntee M. Therapeutic options for thymoma in the rabbit. *Sem Av Exot Pet Med*. 14: 175-181, 2005. doi: 10.1053/j.saep.2005.06.003
6) Sanchez-Migallon DG, Mayer J, Gould J, et al. Radiation therapy for the treatment of thymoma in rabbits(*Oryctolagus cuniculus*). *J Exo Pet Med*. 15: 138-144, 2006. doi: 10.1053/j.jepm.2006.02.010
7) Saunders RA, Davies RR. 心血管系の疾患：ウサギの内科学ノート．田川雅代訳．学窓社．2009．

第6章

呼吸器疾患

6.1 呼吸器の解剖生理

6.2 鼻炎

6.3 肺炎・気管支炎

6.4 呼吸器感染症

6.5 肺腫瘍

6.6 その他の呼吸器疾患

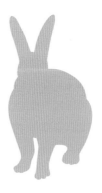

6.1 呼吸器の解剖生理

はじめに

ウサギの呼吸器は外鼻孔，鼻腔，喉頭，気管，気管支，肺から構成される。喉頭蓋が軟口蓋尾側部の腹側に位置し，鼻腔からの空気の通り道である咽頭鼻部が広くなる特徴から，鼻呼吸が優位な動物といえる[4, 7]。

鼻腔

外鼻孔はスリット状で完全に閉鎖することができる（図1）。安静時や体調不良でなければ，1分間に最大120回も外鼻孔を動かしている[2]。

鼻腔は粘膜で覆われている（図2）。吻側から背側は軟骨性鼻中隔，尾側は骨性の篩骨垂直板で左右に分けられる（図3）。軟骨や骨で形成された迷路状かつ襞構造の鼻甲介や篩骨甲介（図4）には多数の嗅覚上皮細胞が存在し，鋭敏な嗅覚を有する[5]。また，鋤鼻器官も存在する。鼻甲介の粘膜面には多数の鼻分泌腺が存在し[1]，粘液を鼻腔内に分泌する[8]。分泌された粘液は腔内を覆い，微粒子や細菌が侵入するのを防いでいる。また，粘液は粘膜の水分喪失を防ぎ，嗅覚を増大させる役割を担う。鼻分泌腺は吸入した空気を湿らせることで，体温調節にも関与している。

ウサギは上顎骨櫛面〜吻側の骨がレース生地のような薄い格子状の構造になっている。これは有窓構造とよばれる[10]。この構造の機能は不明であるが，臨床的には，鼻炎の悪化によりこの領域の骨が融解しやすいという問題がある。

咽頭および喉頭

ウサギの咽頭は長くて狭い。加えて舌根が大きいた

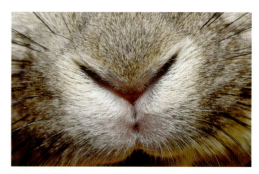

図1　外鼻孔
スリット状で完全に閉鎖することができる。

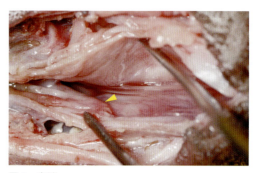

図2　鼻腔
粘膜で覆われている。左側には鼻甲介が認められる（矢頭）。

め，気管挿管が難しい。咽頭には中耳（鼓室）につながる耳管の開口部（耳管咽頭口）がある。ウサギの耳管咽頭口は咽頭鼻部に位置し，形状はほかの哺乳類でみられるようなスリット状ではなく，開存している[11]。これは，鼻腔の感染が中耳に波及しやすい構造であるといえる。

咽頭は軟口蓋によって口部と鼻部に分かれている。
ウサギは喉頭蓋が長く，咽頭腔内に突出している（図5a）。喉頭の軟骨は甲状軟骨，輪状軟骨，一対の披裂軟骨（図5b），小角軟骨，喉頭蓋軟骨からなる。甲状軟骨は，咽頭の腹壁から側壁に横たわっている広

呼吸器疾患

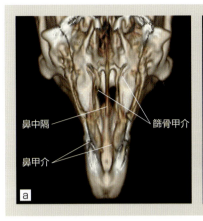
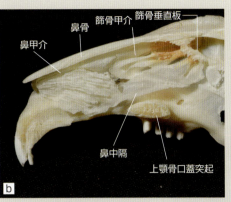

図3　鼻腔の骨構造
鼻中隔は鼻腔内部を左右に仕切り，鼻孔から咽喉まで伸びている。
a：3D-CT像（背側観）
b：骨格標本（割面）

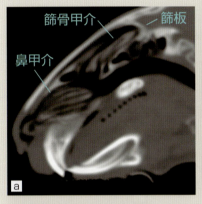
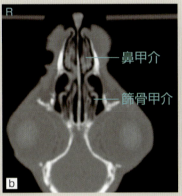
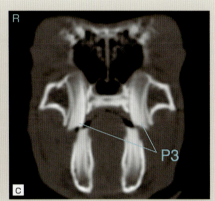
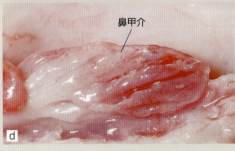

図4　鼻甲介および篩骨甲介
鼻甲介は外鼻骨から連続した密な渦巻き状の構造である。尾側には篩骨からなる迷路状の篩骨甲介が存在する。鼻甲介や篩骨甲介は粘膜で覆われている。
a：CT像（矢状断像），b：CT像（水平断像），c：CT像（横断像），d：肉眼像

い形状の軟骨である[3]。

声帯披裂は痕跡的であるため，声を出すことはまれである。グーグー，クウクウと声を出すことはあるが，これは声を出しているのではなく，鼻を鳴らしたり，気道を狭めることで音を出している。

気管および気管支

気管は約50個のC型の気管軟骨から構成される。食道の腹側を走行し，第4～5胸椎の腹側で分枝して気管支となり，肺に連絡する[9]。気管支は各肺葉に進入して葉気管支となり，さらに分枝して区域気管支，肺小葉に進入すると細気管支となる。

肺

右肺は前葉，中葉，後葉，副葉の4葉に分かれ，左肺は前葉前部，前葉後部，後葉の3葉に分かれている（図6a）。前葉に比べ後葉が大きい（図6b）。左肺の大きさは右肺の約3分の2である[3]（図6c）。胸膜は薄い[4]。

呼吸

ウサギの呼吸は肋間筋ではなく主に横隔膜を使って行われている。解剖学的な特徴から，ウサギは肺活量が少なく，保定などによって低酸素症に陥りやすい。

ウサギの正常な呼吸数は32～60回／分で，換気量

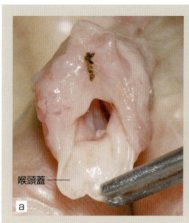
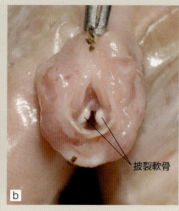

図5 喉頭
ウサギは喉頭蓋が長いのが特徴である。
a：喉頭蓋，b：披裂軟骨

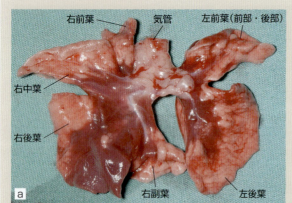
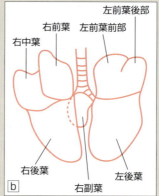
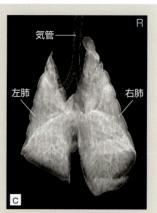
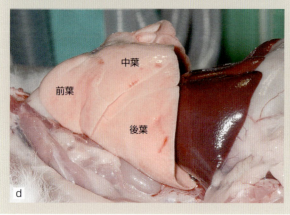
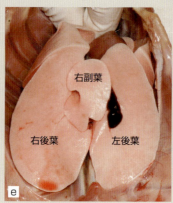

図6 肺
a，b：右肺は前葉，中葉，後葉，副葉の4葉に分かれ，左肺は前葉前部，前葉後部，後葉の3葉に分かれている。
c：3D-CT像（背側観）。左肺は右肺の約3分の2の大きさである。
d：右肺は前葉や中葉に比べ後葉が大きい。
e：右後葉の後方に副葉が位置する。

は21（19.3〜24.6）mL／回である[6]。

開口呼吸は重度な呼吸困難の場合のみにみられるため，開口呼吸がみられた場合は，肺炎などの重篤な呼吸障害を疑う。

正常な胸部の画像所見

1. 胸腔

遺残した胸腺とその周囲の脂肪の大量沈着によるX線不透過像を肺炎と間違えないようにする。

脱水した症例，あるいはダッチ系の雄は加齢と共に皮膚が肥厚して硬結する特徴があるため，皮膚の皺が肺と重なって描出されることが多い。これを気胸などと誤診しないように注意する（図7）。

2. 肺（図8，9）

肺前葉は肺葉の中でもっとも小さく，前縦隔の周囲に位置しているため，変化を読影することは困難である。中葉および前葉後部は第4〜6肋間に位置しており，側方像では心臓と重なるので描出されにくい。後葉は最も大きく，十分に含気するので描出されやすいが，肥満したウサギや消化管の鬱滞などがあるウサギ

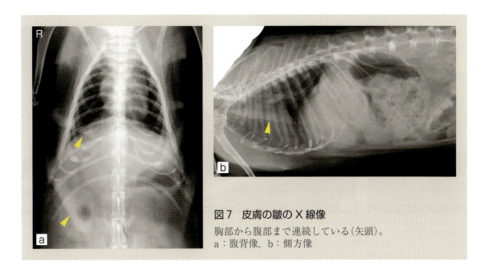

図7 皮膚の皺のX線像
胸部から腹部まで連続している（矢頭）。
a：腹背像，b：側方像

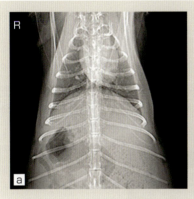
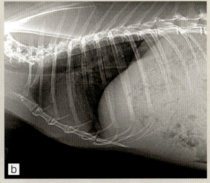

図8 正常な肺のX線像
左右の肺の大きさはほぼ同じで，肺にわずかな血管陰影が確認される。
a：腹背像，b：側方像

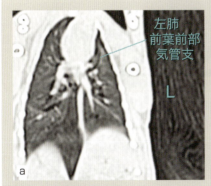
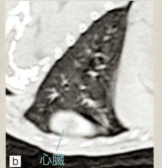
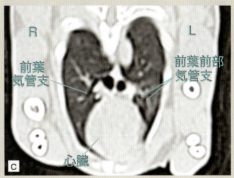

図9 正常な肺のCT像
肺の動脈と静脈，気管支までもが抽出される。
a：水平断像，b：矢状断像，c：横断像

では胸腔が圧迫され，読影できる範囲が狭くなる。

肺の血管紋理は腹肺像では全葉で描出されるが，側方像では後葉でしか描出されない。

3．気管

気管は胸腔の中央部を走行し，通常は含気して描出される（図10）。高齢個体では気管が石灰化を起こし，X線不透過性が亢進してみえる（図11）。

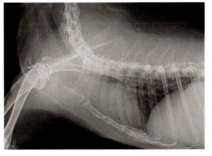

図10 正常な気管のX線像（側方像）

内腔は空気を含んでいるため確認が容易だが，気管壁は軟部組織であるため明確には確認できない。呼気時撮影では狭窄することがある。

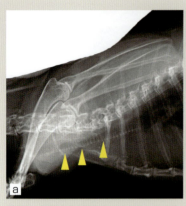
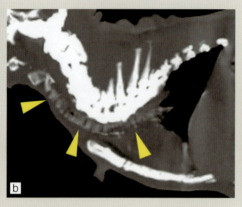
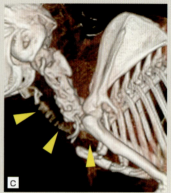

図11 気管の石灰化のX線像・CT像
気管輪の石灰化が亢進している（矢頭）。高齢個体によくみられる。
a：X線像（側方像），b：CT像（矢状断像），c：3D-CT像（左側観）

> **コラム：いびき**
>
> ウサギも高齢になるといびきをかくようになる。ヒトのいびきと異なり，睡眠中だけでなく起きている間も，呼吸とともにブーブーと鼻から音を発する。加齢に伴う軟口蓋の過長や肥厚，喉頭の狭窄が原因である（A）。ほかの部位の気道の器質的な変化や歯牙疾患，気道や咽頭の疾病に伴う気道の狭窄によってもいびきが発生する。いびきなのか喘鳴なのかわからないような音が出ることもある。
>
>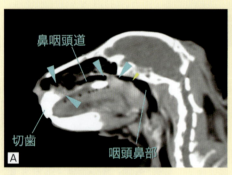
>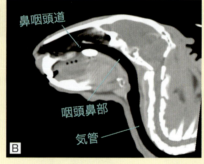
>
> A：喉頭の狭窄（黄矢頭）。炎症産物の貯留も認められる（青矢頭）。
> B：健常個体の喉頭。

● 参考文献

1) Bojsen-Møller F. Topography of the nasal glands in rats and some other mammals. *Anatomic Rec*. 150: 11-24, 1964. doi: 10.1002/ar.1091500103
2) Brewer NR, Cruise LJ. Physiology. *In* Manning PJ, Ringler DH, Newcomer CE,(eds): The Biology of the Laboratory Rabbit, 2nd ed. Elsevier, Academic Press. 1994, pp63-71.
3) Cruise LJ, Brewer NR. Anatomy. *In* Manning PJ, Ringler DH, Newcomer CE,(eds): The Biology of the Laboratory Rabbit, 2nd ed. Elsevier, Academic Press. 1994, pp47-62.
4) Deeb BJ, DiGiacomo RF. Respiratory diseases of rabbits. *Vet Clin North Am Exot Anim Pract*. 3: 465-480, 2000
5) Hrapkiewicz K, Colby L, Denison P. Rabbits. *In*: Clinical Laboratory Animal Medicine, an Introduction, 4th ed. Wiley-Blackwell. 2013, pp249-297.
6) Huang TC, Ulrich HE, McCay CM. Antibiotics, growth, food utilization and the use of chromic oxide in studies with rabbits. *J Nutr*. 54: 621-630, 1954
7) Vella D, Donnelly TM. Basic anatomy, physiology, and husbandry. *In* Quesenberry K, Carpenter J,(eds): Ferrets, Rabbits, and Rodents, Clinical Medicine and Surgery, 3rd ed. Elsevier, Saunders. 2011, pp157-173.
8) 佐久間勇次．ウサギ 〜生殖整理と実験手技〜．近代出版．1988．
9) 津崎孝道．実験動物解剖学 兎編．金原出版．1963．
10) 山田文雄．ウサギ学 〜隠れることと逃げることの生物学〜．東京大学出版会．2017．
11) 楊 光宗．各種動物耳管の比較解剖学的研究．耳鼻咽喉科臨床．78：123-144，1985．doi: 10.5631/jibirin.78.123

6.2 鼻炎

概要

ウサギには反復性のくしゃみ，鼻汁，鼻雑音などがよくみられる。スナッフル snuffle とよばれることもあるが，これは俗称であって病名ではない。

原因および病態

原因は *Pasteurella multocida* であると記載している成書は多いが，実際には原因菌は多様で，複合感染していることが多い。

牧草の一部，牧草の種子または毛葦の茎，砂などの異物が鼻腔に入り込み，鼻炎を起こすこともある。鼻咽頭の中へ深く貫入すると，鼻を鳴らしたり，呼吸困難を起こすようになるため，肺炎と誤診することがある。切歯や臼歯の根尖の過長や根尖周囲膿瘍が鼻腔まで波及して鼻炎を起こすこともある。

進行すると，鼻腔粘膜の肥厚，鼻甲介の破壊，骨や軟骨の融解や骨増殖を起こすため[1,2]，慢性化しやすい。慢性化すると，鼻腔に炎症産物や膿が蓄積する。病理組織検査において鼻腔粘膜のカタール性炎と診断されることも多い。

炎症の波及により，結膜炎や涙嚢炎などが併発する[1]。

臨床徴候

初期は連発するくしゃみ，漿液性鼻汁（図1），異常鼻音やいびきなどがみられる。

感染性では鼻出血（図2），膿性鼻汁（図3）を呈することが多く，これらが鼻孔周囲や触毛に付着して汚れている。ウサギの膿性鼻汁は粘稠性が高いため呼吸を妨げ，ウサギは不安といらだちを感じる。前肢で鼻を擦るため，前肢内側の皮膚や被毛にも鼻汁が付着し，脱毛していることもある（図4）。

まれではあるが重篤化すると，嗅覚が妨げられること，咀嚼と同時に呼吸するのが難しくなることから，食欲が低下することもある。

体調や加療により臨床徴候は軽減するが，気温や湿度の変化，妊娠，併発疾患などの外的環境のストレスにより間欠的に発症する。

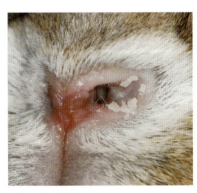

図1　漿液性鼻汁
漿液が固まって鼻孔に固まっている。

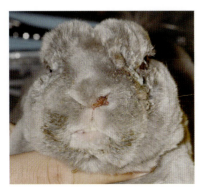

図2　鼻出血
鼻孔から出血している。

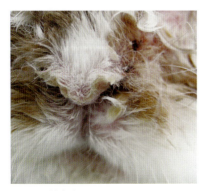

図3　膿性鼻汁
粘性の鼻汁が鼻孔に付着している。

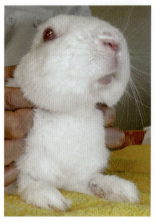

図4 前肢の汚れ
鼻汁をぬぐうため前肢が汚れ，脱毛している。

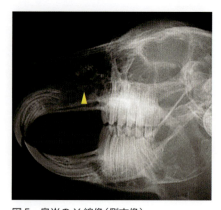

図5 鼻炎のX線像（側方像）
鼻腔領域にわずかに不整なX線不透過性構造が認められる（矢頭）。

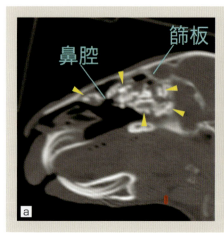
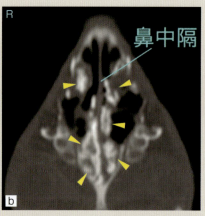

図6 鼻炎のCT像
鼻甲介の肥厚，粘液貯留，軟骨や骨の融解や増殖がみられる（矢頭）。一部に石灰化が起きている。
a：矢状断像，b：水平断像

検査および診断

特異的な臨床徴候から暫定的に診断し，鼻汁あるいは鼻孔からの分泌物の培養や細胞診を行って原因を鑑別する。

X線検査では病変の描出が難しいが，顕著な骨融解や骨吸収，石灰化などがあれば，それらの変化が描出される（図5）。歯牙疾患が原因であれば，根尖の過長などが認められる（「4.4 口腔内検査」参照）。

コンピュータ断層撮影（CT）検査では，微細な骨病変や歯牙疾患まで描出される（図6〜8）。X線不透過性の異物が原因であれば異物が描出される（図9）。

慢性症例では，剖検において鼻腔粘膜の肥厚，鼻甲介の破壊，骨や軟骨の融解，骨増殖が認められる（図10）。

治療

抗菌薬や抗炎症薬，粘液溶解薬（ブロムヘキシン）などを投与する。軽度な症例は抗菌薬治療に反応するが，進行あるいは慢性化した症例は反応が悪く，再発する。重篤な症例では，緩和治療にとどまる。噴霧治療（ネブライザー治療）は薬液を直接鼻腔に到達させるため，有効かもしれない。

噴霧治療とは薬剤を配合した生理食塩液をエアロゾル化し，吸入させる治療である（図11）。気道内の加湿効果，粘液繊毛系の活性化効果，抗菌効果や抗炎症効果などがあり，気道内クリアランスの維持や改善に役立つと考えられる。抗菌薬が直接気道に到達するため即効性を期待できること，全身性の副作用の発現も少ないと考えられることから，さまざまな呼吸器疾患の治療に用いられている。

しかし，エビデンスが乏しく，治療効果には不確実な点も多い。現時点では経験的治療といえ，反応をよ

呼吸器疾患

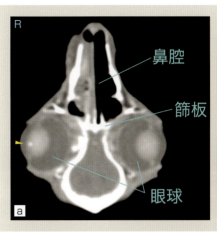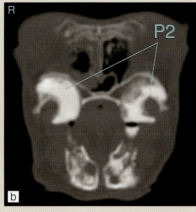

図7 歯牙疾患を伴う鼻炎のCT像1
上顎臼歯は鼻腔の下を彎曲しながら過長しており、歯の影響は受けていない。右鼻腔は炎症産物により充満し鼻腔内を占拠しており、鼻腔内は骨融解を起こしている。
a：水平断像，b：横断像

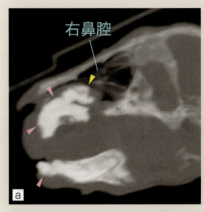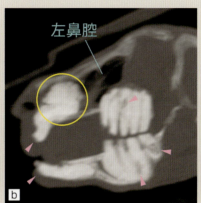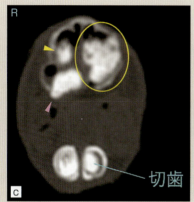

図8 歯牙疾患を伴う鼻炎のCT像2
切歯、臼歯に病変が認められる（桃矢頭）上顎切歯の根尖に連続した石灰化病巣（囲み、黄矢頭）が鼻腔へ増殖し、左右の鼻腔内を占拠している。
a：矢状断像（右側），b：矢状断像（左側），c：横断像

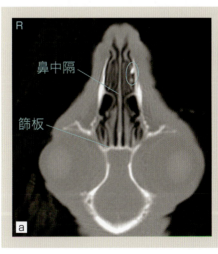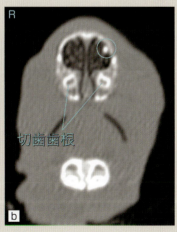

図9 鼻腔内異物のCT像
左鼻腔背側にCT値の高い小さな異物（囲み）が認められる。異物以外に異常は認められない。
a：水平断像，b：横断像

く確認して効果を判断しなければならない。
　マスクなどを用いてエアロゾルを直接吸入させようとすると、ウサギは強く抵抗するため、透明ボックスにウサギを収容して、その室内にエアロゾルを噴霧する方法が選択される。それでも、一部のウサギは噴霧状態のボックスの中で興奮してしまうことがある。また、全身が濡れることで体温が下がり、体調を崩すこともある。導入後は一般状態を入念に観察して、噴霧

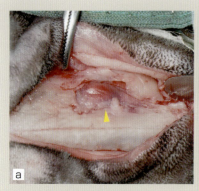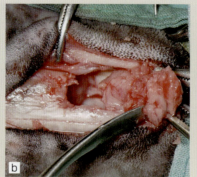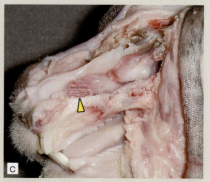

図10 重度鼻炎の剖検所見
a：鼻骨背側が融解している（矢頭）。
b：鼻腔内を炎症産物が占拠している。
c：鼻甲介も充血し，炎症が認められる（矢頭）。

時間などを設定しなければならない。

　治療目的に合わせ，生理食塩液に抗菌薬，グルココルチコイド，抗アレルギー薬，気管支拡張薬，粘液溶解薬などの注射液や水溶性外用薬を配合する。微細な粒子でないと肺胞に到達しないこと，ウサギの嫌う味や匂いのする薬剤ではウサギが呼吸を止めて吸入を拒むことなどを考慮して薬剤を選択する。とくに抗菌薬は，原因菌の薬剤感受性も考慮して慎重に選択する。

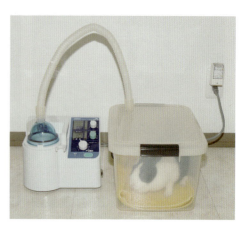

図11　ネブライザー

● 参考文献

1) Lennoz AM. Respiratory disease and pasteurellosis. *In* Quesenberry K, Carpenter J, (eds): Ferrets, Rabbits, and Rodents, Clinical Medicine and Surgery, 3rd ed. Elsevier, Saunders. 2011, pp205-216.

2) 伊藤　隆，伊藤格郎，伊藤富美雄．ウサギのスナッフルの発症例．日本獣医師会雑誌．39：107-110, 1986. doi: 0.12935/jvma1951.39.107

呼吸器疾患

6.3

肺炎・気管支炎

原因

1. 細菌

肺炎や気管支炎は細菌感染が原因であることが圧倒的に多い。*Pasteurella multocida*, *Bordetella bronchiseptica*, *Staphylococcus aureus*, *Moraxella catarrhalis*, *Pseudomonas aeruginosa*, *Acinetobacter* spp. などの細菌が分離されており，複合感染も多い[7]。まれであるが，*Mycobacterium avium* subsp. *paratuberculosis* が分離された例もある[2]。

とくに注目されているのは *P. multocida* の単独感染，*P. multocida* と *B. bronchiseptica* の複合感染である。これらの菌は健康な個体からも頻繁に検出されるが，発症との因果関係を示唆する報告が数多くある。*B. bronchiseptica* 自体はウサギに対する病原性が弱いが，*P. multocida* の感染と発症に大きく関与する[13,23]（「6.4 呼吸器感染症」参照）。

なお，*M. catarrhalis* は正常な呼吸器内細菌叢とも考えられている。鼻炎や結膜炎の症例から分離されることが多いが，日和見感染の可能性が高い。

ウサギでは根尖周囲膿瘍の口腔内排膿，強制給餌が誤嚥性肺炎の原因となることが多い。

2. その他の病原体

真菌感染による肺炎・気管支炎が自然発生したという報告はないが，実験的には *Aspergillus fumigatus*[20] や *Pneumocystis oryctolagi*[8] 感染による発症が確認されている。これらは，免疫抑制時に発生することが示唆されている[6,9,18~21]。

Mycoplasma pulmonis[22]，*Chlamydia pneumoniae*[12,16] による肺炎の自然発生も少ない。

ウイルスでは，兎粘液腫症ウイルスや兎出血病ウイルスが肺炎を起こす可能性がある[11,17]。実験的にはセンダイウイルスや単純ヘルペスウイルスによる肺炎の発生が確認されているが，自然発生する可能性は低い[3,14,15,24]。

3. 非感染性

床敷の木製チップなどの粉塵の吸入，腫瘍などが肺炎を引き起こしうる。花粉症や喘息などのアレルギー性疾患は，実験的に誘発された例があるだけである[1,4,5,10]。

臨床徴候

初期は無徴候であることが多い。あるいは軽微な徴候が発現しているのかもしれないが，たいていは気づかれない。そのため，診断されないまま進行して突然死することもある。ほかの目的で行われたコンピュータ断層撮影（CT）検査で偶発的に肺炎がみつかったり，剖検で診断されるケースも多い。

初期には外鼻孔の頻繁な動きと拡大がみられる（図1）。鼻息が荒くなっていることもある。

次第に頻呼吸が発現するが，ウサギは肋間筋をあまり動かさないため，顕著にはならない。軽度の活動性の低下や嗜眠のみが認められることもある。

呼吸障害が重度になると，浅速呼吸（あえぎ呼吸）や努力性鼻呼吸を行うようになる。この段階になってはじめて飼育者が異常に気づくことも珍しくはない。

進行すると腹式呼吸だけではガス交換が十分に行えなくなるため，体幹全体を細かく動かす呼吸をするようになる。胸腹部を地面につけた努力呼吸がみられるようになる（図2）。

進行すると，活動性の低下や嗜眠，食欲不振，体重

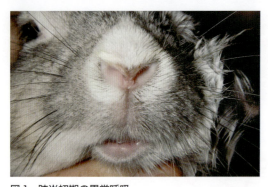

図1　肺炎初期の異常呼吸
健常時に比べ鼻孔が拡大し，頻繁に動く。

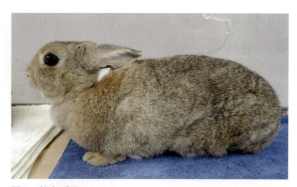

図2　努力呼吸
顔を上げて身体は伏せた姿勢をとる。

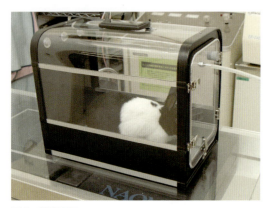

図3　酸素吸入
状態が悪いウサギでは，酸素吸入を行ってから診察やX線検査に入ることもある。

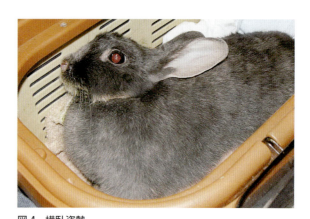

図4　横臥姿勢
横臥し，頸を上げている。外鼻孔が拡大し，目も見開いている。非常に危険な状態である。

減少や削痩がみられるが，個体によっては重篤になるまで食欲に変化が認められない。漿液性あるいは膿性の鼻汁や眼脂などがみられることもある。

末期になると，低酸素症から低体温やチアノーゼを呈し，痙攣や発作を生じる。診察中に急死することもあるので注意する。初期に異常な呼吸徴候に気づくことが重要である。

検査および診断

1. 身体検査

まず呼吸パターンを評価する。興奮したウサギや周囲に興味を持ったウサギは軽度の呼吸異常のあるウサギと同じように外鼻孔を頻繁にピクピクと動かすため見極めが必要である。

ついで聴診にて肺や気管支からのラッセル音やその強弱などの異常を確認する。

呼吸数はストレスや疼痛，高体温，肺疾患，上部気道疾患やアシドーシスでも増加するため，鑑別が重要である。

肺雑音や明らかに異常な呼吸が認められた場合は，酸素吸入や保温処置を行い（図3），状態を安定させてからほかの身体検査やX線検査に進むべきである。横臥姿勢をとっている個体（図4）は，保定するだけで低酸素症になり死亡する恐れもある。

2. 画像検査

X線検査では，肺炎像の確認を行う。ただし，呼吸困難を呈するウサギの保定は危険を伴うため，適切なポジショニングを取れないことも多い。また，微細な肺炎像はCT検査でないとわからないことも多い。

(1) 感染による肺胞パターン

肺胞の炎症により境界不明瞭で大小不同な綿毛状陰影が多数発生する（図5）。浸潤が起こっている肺組織はデンシティが高くなり，エアーブロンコグラム（気管支透亮像）が次第に明瞭となる。一方で，浸潤がある肺胞と含気している肺胞が混在するとエアーアルベオログラム（肺胞含気像）が明瞭となる。転移性肺腫瘍でも，初期には肺胞パターンに類似した像がみられる

呼吸器疾患

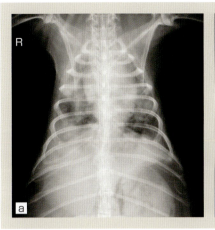
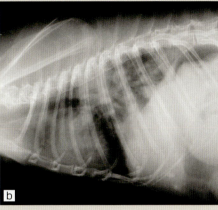

図5 感染による肺胞パターンのX線像1
境界不明瞭な大小不同の綿毛状陰影が肺野全域に認められ、一部エアーブロンコグラムがみられる。
a：腹背像、b：側方像

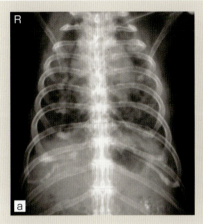
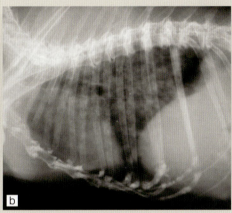

図6 感染による肺胞パターンのX線像2
綿毛状陰影が境界明瞭な場合、腫瘍と肺炎が併発している可能性もある。
a：腹背像、b：側方像

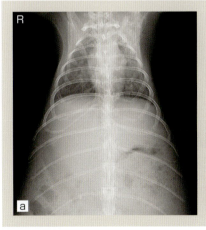
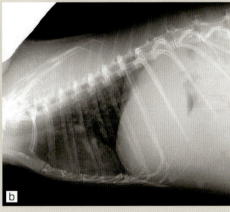

図7 感染による気管支・間質パターンのX線像
肺野全域にわたって顕著にX線不透過性が亢進している。ドーナツサインが多数認められることから、気管支周囲に浸潤した病態であろうと考えられる。
a：腹背像、b：側方像

ため、綿毛状陰影が明瞭である場合(図6)は、経過を注意して鑑別しなければならない。感染による肺胞パターンは抗菌薬治療により消失する。

(2)感染による混合パターン

気管支炎により、肺野全域にわたって気管支周囲の浸潤が起こり、気管支パターンを呈する(図7)。これと肺胞パターンがあわさり、混合パターンとなる(図8)。慢性感染でみられることが多い。

高齢のウサギでは、肺内に増加した結合組織が線状陰影として描出されたり、加齢性変化によって気管支壁が肥厚し、気管支の陰影が明瞭となったりするので、病的変化と間違えないよう注意する。

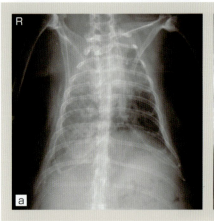
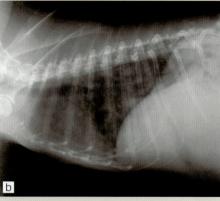

図8 感染による混合パターンのX線像
気管支から一部肺胞領域まで炎症が及び，混合パターンとなっている。左後葉領域はそれほど炎症性変化を起こしていない。
a：腹背像，b：側方像

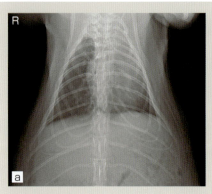
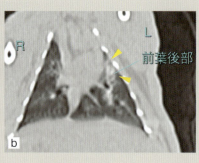

図9 誤嚥性肺炎のX線像・CT像
左前葉にX線不透過性の領域が認められる。側方像では心陰影の左縁と連続し，胸郭につながっているようにみえる（矢頭）。
a：X線像（腹背像）
b：CT像（水平断像）

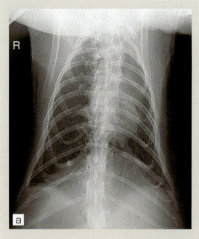
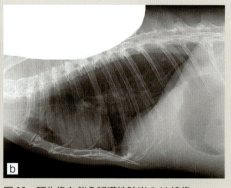

図10 硬化像を伴う誤嚥性肺炎のX線像
a：腹背像。左前葉，右中葉にX線不透過性の硬化像が認められる。
b：側方像。心臓陰影に重なった硬化像が認められる。

(3)誤嚥性肺炎（吸引性肺炎）による変化

単一の肺葉に孤立性の肺胞パターンや混合パターンが認められる（図9）。無気肺となることも多い。誤嚥による肺炎では左前葉に多発する。石灰化を伴うこともある。

3．血液検査

血液検査での白血球増加は，慢性経過あるいは菌血症の症例でしか認められない。しかし，リンパ球の減少により好中球数／リンパ球数（N/L）比の減少が認められることがある。

4．病理組織検査

病理組織検査（剖検時）では，肺実質および肺胞への炎症性細胞の浸潤，肺胞および細気管支への炎症性滲出物および出血が認められる（図11）。

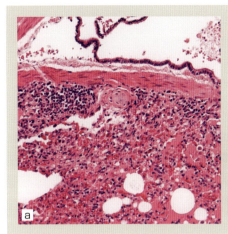
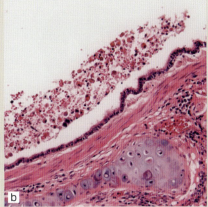

図11　肺炎の組織像
a：HE染色，200倍。肺実質および肺胞に炎症性細胞が浸潤している。
b：HE染色，200倍。肺胞および細気管支に炎症性滲出物および出血が認められる。

治療

治療は基本的に抗菌薬の投与を行う。そのほか，支持療法として気管支拡張薬，消炎酵素薬などの投与，輸液，酸素吸入などを適宜行う。

● 参考文献

1) Antinoff N. Respiratory diseases of ferrets, rabbits, and rodents. In: Fourteenth International Veterinary Emergency and Critical Care Symposium: scientific proceednds. 2008.
2) Arrazuria R, Juste RA, Elguezabal N. Mycobacterial infections in rabbits: from the wild to the laboratory. Transbound Emerg Dis. 64: 1045-1058, 2017. doi: 10.1111/tbed.12474
3) Bennett AM, Slomka MJ, Brown DW, et al. Protection against herpes B virus infection in rabbits with a recombinant vaccinia virus expressing glycoprotein D. J Med Virol. 57: 47-56, 1999.
4) Bice DE, Seagrave J, Green FH. Animal models of asthma: potential usefulness for studying health effects of inhaled particles. Inhal Toxicol. 12: 829-862, 2000.
5) Brugman SM, Larsen GL, Henson PM, et al. Increased lower airways responsiveness associated with sinusitis in a rabbit model. Am Rev Respir Dis. 147: 314-320, 1993. doi: 10.1164/ajrccm/147.2.314
6) Deeb BJ, Kenny GE. Characterization of Mycoplasma pulmonis variants isolated from rabbits, l. Identification and properties of isolates. J Bacteriol. 93: 1416-1424, 1967.
7) Deeb BJ, DiGiacomo RF. Respiratory diseases of rabbits. Vet Clin North Am Exot Anim Pract. 3: 465-480, 2000.
8) Dei-Cas E, Chabé M, Moukhlis R, et al. Pneumocystis oryctolagi sp. nov., an uncultured fungus causing pneumonia in rabbits at weaning: review of current knowledge, and description of a new taxon on genotypic, phylogenetic and phenotypic bases. FEMS Microbiol Rev. 30: 853-871, 2006. doi: 10.1111/j.1574-6976.2006.00037.x
9) Delong D, Manning PJ. Bacterial diseases. In Manning PJ, Ringler DH, Newcomer CE,(eds): The Biology of the Laboratory Rabbit, 2nd ed. Elsevier, Academic Press. 1994, pp131-170.
10) el-Hashim AZ, Jacques CA, Herd CM, et al. The effect of R 15.7/HO, an anti-CD18 antibody, on the late airway response and airway hyperresponsiveness in an allergic rabbit model. Br J Pharmacol. 121: 671-678, 1997. doi: 10.1038/sj.bjp.0701176
11) Farsang A, Makranszki L, Dobos-Kovacs M, et al. Occurrence of atypical myxomatosis in Central Europe: clinical and virological examinations. Acta Vet Hung. 51: 493-501, 2003. doi: 10.1556/AVet.51.2003.4.7
12) Fong IW, Chiu B, Viira E, et al. Rabbit model for Chlamydia pneumoniae infection. J Clin Microbiol. 35: 48-52, 1997.
13) Glávits R, Magyar T. The pathology of experimental respiratory infection with Pasteurella multocida and Bordetella bronchiseptica in rabbits. Acta Vet Hung. 38: 211-215, 1990.
14) Lupton HW, Barnes HJ, Reed DE. Evaluation of the rabbit as a laboratory model for infectious bovine rhinotracheitis virus infection. Cornell Vet. 70: 77-95, 1980.
15) Machii K, Otsuka Y, Iwai H, et al. Infection of rabbits with Sendai virus. Lab Anim Sci. 39: 334-337, 1989.
16) Moazed TC, Kuo C, Patton DL, et al. Experimental rabbit models of Chlamydia pneumoniae infection. Am J Pathol. 148: 667-676, 1996.
17) Ohlinger VF, Haas B, Thiel HJ. Rabbit hemorrhagic disease(RHD): characterization of the causative calicivirus. Vet Res. 24: 103-116, 1993.
18) Sondhi J, Gupta PP. Effect of immunosuppression on the clinicopathological changes in experimental zygomycosis in rabbits. Vet Res Commun. 24: 213-227, 2000.
19) Spreadbury CL, Krausz T, Pervez S, et al. Invasive aspergillosis: clinical and pathological features of a new animal model. J Med Vet Mycol. 27: 5-15, 1989.
20) Such KA, Petraitis V, Petraitiene R, et al. Environmental monitoring for Aspergillus fumigatus in association with an immunosuppressed rabbit model of pulmonary aspergillosis. J Am Assoc Lab Anim Sci. 52: 541-544, 2013.
21) Thurston JR, Cysewski SJ, Richard JL. Exposure of rabbits to spores of Aspergillus fumigatus or Penicillium sp: survival of fungi and microscopic changes in the respiratory and gastrointestinal tracts. Am J Vet Res. 40: 1443-1449, 1979.
22) Villa A, Gracia E, Fernández A, et al. Detection of mycoplasmas in the lungs of rabbits with respiratory disease. Vet Rec. 148: 788-789, 2001.
23) Watson WT, Goldsboro JA, Williams FP, et al. Experimental respiratory infection with Pasteurella multocida and Bordetella bronchiseptica in rabbits. Lab Anim Sci. 25: 459-464, 1975.
24) 佐久間勇次．ウサギ 〜生殖生理と実験手技〜．近代出版．1988.

6.4

呼吸器感染症

はじめに

ウサギの呼吸器感染症の発症には、輸送、過密飼育、急激な温度変化、不衛生な環境、換気不良で蓄積したアンモニアなどの環境要因が大きく関与する[9]。また、加齢による抵抗力の低下も深く関与する。

パスツレラ感染症

1. 概要

Pasteurella multocida による呼吸器感染症で、上部・下部気道炎を起こす。

2. 原因および病態

P. multocida は莢膜抗原によってA～F、菌体抗原によって1～16の抗原型に分類される。アメリカのウサギからは、一般的にＡ：12が分離される。重篤な症例にはＡ：3とＤが関連するという[14]。

抗原型によって病原性には違いがある。A抗原型はD抗原型よりも呼吸器粘膜に対する接着性が高く、いくつかのD抗原型は、食細胞の殺菌活性に抵抗する[5]。

伝播は主に直接感染と空気（飛沫）感染である。感染した母親との接触によって離乳以前の仔にも感染する。主に鼻腔経由で体内に侵入し、感染後は血行性に拡散する[9]。

パスツレラ感染症はウサギの集団内で急速に蔓延しやすく、繁殖施設や実験動物施設で問題となっている。感染拡大を制御するためには、小屋の間を1.8 m以上あけるか、「くしゃみの距離」を保つことが必要とされている[19]。

発症は日和見的である。感染した菌は鼻腔や副鼻腔粘膜に常在するようになり、普段は臨床徴候を生じさせないが、栄養障害（ビタミンＡ欠乏など）、急激な温度変化、不適切な飼育環境（不十分な換気による高アンモニア状態、ほこりまみれの干し草による呼吸器系の刺激など）、グルココルチコイド投与などが要因となって発症する[3, 9]。

血流によって全身に拡散すると、内耳や中耳、虹彩、皮下、子宮、精巣や精巣上体、関節、肺、心膜などに炎症や膿瘍を形成する[9]。

重症度は症例によってさまざまで、甚急性敗血症を呈するほどになることもある。幼体は発症しやすく、急性感染および敗血症が起こることもあるが、成体では慢性的な感染が一般的である。ほかの細菌との重複感染により臨床徴候は増悪する[4]。

3. 臨床徴候

感染初期は無徴候である。

鼻炎（漿液性や粘液性鼻汁、異常呼吸音やくしゃみ）、結膜炎（眼脂、結膜充血）、鼻涙管炎などの上部気道炎からはじまり、次第に、膿性眼脂や膿性鼻汁がみられるようになる。その後、気管支炎や肺炎などの下部気道炎に移行する。慢性に経過した症例では、鼻腔や副鼻腔、気道に粘液膿性物質が厚く貯留し、薬物治療の物理的障壁となる。全身感染が起きると、それぞれの臓器障害に伴う臨床徴候が現れる（図）。

4. 検査および診断

細菌培養検査により菌分離を行う。血液寒天培地で良好に発育する[23]。実験動物では抗体検出やポリメラーゼ連鎖反応（PCR）による遺伝子検出が試されている。治療に備え、薬剤感受性試験を行う。

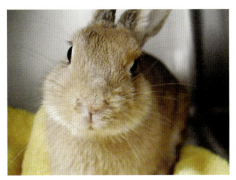

図　パスツレラ症による斜頸
感染が内耳に波及し、斜頸を引き起こしている。

5. 治療

抗菌薬および非ステロイド系抗炎症薬を投与する。抗菌薬は下痢（腸性中毒）を起こさないものを選択する。

in vitro 試験ではペニシリン，クロラムフェニコール，テトラサイクリン，エリスロマイシン，ストレプトマシン，カナマイシン，ネオマイシン，スルホンアミドに感受性があり，クリンダマイシン，リンコマイシンに抵抗性があることがわかっている[11]。ペニシリンなどは実際に効果を発揮するが[6]，腸性中毒の発生が懸念されている。現在汎用されている抗菌薬はエンロフロキサシン，ST合剤，テトラサイクリン，クロラムフェニコールなどである[2,9,10,15]。

臨床徴候を軽減できても，とくに鼻腔，内耳や中耳では菌を完全に排除することができず，慢性経過をたどることが多い[2,10]。長期または周期的に抗菌薬が必要となることもある。点鼻や噴霧治療も一法である。

ボルデテラ感染症

1. 概要

Bordetella bronchiseptica（気管支敗血症菌）による呼吸器感染症である。

2. 原因および病態

B. bronchiseptica は宿主域が広く，モルモット，ブタ，ウサギ，イヌ，ネコ，ラットなどさまざまな動物に感染する[22]。とくにモルモットとブタは感受性が高い。感染力が強く，異種動物間でも容易に伝播するため，実験動物では微生物モニタリングの対象となっている。

主として経鼻感染する。鼻腔や咽頭鼻部の線毛に付着することで気道のクリアランスに抵抗し，鼻咽頭粘膜の変性を引き起こす[1]。

ウサギは保菌率が高いが，単独感染の場合は不顕性であることが多く，発症しても軽い鼻炎やくしゃみがみられる程度である。しかし，*P. multocida* との混合感染により肺炎を引き起こす[7,18]。*B. bronchiseptica* が鼻咽頭粘膜の扁平上皮化などを起こすことによって *P. multocida* が感染しやすくなり，発症につながる[3,8]。したがって，この菌が分離された場合は，治療を行うべきである。

なお，モルモットに感染すると重篤になるため，ウサギとモルモットの同居は避けたほうがよいとされている。モルモットでは気管支肺炎とそれに伴う衰弱がみられ，幼体では死亡することがある。

3. 検査および診断

細菌培養検査により患部からの菌分離をする。実験動物では抗体検出やPCR検査で診断ができる。治療に備え薬剤感受性試験も行う。

兎ウイルス性出血病（兎出血病）

1. 概要

兎ウイルス性出血病 rabbit hemorrhagic disease（RHD）は，カリシウイルス科ラゴウイルス属の兎出血病ウイルスによる感染症である。呼吸器徴候と神経徴候がみられる[16]。

はじめて確認されたのは1984年の中国である。現在はヨーロッパ，アメリカ，オーストラリア，メキシコ，朝鮮半島などでも報告されており，全世界への蔓延が懸念されている。

日本でも静岡と北海道で発生が報告されている。静岡県では，ある観光牧場で飼育されていたウサギ60頭のうち53頭（88.3％）が，9日の間に相次いで沈鬱を呈し，それから数時間で死亡した。死亡したウサギのうち3頭を剖検したところ，本疾患に特徴的な病変がみつかったという[21]。

本疾患はウサギの監視伝染病に指定されている。罹患あるいは罹患の疑いのあるウサギを発見した獣医師は，遅延なく管轄の都道府県知事に届け出なければならない。

2. 原因および病態

ウイルスの伝播は糞を介した経口感染が主であるが，空気感染も多少ながらあるといわれる。ウサギ自

体からだけではなく，死肉や被毛，接触した餌箱やケージなどからも感染する[13]。

3．臨床徴候

初期徴候は，発熱，元気喪失，食欲不振である。次第に頻呼吸やチアノーゼ，腹部膨満など急性・亜急性型の臨床徴候を呈するようになる。肺，肝臓，脾臓，腎臓などから出血し，最終的には低体温，痙攣，鼻出血がみられ，死亡する。ある感染実験では劇症肝炎が引き起こされ，感染したウサギの85％が36～54時間後に死亡したと報告されている[17]。

成体では病状が急速に進み，死亡率が高いが，2ヶ月齢未満の幼体は感染しない（理由は不明である）[12]。

4．検査および診断

病理検査では肝臓をはじめとする各組織の巣状壊死，肺や腎臓での播種性血管内凝固症候群（DIC）が認められる[20]。

臨床診断は難しい。血液検査におけるリンパ球減少，血小板減少，トロンビン時間やプロトロンビン時間の延長などの変化は本疾患を疑う根拠となる[13]。

確定診断には酵素結合免疫吸着検定法 enzyme-linked immunosorbent assay（ELISA）や赤血球凝集抑制 hemagglutination inhibition（HI）試験による抗体の検出，あるいは電子顕微鏡によるウイルスの検出を行う。現段階ではウイルスを培養できる細胞がないため，ウイルス分離は困難である。

5．治療

有効な治療法は確立されていないが，自然免疫は成立する。

● 参考文献

1) Bemis DA, Wilson SA. Influence of potential virulence determinants on *Bordetella bronchiseptica*-induced ciliostasis. *Infect Immun.* 50: 35-42, 1985.

2) Broome RL, Brooks DL. Efficacy of enrofloxacin in the treatment of respiratory pasteurellosis in rabbits. *Lab Anim Sci.* 41: 572-576, 1991.

3) Corbeil LB, Strayer DS, Skaletsky E. Immunity to pasteurellosis in compromised rabbits. *Am J Vet Res.* 44: 845-850, 1983.

4) Deeb BJ, DiGiacomo RF, Bernard BL. *Pasteurella multocida* and *Bordetella bronchiseptica* infections in rabbits. *J Clin Microbiol.* 28: 70-75, 1990.

5) Deeb BJ, DiGiacomo RF. Respiratory diseases of rabbits. *Vet Clin North Am Exot Anim Pract.* 3: 465-480, 2000.

6) Gaertner DJ. Comparison of penicillin and gentamicin for treatment of pasteurellosis in rabbits. *Lab Anim Sci.* 41: 78-80, 1991.

7) Glávits R, Magyar T. The pathology of experimental respiratory infection with *Pasteurella multocida* and *Bordetella bronchiseptica* in rabbits. *Acta Vet Hung.* 38: 211-215, 1990.

8) Glorioso JC, Jones GW, Rush HG, et al. Adhesion of type A *Pasteurella multocida* to rabbit pharyngeal cells and its possible role in rabbit respiratory tract infections. *Infect Immun.* 35: 1103-1109, 1982.

9) Lennoz AM. Respiratory disease and pasteurellosis. *In* Quesenberry KE, Carpenter JW,(eds): Ferrets, Rabbits, and Rodents, Clinical Medicine and Surgery, 3rd ed. Elsevier, Saunders. 2011, pp205-216.

10) Mähler M, Stünkel S, Ziegowski C, et al. Inefficacy of enrofloxacin in the elimination of *Pasteurella multocida* in rabbits. *Lab Anim.* 29: 192-199, 1995. doi: 10.1258/002367795780740195

11) Manning PJ, DiGiacomo RF, DeLong D. Pasteurellosis in laboratory animals. *In* Adlam C, Rutter JM,(eds): Pasteurella and Pasteurellosis. Academic Press. 1989, pp263-302.

12) Mikami O, Kimura T, Ochiai K, et al. Hepatic lesions in young rabbits experimentally infected with rabbit haemorrhagic disease virus. *Res Vet Sci.* 66: 237-242, 1999. doi: 10.1053/rvsc.1998.0266

13) Oglesbee BL, Jenkins JR. Gastrointestinal disease. *In* Quesenberry KE, Carpenter JW,(eds): Ferrets, Rabbits, and Rodents, Clinical Medicine and Surgery, 3rd ed. Elsevier, Saunders. 2011, pp193-204.

14) Okerman L, Spanoghe L, De Bruycker RM. Experimental infections of mice with *Pasteurella multocida* strains isolated from rabbits. *J Comp Pathol.* 89: 51-55, 1979. doi: 10.1016/0021-9975(79)90008-2

15) Okerman L, Devriese LA, Gevaert D, et al. In vivo activity of orally administered antibiotics and chemotherapeutics against acute septicaemic pasteurellosis in rabbits. *Lab Anim.* 24: 341-344, 1990.

16) Parra F, Prieto M. Purification and characterization of a calicivirus as the causative agent of a lethal hemorrhagic disease in rabbits. *J Virol.* 64: 4013-4015, 1990.

17) Tunon MJ, Sanchez-Campos S, Garcia-Ferreras J, et al. Rabbit hemorrhagic viral disease: characterization of a new animal model of fulminant liver failure. *J Lab Clin Med.* 141: 272-278, 2003. doi: 10.1067/mlc.2003.30

18) Watson WT, Goldsboro JA, Williams FP, et al. Experimental respiratory infection with *Pasteurella multocida* and *Bordetella bronchiseptica* in rabbits. *Lab Anim Sci.* 25: 459-464, 1975.

19) Whittaker D. Pasteurellosis in the laboratory rabbit: a review. *Vet Annual.* 29: 285-291, 1989.

20) 石原智明，岩井 浤，伊藤豊志雄．齧歯類とウサギの感染症：実験動物技術大系．日本実験動物技術者協会編．アドスリー．1996，pp465-518.

21) 伊藤謙一，川嶋和晴，大庭芳和ほか．静岡県における兎出血病の発生．日本獣医師会雑誌．50：523-526，1997．doi: 0.12935/jvma1951.50.523

22) 藤原公策．実験動物感染病理学：実験動物技術大系．日本実験動物技術者協会編．アドスリー．1996，pp355-438.

23) 八神健日一．実験動物微生物学と寄生虫学概論：実験動物技術大系．日本実験動物技術者協会編．アドスリー．1996，pp439-464.

6.5 肺腫瘍

概要

ウサギには原発性肺腫瘍の発生は少なく，腺癌[2]，上皮腫[1]などがいくつか報告されているに過ぎない（実験動物のウサギでの発がん試験での発生はある）。ペットのウサギの肺腫瘍の多くは，子宮腺癌や乳腺癌，肉腫の肺転移である。ときにリンパ腫の肺転移もみられる。

臨床徴候

初期は無徴候で健康診断や他疾患の治療中に，胸部X線検査やコンピュータ断層撮影（CT）検査で発見されることが多い。腫瘍が大きく発育すると二次感染や胸水が発生し，呼吸器徴候が発現する。

検査および診断

X線検査では多発性の病変が認められることが多い。初期は境界不明瞭な大小不同の綿毛状陰影として認められるが，次第に境界明瞭な結節状陰影に変化する（図1）。病巣は急速に増大し，やがて多数の結節の重複陰影が出現してくる（図2，3）。エアーブロンコグラムが認められないことから肺胞パターンと区別できるが，二次感染による肺胞パターンや気管支パターンが周囲に発現することもある。

転移性腫瘍であれば原発巣に関連する病変が描出される（図4）。

小さな腫瘍はX線検査では確認できず，検出にはコンピュータ断層撮影（CT）検査が必要になる（図5，6）。

病理検査では，肺腫瘍の由来を確定できる。

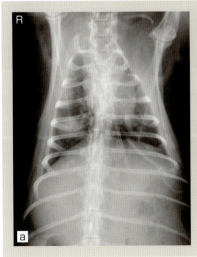
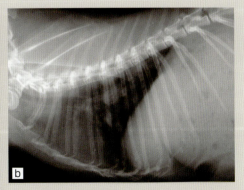

図1 肺腫瘍のX線像1
境界明瞭な大小不同のX線不透過性の結節像が認められる。感染による結節と鑑別するのが難しい。
a：腹背像，b：側方像

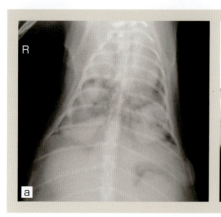
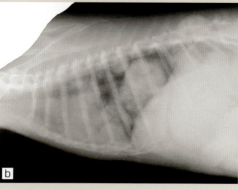

図2 肺腫瘍のX線像2
大小不同の多数の結節陰影が重なりあっている。
a：腹背像，b：側方像

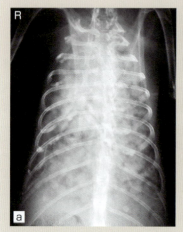
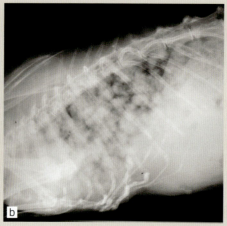

図3 肺腫瘍のX線像3
多数の腫瘤により肺野が占拠されている。
a：腹背像，b：側方像

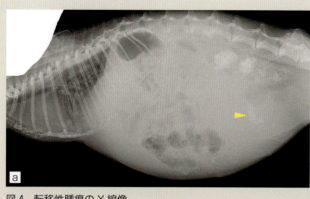
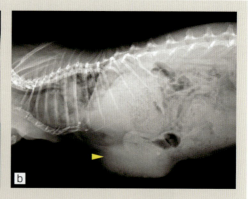

図4 転移性腫瘍のX線像
a：肺後葉の小さな結節が認められる。下腹部の子宮領域に子宮腺癌と思われる石灰化病巣（矢頭）が認められ，肺転移が疑われる。
b：乳腺に腫瘤があり（矢頭），肺にも多数の結節状陰影が認められる。乳腺腫瘍の転移が疑われる。

呼吸器疾患

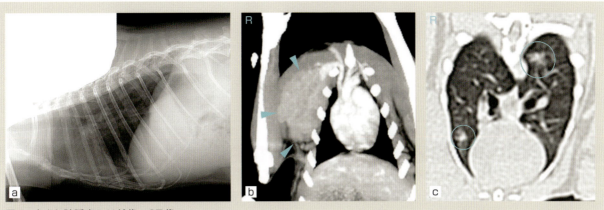

図5　小さな肺腫瘤のX線像・CT像
X線像では腫瘤が認められないが，CT像では，右胸壁の腫瘤（矢頭）と肺の結節（囲み）が認められる。なお，右胸壁の腫瘤は病理検査で線維肉腫と診断された。
a：X線像（側方像），b：CT像（水平断像），c：CT像（横断像）

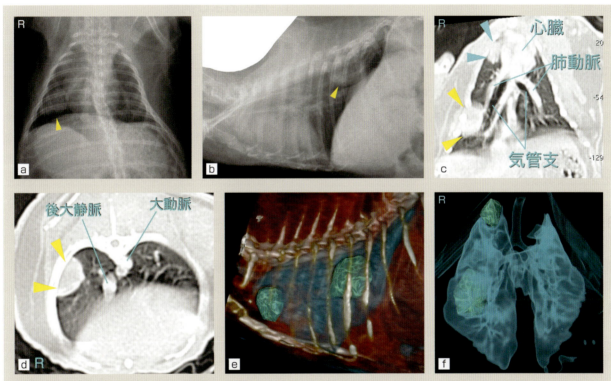

図6　大小の肺腫瘤を有する症例のX線像・CT像
X線像では右後葉に大きな結節（黄矢頭）が認められるのみであるが，CT像では右前葉にも小さな結節（水色矢頭）が認められる。
a：X線像（腹肺像），b：X線像（側方像），c：CT像（水平断像），d：CT像（横断像），e：3D-CT像（左側観），f：3D-CT像（腹側観）

治療

　腫瘍の種類，進行度によって治療法は異なる。ウサギでは化学療法や放射線療法が確立されていないため（「3.1　体表腫瘤概論」参照），これらの治療は積極的には行われていない。二次感染や胸水などが発生した場合にはそれらに対する治療を行う。

● 参考文献

1) Petit G. Cancer du poumon. *Bull Ass Fr Etude Cancer*. 2: 25-26, 1909.
2) Schmorl G. Carcinome des poumon chez le lapine. Tumeur primitive de l'estomac. *Verh Dtsch Ges Pathol*. 6: 136, 1903.

6.6 その他の呼吸器疾患

気管虚脱

1. 概要
気管虚脱とは気管の弾力性が低下し，異常に拡張あるいは扁平化する病態である。発生部位により頸部気管虚脱と胸部気管虚脱に分けられる。頸部気管虚脱は主に吸気時に，胸部気管虚脱は主に呼気時に発生する。

2. 原因
原因は肥満，加齢による気管軟骨の変性，慢性気管支炎などである。

3. 臨床徴候
ウサギの多くは喘鳴を呈するのみで，一般状態には問題が現れない。

4. 検査および診断
呼気時および吸気時，または喘鳴を伴うタイミングのX線像，CT像で診断する（図1）。

熱中症

1. 原因および病態
ウサギは緻密な被毛を持つため，寒さには強いが暑さには弱い。発汗や効果的なあえぎ呼吸を行えず，舌の一部と耳介の血管から放熱するのみであるため[3]，外気温が28℃以上になると熱中症になりやすい[2,3]。

屋外飼育されている個体が夏場に罹患することが多い。ケージの床がコンクリートであったり，日影がないと危険である。また，夏場に車などでウサギを移動させる際に，キャリーの中の温度が上がることで発症することも多い。とくに高齢で体温調節がうまくできない個体に発生しやすい。

2. 臨床徴候
初期には流涎がみられ，末梢血管の充血で耳介が赤くなる。次第に体温が上昇し，呼吸促迫となり，起立不能に陥る（図2）。肝不全や腎不全，胃腸粘膜の障害などによりメレナ，血尿，肺水腫や胸水を呈する。直

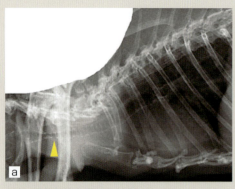 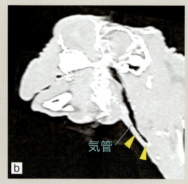 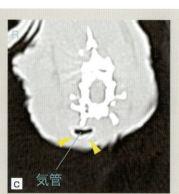

図1　頸部気管虚脱のX線像・CT像
頸部気管の狭窄が認められる（矢頭）。炎症や腫瘍は認められない。
a：X線像（側方像），b：CT像（矢状断像），c：CT像（横断像）

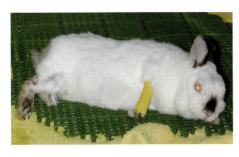

図2 熱中症
体温が高くなり，呼吸促迫で横臥している。

腸温度が40.5℃以上になると脳神経細胞の変性を生じ神経徴候[1]を呈する。やがて意識障害を起こし，ショック状態に陥る。慢性経過を辿った個体は，食欲不振，熱性の不妊症になることもある[2]。

3．検査および診断

特異的な臨床徴候と飼育環境から暫定診断し，血液検査やX線検査などで全身状態を評価する。

4．治療

風にあてたり水に浸けたりして体温を下げるが，急激に低下させないように注意する。ショック状態であれば点滴により昇圧を行い，グルココルチコイドを投与する。神経徴候がみられる症例では，マンニトールなどの浸透圧利尿薬を投与することもある。

コラム：肺の石灰化

加齢，慢性炎症や損傷，脂質代謝異常，腎不全や高リン血症などさまざまな原因によって肺に石灰化が起きる。

高齢個体ではしばしば気管の石灰化がみられるが，肺胞壁の石灰化はまれである。加齢による石灰化は，肺全体にわたって瀰漫性に発生する。

ウサギでは，誤嚥性肺炎や肺膿瘍による石灰化がよくみられる。バリウムなどの造影剤を誤嚥した症例での石灰化もある。

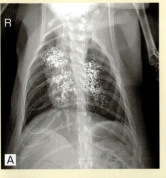
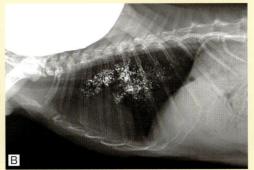
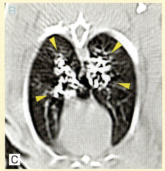
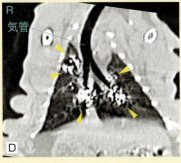

バリウム誤嚥後に肺の石灰化が認められた（矢頭）。
A：X線像（腹背像），B：X線像（側方像），C：CT像（横断像），D：CT像（水平断像）

参考文献

1) FIsher PG, Carpenter JW. Neurologic and musculoskeletal diseases. *In* Quesenberry KE, Carpenter JW,(eds): Ferrets, Rabbits, and Rodents, Clinical Medicine and Surgery, 3rd ed. Elsevier, Saunders. 2011, pp245-256.
2) Harkness JE, Turner PV, Woude SV, et al. Heat prostration. *In*: The Biology and Medicine of Rabbits and Rodents, 5th ed. Wiley-Blackwell. 2010, p310.
3) Vella D, Donnelly TM. Basic anatomy, physiology, and husbandry. *In* Quesenberry KE, Carpenter JW,(eds): Ferrets, Rabbits, and Rodents, Clinical Medicine and Surgery, 3rd ed. Elsevier, Saunders. 2011, pp157-173.

第7章

消化管疾患

- 7.1 消化管の解剖生理
- 7.2 消化管の検査
- 7.3 胃の鬱滞（毛球症）
- 7.4 急性胃拡張
- 7.5 盲腸の鬱滞
- 7.6 腸炎
- 7.7 粘液性腸疾患
   （流行性ウサギ全腸炎）

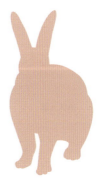

7.1 消化管の解剖生理

口腔

1. 舌

舌は肉厚で細長く，舌隆起が発達している（図1）。表面には糸状乳頭，茸状乳頭，有郭乳頭，葉状乳頭がみられる（図2a）。糸状乳頭は舌全体に存在し，茸状乳頭は糸状乳頭の間に存在する（図2b）。葉状乳頭は舌の側縁の後部に位置し，赤色を呈し，舌根から口蓋に向かって膨隆しているため（図2c），異常と間違えないように注意する[59]。

2. 唾液腺

大唾液腺として耳下腺，下顎腺，舌下腺，眼窩下腺が存在する（図3）。もっとも大きいのは耳下腺で，耳の基部から下顎骨の下まで広がっている[57]。ウサギの唾液にはアミラーゼが多く，リパーゼは少ない[18,42]。

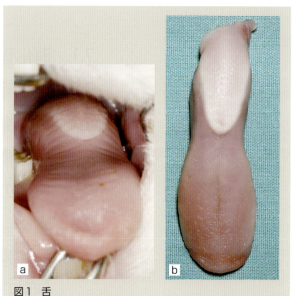

図1 舌
肉厚で細長く，舌隆起が発達している。
a：外観，b：全貌

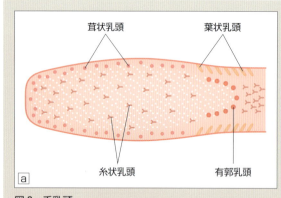
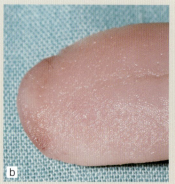
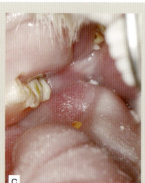

図2 舌乳頭
a：全体図，b：糸状乳頭，c：葉状乳頭

消化管疾患

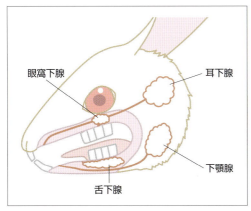

図3 唾液腺

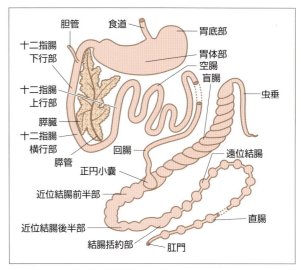

図4 消化管の全体像

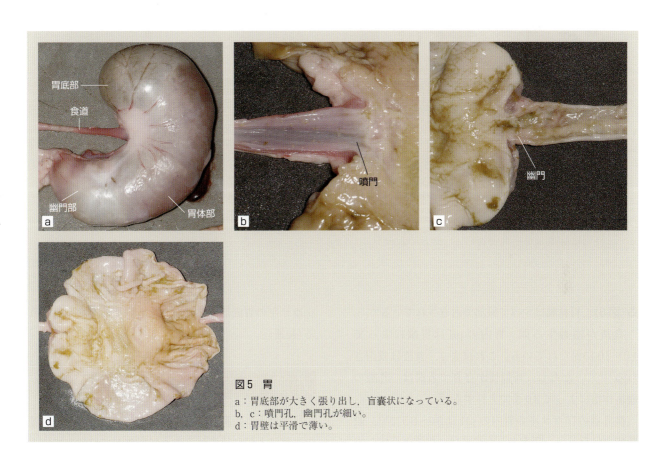

図5 胃
a：胃底部が大きく張り出し、盲囊状になっている。
b, c：噴門孔、幽門孔が細い。
d：胃壁は平滑で薄い。

消化管

消化管は、食道、胃、小腸、大腸からなる。草食動物であるウサギは、盲腸が発達している（図4）。

胃

胃の容積は消化管全体の約15％を占める[15]。発達した胃底部が噴門の左背側に大きく張り出し、盲囊状になっている（図5a）。加えて噴門孔と幽門孔が細いため（図5b, c）、ウサギは嘔吐ができない[8]。胃壁は平滑で比較的薄く（図5d）、伸張性、収縮力が弱い[8]（食渣の拡散や移動を、腸蠕動が間接的に補助していると考えられている）。

幽門につながる部位は幽門部とよばれる。括約筋が発達しており、壁が比較的厚く、外観上はやや明色である[59]。

胃の組織学的な構造はほかの哺乳類とほぼ同じであ

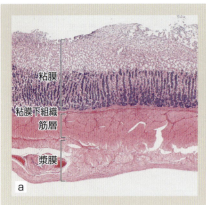
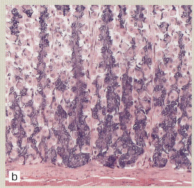

図6　胃の組織像
a：HE染色，40倍。粘膜，粘膜下組織，筋層，漿膜の4層からなり，粘膜には分泌腺が存在する。
b：HE染色，200倍。胃底腺は頸部，体部，底部に分かれる。ペプシノゲンを分泌する主細胞，塩酸を分泌する壁細胞，ムチンを分泌する副細胞が分布する。

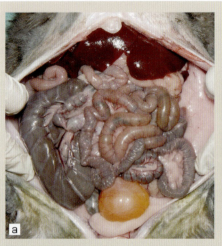
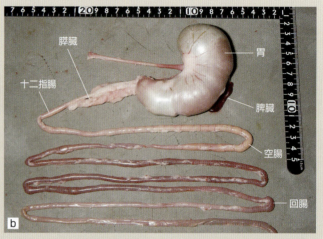

図7　小腸
a：大腸に囲まれ，腹腔の中央部に位置する。
b：十二指腸はループを形成する。空腸と回腸の境界部はわからない。

る（図6）。胃粘膜はすべて腺部で占有されている[55]。

食渣が通過する間，胃内のpHは胃酸によって1.0～2.0に保たれている。これにより，食渣は殺菌される[5,12,18]。ただし，盲腸便が存在する間は，乳酸の緩衝作用によって3.0まで上昇する[5,28]。

離乳前の仔ウサギの胃内のpHは5.0～6.5で[18]，殺菌能力に乏しい。摂取された母乳は，胃液と反応して半固体の乳餅curdとなり，少量ずつ小腸に送り込まれる。ほかの哺乳類では，胃内に乳餅が停滞することで細菌が増殖しやすくなるといわれているが，ウサギでは，母乳に含まれる抗菌性脂肪であるミルクオイルmilk oilが細菌の増殖を防いでいる[9]。

ウサギの胃は液体に比べて固形物が長く滞留する特徴を持ち，内容物は少量ずつ小腸に送られる[12]。胃が空になることは基本的になく，24時間の絶食後も，食渣と毛繕いして飲み込んだ被毛によって胃の50％が満たされていたという報告がある[23]。

ウサギの胃底部では食糞した盲腸便の発酵も行われる（後述）。

小腸

小腸は十二指腸，空腸，回腸から構成される。腹腔中央部に大腸に挟まれるように密集して位置している（図7a）。腸の全長の3分の2を占め，おおよその長さは約3.5 mである[55]。容積は消化管全体の約12％を占める[38]。管腔は狭く，壁は比較的厚い。

十二指腸は胃の右背側（右上腹部）に位置する。幽門部に対して急角度でループを形成し，下行部，横行部，上行部に分かれる（図7b）。ループには膵臓が位置する。幽門近位に胆管が開口し，その少し遠位に膵管が開口している。

空回腸は十二指腸よりも細く，著しく蛇行している（図7b）。回腸は結腸の一部とつながる腸間膜に強く

消化管疾患

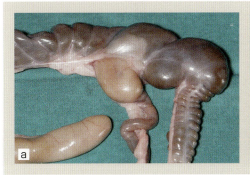
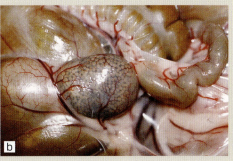

図8 正円小嚢
a：やや細長い袋状をしており、明るい色をしている。
b：蜂巣様にみえるものもある。

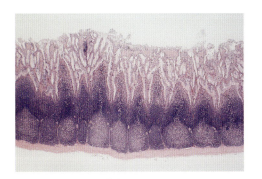

図9 正円小嚢の組織像
HE染色, 40倍。内膜に腸陰窩が、粘膜下織にリンパ小節が認められる。

結合し, 盲腸と連絡する。

　小腸の粘膜固有層にはリンパ組織であるパイエル板が散在している。

　回腸末端部は正円小嚢 sacculus rotundus（回腸膨大部や回盲部ともよばれる）とよばれる筋性のやや細長い袋状構造を成し, 盲腸基部（盲腸底）に開口している[3]（図8）。回腸のほかの部位と比べて短く厚い絨毛を有し, 内腔が広い。組織学的には腸陰窩, 筋層, リンパ小節（回盲部扁桃）からなる[3,47]（図9）。正円小嚢は食渣からの不消化性線維質の分離と, 餌を介して入り込む細菌や抗原物質への対処を担う[14,46,54]。

大腸

　大腸は結腸, 盲腸, 直腸からなる。ウサギでは顕著に発達している。

1. 結腸

　結腸は全長約2.2 mで, 近位結腸（前半部, 後半部）, 結腸括約部, 遠位結腸で構成されている（図10）。

　近位結腸は胃の方向へ頭側に巻きながら走行している。縦走する筋性の腸紐により縦に縮められ, 腸紐の間の壁が外側へ膨らんでいる。この膨らみを結腸膨起 haustra とよぶ。近位結腸の前半部には3本の腸紐が認められ（図11a）, 結腸膨起も顕著である（図11b）。内腔には筋層が縦に走行し, 発達した筋肉が突出している（図11c）。しかし, 後半部では腸紐が1本になり, 結腸膨起もわずかな膨らみになる[17,41,42,61]（図12a）。内腔の筋層も薄くなる（図12b）。

　結腸括約部 fusus coli は長さが約4 cmの筋性の管腔である（図13）。神経と血管が密に分布し, 盲腸便と硬便の排泄を調節している[42,51]。粘膜には多数の杯細胞が存在し（図14）, 盲腸便を取り囲むゼラチン状の粘膜を分泌する。何らかの要因により結腸括約部のはたらきが乱れると, 過剰な粘液や粘膜が産生され, 糞塊とともに排泄されることがある。

　遠位結腸は胃の近くから尾側に弧を描いて走行して直腸につながる。長さは80〜100 cmで, 内壁に襞や隆起を欠く。壁は菲薄であるが, 直腸に近づくにつれて厚くなる（図15）。

2. 盲腸

　盲腸は結腸膨大部から伸びる盲嚢で, 発酵などの重要な消化過程を担う。ウサギでは発達しており, 長さは30〜40 cmで全消化管容積の40〜60%を占める[26]。腹腔のやや右寄りに3つ折りになって収納されているが（図16c）, 大きくなると腹腔の大半を占める。筋性の盲腸紐があるため, 螺旋状に多数の隆起が形成される[51]。壁は菲薄である（図16d）。

　盲腸基部を盲腸底, 先端を盲腸尖, 中央部を盲腸体とよぶ。組織的には分泌腺と吸収を担う組織が存在する（図17）。盲腸上皮は, 食渣の発酵によって生成された揮発性脂肪酸 volatile fatty acids（VFA）, 水分, 電解質などを効率よく吸収する構造となっている[60]。

　発酵により生じるVFAと, 虫垂および盲腸末端部からの分泌液に含まれる重炭酸イオン（CHO_3^-）のバランスによりpHが保たれている[12]。正常なpHは

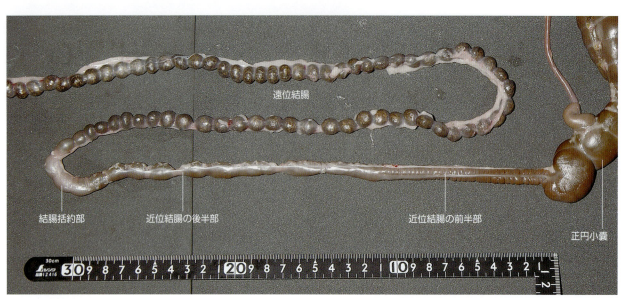

図10 結腸の全貌
近位結腸，結腸括約部，遠位結腸からなる。

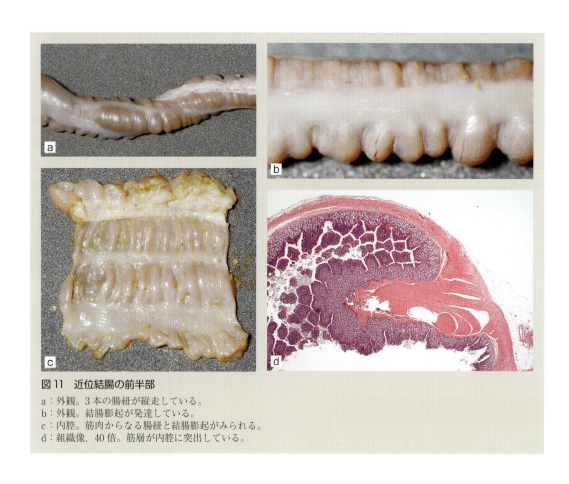

図11 近位結腸の前半部
a：外観。3本の腸紐が縦走している。
b：外観。結腸膨起が発達している。
c：内腔。筋肉からなる腸紐と結腸膨起がみられる。
d：組織像，40倍。筋層が内腔に突出している。

$5.7\sim6.1^{50)}$，$5.9\sim6.8^{29)}$ と報告されている。

3. 虫垂

盲腸尖からは，白色を帯びた虫垂が飛び出している（図18a）。細長く，内部は中空である（図18b）。壁にはリンパ小節が密集し（図18c），食物を介して入り込む細菌や抗原物質に対応する。また，虫垂は水分を分泌し，盲腸内容物をペースト状に維持するのに役立っている[50]。

ウサギに低繊維質で高澱粉質な餌を与えると，虫垂が拡大する。これは，澱粉による盲腸の異常な発酵に反応した結果と考えられる。

消化管疾患

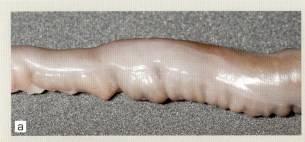
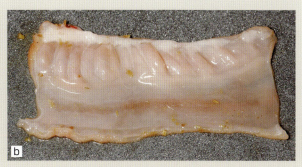

図12　近位結腸の後半部
a：外観。腸紐は1本しかなく結腸膨起も乏しい。
b：内腔。筋層は比較的薄い。

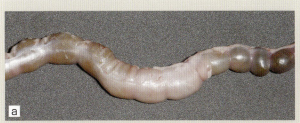
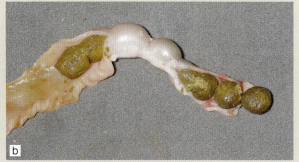

図13　結腸括約部
a：外観。わずかに弯曲している。
b：内腔。糞塊が球状に形成される。

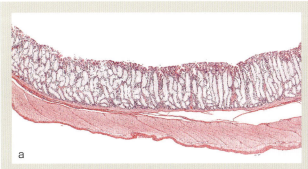
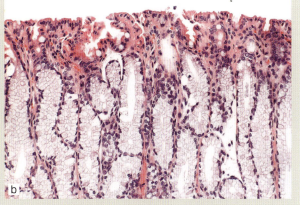

図14　結腸括約部の組織像
盲腸便の粘膜成分を分泌する多数の杯細胞が認められる。
a：HE染色，40倍，b：HE染色，200倍

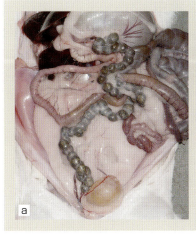
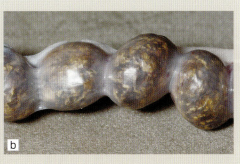

図15　遠位結腸
a：遠位結腸は下行して，直腸に移行する。
b：腸壁が菲薄で，糞塊が透けてみえる。

1　消化管の解剖生理

227

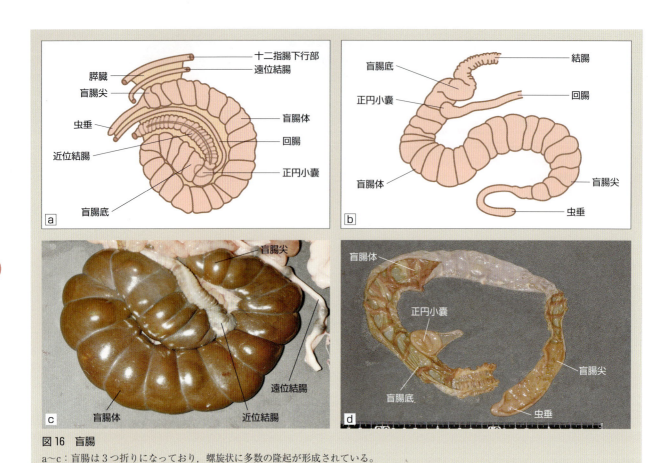

図16 盲腸
a～c：盲腸は3つ折りになっており，螺旋状に多数の隆起が形成されている。
d：腸壁は菲薄である。

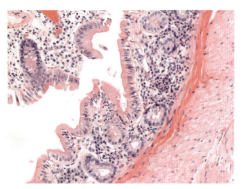

図17 盲腸の組織像
HE染色，200倍。分泌腺と吸収上皮が混在している。

腸内微生物叢

1. 細菌

ウサギの盲腸には大量の細菌が存在している（図19）。それらの腸内細菌によって食渣の発酵が行われる。盲腸の腸内細菌叢は定着が遅く，出生後3日間はほぼ無菌である[21]。

ウサギの腸内から検出される菌はグラム陰性嫌気性桿菌の *Bacteroides* spp. が圧倒的に多い。そのほか，*Bifidobacterium* spp., *Endophorus* spp., *Streptococcus* spp., *Acuformis* spp., *Peptococcus* spp., *Peptostreptococcus* spp., *Fusobacterium* spp. なども分離される。少数であるが，*Clostridium* spp. など病原菌となりうるものが検出されることもある[5,10,12,19,49,50]。*Lactobachillus* spp. はあまり検出されない[1,58]。大腸菌 *Escherichia coli* もあまり検出されない[8,57]が，消化管疾患などで盲腸のpHが上昇すると，急速に増殖する[29]。

2. 原虫

十二指腸からは *Giardia duodenalis*, *Eutrichomastix* spp., 盲腸からは *Enteromonas* spp., *Retortamonas* spp., 大腸からは *Entamoeba cuniculi* などの原虫が分離される。これは細菌とともに発酵に関与すると推察されている[40]。

3. 真菌

酵母様真菌である *Saccharomyces guttulatus*（*Cyniclomyces guttulatus*）も検出される。この真菌は細長い楕円形で，空胞を1～3個持つ（図20）[12]。消化器疾患

消化管疾患

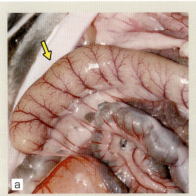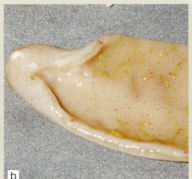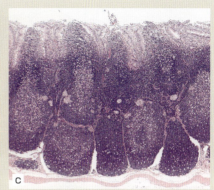

図18 虫垂
a：虫垂は棒状で白色を帯びている（矢印）。
b：内部は中空である。
c：組織像（HE染色，200倍）。内腔は粘膜で覆われ，粘膜から粘膜下織に多数のリンパ小節がみられる。

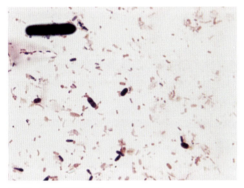

図19 盲腸内の細菌
グラム染色，40倍。多数の細菌が存在し，発酵に関わっている。

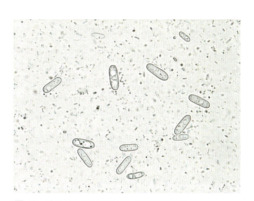

図20 *Saccharomyces guttulatus*
消化器疾患時に増殖するといわれているが，病原性や役割の詳細は不明である。

時に増殖するといわれているが，病原性や役割の詳細は不明である。

消化の特徴

ウサギの繊維質の消化能力は，ウシ，ウマ，ヒツジ，モルモットなどと比較すると低い。しかし，セルロースやリグニンなどの不消化性繊維質を選択的に食物から分離・排泄する機能に優れている。エネルギー源となる成分を不消化性繊維質から効率よく分離して利用し，不消化性繊維質はすみやかに排泄して，採食量を増やすことが可能である。

ウサギにとって，不消化性繊維質は腸の蠕動を促すために必要なものである[20]。食物中の不消化性繊維質が少ないと，結腸分離機構（後述）が不調となり[44]，摂食量の減少や成長不良が起こる。ウサギには最低10％の粗繊維を含んだペレットが必要で，これを下回ると軟便や下痢を超こしやすくなる[16]。実験用のウサギは粗繊維が最低16％含まれたペレットを与えられていることが多く，ペットのウサギでは粗繊維を最低20％含むペレットが理想ともされている。ウサギに長期にわたり低繊維質の餌を給餌すると，腸組織の変性が起こることも示唆されている[32]。繊維質として酸性デタージェント繊維（ADF，細胞壁物質のうちヘミセルロースを除いたセルロースとリグニン）を18％含み，ADFとヘミセルロースなどの消化性繊維質（DgF）との比率（DgF/ADF比）が1.3未満の餌が理想との報告もある[21]。

ウサギのリパーゼ活性は盲腸に限定されており，脂肪を消化する能力が低い[35]。果糖はある程度消化できるが，ほかの糖類を消化する能力は乏しい[6]。幼体は消化酵素のはたらきが不十分であり[24]，下痢を起こしやすい。

ウサギは盲腸でつくられた盲腸便を摂取することで栄養を吸収する。これを食糞という。ウサギにとって必須の行為で，食糞を阻止し盲腸便を摂取させない

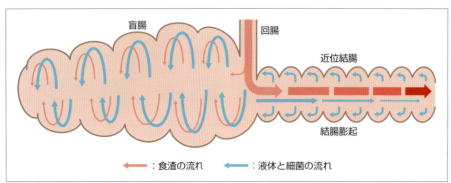

図21 結腸分離機構（wash-back型）
腸紐と膨起による結腸の蠕動と逆蠕動の組み合わせによって、不消化性線維質が液相である小型粒子と固相である大型粒子に分離される。

と、ビタミン類とアミノ酸が欠乏する。ただし、繊維質の消化には影響がみられない。

食糞は2〜3週齢からはじまり[25]、6週齢で確立する[23]。盲腸便が排泄されるタイミングは日中の生活リズムや採食時間によって変化するが、多くの個体では朝夕の食事のおよそ4時間後、昼間の安静時や夜間など活動していない時間帯に1〜2回ほど排泄される[50]。硬便の排泄過程では盲腸便の生成は低下し、反対に盲腸便を排泄する時間帯には硬便は排泄されない。つまり一定の時間にどちらか一方の過程しか活発にならない[1]。

食糞の行動は餌や代謝産物、ホルモンなどに深く関与する[18]。餌が不足すると盲腸便はすべて消費される。繊維質が不足している場合などには、硬便の食糞もよくみられる。

盲腸便は肛門から直接摂取されるため、人の目に触れることはまれであるが、肥満、不正咬合、脊椎・脊髄疾患により、盲腸便を上手く飲み込むことができないウサギで発見されることがある。

消化管は腸管神経系と多数の消化管ホルモンによって複雑に制御されており、消化管以外のさまざまな生理的変調によっても異常が発現しやすい。

消化の流れ

摂取された食物が糞として排泄されるまでの時間は、餌の種類、消化性繊維質と不消化性繊維質の割合、食物の粒子の大きさなどにより大きく変わる。粒子の大きさが最大3 mmのアルファルファミールは14.1時間で排泄されるが、1 mmのものは15.9時間かかる。粒子の大きさを最大5 mmにしたところ、5時間で排泄されたという報告もある[45]。低繊維質で高澱粉質の食物は、排泄までに20.1時間を要したと報告されている[21]。しかし、多くの成書では、餌の種類や内容を問わず、一般的な通過時間を約12時間と記載していることが多い[27]。

1. 胃

食渣が胃に流入すると、ガストリンの刺激によって塩酸とペプシンが分泌される。

内容物は3〜6時間で胃を通過し、小腸へ送られる[10]。しかし、腸の機能が胃に大きく影響するため、通過時間には幅がある。

2. 小腸

炭水化物、蛋白質の大部分は十二指腸および空腸で消化吸収される。

食渣は、空腸を10〜20分で、回腸を30〜60分で通過するといわれている[5,10]。

正円小嚢では、消化管内容物を2つの方向に分離する。発酵できない不消化性繊維質を近位結腸へ、発酵可能な小型の粒子（消化性繊維質）や液体を盲腸へ送る。

3. 結腸

結腸では、2度目の食渣の分離が行われる（結腸分離機構 colonic separation mechanism）[50]。腸紐と膨起による結腸の蠕動と逆蠕動の組み合わせによって、不消化性線維質が小型粒子と大型粒子に分離される（図21）。小型粒子は、水分と混和されて盲腸に逆送され[17,41,43,61]、大型粒子はそのまま濃縮されて、硬便として排泄される。これは固液分離 wash-back の結腸分離機構とよばれ、モルモットとは機能が異なる。

結腸括約部では消化管内容物から水分、ナトリウムイオン（Na^+）、カリウムイオン（K^+）が吸収され、腸管壁の運動によって糞塊が形成される[48]。密に分布した神経系によって、盲腸便と硬便の排泄が調節されている[43,51]。

硬便は直径5〜10 mmの球状である（図22a）。通常

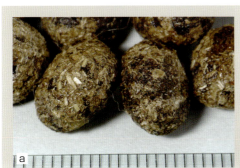
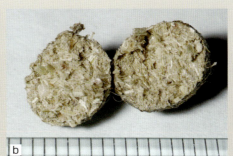

図22　硬便
a, b：5〜10 mmの球状で，繊維質に富む。

は容易にくずれ，まさに繊維質の塊である(図22b)。2.5〜3.0 kgの健康体のウサギであれば，約150個／日の硬便を排泄する[33]。

結腸括約部の機能はアルドステロンやプロスタグランジン類などのホルモンの影響を複雑に受ける。硬便を排泄する際はアルドステロン濃度が高く，盲腸便を排泄する際にはアルドステロン濃度が低い[40]。

4. 盲腸

盲腸に送られた消化性繊維質，小型粒子や液体は，盲腸の継続的な蠕動と盲腸紐の収縮によって撹拌され，さらに水分が加えられて半流動状となる[4]。腸内細菌によって繊維質が分解され，VFAやアミノ酸，ビタミンが産生される。

(1)揮発性脂肪酸

盲腸では，酢酸塩，酪酸塩，プロピオン酸塩などのVFAが産生される。繊維質の量によって割合は変化するが，一般的には酢酸が60〜70％，酪酸が10〜15％，プロピオン酸が10〜15％である[13]。

VFAは盲腸壁や結腸壁からすみやかに吸収され，エネルギー源として用いられる[12]。これがウサギの維持エネルギー量の10〜80％を占めると報告されている[52,56]（データに幅があるのは，餌や年齢などの相違によるものと思われる）。

VFAは盲腸内のpH調整[50]や腸内細菌叢の維持にも役立ち[11]，水や電解質の吸収にも強く影響する[30,50]。

(2)多糖類の分解

盲腸では植物細胞壁を構成するセルロース[36]や，ヘミセルロース，ペクチンなどの多糖類の分解も行われる。

(3)蛋白質合成

植物の細胞壁中の蛋白質は分解されてアンモニアとなり，それをもとに腸内細菌がアミノ酸を合成する。盲腸内容物の大半は繊維質で窒素成分が少ないが，細胞の代謝産物と消化酵素が蛋白質・アミノ酸合成のための窒素成分としてもはたらく[53]。腸内細菌が増殖するための窒素は，血中から腸管内に移行する尿素により供給される[29]。合成された蛋白質やアミノ酸は盲腸便として結腸へ送り出される。そのため，盲腸便の蛋白質含有量は一般的な餌よりも多く，栄養価が高い[2,37]。

(4)ビタミン合成

腸内細菌はビタミンB群ならびにビタミンKも合成する。これらは盲腸便として結腸へ送り出される。

5. 盲腸便

盲腸内容物は，性状(含まれる栄養素の種類や量)や盲腸や結腸の蠕動などの影響によって変動するものの，一般的には4時間以内に盲腸便として結腸に送り出される。排出する際は盲腸の蠕動が停止し，内容物が迅速に結腸に移動する。盲腸便の排泄速度は硬便の1.5〜2.0倍ほどである[42]。

盲腸便は，水分含有量が多く，暗色でペースト状である(図23a)。結腸括約部の杯細胞から分泌されるゼラチン状の粘膜に包まれ，さらにライソームを結合されて直腸へ送られる[7]。個々の糞塊が連なってブドウの房状となる。不消化性繊維質は少ない(図23b)。

盲腸便の量は餌の蛋白質や繊維質の含有量に左右される。繊維質が多いと増加し，蛋白質が多いと減少する[50]。

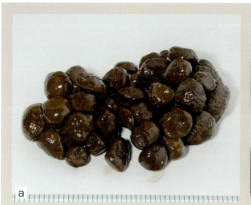
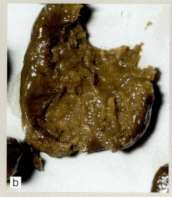

図23　盲腸便
a：外観。暗色でブドウの房状になり，表面は粘膜に覆われている。
b：割面。繊維質の少ない軟便である。

6. 食糞

　盲腸便が肛門に達すると，直腸の物理的刺激や盲腸便特有の芳香臭が引き金となり，ウサギは直接肛門に口をつけて，盲腸便を噛まずに飲みこむ[50]。摂取された盲腸便は，ほかの食物と混じることなく胃底部に蓄積し，糞内の細菌によってさらに6～8時間かけて発酵する（図24）。この過程で産生される乳酸は，ウサギの重要なエネルギー源となる[7,23]。排泄時に結合されたライソソームの酵素によって微生物蛋白はアミノ酸に分解され，ビタミン類とともに小腸から吸収される[18]。

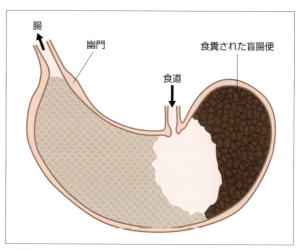

図24　胃内
胃底部に盲腸便が蓄積して発酵する。

● 参考文献

1) Barthold SW, Griffey SM, Percy DH. Rabbit. *In*: Pathology of Laboratory Rodents and Rabbits, 4th ed. Wiley-Blackwell. 2016, pp253-324. 2016
2) Bergen WG, Purser DB, Cline JH. Effect of ration on the nutritive quality of rumen microbial protein. *J Anim Sci*. 27: 1497-1501, 1968. doi: 10.2527/jas1968.2751497x
3) Besoluk K, Eken E, Sur E. A morphological and morphometrical study on the sacculus rotundas and ileum of the Angora rabbit. *Vet Med*. 51: 60-65, 2006.
4) Bjornhag G. Separation and delay of contents in the rabbit colon. *Swedish J Agricul Res*. 2: 125-136, 1972.
5) Blas E, Gidenne T. Digestion of sugars and starch. *In* de Blas C, Wiseman J,(eds): The Nutrition of the Rabbit, 2nd ed. CABI. 2010, pp19-38.
6) Buddington RK, Diamond JM. Ontogenetic development of monosaccharide and amino acid transporters in rabbit intestine. *Am J Physiol*. 259: G544-555, 1990. doi: 10.1152/ajpgi.1990.259.4.G544
7) CamaraVM, Prieur DJ. Secretion of colonic isozyme of lysozyme in association with cecotrophy of rabbits. *Am J Physiol*. 247: G19-23, 1984. doi: 10.1152/ajpgi.1984.247.1.G19
8) Campbell-Wand MI. Gastrointestinal physiology and nutrition. *In* Quesenberry KE, Carpenter JW,(eds): Ferrets, Rabbits, and Rodents, Clinical Medicine and Surgery, 3rd ed. Elsevier, Saunders. 2011, pp183-192.
9) Cañas-Rodriguez A, Smith HW. The identification of the antimicrobial factors of the stomach contents of suckling rabbits. *Biochem J*. 100: 79-82, 1966.
10) Carabaño R, Piquer J, Menoyo D, et al. The digestive system of the rabbit. *In* de Blas C, Wiseman J,(eds): The Nutrition of the Rabbit, 2nd ed. CABI. 2010, pp1-18.
11) Carpenter JW, Kolmstetter CM. Feeding small pet animals. *In* Hand MS, Thatcher CD, Remillard RL, et al,(eds): Small Animal Clinical Nutrition, 5th ed. Mark Morris. 2010, pp1230-1231.
12) Cheeke PR. Digestive physiology. *In* Rabbit Feeding and Nutrition. Elsevier, Academic Press. 1987, pp15-33.
13) Clauss W, Hoffmann B, Schäfer H, et al. Ion transport and electrophysiology in rabbit cecum. *Am J Physiol*. 256: G1090-1099, 1989. doi: 10.1152/ajpgi.1989.256.6.G1090
14) Craigie EH. Bensley's Practical Anatomy of the Rabbit, 8th ed. University of Toronto Press. 1948.
15) Cruise LJ, Brewer NR. Anatomy. *In* Manning PJ, Ringler DH, Newcomer CE,(eds): The Biology of the Laboratory Rabbit, 2nd ed. Elsevier, Academic Press. 1994, pp47-62.
16) de Blas JC, Satoma G, Carabaño R, et al. Fiber and starch levels in fattening rabbit diets. *J Anim Sci*. 63: 1897-1904, 1986.
17) Ehrlein HJ, Reich H, Schwinger M. Colonic motility and transit of digesta during hard soft faeces formation in rabbits. *J Physiol*. 338: 75-86, 1983. doi: 10.1113/jphysiol.1983.sp014661
18) Fekete S. Recent findings and future perspectives of digestive physiology in rabbits: a review. *Acta Vet Hung*. 37:

265-279, 1989.

19) Forsyth SJ, Parker DS. Nitrogen metabolism by the microbial flora of the rabbit caecum. *J Appl Bacteriol*. 58: 363-369, 1985.

20) Fraga M. Effect of type of fibre on the rate of passage and on the contribution of soft feces to nutrient intake of finishing rabbits. *J Anim Sci*. 69: 1566-1574, 1991. doi: 10.2527/1991.6941566x

21) Gidenne T. Dietary fibres in the nutrition of the growing rabbit and recommendations to preserve digestive health: a review. *Animal*. 9: 227-242, 2015. doi: 10.1017/S1751731114002729

22) Gidenne T. Effect of fibre level, particle size and adaptation period on digestibility and rate of passage as measured at the ileum and in the faeces in the adult rabbit. *Br J Nutr*. 67: 133-146, 1992. doi: 10.1079/BJN19920015

23) Griffiths M, Davies D. The role of the soft pellets in the production of lactic acid in the rabbit stomach. *J Nutr*. 80: 171-180, 1963.

24) Gutiérrez I, Espinosa A, García J, et al. Effect of levels of starch, fiber, and lactose on digestion and growth performance of early-weaned rabbits. *J Anim Sci*. 80: 1029-1037, 2002. doi: 10.2527/2002.8041029x

25) Hörnicke H, Batsch F. Coecotrophy in rabbits. a circadian function. *J Mammal*. 58: 240-242, 1977.

26) Jenkins JR. Rabbit and ferret liver and gastrointestinal testing. *In* Fudge AM,(ed): Laboratory Medicine, Avian and Exotic Pets. Saunders. 2000, pp291-304.

27) Kararli TT. Comparison of the gastrointestinal anatomy, physiology, and biochemistry of humans and commonly used laboratory animals. *Biopharm Drug Disp*. 16: 351-380, 1995. doi: 10.1002/bdd.2510160502

28) Lang J. The nutrition of the commercial rabbit. Commonwealth Bureau of Nutrition. *Nutr Abstr Rev Series B*. 51: 197-218, 1981.

29) Lelkes L, Chang CL. Microbial dysbiosis in rabbit mucoid enteropathy. *Lab Anim Sci*. 37: 757-764, 1987.

30) Leng E. Absorption of inorganic ions and volatile fatty acids in the rabbit caecum. *Br J Nutr*. 40: 509-519, 1978.

31) Levrat MA, Rémésy C, Deminé C. Influence of inulin on urea and ammonia in the rat cecum: consequences on nitrogen excretion. *J Nutr Biochem*. 4: 351-356, 1993. doi: 10.1016/0955-2863(93)90081-7

32) Liu Y, Zhao J, Liao D, et al. Intestinal Mechanomorphological remodeling induced by long-term low-fiber diet in rabbits. *Ann Biomed Eng*. 45: 2867-2878, 2017. doi: 10.1007/s10439-017-1922-5

33) Lowe JA. Pet rabbit feeding and nutrition. *In* de Blas C, Wiseman J,(eds): The Nutrition of the Rabbit, 2nd ed. CABI. pp294-314, 2010.

34) Maertens L. Feeding system for intensive production. *In* de Blas C, Wiseman J,(eds): Nutrition of the Rabbit, 2nd ed. CABI. 2010, pp253-266.

35) Marounek M, Vovk SJ, Skfiivanová V. Distribution of activity of hydrolytic enzymes in the digestive tract of rabbits. *Br J Nutr*. 73: 463-469, 1995.

36) McLaughlin CA, Chiasson RB. Laboratory Anatomy of the Rabbit, 3rd ed. William C. Brown Publishers. pp59-64, 1990.

37) McNaught ML, Owen EC, Henry KM. The utilization of non-protein nitrogen in the bovine rumen. VIII. The nutritive value of the proteins of preparations of dried rumen bacteria, rumen protozoa and brewer's yeast for rats. *Biochem J*. 56: 151-156.

38) O'Malley B. Rabbit. *In*: Clinical Anatomy and Physiology of Exotic Species, Structure and Function of Mammals,

39) Owen DG. Parasites of Laboratory Animals. Royal Society of Medicine Services. 1992.

40) Pairet M, Bouyssou T, Ruckebusch Y. Colonic formation of soft feces in rabbits: a role for endogenous prostaglandins. *Am J Physiol*. 250(3 Pt1): G302-308, 1986. doi: 10.1152/ajpgi.1986.250.3.G302

41) Pichard DW, Stevens CE. Digesta flow of rabbit large intestine. *Am J Physiol*. 222: 1161-1166, 1972. doi: 10.1152/ajplegacy.1972.222.5.1161

42) Ruckebusch Y, Fioramonti J. The fusus coli of the rabbit as a pacemaker area. *Experientia*. 32: 1023-1024, 1976.

43) Ruckebusch Y, Phaneuf LP, Dunlop R. The digestive system. *In*: Physiology of Small and Large Animals. B. C. Decker. 1991, pp191-298.

44) Sakaguchi E, Hume ID. Digesta retention and fibre digestion in brushtail possums, ringtail possums and rabbits. *Comp Biochem Physiol A Comp Physiol*. 96: 351-354, 1990.

45) Sakaguchi E, Kaizu K, Nakamichi M. Fibre digestion and digesta retention from different physical forms of the feed in the rabbit. *Comp Biochem Physiol Comp Physiol*. 102: 559-563, 1992.

46) She R, Yang H, Jia J, et al. Ultrastructural pathologic observation on the Gut-associated lymphoid tissues of sacculus rotundus of rabbits infected with rabbit haemorrhagic disease virus. *Chinese Agricult Sci*. 2: 446-453, 1994.

47) Snipes RL. Anatomy of the rabbit cecum. *Anat Embryol*. 155: 57-80, 1978.

48) Snipes RL, Clauss W, Weber A, et al. Structural and functional differences in various divisions of rabbit colon. *Cell Tissue Res*. 225: 331-346, 1982.

49) Straw TE. Bacteria of the rabbit gut and their role in the health of the rabbit. *J Appl Rabbit Res*. 11: 142-146, 1988.

50) Varga M. Digestive diseases. *In*: Textbook of Rabbit Medicine, 2nd ed. Elsevier, Butterworth-Heinemann. 2013, pp303-349.

51) Vella D, Donnelly TM. Basic Anatomy, Physiology, and Husbandry. *In* Quesenberry KE, Carpenter JW,(eds): Ferrets, Rabbits, and Rodents, Clinical Medicine and Surgery, 3rd ed. Elsevier, Saunders. 2011, pp157-173.

52) Vernay M. Effects of plasma aldosterone on butyrate absorption and metabolism in the rabbit proximal colon. *Comp Biochem Physiol A Comp Physiol*. 86: 657-662, 1987.

53) Villamide MJ, Nicodemus N, Fraga MJ, et al. Protein digestion. *In* de Blas C, Wiseman J,(eds): The Nutrition of the Rabbit, 2nd ed. CABI. 2010, pp39-55.

54) Yildiz H, Yildiz B, Bahadir A, et al. Morphological and morphometrical characteristics of some organs of the White New Zealand rabbit(*Oryctolagus cuniculus* L.)in pre-adult and adult periods. *J Facult Vet Med*. 20: 1-7, 2001.

55) 大島浩二. ウサギ：動物の栄養, 第2版. 唐澤 豊, 菅原邦生編. 文永堂. 2016.

56) 坂口 英. ウサギはなぜ糞を食べる？ 岡山大学農学部学術報告. 104：23-34, 2015.

57) 佐久間勇次. ウサギ〜生殖生理と実験手技. 近代出版. 1988.

58) 高橋英司. 細菌と環境衛生：最新 家畜微生物学. 鹿江雅光, 新城敏晴, 高橋英司他編. 朝倉書店. 1998.

59) 津崎孝道. 実験動物解剖学 兎編. 金原出版. 1963.

60) 平川浩文. ウサギ類の糞食. 哺乳類科学. 34：109-122, 1995.

61) 古市幸生, 高橋孝雄. ウサギ消化管における水溶性および不溶性指標物質の移動の様相. 日畜会報. 55：552-561, 1984.

7.2

消化管の検査

X線検査

消化管の異常が疑われる場合，まずはルーチンで
X線検査を行う。しかし，ウサギの消化管のX線像
は栄養状態，給餌内容，盲腸での発酵の状態によって
変化するため，熟練していないと評価が難しい。

正常では，胃が最後肋骨を越えることはない（図
1a）。食後に撮影した場合は胃が顕著に拡大し，肝臓
が頭側に圧排される。消化管には生理的に少量のガス
が貯留している（図1b）。硬便を生成する時間帯と盲腸
便を生成する時間帯では盲腸ガスの貯留具合が異なる。

肥満しているウサギでは，後腹膜と子宮広間膜に付
着した大量の脂肪により，腸が頭腹側に変位する（図
2）。臆病なウサギでは，撮影時の強制的な保定による
呑気が，しばしば消化管ガス貯留の原因となる。

造影X線検査

詳細に消化管の評価を行う場合は，造影X線検査
を行う。

1. 造影剤の種類

造影剤は硫酸バリウムとヨード造影剤を使い分ける。
硫酸バリウムは粘性が高いため，X線で消化管粘
膜や異物が明確に写るという利点がある。また，体内
に吸収されないため副作用が少ない。しかし，食渣や
毛球に浸潤して硬結し，消化管閉塞をまねいたり，誤
嚥性肺炎を起こしたりするおそれがある。また，消化
管穿孔から漏出した場合には腹膜炎を起こす。検査後
に外科的に胃切開手術が必要な場合は使用できない。

ヨード造影剤にはイオン性と非イオン性がある。い
ずれも水溶性なので，バリウムよりも消化管における

造影効果は弱いが，大きな毛球，消化管穿孔，胃切開
手術が予想される症例にも使用できる。

イオン性ヨード造影剤はアレルギー反応を誘発した
り，浸透圧が高いために下痢を起こしたりするおそれ
がある。非イオン性ヨード剤は，イオン性ヨード造影
剤よりもさらに造影効果が弱いが，安全性はより高い。

2. 検査方法

投与量は硫酸バリウムで10～15mL/kg[1]と報告され
ているが，胃の拡大程度によって加減する。拡大の程
度に対して造影剤の量が少ないと十分に造影されない
ので注意する。一度に大量の造影剤を飲ませると誤嚥
しやすいため，経鼻カテーテルを使用して投与するこ
ともある。

3. 正常所見

胃からの内容物の排泄は腸の蠕動や内容物によって
調整されるため個体差が大きい。18時間絶食させた
健康なウサギに非イオン性ヨード造影剤を投与し，通
過時間を調べた結果が報告されている[2]。胃からの造
影剤の排泄は，速い個体で8.17 ± 5.45分後から，遅い
個体で317.50 ± 36.93分からはじまった。小腸への移
動はおおむね59.00 ± 15.54分後であったが，遅い個体
は476.00 ± 37.14分後であった（投与直後に移動した個
体も16.66%いた）。このデータは個体差が大きく，若
干遅めであると感じられる。

なお，胃には常に食糞した盲腸便や食渣などの内容
物が存在するため，排出の開始時間あるいは終了時間
に遅延があったとしても，すぐに異常とは判断できな
い。

造影剤は液体であるため，ほとんどが盲腸に移動
し，盲腸陰影が明確に写し出される（図3）。盲腸は下

消化管疾患

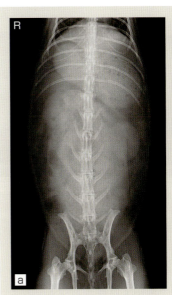
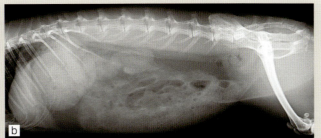

図1 正常な腹部X線像
a：腹背像。胃は最後肋骨を越えない。腰筋が重なるため腸の陰影は不明瞭である。
b：側方像。胃は腹壁に接しない。中央部に小腸，腹側部に盲結腸が位置する。腸には少量のガスが均一に認められる。

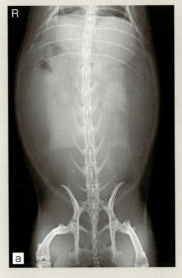
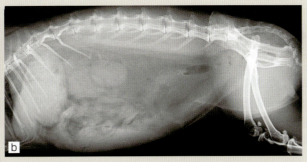

図2 肥満個体の腹部X線像
a：腹背像。腹腔内脂肪により腸管が中央部に寄ってみえにくくなる。
b：側方像。結腸と盲腸が腹側に変位する。

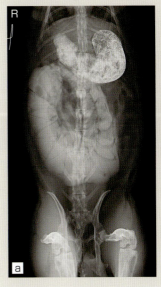
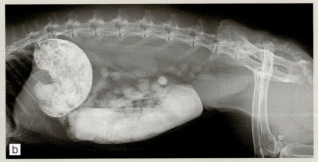

図3 正常な盲腸の造影X線像
盲腸は下腹部全体に広がるが，やや右側よりに位置する。
a：腹背像，b：側方像

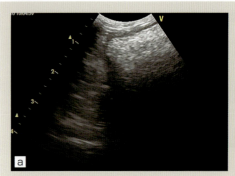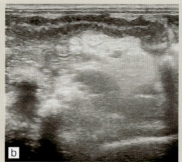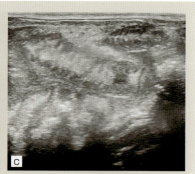

図4　正常な消化管の超音波像
a：胃。正常では胃壁の構造は描出しにくい。
b：小腸。壁の5層構造が認められる。
c：結腸。結腸膨起が認められる。

腹部全体に広がるが、やや右側よりである。硬便が正常に形成されている場合には、一部の造影剤が硬便に混じり結腸内に描出される。

超音波検査

超音波検査は、胃腸の運動性、胃壁の厚さ、消化管膿瘍ならびに腫瘍の診断に有用である。しかし、消化器疾患のウサギでは、胃腸に大量のガスが溜まることが多く、超音波が通りにくくなるため、描出が困難なことが多い。ガスが多い場合は、プローブで腹部を圧迫することにより、近接する消化管のガス像を排除できる。

拡張していない胃では胃壁の構造が描出されず、内容物のみ認められる（図4a）。

小腸では、壁の5層構造が認められる（図4b）。結腸ではそれに加え、結腸膨起が認められる（図4c）。蠕動の状態がわかることがある。

コンピュータ断層撮影検査（図5）

コンピュータ断層撮影（CT）検査は無麻酔で行えるため、消化管造影検査と比べて、ウサギへの負担が少ない。また、より詳細な評価が可能である。

正常な胃は内容物はペレットや牧草など餌によって異なるが、比較的均一である。胃壁の厚さも均一である。

正常な腸は内容物は均一で、とくに盲腸内容物は液状に近い。

消化管疾患

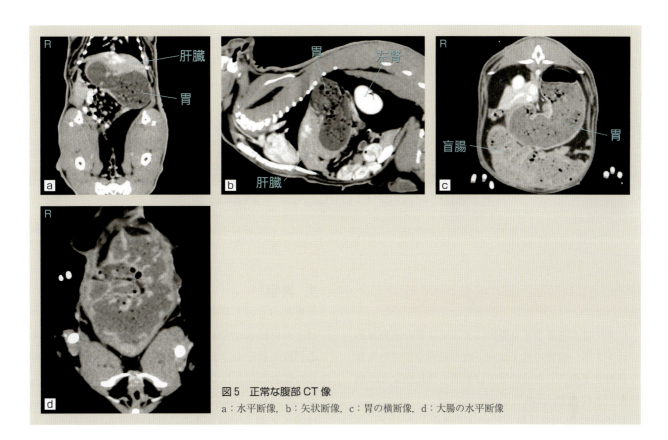

図5 正常な腹部CT像
a：水平断像，b：矢状断像，c：胃の横断像，d：大腸の水平断像

● 参考文献

1) Allen DG, Pringle JK, Smith DA. Handbook of Veterinary Drugs 3rd ed. Lippincott Company. 2004.
2) Yadegari M, Peighambarzadeh SZ. Iodixanol as a gastro-intestinal contrast media in the New Zealand white rabbit. *Int J Adv Biol Biom Res.* 2: 2173-2177, 2014.

7.3

胃の鬱滞（毛球症）

概要

ウサギは，さまざまな要因によって胃腸の蠕動運動が低下する。蠕動の低下は内容物の過剰な貯留や異常な発酵をまねき，とくに胃では鬱滞や胃拡張などの病態を引き起こす。

被毛が原因となる場合には「毛球症」とよばれるが，実際には，胃の鬱滞を起こしたウサギで，完全な毛球が形成されているケースは少なく，胃の内容物（餌）の量が多いことがほとんどである。そのため本稿では，「毛球症」という語は極力用いず「胃の鬱滞」という語を使用する。

原因

ストレス，不適切な餌，炎症や感染，癒着，被毛を含む異物，腫瘍などが原因・発生要因となる。原因や発生要因の明確な鑑別は難しいことが多い。

1. ストレス

イヌやネコなどの捕食動物や順位が上のウサギの存在，輸送，飼育環境の変化，極端な温度や湿度の変化はウサギにストレスを与える。尿路結石や骨折などによる疼痛からストレスを受けることもある。ストレスは胃腸の蠕動の低下をもたらす。

2. 餌

果物，穀類，澱粉など，繊維質の少ない餌の多給は胃腸の蠕動に障害を与える[10]。好物のペレットを一気に食べることによって胃の鬱滞が生じることもある。

急な餌の変化は胃腸に悪影響を与えるため，餌の変更は徐々に行うべきである。

3. 異物

異物でもっとも多いのは被毛である（図1）。ウサギはきれい好きで常に毛繕いをしているため，胃内にある程度の被毛が含まれている。適切な栄養と正常な胃腸の蠕動が保たれていればこれらの被毛は排泄されるが，なんらかの原因で胃腸の蠕動が低下すると，食渣は被毛と絡んで停滞する。被毛と胃の内容物が絡みあって形成された塊は毛球 hair ball，毛胃石 trichobezoar とよばれる。不正咬合を患っているウサギは餌を細かくすりつぶせないため，飲み込んだ餌の欠片が大きく，被毛に絡んで毛球が形成されやすい。

そのほか，紙，ゴム，布や絨毯やカーテンの切れ端などの繊維，プラスチック片，乾燥豆類などが報告されている[18]（図2）。ウサギは餌をすりつぶして食べるため，大きな異物を直接飲み込むことはまれであるが，すりつぶされた異物が胃に停滞したり毛球の成分となりうる。

異物を食べる行為や過剰な毛繕いは，ストレスが原因であることもある。

病態

ウサギは嘔吐ができないため，鬱滞が生じると胃の内容物が蓄積されていき，胃拡張を招く[1,8]（図3）。胃液の分泌が減少して，内容物が乾燥し，粘土のように固まることもある（図4）。

鬱滞が慢性的に続いた場合や，毛球が大きく成長した場合には，胃粘膜の充血や出血，胃炎や胃潰瘍などが併発する（図5～7）。ときに膿瘍が発生したり（図8），肉芽腫に発展したりすることもある（図9）。まれではあるが，胃の穿孔（図10）を起こし急死することもある。逆に，胃の障害により過剰に分泌されたムチ

消化管疾患

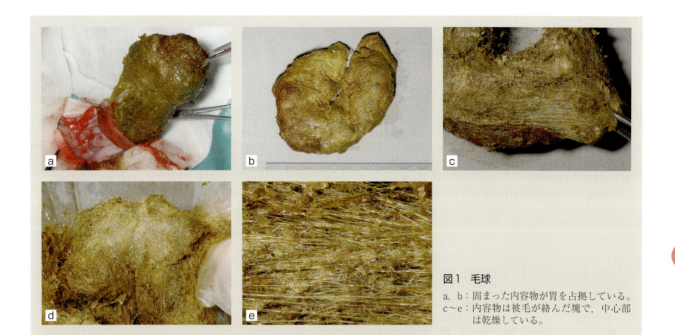

図1　毛球
a, b：固まった内容物が胃を占拠している。
c～e：内容物は被毛が絡んだ塊で，中心部は乾燥している。

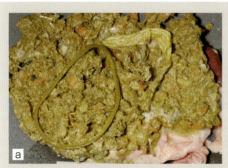
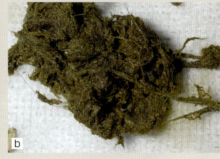

図2　胃内異物
a：輪ゴムとペットシーツ。
b：タオルの繊維。

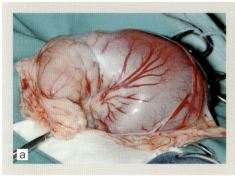
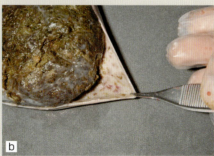

図3　胃の鬱滞
a：内容物の貯留により胃が拡張している。
b：内容物は硬結し，胃壁に潰瘍が認められる。

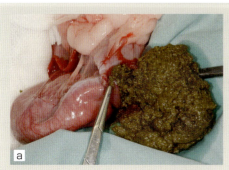
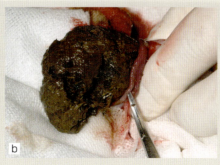

図4　鬱滞した胃の内容物
a：やわらかい内容物。
b：粘土のように固まった内容物。

3　胃の鬱滞（毛球症）

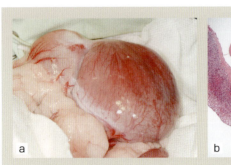
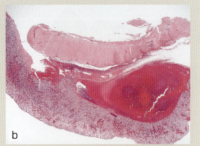
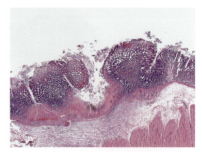

図5　鬱滞による胃炎
a：肉眼像。胃の漿膜が充血している。
b：組織像（HE染色，40倍）。粘膜は肥厚し，粘膜下に出血している。

図6　鬱滞による慢性胃炎の組織像
HE染色，40倍。全層が肥厚している。

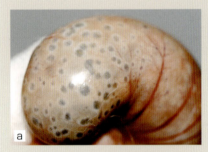
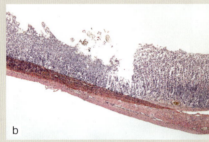

図7　鬱滞による胃潰瘍
a：肉眼像。胃壁に多数の潰瘍病変が認められる。
b：組織像（HE染色，40倍）。粘膜下織まで欠損している。

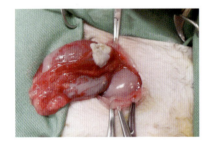
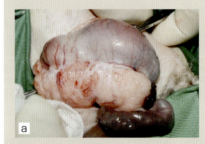

図8　胃壁の膿瘍
穿孔に起因し，膿瘍が形成されている。

図9　胃壁の肉芽腫
a：漿膜に不整な腫瘤が形成されている。
b：組織像（HE染色，100倍）。腫瘤は線維芽細胞から形成されている。

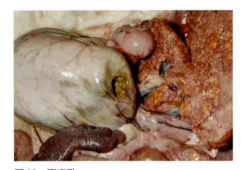

図10　胃穿孔
胃壁に穿孔がみられ，胃の内容物が腹腔内に漏出している。

ンが毛球の形成に関与することもある。

　胃の鬱滞は盲腸や結腸の蠕動にも影響することがあり[7]，とくに盲腸鬱滞を併発する。腸内細菌叢も崩れるため[2,15]，胃腸にガスが蓄積し，鼓腸ならびに腹痛を呈す。疼痛はカテコールアミンの分泌を促し，胃腸の蠕動をさらに低下させる。

　胃の鬱滞による食欲不振が長く続くと，電解質バランスや酸塩基平衡が乱れ[3,10]，肝リピドーシスが起こる[17]。また，悪液質へと移行することもある。

　胃の閉塞は幽門で起こりやすい。幽門を通過した場合は管腔が細い小腸で閉塞する。小腸の完全閉塞は発症が急であり，迅速に閉塞を解除しないと急死することが多い。結腸は管腔が大きいため，異物による閉塞はまれで，癒着や硬結した消化管内容物などが閉塞の原因となることがある。

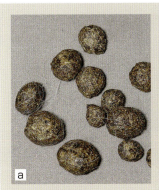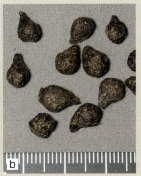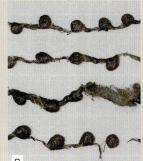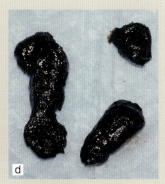

図11　糞の異常
a：小型の糞が混じり大小不同を呈している。
b：腸の蠕動の異常により変形している。
c：被毛で糞塊が連なっている。
d：胃に出血が起こると黒色で軟便のメレナになる。

胃の内容物が幽門を閉塞することで急性胃拡張が生じたり，腸閉塞が生じたりするとショック状態に陥る。ショック状態になると，代謝性アシドーシス[20]，および呼吸性アシドーシスによる呼吸不全[5]がみられ死亡する。

疫学

長毛種や，低繊維食を与えられている個体，ほかの原因で胃潰瘍や胃炎などが存在する個体には，胃の鬱滞が発生しやすい。長毛のアンゴラ種では死因の28.6％が胃の鬱滞で，とくに換毛期の冬に頻発していたという報告がある[16]。Huynhらの調査では，胃の鬱滞の発生率は25.13％で，ドワーフとロップのとくに長毛種に好発したという。発症の平均年齢は，3.1±1.9歳（6ヶ月〜9歳）で，性差は認められず，季節的な差も認められなかったという[11]。

臨床徴候

臨床徴候が現れるまでの期間はさまざまである。実験的に毛球形成を起こさせても，一般状態や消化管の蠕動障害に影響しない場合もある[13]。臨床徴候は非特異的なものが多い。

食欲不振や胃腸の蠕動の低下があると糞塊の小型化（図11a），糞量の減少がみられる。変形した糞塊（図11b）は異常な蠕動を示唆する。大量の被毛を飲み込んでいると糞塊が被毛で連なって排泄される（図11c）。糞の大きさと量を毎日観察すると，異常の早期発見につながる。胃からの出血は腸の分離機能により盲腸に流入するため，メレナ（図11d）はまれである。

胃の閉塞が起こると，腸にガスが貯留して，腹部膨満となる（鼓腸）。胃の閉塞や鼓腸は疼痛を伴う。

検査および診断

1. 問診

餌や飼育環境を聴取し，不適切な部分がないかを確認する。採食量は病歴や重症度を反映することが多い。餌の減り方だけでなく，糞の状態，大きさ，排泄量を聴取しておくと，採食量の評価に役立つ。また，背弯姿勢・弓状姿勢をとっている，歯ぎしりをするなど，腹部の不快感や疼痛を示唆する行動がみられないかを確認する。

2. 身体検査

上腹部を触診すると，胃の拡大や硬い胃が確認されることもある。拡大した胃は，左上腹部の肋骨縁からはみ出た位置で触知できる。食渣により充満した胃は硬く，圧迫すると圧痛を生じる。

ウサギは健康でも胃腸蠕動音を明確に聴取できるとは限らないため，蠕動音の欠如がただちに消化管の障害を意味するわけではない。逆に閉塞があると，「ギュルギュル」，「グルグル」などと大きな音が聴取される。また，排便の途絶は閉塞を示唆する。胃炎や胃潰瘍，穿孔の確定診断は病理組織検査しかないため，臨床徴候から暫定的に診断するしかない。

3. X線検査

ルーチンには単純X線検査にて胃の大きさと形

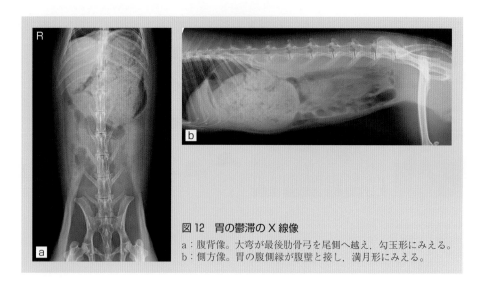

図12 胃の鬱滞のX線像
a：腹背像。大弯が最後肋骨弓を尾側へ越え、勾玉形にみえる。
b：側方像。胃の腹側縁が腹壁と接し、満月形にみえる。

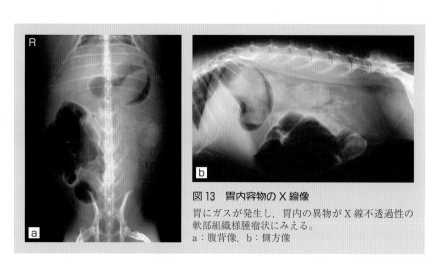

図13 胃内容物のX線像
胃にガスが発生し、胃内の異物がX線不透過性の軟部組織様腫瘤状にみえる。
a：腹背像、b：側方像

態、内容物を評価する。基本的に胃が空になることはないため、採食時間や採食量、臨床徴候と併せて総合的に判断する。盲腸にも常に内容物が貯留している。

(1)胃の形態

拡張した胃は、腹背像では大弯が最後肋骨弓を尾側へ越え、勾玉形にみえる（図12a）。側方像では胃の腹側縁が腹壁と接し、満月形にみえる（図12b）。12時間以上採食していなければ、通常は胃の中には食糞した盲腸便しかないため、胃の拡大は起こらない。したがって、軽度な拡大があっても、食欲不振が半日～1日以上続いている場合は、異常を疑う。

(2)胃の内容物

単純X線検査では、通常は胃の内容物の鑑別はできない。しかし、胃内で発生したガスによって、内容物が硬結していない食渣なのか、硬結した毛球なのかを判断できることもある。毛球はX線不透過性の軟部組織様腫瘤状にみえる（図13）。

慢性経過した毛球は、境界明瞭かつ辺縁平滑なX線不透過性像として描出され、周囲にガスの陰影を伴うことが多い（図14）。これを毛球周囲ガスパターンという。毛球周囲ガスパターンがみられた場合、胃潰瘍や胃炎を併発している可能性が高い。

(3)腸管のガス

正常であれば小腸にガスは認められないか、認められてもごく少量だが、胃の鬱滞があるとガスが多く貯留する。閉塞を起こした症例では、ガスにより小腸が拡張したループ状の陰影（イレウスパターン）が認められる（図15）。イレウスパターンがみられる症例は、外科手術適応となる可能性があるため見逃してはいけない。

鼓腸症（図16）を併発していると、毛球周囲ガスパターンやイレウスパターンがわかりにくくなる。

盲腸にも著しいガス貯留が認められることが多い

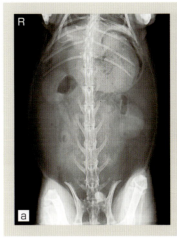
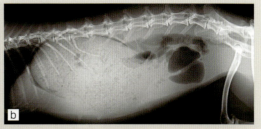

図14　毛球周囲ガスパターンのX線像
辺縁平滑な胃の内容物の食渣と胃壁の間に少量のガスが貯留している。
a：腹背像，b：側方像

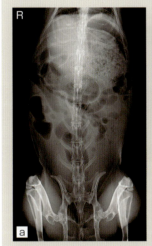
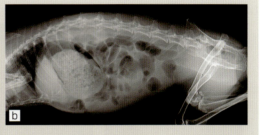

図15　イレウスパターンのX線像
胃の毛球周囲ガスパターンとともに小腸のループ状にガス陰影が認められる。
a：腹背像，b：側方像

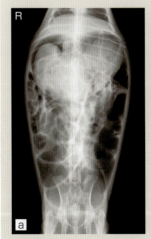
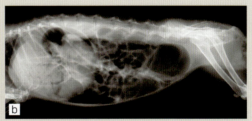

図16　鼓腸症を併発したX線像
腸全域にガスが著しく貯留している。
a：腹背像，b：側方像

（盲腸ガスパターン，図17）。しかし，盲腸には正常でもガスが貯留するため，治療対象とすべきかどうかの判断は難しい（「7.5　盲腸の鬱滞」参照）。一般的に，胃の鬱滞が起きると盲腸のガスは増える。

(4)石灰化

消化管の癒着や腹膜炎，消化管膿瘍に伴う石灰化が認められることがある。X線不透過性の異物や消化管以外の部位（子宮や肝臓）の石灰化との鑑別が重要である。鑑別にもっとも有用な検査はコンピュータ断層

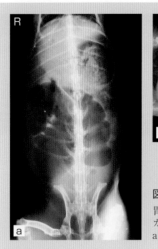
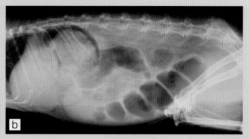

図 17　盲腸ガスパターンの X 線像
胃の毛球周囲ガスパターンとともに，盲腸にも著しいガス貯留像が認められる。
a：腹背像，b：側方像

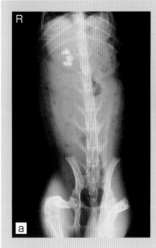
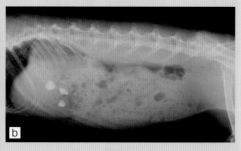

図 18　胃内異物の X 線像
上腹部に 3 個の X 線不透過性の異物が認められる。
a：腹背像，b：側方像

撮影（CT）検査である。

(5) 毛球以外の異物

飲み込む異物は X 線透過性物質が多いため，単純 X 線検査では確認できない。ステープラーの針や針金などの X 線不透過性の物質を飲み込むウサギもまれにみられるが，このような症例は単純 X 線検査で診断できる（図 18）。一般的には消化管造影 X 線検査を行うが，詳細な診断には CT 検査が有用である。

4．造影 X 線検査

単純 X 線検査で診断が難しい場合は，消化管造影 X 線検査を行う。

胃の鬱滞があると大量の胃の内容物に造影剤が浸潤して腸への移動が遅くなるため，胃の評価が主体となる。

(1) 胃

被毛が絡みあった硬い毛球は内部が硬結しており，造影剤が中心まで浸透しない。そのため，毛球の中心部は造影欠損像として描出される（図 19）。

毛球は胃底部と幽門部で形成されていることが多く，造影剤はこれらの部位を避けるように通過する。食渣が停滞しているだけの症例や基質が緩い毛球を伴うのみの症例であれば，30〜120 分程で胃全体が均一に造影される（造影浸潤像，図 20，21）。

胃の内容物が腸へ移動するようであれば，造影剤も一緒に排泄され，胃の陰影は小さくなる。12 時間以上たっても胃に造影剤が遺残している場合は，毛球ならびに異物の存在が疑われる。

(2) 小腸

腸へ造影剤が移動すれば，腸機能の評価が可能である。

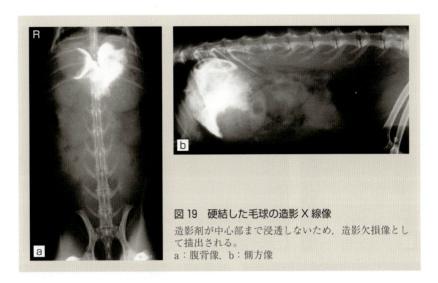

図19 硬結した毛球の造影X線像
造影剤が中心部まで浸透しないため，造影欠損像として描出される。
a：腹背像，b：側方像

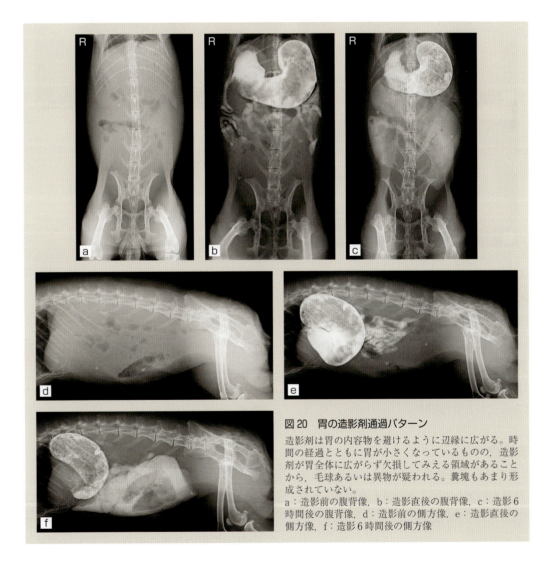

図20 胃の造影剤通過パターン
造影剤は胃の内容物を避けるように辺縁に広がる。時間の経過とともに胃が小さくなっているものの，造影剤が胃全体に広がらず欠損してみえる領域があることから，毛球あるいは異物が疑われる。糞塊もあまり形成されていない。
a：造影前の腹背像，b：造影直後の腹背像，c：造影6時間後の腹背像，d：造影前の側方像，e：造影直後の側方像，f：造影6時間後の側方像

造影剤が十二指腸を通過する時間は短く，閉塞を起こしていない限り，明瞭に描出されることは少ない。しかし，小腸の蠕動障害があると，造影剤投与直後から造影剤が十二指腸へ排泄される所見が得られる（図20）。

(3) 異物

布やタオルなどの繊維は，造影剤が異物に絡むようなものであれば，造影遺残として確認されることがある。しかし，明瞭ではないため，詳細はCT検査で診断する。

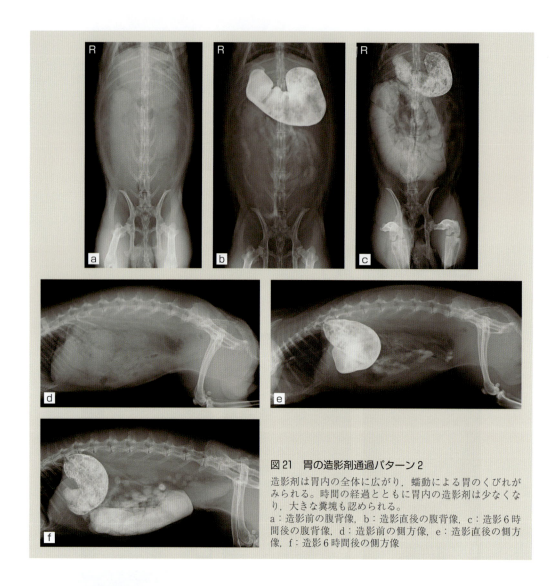

図21 胃の造影剤通過パターン2
造影剤は胃内の全体に広がり，蠕動による胃のくびれがみられる。時間の経過とともに胃内の造影剤は少なくなり，大きな糞塊も認められる。
a：造影前の腹背像，b：造影直後の腹背像，c：造影6時間後の腹背像，d：造影前の側方像，e：造影直後の側方像，f：造影6時間後の側方像

5．コンピュータ断層撮影検査

CT検査では，胃内に形成された毛球を検出することができる。毛球は硬結に写り，塊を形成していることもある（図22）。それ以外の異物はCT値が高いため明瞭に描出される（図23）。CTでは，胃の肥厚から胃炎を疑えることがある（図24）。

6．超音波検査

拡張した胃では胃壁の層構造が明瞭に認められる（図25a）。液体が貯留していると食渣と液体が入り交じった像が描出される（図25b）。

7．血液検査

大きな変化は現れない。衰弱すると非再生性貧血を呈することがある。脱水によって血液尿素窒素や総蛋白，アルブミンが上昇することがある。

長期の食欲不振から肝リピドーシスを発症していると，血中肝酵素活性やトリグリセリド，総コレステロールの上昇が認められることがある。

治療

胃の鬱滞にはさまざまな因子が複雑に関与しているため，治療も一様ではない。病態に応じて臨機応変に対処しなければならない。

1．内科的治療

ウサギは嘔吐ができないため，催吐薬による治療はできない。胃の内容物を糞とともに排泄させることが内科的治療の目的となる。しかし，大量の内容物によって内服薬の吸収が妨げられる可能性が高いため，できる限り注射による投薬を中心とし，内服薬は補助的な使用とする。反応が悪い場合は，状態が悪化する前に外科的介入を検討したほうがよい。

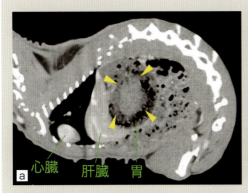
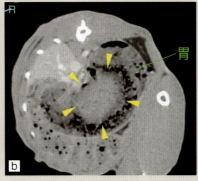

図22 毛球のCT像
胃内に，密な構造の球状の異物（矢頭）が認められる。
a：矢状断像，b：横断像

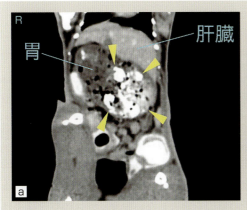
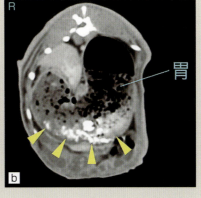

図23 胃内異物のCT像
胃内にCT値の高い異物が多数認められる。
a：水平断像，b：横断像

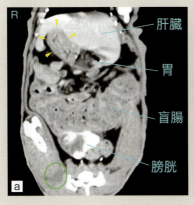
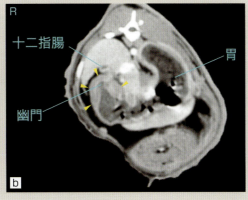

図24 胃炎のCT像
幽門洞にみられる胃壁の肥厚（矢頭）は胃炎を疑う根拠となる。
a：水平断像，b：横断像

(1)蛋白分解酵素

毛球症に対しては，毛球を溶解あるいは軟化させる目的でパパイン（パパイヤから分離された酵素）やブロメライン（パイナップルから分離された酵素）などの蛋白分解酵素が投与されてきた。しかし，酵素は温度やpHの影響を受けるため，ウサギの胃内で活性を維持できるのかどうかは疑問視されている[6]。これらは治療というより，予防として試されている程度である。

ヒト用の消化酵素剤の投与も推奨されていたが，胃潰瘍や胃炎が確実に診断できた場合や，胃の鬱滞から回復した症例，胃切開手術後の補助的治療のひとつとして使用されることがあるくらいである。

(2)緩下薬

胃にたまった被毛の排出には，緩下薬がよく使用される。緩下薬には毛球以外の胃内の異物や内容物を軟化させて排出を促すはたらきもある。流動パラフィンが代表的であり，これを主成分とした毛球予防・除去剤も使われている。投与と併せて飲水を促進すると，より効果的である。

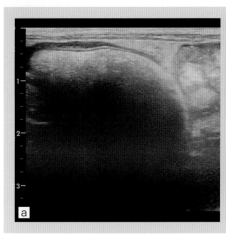
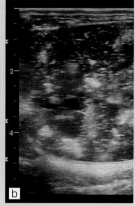

図25 鬱滞した胃の超音波像
a：胃は拡張し，壁構造が明瞭になる。
b：貯留した液体の中に高エコーの食渣が認められる。

脂溶性ビタミンの吸収を阻害するため連日投与や長期投与は控えるべきともいわれているが，明確な有害作用の報告はない[6]。

(3) 蠕動促進薬

一般的に胃の内容物の排泄促進には，消化管蠕動促進薬を使用する。ウサギの幼体は成体と比べて，胃の平滑筋にアクチンとミオシンの量が少なく，胃の収縮力が弱いため[21]，効果が弱い。急性胃拡張や消化管の完全閉塞が疑われる場合は禁忌である。

①メトクロプラミド

ウサギではメトクロプラミドがもっともよく使用される。ドパミンD_2受容体遮断により蠕動を促進する。ドパミンD_2受容体は上部消化管に分布するため，小腸や大腸に対する効果は弱い[12]。

安全性が高いが，筆者は高用量投与により興奮や活動亢進を呈した症例に遭遇したことがある。

②モサプリド

モサプリドは消化管のコリン作動性神経上のセロトニン受容体を介して，蠕動を促進する。ラットではメトクロプラミドより強い効果を発揮する。上部消化管に作用が限定されるメトクロプラミドとは異なり，食道から大腸までの消化管全域に作用する。メトクロプラミドとモサプリドの併用は可能である。

(4) 消化管内ガス除去剤

消化管のガスは胃腸を圧迫して蠕動を妨げて疼痛を与え，カテコールアミンの分泌を促して消化管蠕動を悪化させるため，一時的にでも除去することは重要である。一般的には，ジメチコンを投与する。主成分であるジメチルポリシロキサンは高分子化合物で，気泡の表面張力を低下させて消泡する。ウサギでは原因や病態を問わずに，ルーチンに消化管のガスを除去する目的で投与される。他剤との相互作用は知られておらず，消化管からの吸収もされずに排泄される。機械的な原理によってのみ作用するため安全に使用できるが，発生の原因を除去しない限り，ガスの完全除去は難しい。

(5) 粘膜保護薬

H_2受容体拮抗薬であるシメチジンやラニチジンがよく使用される[19]。ラニチジンは作用時間も長く，シメチジンよりも薬効が強いことが特徴で，ウサギにも使いやすい。近年はオメプラゾールも使用されている[14]。

(6) 疼痛管理

重度の腹痛は食欲や活動性の低下をまねき，さらにカテコールアミンの上昇，致命的な不整脈などを起こす可能性がある[4]。胃腸の蠕動を抑制し病態を悪化させるため，対処が必要である。一般的に鎮痙薬や鎮痛薬が投与される。

①鎮痙薬

胃潰瘍や胃の緊張による痛みを抑えるために用いられる。臭化ブチルスコポラミンが代表的である。アセチルコリンのムスカリン受容体への結合を競合的に阻害し，胃の蠕動を支配している副交感神経を遮断する。消化管蠕動抑制作用以外に，胃液分泌抑制作用を持つ。末梢神経へのみ作用するため安全性が高いが，

消化管疾患

重篤な心疾患や消化管の麻痺性閉塞での使用は避けるべきである。

②鎮痛薬

主にオピオイドと非ステロイド系抗炎症薬（NSAIDs）が用いられる。NSAIDs は内臓痛より骨や皮膚疼痛により有効であると考えられ[17]，胃腸の疼痛に対してはオピオイドが投与されることが多い。NSAIDs は結腸括約部に抑制的にはたらくため，慎重に投与しなければならない[9]。

(7)輸液・栄養

長期の絶食や飢餓が続くと肝リピドーシスが発生しうるため，経口的に栄養を与えることが必要である。しかし，消化管閉塞がないことを確認できないと積極的には勧められない。

水分を経口投与することで胃内容物を軟化させ，排出を促すことがある。動物用電解質飲料なども使用できる。しかし，消化管閉塞があると胃が水分により膨張する恐れがあるため，投与は慎重に行う。

脱水が原因となっている場合には，輸液で改善することも多い。末梢静脈からの点滴が理想であるが，皮下補液でも効果はある。

食欲低下や胃の障害により盲腸便の生成と摂取が低下した場合，ビタミンB群の摂取が必要となる。

(8)抗菌薬

感染や胃炎が疑われる場合には，抗菌薬を投与する。症例が悪液質を呈している場合も，二次感染を防ぐために抗菌薬を投与する。

2. 外科的治療

内科的治療に反応しない場合，胃切開の適応となるが，状態が重篤であったり，基礎疾患を有していたりする場合はリスクが高くなる。また，胃切開によってすべてが解決するわけではなく，回復せずに衰弱したり，死亡したりすることもある。したがって，病状の慎重な評価と，飼育者への十分なインフォームが必要である。なお，腸切開術の予後は悪い。

(1)腹壁切開

胸骨剣状突起直下より正中線で切皮する（図26a）。皮下組織は薄く，鈍性剥離を行うと明瞭な白線が確認できる。皮下組織を剥離したら筋層を牽引し，一部を

外科剪刀などを用いて切開する。膨満した盲腸や結腸が腹壁に接していることが多いので，穿孔しないように注意する。切開部から胃を確認し，拡張の程度に合わせて切開を広げる（図26b）。

(2)胃切開

脾臓に注意しながら，胃を少しずつ腹腔外へ出す（図26c, d）。可能であれば，腸や肝臓なども確認しておく。

完全に胃を腹腔外へ出したら，左胃大網動脈と右胃大網動脈の分枝の間（大弯と小弯の間の血管の少ない箇所）で，やや幽門に近い場所に支持糸をかけて胃を保持し，胃壁を切開する（図26e, f）。生理食塩液で湿らせたガーゼで切開創を保護し，腹腔内の臓器が胃内容物で汚染されようにする。切開部位は可能な限り切開した腹筋よりも外側に露出しておく。胃粘膜は血管に富む組織であるため，出血をするが問題はない。

(3)胃の内容物の除去

胃内に液体が充満している場合は吸引したり，ガーゼに吸収させたりして取り除く。そして，胃の内容物と内腔を確認し，柔軟な食渣であればスプーンなどですくい（図26g），硬結な毛球であればピンセットや鉗子で摘出する。

巨大に膨張した胃が腹腔外へ露呈できない場合は，腹腔内で胃を切開して内容物を一部摘出し，胃の容積を小さくしてから腹腔外へ牽引する。

(4)胃内の確認

胃内容物を完全に除去したら，胃の粘膜の炎症や潰瘍病変，幽門部の小さな毛球による閉塞の有無も確認する。胃の粘膜は脆弱な状態になっており，粗雑に扱うと出血するため注意する。最後に，胃内を加温した生理食塩液で洗浄する。また，小腸や大腸に通過障害や病変がないかも確認しておく。

(5)縫合

胃は 4-0〜5-0 の吸収性縫合糸を用いて二層縫合で閉鎖する。一層目は連続クッシング縫合あるいはシュミーデン縫合を行う（図26h）。粘膜および粘膜下織は脆弱であるため，反転充血しやすく，縫合時に切れる恐れがあるため全層縫合する。二層目は漿膜を内反させて連続レンベルト縫合あるいはクッシング縫合を行う（図26i, j）。

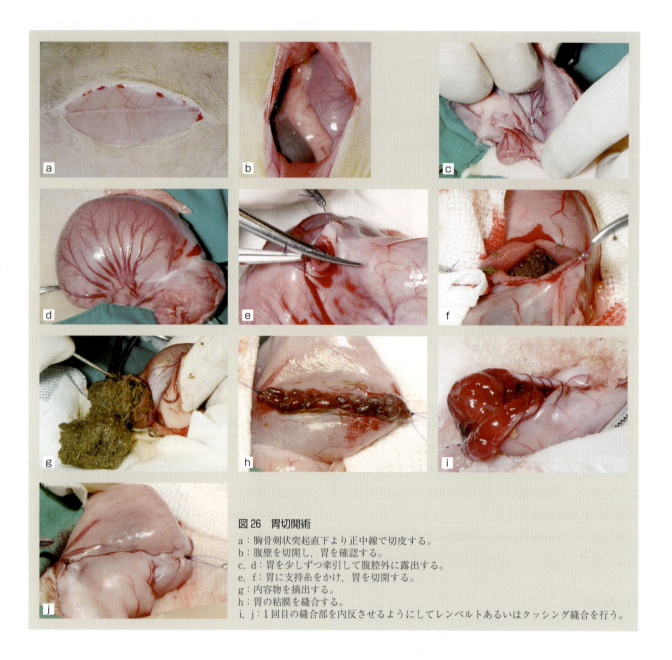

図26 胃切開術
a：胸骨剣状突起直下より正中線で切皮する。
b：腹壁を切開し，胃を確認する。
c, d：胃を少しずつ牽引して腹腔外に露出する。
e, f：胃に支持糸をかけ，胃を切開する。
g：内容物を摘出する。
h：胃の粘膜を縫合する。
i, j：1回目の縫合部を内反させるようにしてレンベルトあるいはクッシング縫合を行う。

　胃腸を腹腔に戻したら，腹腔内を体温近くに温めた生理食塩液で洗浄する。腹腔内が汚染された場合は，洗浄を入念に繰り返す。
　筋層，皮下組織および皮膚は常法にしたがって閉鎖する。

(6) 術後管理

　術後は静脈輸液にて管理し，1〜1.5日目から給餌をはじめる。採食再開時には葉野菜を好む傾向がある（食感や水分が多いことが理由であると思われる）。術後は胃酸や消化酵素の分泌が減少し，消化機能が低下しているため，消化酵素剤や生菌剤を内服させるとよい。術後数日経過したら，蠕動を促進させるためにメトクロプラミドやモサプリドを使用する。すぐに採食量が回復する個体は少なく，通常は数日かけて普段の採食量に戻る。胃炎や胃潰瘍を併発している個体は回復が遅いが，術後1週間で通常の食欲の50％以上は回復するのが普通である。
　感染対策としては，抗菌薬を約1〜2週間投与する。皮膚の術創を自咬しないように注意する。疼痛管理として，最低3〜5日間は鎮痛薬の投与が必要である。
　抜糸は術後7日目以降に行う。

(7) 術後合併症と対策

　胃の壁細胞からは，ビタミンB_{12}の吸収に必要な内因子が分泌されている。また，鉄の吸収には胃酸による鉄のイオン化が必要である。術後は内因子や胃酸の

消化管疾患

分泌が減少するため，貧血が生じることがある。手術による胃からの出血も貧血の要因となる。

高齢のウサギでは，術後に腎不全や肝リピドーシスに移行することも多い。したがって，長期間，採食量が増えない場合は，全身状態の再評価が必要である。また，入院や治療のストレスが病状に悪影響を与えている可能性もあるため，環境の見直しを行う。

食欲が回復しない場合は支持療法として食欲増進剤の投与や強制給餌を行う。胃の損傷が大きいと術後に鬱滞が再発する場合もあるため，強制給餌は少量ずつ様子を観察しながら行う。

予防

1. ブラッシング

毛繕いにより飲みこむ被毛の量を減らすことが予防につながるため，ブラッシングを習慣にするとよい。とくに長毛種に対しては，ストレスにならない範囲で毎日行ってもよい。換毛の時期は頻繁に行う必要がある。

2. 環境改善

ウサギはストレスを感じると，過剰に毛繕いをするようになり，摂取する被毛の量が増加する。それによって胃の鬱滞が生じやすくなるため，飼育環境を整えることも重要である。

運動する時間，遊ぶ時間を設けるとストレスの解消につながる。適度な運動は胃腸の蠕動の促進にもつながる。ただし，ゴム，布や絨毯やカーテンの切れ端などの繊維，プラスチック片などを誤飲しないよう，環境には考慮するべきである。

3. 餌の改善

牧草を主食にし，高繊維成分のペレットや野草を与えることで胃腸の蠕動が促進される。ペレットが好きなウサギに対しては，一度に過食しないよう，少量ずつ数回に分けて与えるとよい。

4. 毛球予防・除去剤

毛球予防・除去剤を定期的に与えることで，毛球が排泄されやすくなる。

● 参考文献

1) Bergdall VK, Dysko RC. Metabolic, traumatic, mycotic and miscellaneous disease. *In* Manning PJ, Ringler DH, Newcomer CE,(eds): The Biology of the Laboratory Rabbit, 2nd ed. Elsevier, Academic Press. 1994, pp336-355.

2) Bornside GH, Cohn I, Jr. Clostridial toxins in strangulation intestinal obstruction in the rabbit. *Ann Surg*. 152: 330-342,1960.

3) Brock K, Gallaugher L, Bergdall VR, et al. Non-infectious diseases. *In* Suckow MA, Stevens KA, Wilson RP,(eds): The Laboratory Rabbit, Guinea Pig, Hamster, and Other Rodents. Eksevier, Academic Press. 2012, pp505-522, 2012.

4) Cantwell SL. Ferret, rabbit, and rodent anesthesia. *Vet Clin North Am Exot Anim Pract*. 4: 169-191, 2001. doi: 10.1016/S1094-9194(17)30056-7

5) Desmecht DJ, Linden AS, Lekeux PM. Pathophysiological response of bovine pulmonary function to gastric distension. *J Comp Pathol*. 112: 11-25, 1995.

6) Gentz EJ, Harrenstien LA, Carpenter JW. Dealing with gastrointestinal, genitourinary, and musculoskeletal problems in rabbits. *Vet Med*. 90: 365-372, 1995.

7) Hand MS, Thatcher CD, Remillard RL, et al. Small Animal Clinical Nutrition, 5th ed. Mark Morris. 2010.

8) Harcourt-Brown F. Digestive disease. In Meredith A, Lord B,(eds). BSAVA Manual of Rabbit Medicine. BSAVA. 2014.

9) Harcourt-Brown FM. Intestinal obstruction in rabbits. *Exotic DVM*. 4: 51-53, 2002.

10) Harkness JE, Tuner PV, VandeWoude S, et al. The Biology and Medicine of Rabbits and Rodents, 5th ed. Wiley-Blackwell. 2010.

11) Huynh M, Carrasco DC. Epidemiology of gastrointestinal stasis in the pet rabbit. *In*: Proceedings of Association of Exotic Mammal Veterinarians Conference. AEMV. 2014.

12) Kenneth R, McQuaid MD. 消化管薬理学：カッツング薬理学, 原書10版. 柳澤輝行, 飯野正光, 丸山 敬ほか監訳. 丸膳出版. 2009, pp1112-1150.

13) Leary SL, Manning PJ, Anderson LC. Experimental and naturally-occurring gastric foreign bodies in laboratory rabbits. *Lab Anim Sci*. 34: 58-61, 1984.

14) Lee M, Kallal SM, Feldman M. Omeprazole prevents indomethacin-induced gastric ulcers in rabbits. *Aliment Pharmacol Ther*. 10: 571-576, 1996.

15) Matsukura S, Shirota A, Miki M, et al. Clinical and experimental studies on acute intestinal obstructions with special reference to the cause of death. *Tohoku J Exp Med*. 98: 391-402, 1969.

16) Mondal D, Risam KS, Sharma SR, et al. Prevalence of trichobezoars in Angora rabbits in sub-temperate Himalayan conditions. *World Rabbit Sci*. 14: 33-38, 2010. doi: 10.4995/wrs.2006.543

17) Oglesbee BL, Jenkins JR. Gastrointenstinal diseases. *In* Quesenberry KE, Carpenter JW,(eds): Ferrets, Rabbits, and Rodents, Clinical Medicine and Surgery, 3rd ed. Elsevier, Saunders. 2011, pp193-204.

18) Rashwan AA, Marai IFM. Mortality in young rabbits-a review. *World Rabbit Sci*. 8,: 111-124, 2000. doi: 10.4995/wrs.2000.427

19) Varga M. Digestive diseases. *In*: Textbook of Rabbit Medicine, 2nd ed. Elsevier, Butterworth-Heinemann. 2013, pp303-349.

20) Wingfield WE, Cornelius LM, DeYoung DW. Experimental acute gastric dilation and torsion in the dog-1. Changes in biochemical and acid-base parameters. *J Small Anim Pract*. 16: 41-55, 1975. doi: 10.1111/j.1748-5827.1975.tb05714.x

21) 友政 剛, 田端雅彦, Hyman PEほか. 新生仔ウサギ胃平滑筋のActin, Myosin含量に対する加齢の影響. 日本小児外科学会雑誌. 34：123, 1998. doi: 10.11164/jjsps.34.1_123_3

7.4 急性胃拡張

原因および病態

　急性胃拡張は特定の疾患でなく病態を指す言葉である。通常の胃の鬱滞や閉塞とは異なり，胃の筋肉の痙攣や麻痺が原因となって唾液や胃液などの液体が胃内に貯留することで生じる。胃炎，胃潰瘍，毛球など胃の原因だけとは限らず，小腸の閉塞でも起こることがある。

　貯留した液体からはガスが発生し，拡張が加速する。液体とガスにより膨張した胃は，幽門から十二指腸への移行部位を圧迫し，さらに閉塞を進行させることもある。

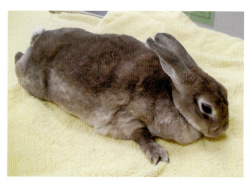

図1　急性胃拡張
腹部が著しく膨満し，沈鬱となる。

臨床徴候

　顕著な腹部膨満がみられる(図1)。進行すると循環血液減少性ショックや電解質・酸塩基平衡の乱れが起こり，体温や血圧の低下，虚脱が認められる。通常48時間以内に死亡することが多いといわれている[1,2]。

検査および診断

1. 身体検査

　触診により巨大な球形の胃が確認されることで容易に診断ができる。

2. 画像検査

　X線検査では，液体とガスにより重度に拡張し球形になった胃が認められる(図2)。超音波検査では，胃が食渣と液体で充満しているのがわかる。

治療

　急性胃拡張と診断されたら迅速な処置が必要になる。まず内容物を吸引して胃の内圧を減小させ，循環の改善を図る。カテーテルやチューブを用いて，経口的にできるかぎり胃内の液体とガスを吸引する(図3a)。ウサギの状態によっては，麻酔下での処置を考慮する(図3b)。

　さらにショック状態を改善するために急速な静脈点滴を行い，グルココルチコイドを抗ショックの用量で投与する。昇圧作用を期待してコロイド液を輸液することもある。

　予後は原因によって異なる。

消化管疾患

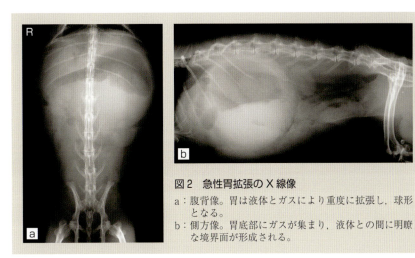

図2 急性胃拡張のX線像
a：腹背像。胃は液体とガスにより重度に拡張し，球形となる。
b：側方像。胃底部にガスが集まり，液体との間に明瞭な境界面が形成される。

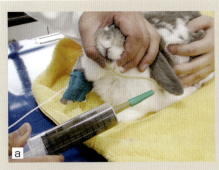 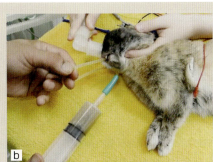 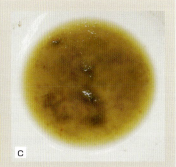

図3 胃の減圧
a：経口胃チューブを用いて胃の内容物を吸引する。
b：状態によっては麻酔下で行う。
c：吸引した液体と胃の内容物。

● 参考文献

1) Oglesbee BL, Jenkins JR. Gastrointenstinal diseases. *In* Quesenberry KE, Carpenter JW,(eds): Ferrets, Rabbits, and Rodents, Clinical Medicine and Surgery, 3rd ed. Elsevier, Saunders. 2011, pp193-204.

2) Varga M. Digestive diseases. *In*: Textbook of Rabbit Medicine, 2nd ed. Elsevier, Butterworth-Heinemann. 2013, pp303-349.

7.5 盲腸の鬱滞

原因および病態

盲腸の鬱滞は盲腸の内容物が停滞し，胃腸蠕動に障害を与える疾患である。

原因や発生要因は多様で，腸炎や胃の鬱滞，毛球症に関連して発生することもある。粘液性腸疾患で産出した粘液が盲腸内に充満して発生することもある。しかし，多くは高澱粉・低繊維質の餌の多給によって鬱滞が生じる[1]。これらの餌による盲腸内環境の変化は，コクシジウムや大腸菌の感染により誘発された変化と類似する[1]。

内容物の鬱滞により，盲腸は拡張する（図1）。内容物は流動状であることも，硬結していることもある（図2）。ガスの異常産生が併発することも多い。まれであるが，盲腸が顕著に拡大せず，盲腸蠕動が低下しているだけのこともある。進行は緩慢なことが多い[4]。

臨床徴候

初期は無徴候であるが，食欲不振，軟便や下痢，あるいは便秘を示すようになる。

次第に盲腸機能が低下し，揮発性脂肪酸（VFA）が生成されなくなり，体重減少や削痩などがみられ，重篤になると腹痛や粘液便の排泄が起こる。異常な発酵によってガスが貯留し，鼓腸症になることもある。

検査および診断

1. 身体検査

腹部触診で拡張した盲腸が触知されるが盲腸が硬結していない限り難しい。通常，内容物が充満して拡張した盲腸はパン生地のように軟らかいが，盲腸炎では硬いソーセージ様に感じられることもある。盲腸のガスが増加して液体も充満すると，触診時に「ポチャポチャ」と音を発する。盲腸の内容物が硬結し，塊を形

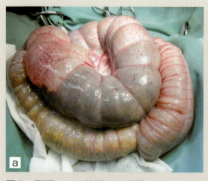
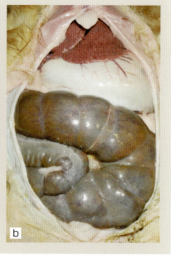

図1　鬱滞により拡張した盲腸
a：食渣の貯留，ガスの発生により拡張している。
b：胃も拡大しているが，盲腸が拡大しており胃を圧排している。

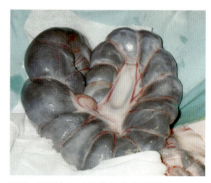

図2　硬結した内容物を含む盲腸
盲腸内容物が結石様に硬くなることもある。

消化管疾患

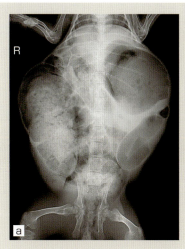
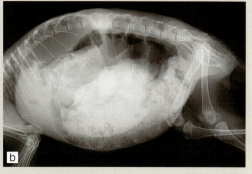

図3　盲腸の鬱滞のX線像
盲腸の内容物が鬱滞して拡張し，消化管全体にガスが認められる。
a：腹背像，b：側方像

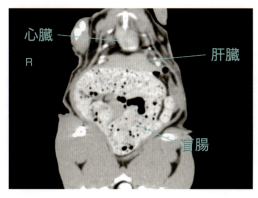

図4　盲腸の鬱滞のCT像
（水平断像）
消化管内容物が充満した盲腸が上腹部まで拡大している。

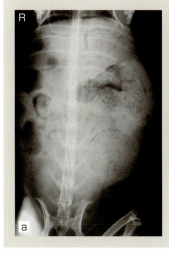
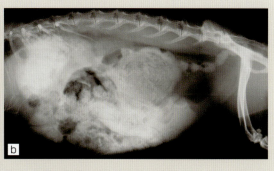

図5　盲腸の鬱滞の消化管造影X線像
造影剤は盲腸に移行せず，盲腸は内容物の充満した円形の腫瘤状構造物として認められる。これは触診でも硬い塊として触知された。
a：腹背像，b：側方像

成していると，触診で容易にわかる。

2. 画像検査

画像検査では盲腸の拡大や盲腸内ガスが認められる（図3，4）。内容物が硬結していると盲腸内に塊状の陰影が描出される（図5）。

治療

盲腸は壁が菲薄で，外科的に切開することが推奨できないため，内科的治療を優先する。蠕動の亢進，内容物の軟化，水和などが目的となる。

牧草など高繊維質な餌の給与やセルロースの投与，整腸作用のある生菌剤の投与を行う。盲腸内に硬結な

内容物がある場合は，流動パラフィンなどを投与することもある。

プロスタグランジンによって，盲腸内容物を排泄することができるとされている[2]。しかし，プロスタグランジンは全身のさまざまな組織に影響を及ぼすため，使用の判断は慎重に行うべきである。

コラム：自律神経障害による盲腸の鬱滞

ウマには，牧草に付着したクロストリジウム（*Clostridium perfringens* type C）の神経毒素により神経の退行性病変が起こる grass sickness という疾患がある。ウサギも，自律神経障害によりこれと類似した疾患が発生し，盲腸の鬱滞を呈することがある

が[3]，ウサギでの原因は解明されていない。

自律神経性のものでは，粘膜の乾燥，散瞳，流涎，食道機能不全による嚥下障害，膀胱麻痺などを伴う。進行すると心不全に陥ったり，突然死したりする。

● 参考文献

1) Bennegadi-Laurent N, Licois D, Gidenne T. Nutritionally induced enteropathy in the growing rabbit: impact on caecal microbial activity and blood metabolic profile. *Revue de Medecine Veterinaire*. 164: 495-502, 2013.

2) Pairet M, Bouyssou T, Ruckebusch Y. Colonic formation of soft feces in rabbits: a role for endogenous prostaglandins. *Am J Physiol*. 250: G302-308, 1986. doi: 10.1152/ajpgi.1986.250.3.G302

3) Van der Hage MH, Dorrestein GM. Caecal impaction in the rabbit: relationships with dysautonomia. Proceedings of the 6th World Rabbit Congress, Toulouse, France. 1996, pp77-80.

4) Zhu Y, Wang C, Li F. Impact of dietary fiber/starch ratio in shaping caecal microbiota in rabbits. *Can J Microbiol*. 61: 771-784, 2015. doi: 10.1139/cjm-2015-0201

消化管疾患

7.6

腸炎

はじめに

ウサギの下痢の発生には，細菌，寄生虫，ウイルスなどの感染以外にも，環境要因，生体側の問題である栄養要因や年齢要因などが関与する。感染も単純でなく，コクシジウムなどの寄生虫，サルモネラ，大腸菌などの細菌，ロタウイルスなどが複合感染していることが多い[5]。とくにウサギでは，環境変化や温度変化，密飼いや輸送のストレスなどの環境要因，過剰な水分摂取，不適切な餌などの栄養要因が腸蠕動に悪影響を与え，腸内細菌叢を崩して下痢をまねく[6, 19, 40, 41]。

細菌性腸炎としてはクロストリジウム，大腸菌 Escherichia coli，サルモネラなどの感染による腸炎が有名である[52]。そのほか，Yersinia pseudotuberculosis[83]，Y. enterocolitica[77]，Bacillus piliformis[69]，Pseudomonas spp.[52]などの感染による腸炎も報告がある（Yersinia spp. はリンパ節の腫脹が主で，下痢が主な臨床徴候ではない[57]）。複数の細菌や寄生虫，ウイルスの重複感染によって増悪する。

腸内優位細菌であるバクテロイデスなどは，クロストリジウムなどを含む潜在的病原性細菌に対して阻害効果を発揮する。そのため，腸内細菌叢が崩れると細菌性腸炎が発生しやすくなる。

抵抗力や消化能力が十分でない乳仔〜幼体は腸炎が発症しやすく，ミルクオイルの消失する離乳期には重篤な下痢を起こし急死することも多い。同様に抵抗力の弱まる妊娠中の個体も発症しやすい[4, 57, 89]。高澱粉・低繊維質の餌は腸内細菌叢のバランスを崩し，病原性細菌の増殖を招きやすいため注意する。臨床的にもっとも問題となるのは，一部の抗菌薬の投与による腸内細菌叢の破綻である。

確定診断は細菌培養検査による菌分離であるが，一部は培養が困難で菌分離ができない細菌もある。

ウサギの腸内寄生虫で問題となる種類は，コクシジウムとウサギ盲腸蟯虫である。コクシジウム以外にも原虫は分離されるが，共生腸内原虫として常在しているものも多い。

ウイルスは実験動物や産業動物のウサギで診断されているが，ペットでの生前診断は難しく，診断されないことが多い。

クロストリジウム性腸炎

1. 原因および病態

Clostridium 属細菌は産生する毒素（エンテロトキシン）により致死的な腸炎（腸性中毒）を起こす[21]。これは壊死性腸炎ともよばれる。

原因菌としては C. spiroforme，C. perfringens，C. difficile，C. sordellii，C. tympanycuniculi，C. innocuum，C. sporogenes などが知られる[17, 29]。もっとも多く分離されるのは C. spiroforme である（spiroforme mediated diarrhea〔SMD〕ともよばれる）。

C. perfringens は，産生する毒素によって A〜F 型に分類される。ウサギには A 型と F 型が多い[99]。ウサギ由来の A 型菌がヒトの A 型食中毒の原因となることが，実験的，疫学的に明らかになっているため[45, 76]，罹患したウサギとの接触には注意する。

C. difficile はヒトの偽膜性大腸炎の原因として有名である。A 型と B 型の 2 種類の毒素を生産する。A 毒素は致死的で，特異的な腸受容体に作用して，水の分泌，粘膜破壊，腸の炎症を誘発する。B 毒素は細胞毒で，A 毒素と相互依存して効果を発揮する[70]。

抗菌薬の投与により腸内細菌叢が崩れると，クロストリジウムが増殖しやすくなる。原因となる抗菌薬

257

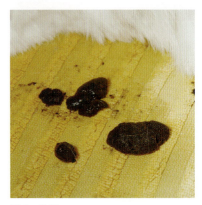

図1　軟便
やわらかく，正常な形を保てない糞である。

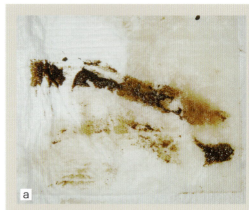
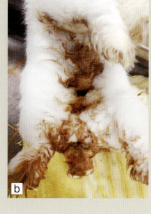

図2　下痢
a：糞塊が形成されず液状になっている。
b：水溶性下痢が体について，はじめて下痢と気づくことも多い。

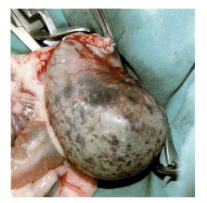

図3　クロストリジウム性腸炎
盲腸が壊死性変化により暗色を呈している。

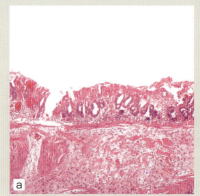

図4　クロストリジウム性腸炎の組織像
a：HE 染色，40 倍。粘膜は壊死し，欠損がみられる。
b：HE 染色，200 倍。粘膜固有層まで炎症性細胞が浸潤している。

は，主にアンピシリン[31,50]，ペニシリン（非経口）[38]，エリスロマイシン[18]，セファロスポリン[23]，リンコマイシン[3,44,50]，クリンダマイシン[24,37]などである。そのほか，セファレキシン[72,88]，テトラサイクリン[91]，クロルテトラサイクリン[91]，オキシテトラサイクリン[46,91]，ドキシサイクリン[91]，ネオマイシン[91]での報告もある。

抗菌薬に対する感受性はウサギの状態，年齢，環境によって異なり，現れる臨床徴候も軽度の軟便から重篤な急性腹症までさまざまである[23,31]。予防としてプロバイオティクスの生菌剤やプレバイオティクスを抗菌薬と併用する。

2．臨床徴候

軟便（図1），タール状の黒色〜茶褐色の水様性下痢（図2），鼓腸，腹痛などの消化器徴候がみられ，急性の元気喪失と食欲不振が起こる。重篤になると麻痺や痙攣などを引き起こし，発生して数時間から3日以内に死亡することが多い。一部では慢性経過を示し，間欠的な下痢を伴う[17]。軟便や下痢は，ウサギが糞を踏んだり，肛門周囲の被毛に付着していると評価が難しい。

3．検査および診断

細菌培養検査を行うが，クロストリジウム用選択培地の使用が必要となる。また，嫌気培養条件で行われなければ分離培養は不可能であり，培養の陽性率も高くないため，検査が陰性であっても否定できない。ヒト用の C. difficile の糞便検体による中菌毒素検出キットも試されている[29]。近年はポリメラーゼ連鎖反応（PCR）検査で診断ができるようになっている。

組織学的には，特徴的な盲腸の炎症と充血から診断する[52]（図3，4）。

消化管疾患

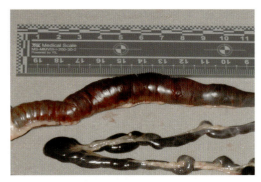

図5　病原性大腸菌による病変
腸管に炎症が生じ，出血がみられる。

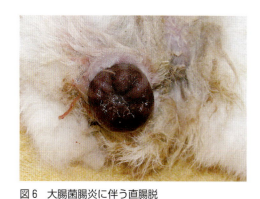

図6　大腸菌腸炎に伴う直腸脱
慢性的な腸炎により直腸脱を生じることがある。

ティザー病

1. 原因および病態

クロストリジウムのうち，とくに *C. piliformis* による全身感染症である。宿主特異的な病原体であると考えられているが，明確にされていない[25]。

本菌は芽胞を形成し，環境中に長期に残存し続ける。床敷，土壌，汚染された食物を介して芽胞を経口摂取することで感染する。菌は腸粘膜に侵入し，血管やリンパ管を介して，肝臓や心臓に到達する[97]。健康体であれば不顕性感染となり，感染後数週間で菌は体内から排除される。ある調査では，対象のウサギの約47%が血清学的検査で陽性となったが，臨床徴候はみられなかったという報告がある[7]。しかし，離乳期の幼体や免疫が低下している個体，ストレスを受けている個体などでは発症する。実験的にはグルココルチコイドの投与で発症した例もある[21]。

2. 臨床徴候

下痢などの消化器徴候がみられる。体重減少や削痩などを呈すだけのこともあるが[66]，急速に進行し数日で死亡した例もある[67]。

3. 検査および診断

原因菌は偏性細胞内寄生性であるため，細菌培養検査は困難である。血清学的検査やPCR検査などで診断するが，感染個体から短期間で細菌が排除されるため，生前診断が難しい[71]。病理組織検査では，特徴的な変化として盲腸，虫垂，回腸の浮腫や炎症，壊死，肝臓や心臓の壊死巣が認められる[67]。

大腸菌性腸炎

1. 原因および病態

大腸菌の感染による腸炎である。大腸菌はウサギの腸内細菌叢には含まれない[80]。

血清型が多数報告されており[9,10]，とくに強い病原性を示すものは病原性大腸菌とよばれている。ウサギに現れる臨床徴候は，ヒトの腸管病原性大腸菌によるものに類似しているため，原因となる菌はウサギ腸管病原性大腸菌とよばれている。また，腸絨毛縁に付着して絨毛を融解させるために腸管付着性大腸菌ともよばれている[53]。

2つの施設を対象にしたある調査で，病原性大腸菌を保菌しているウサギがそれぞれ25%，9%いたと報告されている[26]。そのため，ウサギは病原性大腸菌の保菌動物と考えられている[79]。ウサギの病原性大腸菌は人獣共通感染症なので注意する。

糞便を介した経口感染により伝播する。

病変は主に盲腸と結腸に限局する（図5）。その理由は，これらの部位に多数の血清型が存在すること，ほかの細菌，コクシジウム，ウイルスなどの重複感染が多いことである[84]。

2. 臨床徴候

臨床徴候はさまざまであるが，一般的に下痢や血便が認められる。菌毒素によるエンドトキシンショックが起きることもある。重症になると，微小血管性溶血性貧血，急性腎不全および血小板減少症を特徴とする溶血性尿毒症症候群がみられ[65]，また，腸重積や直腸脱も引き起こす（図6）。これらの徴候の重篤度はさまざまで，致死率も異なる。

3. 検査および診断

細菌培養検査を行うが，大腸菌用選択培地の使用が必要となる。培養の陽性率はあまり高くないため，検査が陰性であっても否定できない。

サルモネラ症

1. 原因および病態

Salmonella 属細菌の感染による腸炎である。本菌はウサギの腸内細菌叢に含まれ，一部は人獣共通感染症として有名である。

ヒトに対して病原性を持つ菌は，感染症法の三類感染症に指定されている腸チフス菌 *S. enterica* var enterica serovar Typhi，そしてパラチフス菌 *S. enterica* serovar Paratyphi A，食中毒性サルモネラ（ネズミチフス菌 *S. enterica* serovar Typhimurium，腸炎菌 *S. enterica* serovar Enteritidis など）がある。このうち，ウサギからはネズミチフス菌が分離されることが多い[14,52,90]。実験動物のなかではウサギは感受性が低く，ペットでの発生もまれである[101]。

糞便を介して経口感染する。

2. 臨床徴候

主な臨床徴候は下痢であるが，消化管の炎症だけでなく，肝壊死，脾腫，リンパ節腫大なども起こるため，活動性の低下や嗜眠がみられる。敗血症を起こし[28,90]，急性経過を辿って突然死することもある。一方で，不顕性期間が長いこともある。

3. 検査および診断

軟便や下痢からの細菌培養検査を行う。

コクシジウム

1. 原因および病態

(1)分類

ウサギには *Eimeria* 属が寄生する。ウサギからは10種以上分離されている（表）。寄生場所には特異性があり，小腸，盲腸，結腸に寄生するものがほとんどだが，*E. steidae* は胆管の上皮細胞に寄生する。

台湾での調査では，*E. media* が24.6％ともっとも多く，*E. magna*（15.7％），*E. perforans*（9.0％），*E. coecicola*（7.2％），*E. piriformis*（2.5％），*E. exigua*（1.4％）と続いた[48]。サウジアラビアの調査では *E.*

表　ウサギに寄生する *Eimeria* 属原虫

種類	寄生部位	文献
E. coecicola	虫垂・正円小嚢・パイエル板	58, 59
E. exigua	十二指腸・回腸	35
E. flavescens	小腸	27, 51, 63
E. intestinalis	下部空腸・回腸	42
E. irresidua	空腸・回腸	51
E. magna	空腸・回腸	60, 75
E. media	十二指腸・空腸・回腸	61
E. perforans	十二指腸・空腸・回腸	85
E. piriformis	結腸	64
E. vejdovskyi	回腸	62
E. stiedai	胆管上皮	68

coecicola が70％ともっとも多く，*E. magana*（60％），*E. perforans*（60％），*E. media*（55％），*E. irresidua*（30％），*E. flavescens*（25％），*E. intestinalis*（7％），*E. piriformis*（6％），*E. stiedai*（5％），*E. exigua*（5％）と続いた[1]。

(2)生活環

感染個体より排泄されたオーシストが経口摂取されることで感染する。オーシストは4個のスポロシストを含み，各スポロシストに2個のスポロゾイトが含まれている（図7）。オーシストはウサギの消化酵素によって分解され，十二指腸でスポロゾイトが放出される。スポロゾイトは腸の上皮細胞に侵入し，トロフォゾイトに変化する。トロフォゾイトは多数分裂（シゾゴニー）によって内部に多数のメロゾイトを含むメロントを形成する。メロントから放出されたメロゾイトは宿主細胞を飛び出して別の細胞に感染し，同様の増殖を繰り返す。その後，一部のメロゾイトはミクロガメートサイト，マクロガメートサイトへ変化し，さらにミクロガメート，マクロガメートに分化する。ミクロガメート，マクロガメートが接合してザイゴートとなり，ザイゴートはオーシストに分化して排泄される。プリパテントピリオドは6〜12日である[95]。排泄直後のオーシストは未成熟で，感染能力を欠く[100]。オーシストは強い耐性を持ち，土壌や草木，その他媒介物の上で長期間生存するが[30]，乾燥には弱い。

(3)病原性

種によって病原性は異なる。*E. exigua*，*E. perforans*，*E. coecicola* は非病原性あるいは弱い病原性であるが，*E. irresidua*，*E. magna*，*E. piriformis*，*E.*

消化管疾患

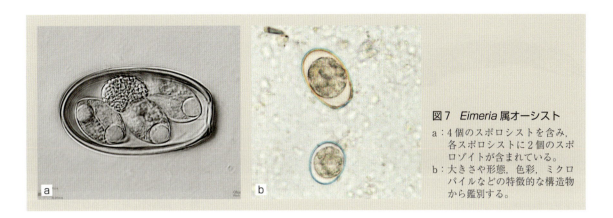

図7　*Eimeria* 属オーシスト
a：4個のスポロシストを含み，各スポロシストに2個のスポロゾイトが含まれている。
b：大きさや形態，色彩，ミクロパイルなどの特徴的な構造物から鑑別する。

intestinalis，*E. flavescens* は病原性が強い[36,39,43,95]。しかし，2〜3種の混合感染や[1,48]，細菌，ウイルスと重複感染が多いため，重篤度は症例によってさまざまである。重篤度にはウサギの体調も影響する。ウサギは各コクシジウムに対する免疫を獲得するが，異なる種類に対する交差免疫は獲得しない[95]。

2. 臨床徴候

軟便や下痢，血便がみられる。幼体では消化器徴候のみならず，発育不良，体重減少や削痩がみられる。離乳期の発生は致死率が高い。

3. 検査および診断

浮遊法によりオーシストを検出する。糞便から検出されるオーシストの数は重篤度と相関する[99]。

クリプトスポリジウム

1. 原因および病態

クリプトスポリジウムは，ヒトを含む脊椎動物の消化管などに寄生する原虫である。ときに腸炎を起こし，下痢を引き起こす。

各動物に感染する多くの種類が知られているが，それぞれの形態が類似しているため，遺伝子型解析が進められている。

ウサギには *Cryptosporidium parvum* と *C. cuniculus* が感染する。いずれもヒトにも感染する人獣共通感染症である。

オーシストを経口摂取することで感染する。

動物からヒトへの感染は，放牧場や畜舎などの汚染源から混入したオーシストによる上水道の汚染によるものが多い。オーシストは加熱や乾燥に弱いが，各種消毒薬には抵抗性が強く，水道水の殺菌で使用する塩素でも殺滅されない。*C. parvum*（遺伝子型1, 2）は，感染症法の5類感染症に指定されている。

2. 臨床徴候

免疫が低下していない限り，臨床徴候はみられない[34]。主な臨床徴候は下痢で[78]，とくに離乳期の幼体では重篤になる。

3. 検査および診断

ショ糖遠心沈殿浮遊法により，オーシストを検出する。

4. 治療

ウサギのクリプトスポリジウム症に対する有効な治療法はない。

その他の原虫

鞭毛虫類である *Giardia duodenalis*（小腸上部寄生），*Monocercomonas cuniculi*（盲腸寄生），*Retortamonas cuniculi*（盲腸寄生），*Chilomastix cuniculi*（盲腸寄生），アメーバである *Entamoeba cuniculi*（大腸寄生）がみられる。いずれも非病原性である[95]。*E. histolytica* は病原性種であるが，ウサギへの自然感染はまれである[52]。

ウサギ盲腸蟯虫

1. 原因および病態

ウサギ盲腸蟯虫 *Passalurus ambiguus* が原因となる。成虫は乳白色で，ちりめんじゃこのような形状をしている。尾部がピンのように細く尖っているため，ピンワーム pinworm ともよばれる。全長は雄4〜

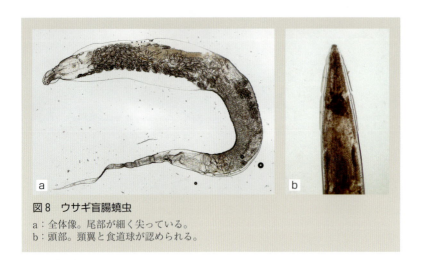

図8 ウサギ盲腸蟯虫
a：全体像。尾部が細く尖っている。
b：頭部。頸翼と食道球が認められる。

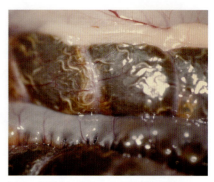

図9 盲腸内に寄生するウサギ盲腸蟯虫
盲腸の壁に透けて大量の蟯虫がみられる。

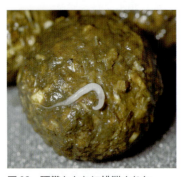

図10 硬糞とともに排泄された
ウサギ盲腸蟯虫
糞塊の表面に小さな白色の蟯虫が付着している。

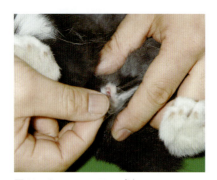

図11 セロファンテープ法
肛門周囲にセロファンテープを押しあて、虫卵を採取する。

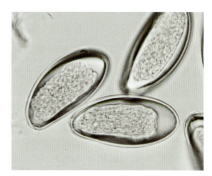

図12 ウサギ盲腸蟯虫卵の鏡検像
虫卵は柿の種状で、細胞塊を含んでいる。

5 mm，雌 9〜11 mm である[96]（図8）。盲腸や結腸に寄生するが（図9），病原性は低い。

雌は肛門括約筋が弛緩する宿主の睡眠中に，肛門部に移動して産卵する。産卵後，雌は死亡し，糞塊とともに排泄される。糞に付着した状態で発見されることが多い（図10）。卵の排出は午後〜夕方がピークである[73]。

虫卵は産卵後 4〜5 時間で幼虫包蔵卵となる。中間宿主は不要で，終宿主が幼虫包蔵卵を経口摂取することで感染する。肛門周囲で脱殻した第一期幼虫が再び腸内に侵入する逆行感染も成立する。

感染後 50〜55 日で成虫となる。寿命は 106 日である[93]。成熟が早く，感染した幼虫がすぐに産卵するようになるため環境が汚染されやすいこと，ウサギは食糞により虫卵を摂取しやすいことから，防御や完全駆虫は容易ではない。

2．臨床徴候

多くの場合，無徴候である。まれに，重度感染によって軟便や下痢，体重減少，被毛粗剛などを呈することがある。

3．検査および診断

肛門周囲のセロファンテープ法により虫卵を検出する（図11）。虫卵がもっとも排泄される午後〜夕方の時間帯に行うとよい[73]。虫卵は 95〜103×43 μm の大きさで，柿の種のような形状をしており，分裂した細胞塊を含んでいる[96]（図12）。糞に混入した虫卵が浮遊法で発見されることもある。

その他の線虫

そのほか，消化管に寄生する線虫は，ウサギ胃虫 *Obeliscoides cuniculi*[81]，*Graphidium strigosum*[2]，*Trichostrongylus retortaeformis*[2] などが知られている。いずれも牧草地などで放牧したウサギが感染する可能性が示唆されている。ウサギ胃虫は，通常は無徴候であるが，重度の感染では，消化器徴候が現れる[47]。

条虫

ウサギを終宿主とする条虫には *Cittotaenia ctenoides*[82], *Cittotaenia denticulata*[12], *Cittotaenia pectinata*[32], *Cittotaenia variabilis*[31], *Ctenotaenia ctenoides*[33], *Mosgovoyia ctenoides*[13], *Mosgovoyia pectinata*[16], *Mosgovoyia pectinata americana*, *Mosgovoyia perplexa*, *Monoecocestus americana*[33], *Paranoplocephala wimerosa*[11], *Andrya cuniculi*[49], *Anoplocephaloides romerolagi*[20]などがある。

ウサギを中間宿主とする条虫としては豆状条虫 *Taenia pisiformis*[56], 連節条虫 *Taenia serialis*[54], 単包条虫 *Echinococcus granulosus*[84]などが有名である。終宿主であるイヌやキツネの糞便とともに排出された虫卵をウサギが摂取すると，ウサギの腸で六鉤幼虫が孵化し，血行性に肝臓や腹腔へと移動し，囊尾虫となる。ウサギがイヌやキツネに捕食されると，囊尾虫はその体内で成虫へと発育する。ウサギでは，通常皮下の囊胞が形成され，軟部組織の腫脹として触診で発見されることが多い[7]。

ペットのウサギでの発生はまれである。

吸虫

Hasstilesia tricolor[74], 肝蛭 *Fasciole* 属の一種[98]が報告されている。野生のウサギに好発する[52]。

ロタウイルス性腸炎

1．原因および病態

レオウイルス科ロタウイルス属ウサギロタウイルス rabbit rotavirus の感染による腸炎である。糞便を介して経口感染する。生後6週齢以下の個体に好発する。母系免疫は仔に継承される。

原因ウイルスは健常体からも検出される[15]。血清学的検査によって，産業用ウサギにおいてかなりの確率で蔓延しているという報告がある[94]。

世界中で発生の報告がある[22]。

2．臨床徴候

多くは無徴候あるいは軽度の下痢である[87]。本ウイルスのみの感染では臨床徴候は弱いが，幼体では重篤となることがある[52]。飼育環境が不適切であったり，ほかの病原体が重複感染したりした場合は，粘液性〜緑黄色下痢などがみられる。大腸菌との重複感染では，重篤な下痢を起こし，死亡率が50〜80％に増加することが報告されている[87]。

3．検査および診断

病理組織検査およびウイルス分離によって確定診断する。実験感染では，ウイルス接種後2〜8日間，ウイルスが糞便中に排出されたと報告されている[86]。病理組織検査では，特徴的な所見として，小腸の膨張，リンパ球の炎症を伴う絨毛萎縮がみられる。

コロナウイルス性腸炎

1．原因および病態

コロナウイルス科コロナウイルス属ウサギコロナウイルス rabbit coronavirus の感染による腸炎である。ウイルスは経口あるいは経気道感染する。3〜10週齢の幼体に好発するが，成体でも発生する[52]。ヨーロッパ，カナダのみで報告されている[92]。実験動物施設ではウサギの胸膜滲出と心筋症にも本ウイルスが関与しているとの報告があるが[55]，ペットでの発生や臨床徴候の詳細は不明である。

2．臨床徴候

元気喪失や下痢などがみられ，致死率は高い。単独では重度の腸炎に至らないが，細菌などと重複感染すると重篤になる。

3．検査および診断

病理組織検査およびウイルス分離によって診断される。病理組織検査では，ロタウイルスと同様，特徴的な所見として，小腸の膨張，リンパ球の炎症を伴う絨毛萎縮がみられる。

治療

本稿に示した病原体は重複感染していることが多く，とくにウイルスは，現時点では鑑別ができない。そのため，腸炎が認められた場合は以下のような治療を共通して行う。

軟便や下痢を軽減するため，プロバイオティクスである乳酸菌製剤などの生菌剤やセルロース製剤（流動食に使用する粉末）を投与し，脱水を改善するため輸液を行う。感染が強く疑われる場合は抗菌薬を投与

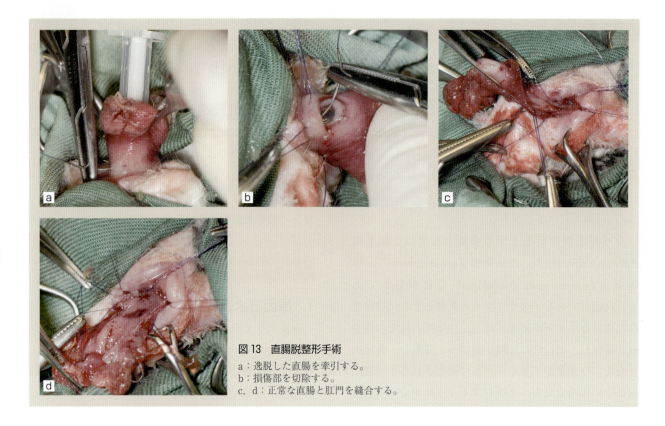

図13 直腸脱整形手術
a：逸脱した直腸を牽引する。
b：損傷部を切除する。
c，d：正常な直腸と肛門を縫合する。

し，寄生虫が検出された場合は駆虫薬を投与する。

腸炎の重篤化により直腸脱が認められた場合は，外科的な整復が必要となる（図13）。

参考文献

1) Abdel-Baki AAS, Al-Quraishy S. Prevalence of coccidia (*Eimeria* spp.)infection in domestic rabbits, *Oryctolagus cuniculus*, in Riyadh, Saudi Arabia. *Pakistan J Zool*. 45: 1329-1333, 2013.
2) Allan JC, Craig PS, Sherington J, rt al. Helminth parasites of the wild rabbit *Oryctolagus cuniculus* near Malham Tarn, Yorkshire, UK. *J Helminthol*. 73: 289-294, 1999. doi: 10.1017/S0022149X99000487
3) Anon. Lincomycin-associated diarrhea. *Lab Anim Care*. 11: 12, 1982.
4) Allen AM, Ganaway JR, Moore TD, et al. Tyzzer's disease syndrome in laboratory rabbits. *Am J Pathol*. 46: 859-882, 1965.
5) Barthold SW, Griffey SM, Percy DH. Rabbit. *In* Pathology of Laboratory Rodents and Rabbits, 4th ed. Wiley-Blackwell. 2016, pp253-324.
6) Bennegadi-Laurent N, Licois D, Gidenne T. Nutritionally induced enteropathy in the growing rabbit: impact on caecal microbial activity and blood metabolic profile. *Revue de Medecine Veterinaire*. 164: 495-502, 2013.
7) Besch-Williford C. Tyzzer's disease in rabbits. House Rabbit Society Veterinary Conference. 1997.
8) Bethell F, Truszkowska A. Taenia serialis in a domestic rabbit. *Vet Rec*. 166: 282, 2010. doi: 10.1136/vr.c1087
9) Blanco JE, Blanco M, Blanco J, et al. Serotypes, toxins and antibiotic resistance of *Escherichia coli* strains isolated from diarrhoeic and healthy rabbits in Spain. *Vet Microbiol*. 38: 193-201, 1994.
10) Blanco JE, Blanco M, Blanco J, et al. O serogroups, biotypes, and eae genes in *Escherichia coli* strains isolated from diarrheic and healthy rabbits. *J Clin Microbiol*. 34: 3101-3107, 1996.
11) Boag B, Iason G. The occurrence and abundance of helminth parasites of the mountain hare *Lepus timidus*(L.) and the wild rabbit *Oryctolagus cuniculus*(L.)in Aberdeenshire, Scotland. *J Helminthol*. 60: 92-98, 1986.
12) Boag B. Observations on the seasonal incidence of myxomatosis and its interactions with helminth parasites in the European rabbit(*Oryctolagus cuniculus*). *J Wildl Dis*. 24: 450-455, 1988. doi: 10.7589/0090-3558-24.3.450
13) Bordes F, Langand J, Felui C, et al. Helminth communities of an introduced hare(*Lepus granatensis*)and a native hare(*Lepus europaeus*)in southern France. *J Wildl Dis*. 43: 747-751, 2007. doi: 10.7589/0090-3558-43.4.747
14) Borrelli L, Fioretti A, Ruggiero V, et al. *Salmonella* Typhimurium DT104 in farmed rabbits. *J Vet Med Sci*. 73: 385-387, 2010. doi: 10.1292/jvms.10-0315
15) Bryden AS, Thouless ME, Flewett TH. Rotavirus and rabbits. *Vet Rec*. 99: 323, 1976.
16) Bush M, Custer RS, Smith EE. Use of dissociative anesthetics for immobilization of captive bears: blood gas, hematology and biochemistry values. *J Wildl Dis*. 16: 481-489, 1980.
17) Carman RJ, Evans RH. Experimental and spontaneous clostridial enteropathies of laboratory and free living lagomorphs. *Lab Anim Sci*. 34: 443-452, 1984.
18) Carman RJ. Antibiotic-associated diarrhea of rabbits. *J Small Exotic Anim Med*. 2: 69-71, 1993.
19) Campbell-Ward MI. Gastrointestinal physiology and nutrition. *In* Quesenberry KE, Carpenter JW,(eds): Ferrets, Rabbits, and Rodents, Clinical Medicine and Surgery, 3rd ed. Elsevier, Saunders. 2011, pp183-192.
20) Cervantes FA, Lorenzo C, Hoffman RS. *Romerolagus diazi*. *Mammalian Species*. 360: 1-7, 1990. doi: 10.2307/3504131

21) Delong D, Manning PJ. Bacterial disease. *In* Manning PJ, Ringler DH, Newcomer CE,(eds): The Biology of the Laboratory Rabbit, 2nd ed. Elsevier, Academic Press. 1994, pp131-170.

22) Digiacomo RF, Mare CJ. Viral disease. *In* Manning PJ, Ringler DH, Newcomer CE,(eds): The Biology of the Laboratory Rabbit, 2nd ed. Elsevier, Academic Press. 1994, pp171-204.

23) Doerning BJ, Brammer DW, Chrisp CE, et al. Nephrotoxicity of tiletamine in New Zealand white rabbits. *Lab Anim Sci.* 42: 267-269, 1992.

24) Fesce A, Ceccarelli A, Fresce E, et al. Ecophylaxis: preventive treatment with gentamicin of rabbit lincomycin-associated diarrhea. *Folia Vet Lat.* 7: 225-242, 1977.

25) Franklin CL, Motzel SL, Besch-Williford CL, et al. Tyzzer's infection: host specificity of *Clostridium piliforme* isolates. *Lab Anim Sci.* 44: 568-572, 1994.

26) García A, Fox JG. The rabbit as a new reservoir host of enterohemorrhagic *Escherichia coli*. *Emerg Infect Dis.* 9: 1592-1597, 2003. doi: 10.3201/eid0912.030223

27) Gregory MW, Catchpole J. Coccidiosis in rabbits: the pathology of *Eimeria flavescens* infection. *Int J Parasitol.* 16: 131-145, 1986. doi: 10.1016/0020-7519(86)90098-6

28) Hanes DE, Robl MG, Schneider CM, et al. New Zealand white rabbit as a nonsurgical experimental model for salmonella enterica gastroenteritis. *Infect Immun.* 69: 6523-6526, 2001. doi: 10.1128/IAI.69.10.6523-6526.2001

29) Hara-Kudo Y, Morishita Y, Nagaoka Y, et al. Incidence of diarrhea with antibiotics and the increase of clostridia in rabbits. *J Vet Med Sci.* 58: 1181-1185, 1996.

30) Harkness JE, Tuner PV, VandeWoude S, et al. The Biology and Medicine of Rabbits and Rodents, 5th ed. Wiley-Blackwell. 2010.

31) Hillyer EV. Pet rabbits. *Vet Clin North Am Small Anim Pract.* 24: 25-65, 1994.

32) Hoeve J, Scott ME. Ecological studies on *Cyathocotyle bushiensis*(Digenea)and *Spaeridiotrema globulus*(Digenea). *J Wildl Dis.* 24: 407-421, 1988. doi: 10.7589/0090-3558-24.3.407

33) Hofing GL, Kraus AL. Arthropod and helminth parasites. In Manning PJ, Ringler DH, Newcomer CE,(eds): The Biology of the Laboratory Rabbit, 2nd ed. Elsevier, Academic Press. 1994, pp231-258.

34) Inman LR, Takeuchi A. Spontaneous cryptosporidiosis in an adult female rabbit. *Vet Pathol.* 16: 89-95, 1979.

35) Jelínková A, Licois D, Pakandl M. The endogenous development of the rabbit coccidium *Eimeria exigua* Yakimoff, 1934. *Vet Parasitol.* 56: 168-172, 2008. doi: 10.1016/j.vetpar.2008.06.008

36) Jithendran KP. Clinical coccidiosis in Angora rabbits. *Vet Rev Kathmandu.* 10: 21-22, 1995.

37) Katz L, LaMont JT, Trier JS, et al. Experimental clindamycin-associated colitis in rabbits. Evidence for toxin-mediated mucosal damage. *Gastroenterology.* 74: 246-252, 1978.

38) Laval A. Choix de l'anti-infectieux chez le lapin d'agrement(Article in French). *Recueil de Medecine Veterinaire* 167: 375-379, 1990.

39) Lebas F, Coudert P, Rouvier P, et al. The rabbit, Husbandry, Health and Production. Fao. 1986.

40) Lelkes L, Chang CL. Microbial dysbiosis in rabbit mucoid enteropathy. *Lab Anim Sci.* 37: 757-764, 1987.

41) Licois D, Wyers M, Coudert P. Epizootic rabbit enteropathy: experimental transmission and clinical characterization. *Vet Res.* 36: 601-613, 2005.

42) Licois D, Coudert P, Drouet-Viard F, et al. *Eimeria perforans* and *E. coecicola*: multiplication rate and effect of acquired protection on the oocyst output. *J Appl Rabbit Res.* 15: 1433-1469, 1992.

43) Lord B. Gastrointestinal disease in rabbits 2. Intestinal diseases. *In Practice.* 34: 90-96, 2012.

44) Maiers JD, Mason SJ. Lincomycin-associated enterocolitis in rabbits. *J Am Vet Med Assoc.* 185: 670-671, 1984.

45) McClane BA, Robertson SL, Li J. *Clostridium perfringens*. *In* Doyle MP, Buchanan RL,(eds): Food Microbiology, Fundamentals and Frontiers, 4th ed. ASM Press. 2013, pp465-490.

46) McElroy DE, Ravis WR, Clark CH. Pharmacokinetics of oxytetracycline hydrochloride in rabbits. *Am J Vet Res.* 48: 1261-1263, 1987.

47) Measures LN, Anderson RC. Development of the stomach worm, *Obeliscoides cuniculi*(Graybill), in lagomorphs, woodchucks and small rodents. *J Wildl Dis.* 19: 225-233, 1983.

48) Ming-Hsien L, Hai-I H, Hong-Kean O. Prevalence, infectivity and oocyst sporulation time of rabbit-coccidia in Taiwan. *Trop Biomed.* 27: 424-429, 2009.

49) Molina X, Casanova JC, Feliu C. Influence of host weight, sex and reproductive status on helminth parasites of the wild rabbit, *Oryctolagus cuniculus*, in Navarra, Spain. *J Helminthol.* 73: 221-225, 1999.

50) Morris TH. Antibiotic therapeutics in laboratory animals. *Lab Anim.* 29: 16-36, 1995. doi: 10.1258/002367795780740393

51) Norton CC, Catchpole J, Joyner LP. Redescriptions of *Eimeria irresidua* Kessel & Jankiewicz, 1931 and *E. flavescens* Marotel & Guilhon, 1941 from the domestic rabbit. *Parasitology.* 79: 231-248, 1979.

52) Oglesbee BL, Jenkins JR. Gastrointenstinal diseases. *In* Quesenberry KE, Carpenter JW,(eds): Ferrets, Rabbits, and Rodents, Clinical Medicine and Surgery, 3rd ed. Elsevier, Saunders. 2011, pp193-204.

53) Okerman L. Disease of Domestic Rabbits, 2nd ed. Blackwell Scientific Publications. 1994.

54) O'Reilly A, McCowan C, Hardman C, et al. *Taenia serialis* causing exophthalmos in a pet rabbit. *Vet Ophthalmol.* 5: 227-230, 2002. doi: 10.1046/j.1463-5224.2002.00230.x

55) Osterhaus AD, Teppema JS, van Steenis G. Coronavirus-like particles in laboratory rabbits with different syndromes in the Netherlands. *Lab Anim Sci.* 32: 663-665, 1982.

56) Owiny JR. Cysticercosis in laboratory rabbits. *Contemp Top Lab Anim Sci.* 40: 45-48, 2001.

57) Pai CH, Mors V, Seemayer TA. Experimental *Yersinia enterocolitica* enteritis in rabbits. *Infect Immun.* 28: 238-244, 1980.

58) Pakandl M, Coudert P, Licois D. Migration of sporozoites and merogony of *Eimeria coecicola* in the gut-associated lymphoid tissue. *Parasitol Res.* 79: 593-598, 1993.

59) Pakandl M, Gaca K, Drouet-Viard F, et al. *Eimeria coecicola* Cheissin 1947: endogenous development in gut-associated lymphoid tissue. *Parasitol Res.* 82: 347-351, 1996.

60) Pakandl M, Eid Ahmed N, Licois D, et al. *Eimeria magna* Pérard, 1925: life cycle studies with parental and precocious strains. *Vet Parasitol.* 65: 213-222, 1996.

61) Pakandl M, Gaca K, Licois D, et al. *Eimeria media* Kessel 1929: comparative study of endogenous development between precocious and parental strains. *Vet Res.* 27: 465-472, 1996.

62) Pakandl M, Coudert P. Life cycle of *Eimeria vejdovskyi* Pakandl, 1988: electron microscopy study. *Parasitol Res.* 85: 850-854, 1999.

63) Pakandl M, Černík F, Coudert P. The rabbit coccidium *Eimeria flavescens* Marotel and Guilhon, 1941: an electron microscopic study of its life cycle. *Parasitol Res.* 91: 304-311, 2003. doi: 10.1007/s00436-003-0946-y

64) Pakandl M, Jelínková A. The rabbit coccidium *Eimeria piriformis*: selection of a precocious line and life-cycle study. *Vet Parasitol.* 137: 351-354, 2006. doi: 10.1016/j.vetpar.2006.01.012

65) Panda A, Tatarov I, Melton-Celsa AR, et al. *Escherichia coli* O157: H7 infection in Dutch belted and New Zealand white rabbits. *Comp Med.* 60: 31-37, 2010.

66）Peeters JE, Pohl P, Charlier G. Infectious agents associated with diarrhoea in commercial rabbits: a field study. *Ann Rech Vet.* 15: 335-340, 1984.

67）Peeters JE, Charlier G, Halen P, et al. Naturally-occurring Tyzzer's disease(*Bacillus piliformis* infection)in commercial rabbits: a clinical and pathological study. *Ann Rech Vet.* 16: 69-79, 1985.

68）Pellérdy LP, Dürr U. Zum endogenen Entwicklungszyklus von *Eimeria stiedai*(Lindemann, 1865)Kisskalt, Hartman 1907. *Acta Vet Acad Sci Hung.* 2: 227-244, 1970.

69）Percy DH, Muckle CA, Hampson RJ, et al. The enteritis complex in domestic rabbits: a field study. *Can Vet J.* 34: 95-102, 1993.

70）Perkins SE, Fox JG, Taylor NS, et al. Detection of *Clostridium difficile* toxins from the small intestine and cecum of rabbits with naturally acquired enterotoxemia. *Lab Anim Sci.* 45: 379-84, 1995.

71）Pritt S, Henderson KS, Shek WR. Evaluation of available diagnostic methods for *Clostridium piliforme* in laboratory rabbits(*Oryctolagus cuniculus*). *Lab Anim.* 44: 14-19, 2010. doi: 10.1258/la.2009.008079

72）Birchard SJ, Sherding RG. Saunders Manual of Small Animal Practice, 3rd ed. Elsevier, Saunders. 2006.

73）Rinaldi L, Russo T, Schioppi M, et al. Passalurus ambiguus: new insights into copromicroscopic diagnosis and circadian rhythm of egg excretion. *Parasitol Res.* 101: 557-561, 2007. doi: 10.1007/s00436-007-0513-z

74）Rowan WB. A snail intermediate host of the rabbit parasite Hasstilesia tricolor; Trematoda: Brachylaemidae. *Science.* 117: 559-560, 1953. doi: 10.1126/science.117.3047.559

75）Ryley JF, Robinson TE. Life cycle studies with *Eimeria magna* Pérard, 1925. *Z Parasitenkd.* 50: 257-275, 1976.

76）Sarker MR, Carman RJ, McClane BA. Inactivation of the gene(cpe)encoding *Clostridium perfringens* enterotoxin eliminates the ability of two cpe-positive *C. perfringens* type A human gastrointestinal disease isolates to affect rabbit ileal loops. *Mol Microbiol.* 33: 946-958, 1999.

77）Scott RB, Tan DT. *Yersinia enterocolitica* enteritis affects rabbit intestinal longitudinal smooth muscle function. *Am J Physiol.* 262: G278-284, 1992.

78）Shiibashi T, Imai T, Sato Y, et al. Cryptosporidium infection in juvenile pet rabbits. *J Vet Med Sci.* 68: 281-282, 2006. doi: 10.1292/jvms.68.281

79）Shringi S, García A, Lahmers KK, et al. Differential virulence of clinical and bovine-biased enterohemorrhagic *Escherichia coli* O157:H7 genotypes in piglet and Dutch belted rabbit models. *Infect Immun.* 80: 369-380, 2012. doi: 10.1128/IAI.05470-11

80）Smith HW. Observations on the flora of the alimentary tract of animals and factors affecting its composition. *J Pathol Bacteriol.* 89: 95-122, 1965.

81）Sollod AE, Hayes TJ, Soulsby EJ. Parasitic development of *Obeliscoides cuniculi* in rabbits. *J Parasitol.* 54: 129-132, 1968.

82）Soulsby EJL. Helminths, Arthropods and Protozoa of Domesticated Animals, 7th ed. Baillière Tyndall. 1982.

83）Splino M, Peychl L, Kyntera F, et al. [Isolation of *Pasteurella pseudotuberculosis* from inguinal lymph nodes]. *Zentralbl Bakteriol Orig.* 211: 360-363, 1969.

84）Sreekumar C, Kirubakaran A, Venkataramanan R, et al. Spontaneous primary intrathoracic, extrapulmonary hydatid cyst in a broiler rabbit. *Helminthologia.* 47: 193-195, 2010.

85）Streun A, Coudert P, Rossi GL. Characterization of *Eimeria* species. II. Sequential morphologic study of the endogenous cycle of *Eimeria perforans*(Leuckart, 1879; Sluiter and Swellengrebel, 1912)in experimentally infected rabbits. *Z Parasitenkd.* 60: 37-53, 1979.

86）Thouless ME, DiGiacomo RF, Deeb BJ, et al. Pathogenicity of rotavirus in rabbits. *J Clin Microbiol.* 26: 943-947, 1988.

87）Thouless ME, DiGiacomo RF, Deeb BJ. The effect of combined rotavirus and *Escherichia coli* infections in rabbits. *Lab Anim Sci.* 46: 381-385, 1996.

88）Varga M. Digestive diseases. *In*: Textbook of Rabbit Medicine, 2nd ed. Elsevier, Butterworth-Heinemann. 2013, pp303-349.

89）Waggie KS, Spencer TH, Ganaway JR. An enzyme-linked immunosorbent assay for detection of anti-*Bacillus piliformis* serum antibody in rabbits. *Lab Anim Sci.* 37: 176-179, 1987.

90）Wallis TS, Starkey WG, Stephen J, et al. The nature and role of mucosal damage in relation to *Salmonella typhimurium*-induced fluid secretion in the rabbit ileum. *J Med Microbiol.* 22: 39-49, 1986. doi: 10.1099/00222615-22-1-39

91）Wheler CL. Antimicrobial drug use in rabbits, rodents and ferrets. *In* Giguère S, Prescott JF, Dowling PM,(eds): Antimicrobial Therapy in Veterinary Medicine, 5th ed. Wiley-Blackwell. pp601-622, 2006.

92）有川二郎，浦野　徹，柴原壽行ほか．実験動物感染病の対応マニュアル．アドスリー．2000．

93）板垣　博．線虫類：臨床寄生虫病　〜犬・猫・その他の飼育小動物〜．学窓社．pp207-266，1997．

94）岩井　浤．兎ロタウイルス性腸炎．実験動物感染病学．藤原公策編．ソフトサイエンス社．1985，pp199-200．

95）奥祐三郎，神谷正男．消化管寄生コクシジウム類：実験動物感染病学．藤原公策編．ソフトサイエンス社．pp288-292，1985．

96）神谷正男，大林正士．線虫病：実験動物感染病学．藤原公策編．ソフトサイエンス社．pp325-341，1985．

97）河村晴次．ティザー病．清水悠紀臣，鹿江雅光，田淵　清ほか編．獣医伝染病学，第五版．近代出版．1990，pp337-338．

98）河野潤一，木村　重，清水　晃ほか．家兎における日本産およびアメリカ産肝蛭の実験的感染．神戸大学農学部研究報告．19：171-182，1991．

99）中川雅郎．ウサギ目．江崎考三郎，藤原公策ほか編，田嶋嘉雄監修．実験動物学．朝倉書店．1991，pp141-149．

100）藤原公策．実験動物感染病理学：実験動物技術大系．日本実験動物技術者協会編．アドスリー．1996，pp355-438．

101）光岡知足，輿水　馨，波岡茂郎ほか編．獣医実験動物学．川島書店．1990．

消化管疾患

7.7 粘液性腸疾患（流行性ウサギ全腸炎）

概要

粘液性腸疾患 mucoid enteropathy（ME）は、小腸や大腸粘膜の杯細胞の過形成ならびに粘液産生をもたらし、粘液性の下痢を生じる疾患である。とくに結腸から多量の粘液が分泌され、粘液状の塊が結腸を閉塞することから、便秘性粘液状腸症 constipative mucoid enteropathy（CME）ともよばれている。1996年にフランスの産業用ウサギで流行し[7]、1997年以降、ヨーロッパ中に蔓延した。このとき、流行性ウサギ全腸炎 epizootic rabbit enterocolitis（ERE）という病名がつけられている[2,9]。幼体に好発するが、成体でもみられる。

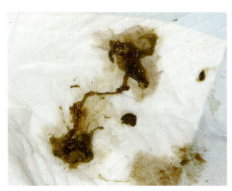

図1 粘液便
粘液の混じった下痢を呈する。

原因および病態

粘液の過剰産生は、特定の疾病に起因するものでなく、さまざまな刺激、とくに細菌が生成する物質に対する腸の過剰反応であると考えられている[1]。

細菌やコクシジウムの感染が関与しているとされており[11]、死亡したウサギの消化管内容物をほかのウサギに経口投与することで病態が再現されることがわかっている[6]。罹患したウサギの消化管内容物からは *Clostridium perfringens* と *Escherichia coli* がしばしば分離されるが、因果関係は解明されていない[4,5,10,12]。

実験的に盲腸を結紮すると、約70％のウサギにMEが発症したという報告がある[7]。発症したウサギには腹腔内の神経節の変性が認められたという報告もあり[14]、神経障害が原因となっている可能性もある。

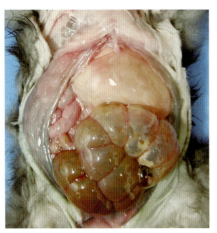

図2 盲腸の粘液貯留
粘液が大量に貯留し、盲腸が拡大している。

臨床徴候

初期に下痢がみられる。下痢は次第に粘液性となり（図1）、腹痛を伴うようになる。最終的に粘液による便秘ならびに盲腸の鬱滞（図2）が生じ、通常は数日以内に死亡する。とくに離乳期の個体や幼体は重症になる。前述の実験例では、消化管内容物の投与1日後か

ら食欲不振，軟便や下痢がみられ，4～6日後には衰弱し，数日で30～40％が死亡したと報告されている[7]。

検査および診断

1. 身体検査

触診でパン生地のような大きな盲腸が触診される。

2. 病理検査

本症は生前診断が難しく，剖検によって確定診断さ

れることが多い。病理組織検査では腸粘膜の杯細胞が過形成した特徴的な所見が認められる[13]。炎症像はみられない。盲腸を結紮した実験例では血流の遮断により盲腸の壊死が生じたが，自然発生例ではみられない病変である[3]。

治療

有効な治療法は確立されていない。一部ではバシトラシンおよびチアムリンが有効とされている[8]。

● 参考文献

1) Bergdall VK, Dysko RC. Metabolic, traumatic, mycotic and miscellaneous diseases. *In* Manning PJ, Ringler DH, Newcomer CE,(eds): The Biology of the Laboratory Rabbit, 2nd ed. Elsevier, Academic Press. 1994, pp335-353.

2) Duval ML. Développement de l'entérocolite en France. *In*: Proc. 7èmes Journées de la Recherche Cunicole, Séance d'actualité: L'entérocolite épizootique. 1998, pp1-8.

3) Hotchkiss CE, Merritt AM. Evaluation of cecal ligation as a model of mucoid enteropathy in specific-pathogen-free rabbits. *Lab Anim Sci*. 46: 174-178, 1996.

4) Licois D. Bilan des travaux réalisés à l'INRA sur l'entérocolite épizootique, dans l'hypothèse d'une étiologie virale de la maladie. *In*: Proc 7es Journées de la Recherche Cunicole. 1998, pp20-25.

5) Licois D, Coudert P, Ceré N, et al. Epizootic enterocolitis of the rabbit: review of current research. *World Rabbit Sci*. 8: 187-94, 2000.

6) Licois D, Coudert P. Entéropathie épizootique du lapin: reproduction expérimentale, symptômes et lésions observées. *In*: Proc 9èmes Journ Rech Cunicoles. 2001, pp139-142.

7) Licois D, Wyers M, Coudert P. Epizootic Rabbit Enteropathy: experimental transmission and clinical characterization. *Vet Res*. 36: 601-613, 2005. doi: 10.1051/vetres:2005021

8) Maertens L, Cornez B, Vereecken M, et al. Efficacy study of soluble bacitracin(Bacivet S®)in a chronically infected epizootic rabbit enteropathy environment. *World Rabbit Sci*. 13: 165-178, 2005. doi: 10.4995/wrs.2005.520

9) Marlier D, Vindevogel H. L'entérocolite épizootique du lapin. *Ann Med Vet*. 142: 281-284, 1998.

10) Marlier D, Dewrée R, Lassence C, et al. Infectious agents associated with epizootic rabbit enteropathy: isolation and attempts to reproduce the syndrome. *Vet J*. 172: 493-500, 2006. doi: 10.1016/j.tvjl.2005.07.011

11) McLeod CG, Katz W. Opportunistic bacteria isolated from the caecum of rabbits with mucoid enteritis. *Br Vet J*. 142: 177-188, 1986. doi: 10.1016/0007-1935(86)90095-3

12) Szalo IM, Lassence C, Licois D, et al. Fractionation of the reference inoculum of epizootic rabbit enteropathy in discontinuous sucrose gradient identifies aetiological agents in high density fractions. *Vet J*. 173: 652-657, 2007. doi: 10.1016/j.tvjl.2005.12.013

13) Toofanian F, Targowski S. Stimulation of colonic goblet cells by cecal filtrates from rabbits with experimental mucoid enteropathy. *Lab Anim Sci*. 36: 157-160, 1986.

14) Van der Hage M, Dorrestein GM. Cecal impaction in the rabbit: relationship with dysautonomia. *In*: Proceedings of the 6th World Rabbit Conference 1996, pp77-80.

第8章

肝臓疾患・膵臓疾患

- 8.1 肝臓・膵臓の解剖生理
- 8.2 肝臓の検査
- 8.3 肝不全
- 8.4 肝コクシジウム症
- 8.5 肝リピドーシス
- 8.6 膵臓疾患

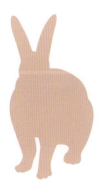

8.1 肝臓・膵臓の解剖生理

1 肝臓・胆嚢

肝臓は代謝や異化作用の中心として，合成，異化，解毒，分泌，排泄あるいは血液保有も行う。

ウサギの肝臓の重量は体重の 2.0〜2.3％で，ほかの草食性家畜のものよりも大きい[11]。外側左葉，内側左葉，方形葉，外側右葉，内側右葉，尾状葉の 6 葉から構成される(図1)。外側左葉が最大で，次に内側右葉が大きい。ときに方形葉を欠くことがある[12]。葉間裂は深く，肝葉捻転が起こりやすい[5]。肝葉の形状は不規則で，個体によっては各肝葉にさらに亀裂が入っていることもある(図2)。

肝動脈，門脈，胆管の分岐パターンは，多くの場合，イヌなどのほかの哺乳類と同様である[8](図3)。

胆嚢は内側左葉と右葉の間にある深い陥凹部に位置する。形状は洋ナシ形である(図4)。

肝管が合わさり総胆管を形成し，幽門の直後の十二指腸の背面に開口する[10]。

ウサギはほかの動物よりも胆汁分泌量が多く，セクレチン刺激とは無関係に 100〜150 mL/kg/day の胆汁を産生する(イヌの 7 倍)[3]。ウサギはセクレチンによる胆汁分泌促進作用を受けないとの見解が強い[1]。

胆汁酸は肝臓でコレステロールから合成される。ウサギの一次胆汁酸は主にコール酸で，大部分は腸管において腸内細菌叢による変換を受け，二次胆汁酸であるデオキシコール酸になる。そのほか，アロデオキシコール酸，リトコール酸が存在し，ケノデオキシコール酸は微量である[4,10]。

ウサギはビリベルジンレダクターゼの活性が低いため，胆汁色素の 63％がビリベルジンである[6]。

膵臓

ウサギの膵臓は体重の約 0.2％の重量の小さな臓器である。十二指腸係蹄に挟まれ，多数の葉に分かれ，樹枝状に広がっている[11](図5)。

膵右葉は，十二指腸間膜に薄く広がっている。膵体部と膵左葉は，膵右葉に比べると密である。膵左葉は脾臓の位置まで伸びていることもある[9]。

主膵管の末端部は胚の形成時に消失し，単一の副膵

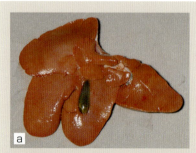

図1　肝臓
a, b：外側左葉，内側左葉，方形葉，外側右葉，内側右葉，尾状葉の 6 葉から構成される。

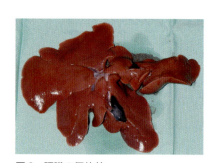

図2　肝臓の個体差
個体によっては，各肝葉にさらに亀裂が入っていることもある。

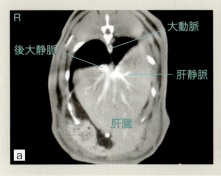
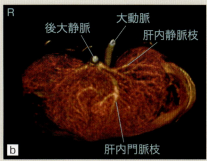

図3 肝臓の脈管系のCT像
脈管系の分岐はほかの哺乳類とほぼ同様である。
a：横断像
b：3D像（頭側観）

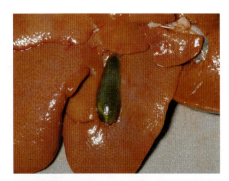

図4 胆嚢
細長い洋梨状である。

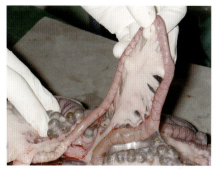

図5 膵臓
十二指腸のループの間にあり，脂肪に包まれている。

管のみが十二指腸の上行部後方に開口する[9]。ウサギは副膵管を結紮しても十二指腸内に膵酵素が認められ，膵機能不全が生じない。これは，膵臓と十二指腸を直接的に連絡する小管があるためと推測されている[2]。

副膵管からは膵液が分泌される。膵液には種々の消化酵素が含まれるが，ウサギではアミラーゼは比較的少量である。

膵液には重炭酸イオンが含まれ，胃液で酸性に傾いた内容物のpHを中和する。

膵臓は内分泌機能も持つ。ウサギはインスリンによるエネルギー代謝の役割が小さく，膵臓を除去しても長期間生存すると報告されている[1]。自然発生の糖尿病は報告されていない[7]。

● 参考文献

1) Brewer NR, Cruise LJ. Physiology. *In* Manning PJ, Ringler DH, Newcomer CE,(eds): The Biology of the Laboratory Rabbit, 2nd ed. Elsevier, Academic Press. 1994, pp63-71.
2) Cruise LJ, Brewer NR. Anatomy. *In* Manning PJ, Ringler DH, Newcomer CE,(eds): The Biology of the Laboratory Rabbit, 2nd ed. Elsevier, Academic Press. 1994, pp47-62.
3) Jenkins JR. Rabbit and ferret liver and gastrointestinal testing. *In* Fudge AM,(ed): Laboratory Medicine, Avian and Exotic Pets. Saunders. 2000, pp291-304.
4) Lindstedt S, Sjovall J. On the formation of deoxycholic acid from cholic acid in the rabbit. *Acta Chem Scand*. 11: 421-426, 1957.
5) Meredith A, Rayment L. Liver disease in rabbits. *J Exot Pet Med*. 9: 146-152, 2000. doi: 10.1053/ax.2000.7135
6) Munoz ME, González J, Esteller A. Bile pigment formation and excretion in the rabbit. *Comp Biochem Physiol A Comp Physiol*. 85: 67-71, 1986.
7) Nowland MH, Brammer DW, Garcia A, et al. Biology and diseases or rabbits. *In* Fox JG, Anderson LC, Otto G, et al. (eds). Laboratory Animal Medicine, 3rd ed. Elsevier, Academic Press. 2015, pp411-462.
8) Seo TS, Oh JH, Lee DH, et al. Radiologic anatomy of the rabbit liver on hepatic venography, arteriography, portography, and cholangiography. *Invest Radiol*. 36: 186-192, 2001.
9) Varga M. Digestive disorders. *In*: Textbook of Rabbit Medicine, 2nd ed. Elsevier, Butterworth-Heinemann. 2013, pp303-349.
10) Vella D, Donnelly TM. Basic anatomy, physiology, and husbandry. *In* Quesenberry KE, Carpenter JW,(eds): Ferrets, Rabbits, and Rodents, Clinical Medicine and Surgery, 3rd ed. Elsevier, Saunders. 2011, pp157-173.
11) 大島浩二．ウサギ：動物の栄養，第2版．唐澤 豊，菅原邦生編．文永堂．2016, pp160-166.
12) 宮木孝昌，坂井建雄．ウサギ類にみられる肝臓の血管分布と葉構成．解剖学雑誌．77, 抄録号：26. doi: 10.11543/anatomy.107.0_26_3

8.2 肝臓の検査

はじめに

肝疾患の確定診断には病理検査が必要になるが，侵襲性が高い。そのため，画像検査や血液検査を活用して鑑別していくことが望ましい。

画像検査

1. X線検査

肝陰影は胃と重なるために，全体像が確認しずらい。
側方像では，正常の肝陰影は縦長の二等辺三角形様にみえる（図1）。ウサギの肝臓は葉間裂が深いため，拡張した胃によって圧排されると一部の肝葉がずれて，拡大してみえることがある。腹背像では，正常の肝陰影はさらに胃と重なり，重度に腫大していないと確認できない（「8.3 肝不全」参照）。

2. 超音波検査

ウサギは胃腸が膨満していることが多いので，胃を

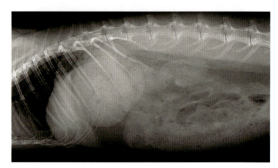

図1　正常な肝臓のX線像（側方像）
腹背像では肝臓と胃が重なるため，主に側方像で評価する。正常では，肝陰影は縦長の二等辺三角形様にみえる。

避けるために肋間や右肋弓下からプローブをあてて肝臓を検査する。したがって，肝臓の全体像が描出しづらく，不明瞭となるため，エコー強度の微妙な変化をとらえにくい。腫瘍性病変は検出しやすいが，肝炎や脂肪肝などによる瀰漫性の変化は発見が難しい。

正常な肝実質は均一で，中程度のエコー源性を示す（図2）。腎皮質と同程度かやや低めである（図3）。腎皮質と比較することで，微妙な変化も認識しやすくな

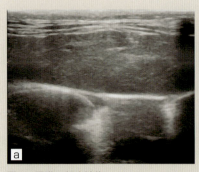 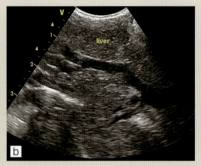 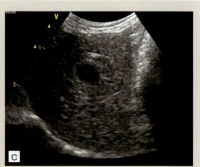

図2　肝臓の超音波像
a：正常な肝実質はきめこまかく均一で，中程度のエコー源性を示す。
b：門脈と肝静脈を描出可能である。
c：胆嚢は胆汁の貯留程度によって大きさが変化してみえる。

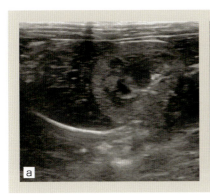
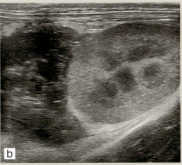

図3　腎臓との比較
a：正常な肝臓のエコー源性は，腎皮質よりもやや低い。
b：異常があると，エコー源性が上昇する。

る。辺縁は鈍化しておらず，肝臓の表面は平滑である。
　胆囊は胆汁の貯留具合によって大きさが変化する。正常であれば内腔は無エコーである。

血液検査

　ウサギは血中肝酵素活性がイヌやネコよりも低く，臓器特異性も高くはないため，病態が進行するまで肝障害を検出できない場合がある[1〜4]。（「1.8　血液検査（血液化学検査の異常）」参照）。反対に，肝酵素の高値が認められたときには，すでに肝障害が進行していることが多い。

● 参考文献

1) Benson KG, Paul-Murphy J. Clinical pathology of the domestic rabbits. *Vet Clin North Am Exot Anim Pract.* 2: 539-552, 1999.
2) Jenkins JR. Rabbit and ferret liver and gastrointestinal testing. *In* Fudge AM, (ed): Laboratory Medicine, Avian and Exotic Pets. Saunders. 2000, pp291-304.
3) McLaughlin RM, Fish RE. Clinical biochemistry and haematology. *In* Manning PJ, Ringler DH, Newcomer CE, (eds): The Biology of the Laboratory Rabbit, 2nd ed. Elsevier, Academic Press. 1994, pp111-124.
4) Rosenthal KL. Diagnostic and therapeutic techniques in rabbits. *In* Proceedings of House Rabbit Society Veterinary Conference. House Rabbit Society. 1997, pp15-18.

8.3 肝不全

原因

多くの病態が肝臓に影響を与え，二次的に肝障害が発生する可能性がある[18]。

1. 肝炎

Salmonella spp.[15]，*Bacillus piliformis*（ティザー病）[7]，*Listeria monocytogenes*[21]，*Escherichia coli*[25]，*Mycobacterium* spp. や *Paratuberculosis* spp.[2] などの細菌感染（主に門脈を介した腸内感染の拡大）による肝炎（図1〜4），肝膿瘍，カリシウイルスによる兎ウイルス性出血病[9]，*Eimeria stiedae*（肝コクシジウム）による慢性増殖性胆管炎など（「8.4 肝コクシジウム症」参照）が認められる。

2. 変性

ウサギの肝疾患でもっとも多いのが，肝リピドーシスである（「8.5 肝リピドーシス」参照）。肝リピドーシス自体は良性疾患であるが，治療なしでは肝炎などに進展する可能性がある。ヒトでは肝硬変や肝細胞癌などの悪性疾患を引き起こす可能性が示唆されている[6,8]が，ウサギでは肝細胞癌の発生は少ない。そのほかグリコーゲン（糖原）変性（図5, 6）などみられる。

3. 腫瘍

肝臓癌，乳腺癌や子宮腺癌の転移腫瘍（図7），胆管腺腫や腺癌[26] などがみられる。

4. 中毒

アセトアミノフェン[23]やグルココルチコイドなどの薬剤，エタノール[20]，四塩化炭素（昔の冷却剤や消火器の薬剤に含有）[5]，観葉植物や鉛，アフラトキシンによる肝毒性も報告がある。

アフラトキシンはカビ毒（マイコトキシン）の一種で，B1，B2，G1，G2 をはじめ少なくとも 13 種類が知られている。主な汚染食品はトウモロコシ，落花生，豆類，木の実類である。主に肝毒性を示し，毒性は B1 がもっとも強い[29]。とくにウサギは感受性が高く，アフラトキシン B1 のレベルが 100ppm を超えると，罹患率および死亡率が高くなることが示されてい

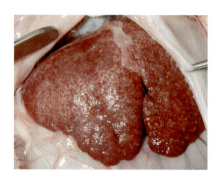

図1 肝炎
肝臓が腫大し，表面に凹凸がみられる。正常よりも暗色となっている。

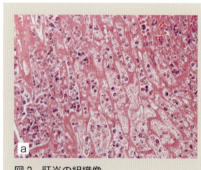
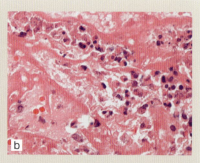

図2 肝炎の組織像
肝細胞に好中球や単核球の浸潤が認められる。
a：HE 染色，40 倍，b：HE 染色，200 倍

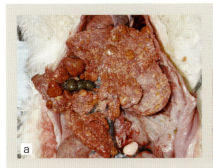
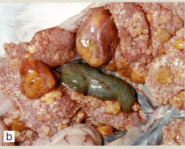

図3 慢性胆管肝炎
a：肝臓に無数の大小不同の結節が発生している。
b：結節は肝臓実質にも認められる。

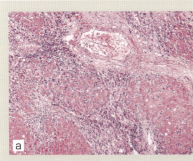
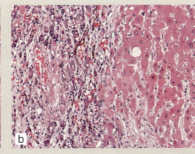

図4 慢性胆管肝炎の組織像
a：HE染色，40倍。肝小葉構造は乱れて分断化し，一部では結節状となっている。
b：HE染色，200倍。肝細胞にリンパ球の密な浸潤がみられ，線維化も顕著に認められる。

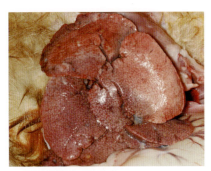

図5 グリコーゲン変性
肝臓が軽度に黄白色を呈する。

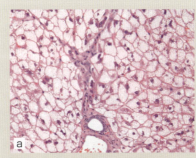

図6 グリコーゲン変性の組織像
グリコーゲンの沈着により，細胞質が明るくみえる。
a：HE染色，100倍，b：HE染色，400倍

る[16]。実験動物でも，アフラトキシンBの摂取により重篤な肝壊死を伴う播種性血管内凝固症候群が発生した報告がある[3]。

5．その他

ウサギは肝葉捻転の報告も多い[10, 27]。肝臓の葉間裂が深いため，鬱滞や毛球症などでの胃による圧迫が発生に関与していると推測される。慢性的な肝葉捻転では，開腹手術やコンピュータ断層撮影（CT）検査で，一部の肝葉が壊死しているのが偶発的に発見されることがある（図8，9）。

肝嚢胞（図10）も認められる。ウサギでは孤立性よりも多房性が多く，周囲の肝細胞が壊死して石灰化す

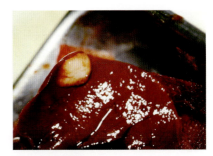

図7 肝臓腫瘍
肝臓に小型の腫瘤が認められる。

ることが多い。

ペットのウサギでは胆石の発生はまれであるが，胆泥はしばしば認められる。しかし，実験動物において

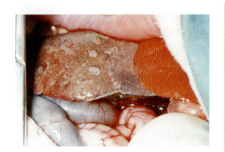

図8 肝葉の壊死
肝葉の一部が暗色に変色している。

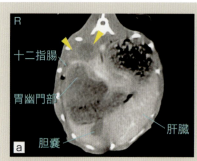
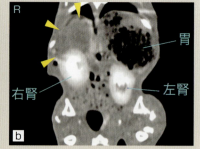

図9 肝葉の壊死のCT像
一葉の肝臓のみCT値が低く、変性しているのがわかる(矢頭)。
a：横断像，b：水平断像

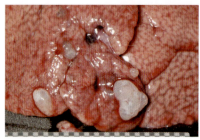

図10 肝囊胞
肝臓に大小不同の囊胞が多数発生している。
囊胞壁は菲薄で液体の貯留が認められる。

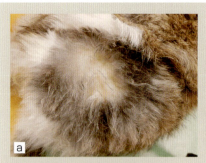
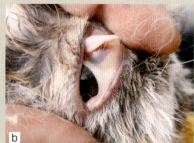
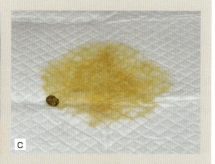

図11 黄疸
皮膚や結膜が黄色を帯び、尿の黄色みが強くなる。
a：皮膚，b：眼球結膜，c：尿

　高脂肪の餌をウサギに与えると、胆石が形成され[11,14]、胆囊炎も起こることが知られている[12]。胆囊および胆道上皮から分泌されるムチンも核形成促進因子になる[19]。

臨床徴候

　ほかの動物と同様に、ウサギの肝不全も臨床徴候は非特異的である。食欲低下、体重減少や削痩、便の異常などがみられる。慢性の肝不全や重篤な肝障害が起こると、黄疸(図11)や肝性脳症による意識障害が起こる(図12)。急性の肝捻転が起こると、腹痛や腹水が生じ、急性腹症を呈す。

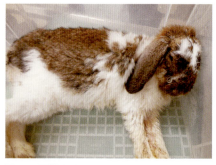

図12 肝性脳症
昏睡状態で意識が低下している。

肝臓疾患・膵臓疾患

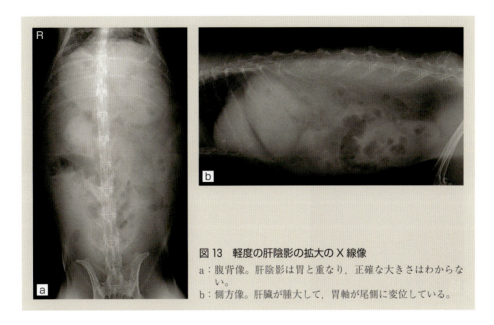

図13　軽度の肝陰影の拡大のX線像
a：腹背像。肝陰影は胃と重なり，正確な大きさはわからない。
b：側方像。肝臓が腫大して，胃軸が尾側に変位している。

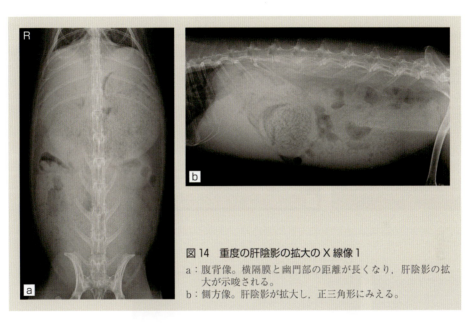

図14　重度の肝陰影の拡大のX線像1
a：腹背像。横隔膜と幽門部の距離が長くなり，肝陰影の拡大が示唆される。
b：側方像。肝陰影が拡大し，正三角形にみえる。

検査および診断

ウサギは肝不全の診断ならびに鑑別が難しい。病態が進行するまでは診断がつかない場合もある[17]。

血中の肝酵素活性はイヌやネコよりも低く，臓器特異性も高くはない[4, 13, 17, 24]（「1.8　血液検査（血液化学検査の異常）」参照）。確定診断は生検になるが，侵襲が大きいため，肝疾患の鑑別には画像検査が好ましい。肝膿瘍や腫瘍は，腫瘤状構造物が発見されることで画像的に診断できる。しかし，肝炎や脂肪肝などの変性を主体とする病変は，超音波検査においても微妙な所見の変化であるため診断が難しい。

1. X線検査

側方像では，肝臓が腫大すると，胃軸が尾側に変位する（図13b）。さらに腫大すると，正常であれば縦長の二等辺三角形様にみえる肝陰影が正三角形様になる（図14b）。顕著に肝臓が腫大すると，腹背像でも横隔膜と胃の幽門部の距離が長くなり，肝陰影の拡大が明確になる（図15a）。側方像では，肝陰影が胃よりも尾側に伸長してみえることもある（図15b）。

2. 超音波検査

肝炎などでは瀰漫性で不均一なエコーレベルの変化が認められることがある（図16，17）。肝リピドーシスではエコー源性が上昇することが多いが，ほかの疾

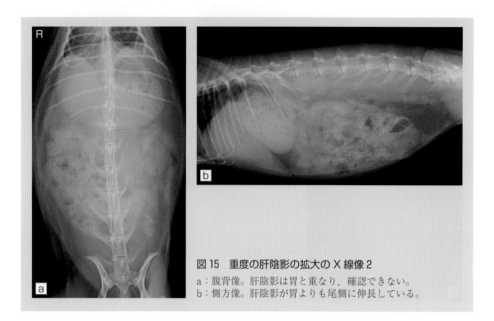

図15 重度の肝陰影の拡大のX線像2
a：腹背像。肝陰影は胃と重なり，確認できない。
b：側方像。肝陰影が胃よりも尾側に伸長している。

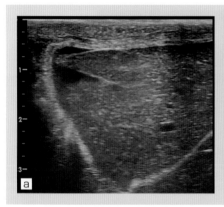
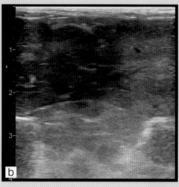

図16 肝炎の超音波像
a：肝臓が腫大し，実質がやや高エコーを示し，腹水も貯留している。
b：肝臓の表面の凸凹が認められる。

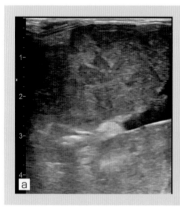
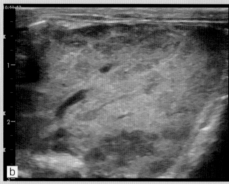

図17 慢性胆管肝炎の超音波像
a，b：肝表面の不整が著しく，内部にも複数の不整な腫瘤状構造物が認められる。

患でも同所見を示すことがある。瀰漫性で不均一なエコー源性の変化も，腎臓皮質と比べると明確に確認できる。肝囊胞は無エコーの内容物を含み，壁は薄い（図18）。肝膿瘍では辺縁部がやや高エコーで内容物は肝実質より低エコーにみえるが，石灰化を起こしていると高エコーの領域もみられる（図19）。肝臓腫瘍は，肝実質の，あるいは肝臓と連続した腫瘤状の構造物として描出される（図20）。エコー源性は腫瘍の種類によってさまざまである。胆囊腫瘍は，内部に無エコーの液体が貯留した袋状の構造物として描出される。

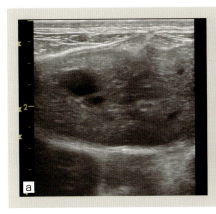
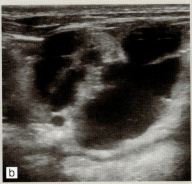

図18 肝嚢胞の超音波像
内部に無エコーの液体が貯留した嚢胞が認められる。
a：小型の嚢胞，b：多房性の嚢胞

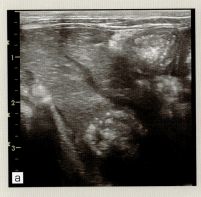
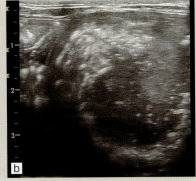

図19 肝膿瘍の超音波像
a, b：肝実質に，辺縁が高エコーで内容物が混在性の高エコーの腫瘤が複数認められる。

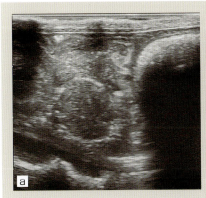
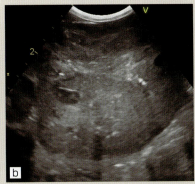

図20 肝臓腫瘍の超音波像
a：肝臓内に小型の腫瘤が認められる。
b：肝臓と連続した大型の腫瘤が認められる。

3. コンピュータ断層撮影検査

CT検査では，より詳細に肝臓や胆嚢の形状や性状を確認できる（図21，22）。

4. 腹水検査

画像検査で腹水が認められた場合は，可能であれば腹腔穿刺によって腹水検査を行う（図23）。比重，蛋白質の含有量，細胞の存在を調べる。

治療

肝不全に対しては原因に対応した治療を行うが，脂肪肝，肝膿瘍，肝臓腫瘍以外の病態は生前検査で診断に至ることが少ない。また，臨床徴候はまったくみられず肝酵素が上昇しているような症例も珍しくはない。そのため，支持療法として強肝薬などを適宜投与するが，慢性肝炎などに以降して徴候がみられるようになると，投薬を行っても手遅れなことが多い。

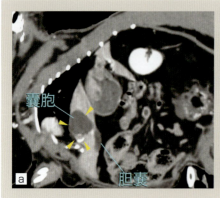
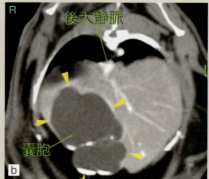

図21　肝嚢胞のCT像
肝臓にCT値の低い内容物を含む嚢胞が認められる。嚢胞壁は石灰化している。
a：矢状断像
b：横断像

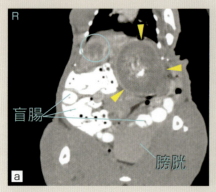
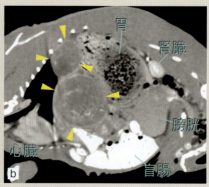

図22　肝膿瘍のCT像
肝臓に大小の辺縁増強の腫瘤が認められる（矢頭）。腫瘤内容物はCT値が低く，一部は石灰化が認められる。
a：水平断像　b：矢状断像

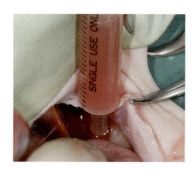

図23　腹水
血様腹水が採取される。

コラム：ウサギの肝炎ウイルス

ヒトのE型肝炎ウイルス Hepatitis E virus（HEV）は発展途上国の一部で流行している。ヒトから検出されるウイルスには4つの遺伝子型（G1〜G4）があり，G3とG4はブタやイノシシなどの動物にも感染する[28]。

近年，ヒト以外の多種動物から遺伝子的にヒトのHEVと類似するウイルスが続々と検出され，ウサギからも発見された。

罹患したウサギは無徴候であるが，抗体保有率は高いという報告もある。ヒトからウサギ由来のE型肝炎ウイルスが検出されているが，伝搬や感染性は不明である[1, 22, 28]。

● 参考文献

1）Abravanel F, Lhomme S, El Costa H, et al. Rabbit hepatitis E virus infections in humans, France. *Emerg Infect Dis*. 23: 1191-1193, 2017. doi: 10.3201/eid2307.170318

2）Arrazuria R, Juste RA, Elguezabal N. Mycobacterial infections in rabbits: from the wild to the laboratory. *Transbound Emerg Dis*. 64: 1045-1058, 2017. doi: 10.1111/tbed.12474

3）Baker DC, Green RA. Coagulation defects of aflatoxin intoxicated rabbits. *Vet Pathol*. 24: 62-70, 1987. doi: 10.1177/030098588702400111

4）Benson KG, Paul-Murphy J. Clinical pathology of the domestic rabbits. *Vet Clin North Am Exot Anim Pract*. 2: 539-552, 1999.

5）Brandão CG, Ferreira HH, Piovesana H, et al. Development of an experimental model of liver cirrhosis in rabbits. *Clin Exp Pharmacol Physiol*. 27: 987-990, 2000. doi: 10.1046/j.1440-1681.2000.03381.x

6）Brunt EM. Nonalcoholic steatohepatitis. *Semin Liver Dis*. 24: 3-20, 2004. doi: 10.1055/s-2004-823098

7）Cutlip RC, Amtower WC, Beall CW, et al. An epizootic of Tyzzer's disease in rabbits. *Lab Anim Sci*. 21: 356-361, 1971.

8）Diehl AM. Liver disease in alcohol abusers: clinical perspective. *Alcohol*. 27: 7-11, 2002.

9）Ferreira PG, Costa-e-Silva A, Aguas AP. Liver disease in young rabbits infected by calicivirus through nasal and oral routes. *Res Vet Sci*. 81: 362-365, 2006. doi: 10.1016/j.rvsc.2006.02.001

10）Graham J, Basseches J. Liver lobe torsion in pet rabbits: clinical consequences, diagnosis, and treatment. *Vet Clin North Am Exot Anim Pract*. 17: 195-202, 2014. doi: 10.1016/j.cvex.2014.01.004

11）Hofmann AF, Bokkenheuser V, Hirsch RL, et al. Experimental cholelithiasis in the rabbit induced by cholestanol feeding: effect of neomycin treatment on bile composition and gallstone formation. *J Lipid Res*. 9: 244-253, 1968.

12）Lee SP, Scott AJ. Dihydrocholesterol-induced gallstones in the rabbit: evidence that bile acids cause gallbladder epithelial injury. *Br J Exp Pathol*. 60: 231-238, 1979.

13）Jenkins JR. Rabbit and ferret liver and gastrointestinal testing. *In* Fudge AM,（ed): Laboratory Medicine, Avian and Exotic Pets. Saunders. 2000, pp291-304.

14）Lee SP, Tasman-Jones C, Carlisle VF. Oleic acid-induced cholelithiasis in the rabbit: conversion of dietary oleic acid to cholestanol as a cause of calcium-bile salt gallstones. *Hepatology*. 7: 529-534, 1987. 10.1002/hep.1840070319

15）Lyer PRK, Uppal DR. Salmonellosis in rabbits: a comparison with rinderpest. *Indian Vet J*. 32: 430-438, 1956.

16）Makkar HPS, Singh B. Aflatoxicosis in rabbits. *J Appl Rabbit Res*. 14: 218-222, 1991.

17）McLaughlin RM, Fish RE. Clinical biochemistry and haematology. *In* Manning PJ, Ringler DH, Newcomer CE,（eds): The Biology of the Laboratory Rabbit, 2nd ed. Elsevier, Academic Press. 1994, pp111-124.

18）Meredith A, Rayment L. Liver disease in rabbits. *J Exot Pet Med*. 9: 146-152, 2000. doi: 10.1053/ax.2000.7135

19）Mingrone G, Greco AV, Arcieri Mastromattei E. Free fatty acids stimulate mucin hypersecretion by rabbit gall-bladder epithelium in vitro. *Clin Sci*. 78: 175-180, 1990.

20）Onyesom I, Anosike EO. Changes in rabbit liver function markers after chronic exposure to ethanol. *Asian J Biochem*. 2: 337-342, 2007. doi: 10.3923/ajb.2007.337.342

21）Paterson JS. A case of naturally occurring listerellosis in an adult rabbit. *J Pathol Bacteriol*. 51: 441-442, 1940. doi: 10.1002/path.1700510312

22）Purcell RH, Emerson SU. Hepatitis E: an emerging awareness of an old disease. *J Hepatol*. 48: 494-503, 2008. doi: 10.1016/j.jhep.2007.12.008

23）Rahman TM, Selden AC, Hodgson HJ. A novel model of acetaminophen-induced acute hepatic failure in rabbits. *J Surg Res*. 106: 264-272, 2002.

24）Rosenthal KL. Diagnostic and therapeutic techniques in rabbits. *In*: Proceedings of House Rabbit Society Veterinary Conference. 1997, pp15-18.

25）Vetesi F. A nuyl un mucoid enteritise（coli-enterotoxaemiaja). *Magy allatrv Lap*. 25: 465-471, 1970.

26）Weisebroyh SH. Neoplastic disease. *In* Manning PJ, Ringler DH, Newcomer CE,（eds): The Biology of the Laboratory Rabbit, 2nd ed. Elsevier, Academic Press. 1994, pp259-292.

27）Wenger S, Barrett EL, Pearson GR, et al. Liver lobe torsion in three adult rabbits. *J Small Anim Pract*. 50: 301-305, 2009. doi: 10.1111/j.1748-5827.2008.00719.x

28）李　天成. 動物由来E型肝炎ウイルス：E型肝炎ウイルスの多様性. IASR. 35：10-12, 2014.

29）小西良子. 食品を汚染するカビ毒の現状と対応. 生活衛生. 54：285-297, 2010.

8.4 肝コクシジウム症

原因

Eimeria stiedae はウサギの肝臓に寄生する唯一のコクシジウムである。オーシストから脱出したスポロゾイトは，十二指腸から血管（門脈）やリンパ管を介して肝臓へ移動し，胆管の上皮細胞に寄生して増殖する[3]。プリパテントピリオドは15〜18日である[2]。

病態

コクシジウムの寄生により，胆管上皮は乳頭状に増殖する。そのため，慢性増殖性胆管炎とよばれる。一般的には不顕性であるが，免疫抑制などにより発症する。胃切開などほかの理由で開腹した際に，偶発的に肝臓の病変が発見されることも多い。

炎症により肝臓は暗色を呈する（図1）。組織学的には，虫体に加え乳頭状に増殖した胆管上皮と周囲の線維化が認められる（図2）。虫体が死滅した後も病変が残ることも多い。幼体は成体よりも発症しやすい[1]。

臨床徴候

食欲不振，体重減少，便の異常など非特異的な臨床徴候を呈する。重症例では肝腫大，黄疸や腹水などを呈し，致死的な経過をたどる。なお成体では，感染しても免疫が成立すれば，臨床徴候を示さないことも多い。

検査および診断

糞便検査でのオーシストを検出する。また，肝臓や胆管の病理組織学的検査からオーシストやガメトサイトを検出する。しかし，慢性増殖性胆管炎と診断され，オーシストやガメトサイトがみられないこともある。

治療

サルファ剤やサルファ剤／トリメトプリムなどを投与する。

完治すると生涯にわたる強固な免疫が獲得される。

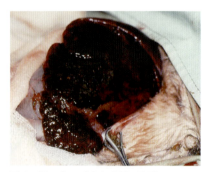

図1　肝コクシジウム症例の肝臓
肝臓は腫大し，暗色を呈する。

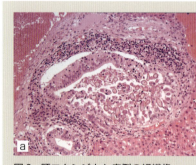
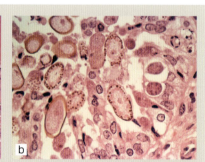

図2　肝コクシジウム症例の組織像
胆管上皮の乳頭状増殖と虫体が認められる。
a：HE染色，40倍，b：HE染色，400倍

肝臓疾患・膵臓疾患

● 参考文献

1) Gomez Bautista M, Garcia MV, Rojo Vazquez F. The levels of total protein and protein fractions in the serum of rabbits infected with Eimeria stiedae. *Annales de Parasitologie Humaine et Comparee*. 61: 393-400, 1986.

2) Harkness JE, Turner PV, VandeWoude S, et al. Harkness and Wagner's Biology and Medicine of Rabbits and Rodents, 5th ed. Wiley-Blackwell. 2010.

3) 奥祐三郎, 神谷正男. 消化管寄生コクシジウム類：実験動物感染病学. 藤原公策編. ソフトサイエンス社. 1985, pp288-292.

8.5 肝リピドーシス

概要

肝リピドーシスは、栄養過多と慢性あるいは長期的な食欲不振によって起こる肝臓の脂肪化を指す。ウサギの肝疾患でもっとも多い。

原因および病態

長期的な食欲不振によって発生する。採食量の減少により不足したエネルギーを補うために、脂肪組織での中性脂肪の分解が亢進する。分解された脂肪酸が大量に肝臓へ流入することで、肝臓に過剰な脂肪蓄積が生じる。

ウサギでは、歯牙疾患や胃腸疾患に起因し、これらの疾患による食欲不振を繰り返すことで、徐々に進行していくことが多い。また、ウサギは草食動物であり脂質代謝能が低いため、高脂肪食の給与により脂肪の蓄積が急速に進行しうる。治療が行われない場合、慢性肝炎などに進展することもある。

肝臓に蓄積された脂肪酸からエネルギーを得る際にはケトン体が産生される。脂肪酸の分解量が多いとケトン体が過剰に産生され、ケトアシドーシスを生じる。ウサギはアシドーシスを中和する効果的な代謝経路を欠くため、致死的となることが多い。

肥満は肝リピドーシス発生の重要な因子である。肥満しているウサギでは、生理食塩液の注射や静脈穿刺などの小さな刺激によって、血中の中性脂肪が上昇するという報告がある[3]。このような中性脂肪の上昇は、痩せているウサギでは発生しない。また、肥満しているウサギではストレスによってインスリン抵抗性

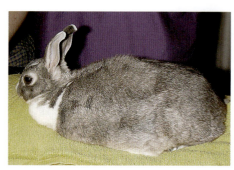

図1　肝リピドーシス症例の外観
長期的な食欲不振により削痩しているが、肝臓への脂肪の蓄積により腹部は膨満している。

が生じるため、筋肉や脂肪組織の糖取り込み能が低下し、脂肪組織から肝臓への中性脂肪輸送がいっそう促進される。

さらに、肥満ではケトアシドーシスも発生しやすい。高脂肪食を食べ続けたウサギを絶食させると、低脂肪食を与えたウサギの2倍ケトーシスを発症するという報告がある[1]。ウサギにとって、肥満は大きな問題であるといえる。

臨床徴候

食欲不振、体重減少、便の異常など非特異的な臨床徴候を呈する。罹患個体は長期的な食欲不振により削痩を呈するが、腹腔内の脂肪は最後まで残るため腹囲膨満となる（図1）。

進行すると次第に体重ならびに腹腔内の脂肪も減少し、肝機能の低下が起こり致死的経過をたどる。

肝臓疾患・膵臓疾患

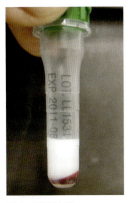

図2　乳糜血清
血中への脂質の流出により、血清が乳白色を帯びている。

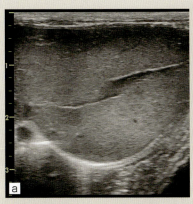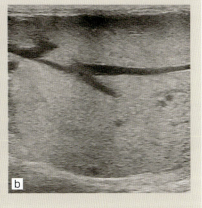

図3　肝リピドーシスの超音波像
a：肝臓実質の拡大と肝臓辺縁の鈍化が認められる。
b：重篤になると肝臓実質のエコー源性が上昇し、肝静脈や門脈の壁および内腔は不鮮明になる。

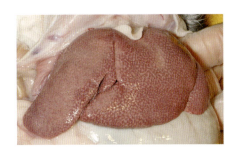

図4　肝リピドーシス
肝臓は腫大し、白色を帯びている。

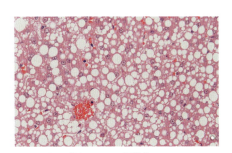

図5　肝リピドーシスの組織像
HE染色、100倍。脂肪の沈着により大小の空胞が形成されている。

検査および診断

重篤になってはじめて血液検査や画像検査などで診断されるが、これらの検査で異常がみられないことも多いので、診断が難しい。

1．血液検査

高脂血症により血清が乳糜となる（図2）。総コレステロール（TCHO）や中性脂肪（TG）の高値は肝リピドーシスを示唆するが、ウサギは食糞を行うため検査前の確実な絶食が難しく、正確に評価することができない。

肝障害に伴い、アラニンアミノ基転移酵素（ALT）、アスパラギン酸アミノ基転移酵素（AST）、アルカリホスファターゼ（ALP）が上昇し、肝機能低下により低蛋白血症もみられる。

高脂血症に伴う赤血球膜の脆弱化により、奇形赤血球、溶血性貧血がみられることもある。

2．尿検査

ケトアシドーシスになると尿の酸性化や尿中ケトンが認められる。

3．画像検査

X線検査では肝陰影の拡大が認められる（「8.3　肝不全」参照）。

超音波検査では、肝臓実質の拡大と肝臓辺縁の鈍化が認められる（図3a）。重度になると、肝臓実質のエコー源性の上昇により、肝静脈や門脈の壁および内腔は不鮮明となる（図3b）。ただし、初期は変化が明瞭でないことが多い。

コンピュータ断層撮影（CT）検査では、肝臓のCT値が正常よりも低くなることがある[2]。

4．病理検査

肉眼的には、肝臓は腫大し白色を帯びている（図4）。
組織学的に肝細胞内への脂肪滴の沈着が認められれば確定診断となる（図5）。脂肪に置換した肝臓は裂けやすいため、生検する際は十分に注意する。

治療

　肝リピドーシスへの対応は，食欲不振を起こす原因の治療と，肥満の予防が重要である。食欲が廃絶しているようであれば強制的に流動食を与えたり，肝機能を補助するための強肝薬を投与するなど支持療法を行う必要もある。

● 参考文献

1) Jean-Blain C, Durix A. Effects of dietary lipid level on ketonemia and other plasma parameters related to glucose and fatty acid metabolism in the rabbit during fasting. *Reprod Nutr Dev.* 25: 345-353, 1985.
2) Kawata R, Sakata K, Kunieda T, et al. Quantitative evaluation of fatty liver by computed tomography in rabbits. *AJR Am J Roentgenol.* 142: 741-746, 1984. doi: 10.2214/ajr.142.4.741
3) Lafontan M, Agid R. An extra-adrenal action of adrenocorticotrophin: physiological induction of lipolysis by secretion of adrenocorticotrophin in obese rabbits. *J Endocrinol.* 81: 281-290, 1979. doi: 10.1677/joe.0.0810281

肝臓疾患・膵臓疾患

8.6

膵臓疾患

膵炎

1. 原因および病態

ウサギの膵炎の報告がほどんどなく，よくわかっていない。ヒトでは，胆管結石が十二指腸乳頭を閉塞することで急性膵炎が起きることがある。ウサギでも同様の機序で膵炎が生じる可能性がある。実験的には，胆汁が無菌である場合には膵炎は生じなかったが，胆汁に細菌が混入している場合には浮腫性膵炎あるいは膵臓壊死を生じたと報告されている。重篤度は細菌の種類に依存するという[1]。

2. 検査および診断

実験的に作成された膵炎モデルでは，すべての個体で，血中アミラーゼ濃度の上昇が認められると報告されている[6]。

膵臓の浮腫や壊死の検出にはコンピュータ断層撮影（CT）検査が行われている[2,3]。

糖尿病

1. 概要

ペットとして飼育されるウサギでは糖尿病の報告はない。実験的には，アロキサン投与による糖尿病モデル動物が作成されている[7]。

2. 臨床徴候

糖尿病モデルでは，多飲多尿，多食が認められる。

3. 検査および診断

糖尿病モデルでは，血糖値が $540 \sim 590$ mg/dL まで上昇したと報告されている[7]。しかし，ウサギは保定やほかの疾患のストレスなどによっても血糖値が上昇し，300 mg/dL 近くになることもあるため，1度の測定結果では糖尿病かどうかを判断できない。数回の血糖値測定，尿糖測定を繰り返し，加えてグリコシル化ヘモグロビン値（HbA1C）やフルクトサミン値も評価して診断する。

HbA1C の基準値としては 2.42 ± 0.6 %，2.76 ± 0.5 % といった値が報告されている[5]。フルクトサミン値の基準値としては，16 時間絶食後で 288 ± 8.6 μmol/L，272 ± 7.8 μmol/L といった数値が報告されている[5]。HbA1C の上昇と血糖値の上昇に相関はみられなかったという報告もある[4]。

287

● 参考文献

1) Arendt T, Nizze H, Stüber E, et al. Infected bile-induced acute pancreatitis in rabbits. The role of bacteria. *Int J Pancreatol*. 24: 111-116, 1998. doi: 10.1007/BF02788568

2) Balthazar EJ. Acute pancreatitis: assessment of severity with clinical and CT evaluation. *Radiology*. 223: 603-613, 2002. doi: 10.1148/radiol.2233010680

3) Banks PA. Practice guidelines in acute pancreatitis. *Am J Gastroenterol*. 92: 377-386, 2006.

4) Cannon DJ, Conaway HH. Glycosylated haemoglobin levels in a colony of spontaneously diabetic rabbits. *Diabetolo-gia*. 20: 242-243, 1981.

5) Ersan B, Ok M. Importance of fasting serum glucose, haemoglobin A1c and fructosamine in the diagnosis of diabetes. *Eurasian J Vet Sci*. 27: 13-18, 2011.

6) Goldenberg A, Romeo AC, Moreira MB, et al. Experimental model of severe acute pancreatitis in rabbits. *Acta Cir Bras*. 22: 366-371, 2007. doi: 10.1590/S0102-86502007000500008

7) Roth S, Conaway HH. Spontaneous diabetes melitus in the New Zealand white rabbit. *Am J Pathol*. 109: 359-363, 1982.

第 9 章

泌尿器疾患

9.1 泌尿器の解剖生理
9.2 膀胱炎・尿道炎
9.3 尿路結石
9.4 腎不全
9.5 尿失禁・多飲多尿

9.1 泌尿器の解剖生理

解剖

泌尿器は1対の腎臓と尿管，そして1つの膀胱と尿道からなる(図1)。ほかの哺乳類のそれと構造的に大きな相違はみられない。

腎臓は腰椎の両側に位置し，右腎は左腎よりも頭側にある。右腎の尾端は第2腰椎の頭側縁に達し，左腎の尾端は第4腰椎の頭側端から中央に達する(図2, 3)。肥満で腹腔内脂肪が大量に付着していると腹側に変位する[32)](図4)。

腎臓は豆状で，表面は平滑である。脂肪囊で包まれており(図5)，外側から，結合組織の被膜，皮質，髄質，腎洞に分かれる(図6)。腎門には腎盂(図7)，腎動脈，腎静脈，尿管，リンパ管などが集まる。

腎臓に分布する腎動脈は大動脈から分岐する。腎静脈は後大静脈に合流する(図8)。

尿管は腎臓内側中央部から出て，後腹膜沿いに椎体の左右を平行に(わずかに蛇行しながら)走り，膀胱の背側に入る(図1, 9)。

膀胱は先端が尖った洋梨状の憩室であるが，蓄尿すると楕円球形に膨らむ(図10)。

なお，右腎の内側の下大静脈に接するところに右の副腎があり，左腎から1.5〜2.0 cm内側の腹大動脈と左腎動脈の間に左の副腎がある[30)](図11)。副腎は扁平である。

生理

1. 尿の生成と排出

腎臓では尿の生成と排出がなされる。なお，1日の尿量は，20〜350 mL/kg[18)]，40〜100 mL/kg(体重1.4〜2.3 kg)[26)]などと報告されている。そのほか，レニン・アンジオテンシン・アルドステロン系(RAAS)を介した血圧の調節や，エリスロポエチンによる赤血球産生の促進を行なっている。

ウサギは糸球体の数を増やすことが可能である。血管収縮による水和が起こると，ひとつひとつの糸球体の濾過量は変化させずに，糸球体の数を増やすことで

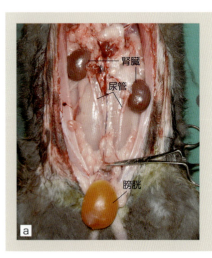
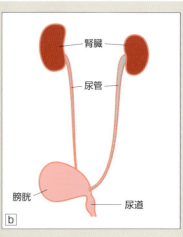

図1　ウサギの泌尿器
a, b：1対の腎臓，尿管，1つの膀胱，尿道からなる。

泌尿器疾患

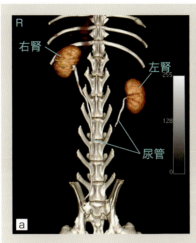
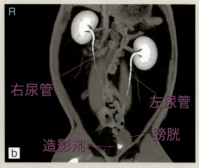

図2　腎臓と尿管のCT像
a：3D像（腹側観）。最後肋骨の尾側，腰椎の脇に腎臓は位置する。右腎は左腎より頭側に位置する。
b：水平断像。尿管は軽く蛇行している。

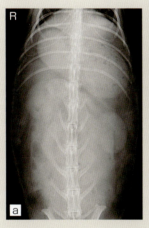
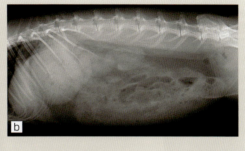

図3　腎臓のX線像
a：腹背像。消化管ならびに腰の筋肉の陰影と重なり不明瞭である。
b：側方像。腎臓は後大静脈の腹側に位置する。

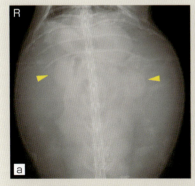
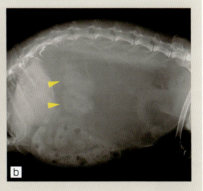

図4　肥満個体のX線像
a：腹背像。肥満のために，相対的に腎臓が小さくみえる（矢頭）。
b：側方像。腹腔内脂肪により腎臓が腹側に変位している（矢頭）。

図5　腎臓の外観
腎臓は脂肪嚢に包まれている。

糸球体濾過量 gromerular filtration rate（GFR）を約16倍まで増加させる[3]。

　疼痛とストレスは腎血流量に大きな影響を及ぼすことが知られており，Brodらの研究では，アドレナリンが腎血流量とGFRを顕著に減少させることが示唆されている[4]。

2. 水分・電解質代謝

(1)飲水量

　「ウサギは水を与えると下痢をするため，水分を多くとらせてはいけない」といわれることがある。しかし，実際はほかの動物に比べ飲水量が多く，1日に50〜100 mL/kg[3]，あるいは120 mL/kg[9]の水を飲

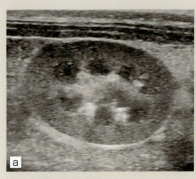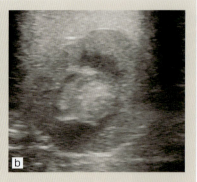
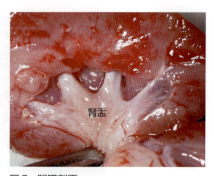

図6 腎臓の超音波像
a：長軸断面。中心部から，高エコー性の腎洞（脂肪，腎盂腎杯，動静脈），低エコー性の髄質，中程度のエコーレベルを示す皮質と並ぶ。
b：短軸断面。腎乳頭と腎杯を確認できる。

図7 腎臓割面
ウサギは腎杯が大きく膨出していることが特徴である。

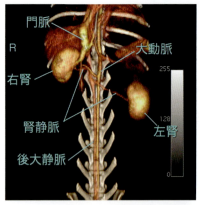
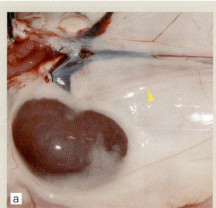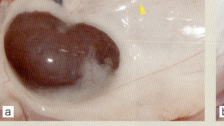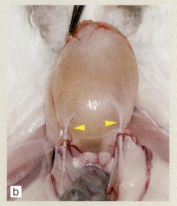

図8 腎臓の血管のCT像（3D像，腹側観）
腹大動脈は腎門付近で左右の腎臓に腎動脈を派出し，腎静脈は腎臓から後大静脈に流出している。

図9 尿管
a：尿管は腎門からはじまり後腹膜に付着し下行している（矢頭）。
b：膀胱背側につながっている（矢頭）。

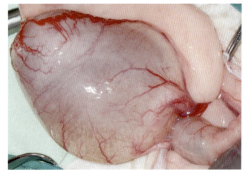
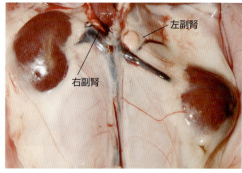

図10 膀胱の外観
通常は洋梨状をしている。

図11 副腎
左右の腎臓の内側に位置する。

む。なお，餌の内容によって飲水量は変わり，野菜を多く食べている個体はそうでない個体よりも少ない傾向にある。

(2) 消化管での水の移動

ウサギは，盲腸便と硬便という2種類の糞をする。どちらの糞を形成するかによって，結腸での水と電解質の移動パターンが変化する。腎臓は，RAASを介して，このパターンの調節に関与している。

盲腸便相ではアルドステロンの分泌量の減少によ

り，水およびナトリウムイオン（Na^+），塩化物イオン（Cl^-）の分泌が促進される（カリウムイオン〔K^+〕は保存される）。硬便相ではアルドステロンの分泌量の増加により，近位結腸における水および重炭酸イオン（HCO_3^-）の分泌と，遠位結腸における水，揮発性脂肪酸，Na^+，K^+，Cl^-の吸収が促進される[24]（詳細は「7.1　消化管の解剖生理」参照）。

3. 酸塩基平衡

代謝で生じた有機酸などによって体内の pH が低下した場合，生体はこれを緩衝し，pH を一定に保とうとする。

腎臓は，尿細管における HCO_3^- の産生と水素イオン（H^+）の分泌を通じて，この緩衝作用に関わっている。

尿細管において産生された HCO_3^- は，H^+ と結合し，炭酸（H_2CO_3）となる。形成された H_2CO_3 は水（H_2O）と二酸化炭素（CO_2）に分かれ，CO_2 は肺から排出される。これによって，過剰な H^+ が消失する（重炭酸緩衝系）。

尿細管での H^+ の分泌は，より直接的に H^+ 濃度を低下させる。このとき，H^+ は主にアンモニア（NH_3）と結合し，アンモニウムイオン（NH_4^+）となって排泄される。

ウサギは，尿細管上行脚における炭酸脱水酵素（HCO_3^- の産生に必要）の発現が，ヒトやサル，ラットと比べて少ない，あるいはまったくないとされている[3,11]。このため，重炭酸緩衝系のはたらきが弱い[28]。

また，ほかの哺乳類では，血漿 pH の低下，HCO_3^- 濃度の低下の両方に反応して，グルタミン酸から NH_3 が生成されるが，ウサギでは HCO_3^- 濃度の低下によってしか生成されない。加えて，NH_3 を合成するほかの経路も限られている[3]。

これらのことから，ウサギはほかの哺乳類に比べて，代謝性アシドーシスに陥りやすい[28]。

なお，ウサギはアルカローシスもうまく補正することができない。ほかの動物では，尿素代謝の産物によって HCO_3^- が中和され，アルカローシスを回避することができるが，ウサギは，HCO_3^- を中和するのに必要な量の NH_3 を組織代謝から得ることができない[3]。そのため，消化管での微生物発酵と酢酸の代謝は，ウサギの腎臓に HCO_3^- による大きな負荷をかける可能性がある[28]。

4. カルシウム代謝

カルシウムイオン（Ca^{2+}）は，濃度勾配による受動的拡散と，能動輸送（上皮小体ホルモン（PTH）およびビタミン D_3 によって促進される）によって腸管から吸収される[2]。

血中 Ca^{2+} 濃度は，餌に含まれるカルシウムの摂取量に影響される[6,7]。

尿への Ca^{2+} 排泄量も餌からの摂取量に比例する[9,12,13,22,23]。

血液化学検査では，ほかの哺乳類よりも，血中 Ca^{2+} 濃度が 30〜50％高い値となる[5]。その理由は今のところ不明である。しかし，さまざまな仮説が立てられている。たとえば，ウサギは受動的拡散による Ca^{2+} 吸収の効率が優れているため，ビタミン D_3 の必要性が低く[2]，そのためフィードバック機序も存在しないという説がある[8]。なお，幼体では成体のような顕著な高値はみられない[14,21]。

逆に，血中 Ca^{2+} 濃度が低くなることはまれである[1]。授乳中の母親にときおり泌乳性のテタニーが起こる程度で，筆者も致死的な腸炎を起こしたウサギなどでみかけるくらいである。実験的には，上皮小体摘出手術[27]や，Ca^{2+} またはビタミン D が欠乏した餌の給与[2,6]により，低カルシウム性のテタニーが誘発されたという報告がある。

尿

1. 有色尿

ウサギの尿は黄色，橙色，赤茶褐色などさまざまな色をしている（図 12）。尿色素に，ポルフィリンやビリルビンの誘導体などが含まれているともいわれている[25,29]。同じ個体でも，餌の成分や，代謝の変化（加齢，脱水など），薬剤の投与などによって尿の色が変化する（たとえばアルファルファなどのマメ科植物により色が強くなる[24]）。尿が橙色〜赤茶褐色をしていると，膀胱炎による血尿や子宮疾患による出血性分泌物との鑑別が難しく，異常の発見が遅れるおそれがある。多尿になると尿色は薄くなり，黄疸になると黄色が強くなる。

2. カルシウム尿

ウサギは，体外へ排出する Ca^{2+} のうち，47％を尿中へ排出する（ほかの哺乳類では 2％以下）。尿へのカルシウム排泄量は 85〜107 mg/kg/day という報告も

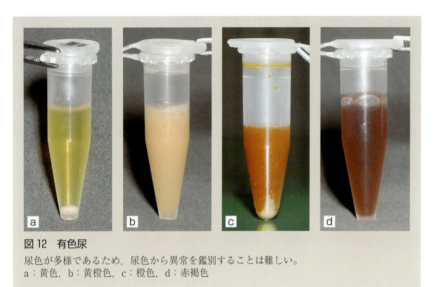

図12 有色尿
尿色が多様であるため，尿色から異常を鑑別することは難しい。
a：黄色，b：黄橙色，c：橙色，d：赤褐色

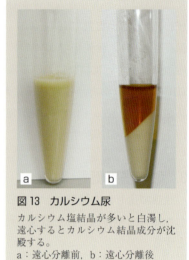

図13 カルシウム尿
カルシウム塩結晶が多いと白濁し，遠心するとカルシウム結晶成分が沈殿する。
a：遠心分離前，b：遠心分離後

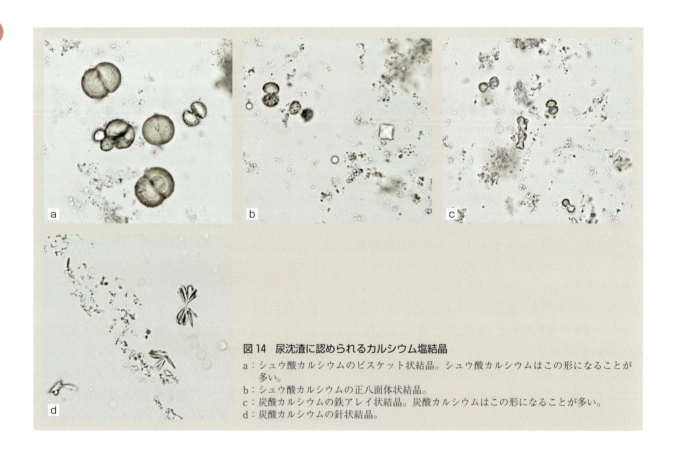

図14 尿沈渣に認められるカルシウム塩結晶
a：シュウ酸カルシウムのビスケット状結晶。シュウ酸カルシウムはこの形になることが多い。
b：シュウ酸カルシウムの正八面体状結晶。
c：炭酸カルシウムの鉄アレイ状結晶。炭酸カルシウムはこの形になることが多い。
d：炭酸カルシウムの針状結晶。

ある[17]。そのため，健康な個体でも，大量のカルシウム塩結晶により尿が白濁していることがある[3,5]（図13）。結晶は，シュウ酸カルシウムや炭酸カルシウムが主体である（図14）。なお，草食動物であるウサギの尿はアルカリ性であるため，リン酸アンモニウム・マグネシウムの結晶も，わずかに観察される。

尿の貯留した膀胱は，これらの結晶の影響により，X線画像上で均一なX線不透過性の高い陰影として描出される（図15）。超音波像では，カルシウム塩結

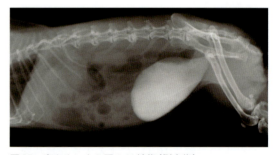

図15 高カルシウム尿のX線像（側方像）
膀胱は骨よりもX線不透過性が高くなる。

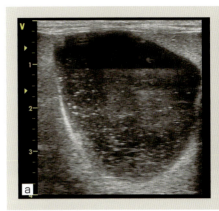
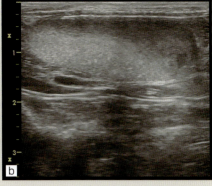

図16 膀胱内のカルシウム塩結晶の超音波像
a：膀胱内に高エコーの砂状の陰影が舞ってみえる。
b：高カルシウム尿になると膀胱全体がカルシウム塩の砂粒で高エコーに描出される。

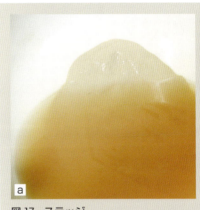
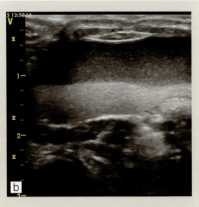

図17 スラッジ
a：尿中に泥状の堆積物がみられる。
b：超音波画像では，高エコーの層として描出される。

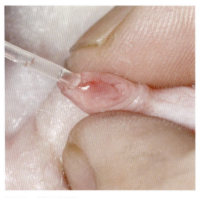

図18 雄の採尿
雄は陰茎から尿道にカテーテルを挿入するだけで採尿できる。

晶が高エコーな砂粒として尿中に散在しているのが認められる（図16a）。尿中のカルシウム塩結晶が増えると，高エコーの尿成分のみが描出されるようになる（図16b）。

大量のカルシウム塩結晶は膀胱内に堆積して泥状になる[20]。これをスラッジsludgeとよぶ（図17）。スラッジは膀胱などの尿路の組織に刺激を与えて感染を起こしやすくする。炎症や出血が起こると，炎症産物も混ざってスラッジは赤色やピンク色になる。スラッジは尿路結石の核となるので注意しなければならない。

尿検査

1. 採尿

蓄尿しているウサギであれば膀胱を触知できる。

雄ならば，尿道にカテーテルを挿入して採尿する（図18）。陰茎を手で下に押し下げると挿入が容易になる。

雌の場合は，尿道開口部が腟内の約3～4cm奥に

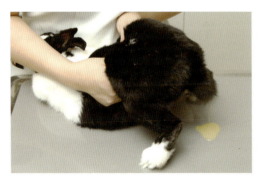

図19 圧迫排尿
蓄尿している膀胱では，破裂させないようにやさしく行う。

位置し，目視することができないため，圧迫排尿で尿を採取することも多い（図19）。雌のカテーテル採尿の際は，腟腹側にある陰核に沿って腟前庭腹側にカテーテルの先端を押しつける感覚で，盲目的に挿入する。

尿道で汚染されない新鮮尿が必要ならば，膀胱穿刺も一法である。実験動物では代謝ケージを使用して尿を採取する。

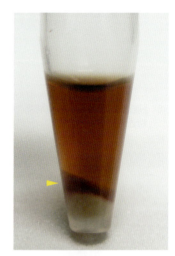

図20 尿の遠心分離
比重が大きい結晶成分が最下層に沈殿し，血球や炎症性細胞などは上清と沈渣の間に集積する（矢頭）。

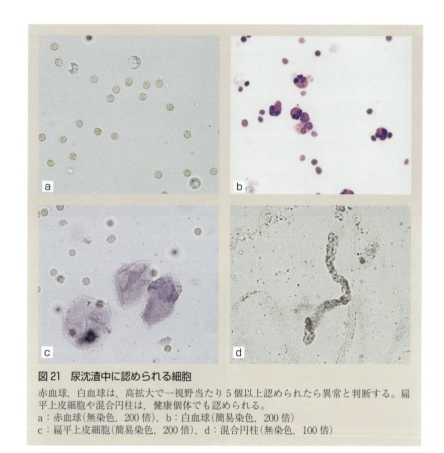

図21 尿沈渣中に認められる細胞
赤血球，白血球は，高拡大で一視野当たり5個以上認められたら異常と判断する。扁平上皮細胞や混合円柱は，健康個体でも認められる。
a：赤血球（無染色，200倍），b：白血球（簡易染色，200倍）
c：扁平上皮細胞（簡易染色，200倍），d：混合円柱（無染色，100倍）

2. 検査

(1) 尿試験紙法・尿比重

尿試験紙法は操作が簡便で，侵襲性が低い。一方で，ウサギ特有の難しさもある。

前述のように，ウサギの尿色はさまざまに変化するため，試験紙の色調の変化を読み取るのが難しい。各項目の陽性に似た有色尿であると，偽陽性として判定してしまう場合も多い。とくに赤褐色の尿は，色彩変化を読み取りにくくする。したがって，疑わしいものについては原理の異なるほかの方法で確認することが必要である。

尿中のカルシウム塩結晶によって尿蛋白が偽陰性となることもある[31]。尿がアルカリ性であることは，逆に尿蛋白が偽陽性となる要因となる。大量のカルシウム塩結晶は，尿比重の正確な測定も難しくする[15]。

草食動物のウサギの尿pHは7〜8とアルカリ性に傾いているのが普通である。全身性疾患によって異化作用が亢進すると，pHは6くらいまで下がることがある[19]。

尿蛋白は，健康でも少量検出される。泌尿器系の炎症（膀胱炎や腎炎など）やアミロイドーシスなどでは尿蛋白が増加するが[19]，前述の理由により異常を判定する量的な基準はない。ウサギは興奮やストレスにより高血糖に陥りやすく，ときに尿糖が陽性となる。しかし，糖尿病の発生は少ない。絶食によってケトーシスに陥るとケトン体が陽性となる[19]。

尿比重は1.003〜1.036（1.015）[19]，1.003〜1.030[28]などと報告されている。

(2) 顕微鏡検査

正常でも多量のシュウ酸カルシウム結晶と炭酸カルシウム結晶が認められる。それらの結晶にまぎれてしまうため，遠心分離した沈渣から細胞などを検出するのが難しい。尿中の細胞などは，遠心によって結晶性沈渣成分の直上に集積するため（図20），沈渣直上の成分を鏡検すると検出しやすくなる。あるいは，遠心分離していない尿を観察するとよい。

結晶以外に，赤血球や白血球，上皮細胞，細菌などを確認する。健康なウサギでも扁平上皮細胞が散見される。これらは尿道，外陰部，ときに膀胱に由来する。円柱が検出されることはまれであるが，健康な個体でも顆粒円柱が認められることがある（図21）。

● 参考文献

1) Barlet JP. Plasma calcium, inorganic phosphorus and magnesium levels in pregnant and lactating rabbits. *Reprod Nutr Dev*. 20: 647-651. 1980.

2) Bourdeau JE, Shwer-Dymerski DA, Stern PA, et al. Calcium and phosphorus metabolism in chronically vitamin D-deficient laboratory rabbits. *Miner Electrolyte Metab*. 12: 176-185, 1986.

3) Brewer NR, Cruise LJ. Physiology. *In* Manning PJ, Ringler DH, Newcomer CE,(eds): The Biology of the Laboratory Rabbit, 2nd ed. Elsevier, Academic Press. 1994, pp63-71.

4) Brod J, Sirota JH. Effects of emotional disturbance on water diuresis and renal blood flow in the rabbit. *Am J Physiol*. 157: 31-39, 1949.

5) Buss SL, Bourdeau JE. Calcium balanace in laboratory rabbits. *Miner Electrolyte Metab*. 10: 127-132, 1984.

6) Chapin RE, Smith SE. The calcium requirement of growing rabbits. *J Anim Sci*. 26: 67-71, 1967.

7) Chapin RE, Smith SE. The calcium tolerance of growing and reproducing rabbits. *Cornell Vet*. 57: 480-491, 1967.

8) Cheeke PR, Amberg JW. Comparative calcium excretion by rats and rabbits. *J Anim Sci*. 37: 450-454, 1973.

9) Cheeke PR. Nutrition and nutritional disease. *In* Mannig PJ, Ringer DH, Newcomer CE,(eds): The Biology of the Laboratory Rabbit, 2nd ed. Elsevier, Academic Press. 1994, pp321-333.

10) Cunha T, Cheeke PR. Rabbit Feeding and Nutrition, 1st ed. Elsevier, Academic Press. 2012.

11) Dobyan DC, Magill LS, Friedman PA, et al. Carbonic anhydrase histochemistry in rabbit and mouse kidneys. *Anat Rec*. 204: 185-197, 1982. doi: 10.1002/ar.1092040303

12) Eddy AA, Falk RJ, Sibley RK, et al. Subtotal nephrectomy in the rabbit: a model of chronic hypercalcemia, nephrolithiasis, and obstructive nephropathy. *J Lab Clin Med*. 107: 508-516, 1986.

13) Garibaldi BA, Goad ME. Hypercalcemia with secondary nephrolithiasis in a rabbit. *Lab Anim Sci*. 38: 331-333, 1988.

14) Gilsanz V, Roe TF, Antunes J, et al. Effect of calcium on bone density in growing rabbits. *Am J Physiol*. 260: E471-E476, 1991.

15) Goad DL, Pecquet ME, Warren HB. Total serum calcium concentration in rabbits. *J Am Vet Med Assoc*. 194: 1520-1521, 1989.

16) Greenacre CB, Allen SW, Ritchie BW. Urinary bladder eversion in rabbit does. *Comp Cont Educ Pract Vet*. 21: 524-552, 1999.

17) Harkness JE, Turner PV, VandeWoude S, et al. Harkness and Wagner's Biology and Medicine of Rabbits and Rodents, 5th ed. Wiley-Blackwell. 2009.

18) Harkness JE, Turner PV, VandeWoude S, et al. Hematology, clinical chemistry, and urinalysis. *In*: Harkness and Wagner's Biology and Medicine of Rabbits and Rodents, 5th ed. Wiley-Blackwell. 2009, pp116-131.

19) Hoefer HL. Rabbit and ferret renal disease diagnosis. *In* Fudge AM,(ed): Laboratory Medicine, Avian and Exotic Pets. Saunders. 2000, pp311-318.

20) Itatani H, Yoshioka T, Namiki M, et al. Experimental model of calcium-containing renal stone formation in a rabbit. *Invest Urol*. 17: 234-240, 1979.

21) Kamphues VJ, Carstensen P, Schroeder D, et al. Effekte einer steigenden Calcium-und Vitamin D-Zufuhr auf den Calciumstoffwechsel von Kaninchen. *J Anim Physiol Anim Nutr*. 56: 191-208, 1986. doi: 10.1111/j.1439-0396.1986.tb00564.x

22) Kennedy A. The urinary excretion of calcium by normal rabbits. *J Comp Pathol*. 75: 69-74, 1965. doi: 10.1016/0021-9975(65)90049-6

23) Kilicarslan H, Yildirim S, Bagcivan I, et al. Effect of chronic renal failure on the purinergic responses of corpus cavernosal smooth muscle in rabbits. *BJU Int*. 90: 596-600, 2002. doi: 10.1046/j.1464-410X.2002.02979.x

24) McNitt JI, Lukefahr SD, Cheeke PR, et al. Rabbit Production, 9th ed. CABI. 2013.

25) Norris SA, Pettifor JM, Gray DA, et al. Calcium metabolism and bone mass in female rabbits during skeletal maturation: effects of dietary calcium intake. *Bone*. 29: 62-69, 2001. doi: 10.1016/S8756-3282(01)00473-2

26) Olfert ED, Cross BM, McWilliam AA,(eds). Guide to the Care and Use of Experimental Animals, Vol.1, 2nd ed. Canadian Council on Animal Care. 1993.

27) Tan SQ, Thomas D, Jao W, et al. Surgical thyroparathyroidectomy of the rabbit. *Am J Physiol*. 252: F761-767, 1987.

28) Varga M. Urogenital disease. *In*: Textbook of Rabbit Medicine, 2nd ed. Elsevier, Butterworth-Heinemann. 2013, pp405-424.

29) Vella D, Donnelly TM. Basic anatomy, physiology, and husbandry Rabbit. *In* Quesenberry K, Carpenter J,(eds): Ferrets, Rabbits, and Rodents, Clinical Medicine and Surgery, 3rd ed. Elsevier, Saunders. 2011, pp157-173.

30) 鈴木　潔. 実験動物の生態学：実験動物学総論. 田嶋嘉雄編. 朝倉書店. 1970, pp107-202.

31) 鈴木優治. 試験紙法による尿蛋白質定性検査におけるカルシウムおよびマグネシウムイオンの影響. 医学検査. 59：184-189, 2010.

32) 津崎孝道. 実験動物解剖学 兎編. 金原出版. 1963.

9.2 膀胱炎・尿道炎

原因および病態

膀胱炎や尿道炎の発生には，高カルシウム尿とスラッジが深く関与している。

スラッジはカルシウム塩結晶以外に，炎症産物や血餅なども含み，膀胱に膠着する。膠着したスラッジは膀胱壁の炎症や出血，肥厚を引き起こす（図1, 2）。

飲水量の不足しているウサギや脱水しているウサギはスラッジを作りやすい。スラッジは比重が大きいため，加齢や肥満，後駆麻痺などによって運動量の減っているウサギで好発する[1]。

臨床徴候

頻尿や排尿痛，血尿（図3）などがみられる。スラッジが堆積すると，排尿障害だけでなく，疼痛による尿失禁や，高カルシウム尿の刺激による陰部や肛門周囲の湿性皮膚炎が起こる。排尿痛や皮膚炎の疼痛により，腰を下げた姿勢がみられる（図4）。

検査および診断

1. 尿検査

尿沈渣からは赤血球，白血球，炎症性細胞，そして細菌が検出される。炎症により尿のpHが上昇すると，大量のリン酸アンモニウム・マグネシウム結晶が検出される（図5）。

2. 画像検査

膀胱炎に特異的な画像所見は明確ではない。

超音波像では，膀胱内に偏在して堆積しているスラッジが認められることが多い。また，膀胱壁の肥厚なども認められる（図6）。同様にX線像でも，膀胱内に堆積したスラッジがX線不透過性陰影として描出される（図7）。カルシウム塩結晶の砂粒が膀胱内に認められることもある（図8）。

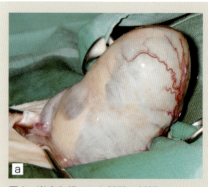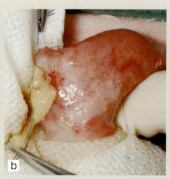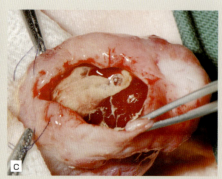

図1　炎症を起こした膀胱の外観
a：膀胱炎により膀胱は暗色となる。
b, c：内壁にはスラッジが膠着している。

泌尿器疾患

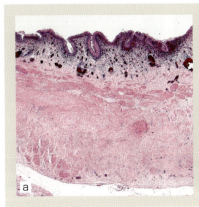
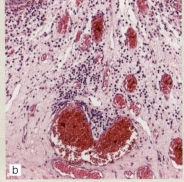

図2 膀胱炎の組織像
a：HE染色，40倍。炎症により膀胱粘膜と固有層が過形成を起こしている。
b：HE染色，200倍。血管も増生しており充血している。

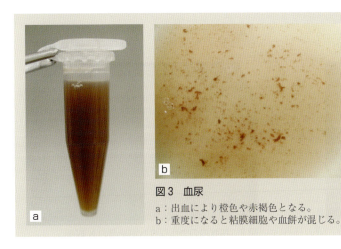

図3 血尿
a：出血により橙色や赤褐色となる。
b：重度になると粘膜細胞や血餅が混じる。

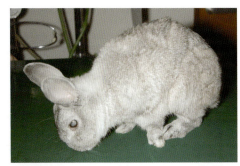

図4 排尿痛のあるウサギ
疼痛のため腰を下げた背弯姿勢がみられる。

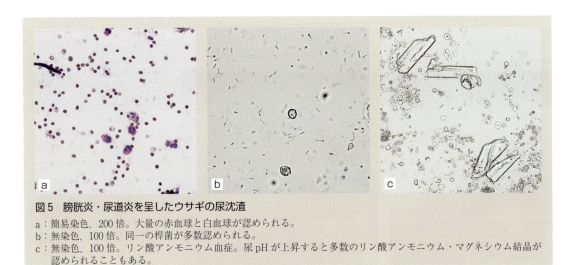

図5 膀胱炎・尿道炎を呈したウサギの尿沈渣
a：簡易染色，200倍。大量の赤血球と白血球が認められる。
b：無染色，100倍。同一の桿菌が多数認められる。
c：無染色，100倍。リン酸アンモニウム血症。尿pHが上昇すると多数のリン酸アンモニウム・マグネシウム結晶が認められることもある。

治療

基本的な治療は，抗菌薬の投与と水和・輸液療法である。

スラッジが強く膠着している場合は，膀胱洗浄を施しても，完全に除去することができない（図9）。

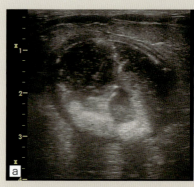
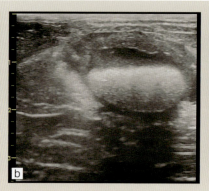
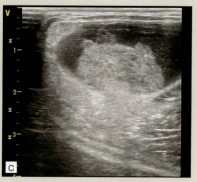

図6 膀胱炎の超音波像
a：膀胱内に高エコーのスラッジが偏在して膠着している。
b：慢性の膀胱炎では膀胱壁が肥厚する。
c：出血による血餅ができると，膀胱内に音響陰影を伴わない堆積物が認められる。

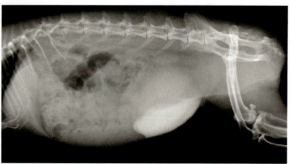

図7 膀胱炎のX線像（側方像）
膀胱が拡大し，限局的にX線不透過性のスラッジが堆積している。

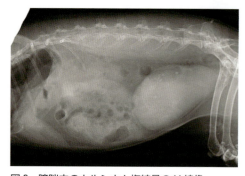

図8 膀胱内のカルシウム塩結晶のX線像（側方像）
膀胱内のカルシウム尿の中にX線不透過性の強い微小なカルシウム塩の砂粒が認められる。

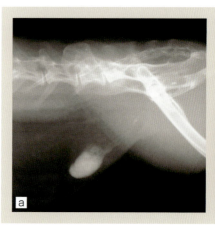
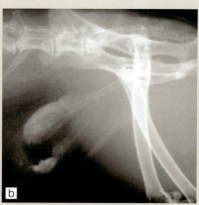

図9 膀胱洗浄前後のX線像（側方像）
スラッジは膀胱内壁に膠着していることが多く，膀胱洗浄を行っても完全には除去できない。
a：洗浄前，b：洗浄後

● 参考文献

1) Klaphake E, Paul-Murphoy J. Disorders of the reproductive and Urinary Systems. *In* Quesenberry KE, Carpenter JW,(eds): Ferrets, Rabbits, and Rodents Clinical Medicine and Surgery, 3rd ed. Elsevier, Saunders. 2011, pp217-231.

9.3 尿路結石

はじめに

尿路結石は，尿中の結晶成分やスラッジ，ならびに炎症産物が凝集して形成される（図1）。

発症要因は複雑である。飲水不足や脱水による尿中カルシウムイオン濃度の上昇，餌中のカルシウム量過多による尿中へのカルシウムイオン排泄量の増加，尿路感染，遺伝性素因など，さまざまな要素が関連している。

腎臓結石

1．病態

腎杯は狭いため，カルシウム塩結晶の粒が集積し，結石が形成されやすい。結石は腎杯を通過しにくいため，そのまま内部で大きく成長し，腎盂結石に発展すると推測される。結石は腎炎や，腎盂・腎杯の拡張につながることもある。経過が長いと炎症によって腎臓が萎縮することもある。

2．臨床徴候

結石が小さければ無徴候，あるいは尿潜血がみられる程度である。結石が大きく成長すると，腎臓の疼痛，排尿障害を生じる。ウサギはそのストレスから歯ぎしりし，活動性が低下する。

3．検査および診断

X線検査（図2，3）や超音波検査（図4）で腎臓に存在する結石を確認するが，微小な結石はコンピュータ断層撮影（CT）検査でなければみつからないこともある。なお，結石が小さいと，カルシウム塩の結晶が集積しただけなのか，結石になっているのかが非常にわかりにくい。画像検査では，腎臓の萎縮（図5）や腎盂の拡張（図6）なども確認できることがある。

4．治療

微小な結石であれば，水和・輸液療法により尿量を増やし，流出させる。この方法は，結石が大きいと尿路閉塞を起こすこともあるため注意する。結石が大き

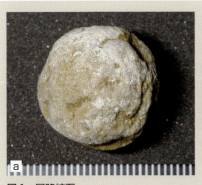 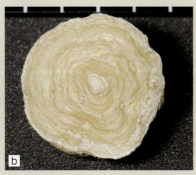 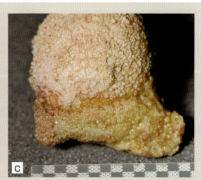

図1　尿路結石
a：尿路結石の外観。
b：尿路結石の割面。結石は層状に成長する。
c：結石の表面にはスラッジやカルシウム塩結晶の砂粒が膠着する。

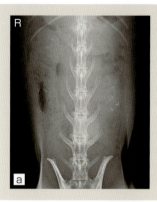
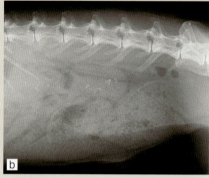

図2 微細な腎臓結石のX線像
腎臓にX線不透過性の微小な結石が複数散在している。
a：腹背像，b：側方像

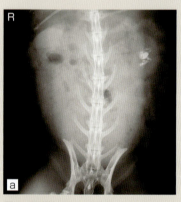
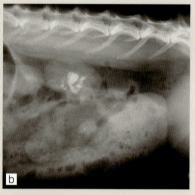

図3 腎臓結石のX線像
左腎に大小不同のX線不透過性の結石が形成されている。
a：腹背像，b：側方像

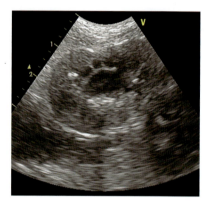

図4 腎臓結石の超音波像
腎盂に音響陰影を伴う高エコーの小さな結石が認められる。

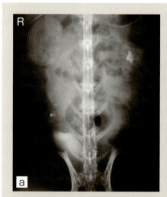
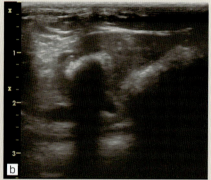

図5 結石に伴い萎縮した腎臓のX線像・超音波像
a：X線像（腹背像）。左腎に結石があり，腎臓の陰影が小さい。
b：超音波像。腎臓の中央部に音響陰影を伴う結石が認められる。

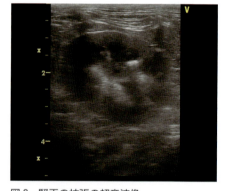

図6 腎盂の拡張の超音波像
腎盂が拡張気味で，内部に陰影を伴う高エコーの結石が認められる。

く流出させられない場合，片側の腎臓結石であれば，腎臓切開による結石の摘出（図7），あるいは腎臓摘出術を行う（図8）。両側の腎臓結石の場合は，結石を大きく成長させないように水和・輸液療法を行いながら，保存療法を行う。両側腎臓切開による結石摘出はウサギに対する侵襲が大きく，推奨できない。

尿管結石

1. 病態

尿管結石は，腎臓結石が尿管に下降して発生することが多い。腎盂から尿管へ移行する尿管起始部と，尿管から膀胱への移行部に停滞しやすい。

泌尿器疾患

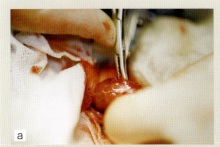
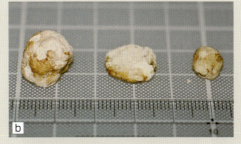

図7 腎臓切開術
a：腎盂を切開し、結石を摘出する。
b：摘出した結石。

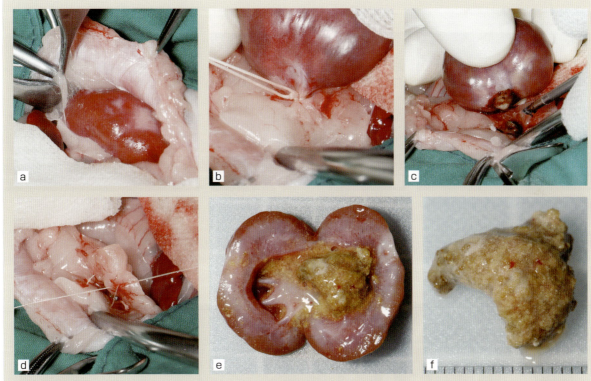

図8 腎臓摘出術
a：脂肪嚢を剥離し、腎臓を露出する。b：腎門部で腎動脈、腎静脈、尿管を結紮する。c：腎臓を分離する。d：脂肪嚢を縫合する。
e：摘出した腎臓の割面。腎盂に結石が認められる。f：腎盂から取り出した結石。

2. 臨床徴候

疼痛はもちろんのこと、尿の停滞により尿毒症や水腎症が発生し、一般状態が悪化する。

3. 検査および診断

X線検査にて尿管に存在する結石を確認する（図9）が、ウサギは卵巣子宮疾患や消化管膿瘍から石灰化を起こすことが多く、X線検査で石灰化病変と尿管結石との区別がつきにくいことがある。

X線検査で診断できない場合、あるいは水腎症や尿管拡張の有無を確認する場合には、超音波検査（図10）や静脈性尿路造影検査、CT検査（図11、12）を行う。

4. 治療

小さい結石であれば水和・輸液療法により膀胱内に下降させる。疼痛がある場合は、鎮痛薬や鎮痙薬を投与する。結石が移動しない場合は尿管切開による結石摘出を考慮するが、腎臓に不可逆性の影響を及ぼしている場合は腎臓摘出術を行うことがある。

膀胱結石

1. 病態

ウサギの膀胱結石は、球状の石が1個形成されることが多く、複数の石が発生することは少ない。雌では、小さな結石が臨床徴候を起こさないまま排出され

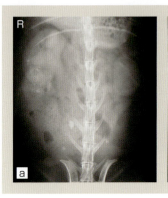
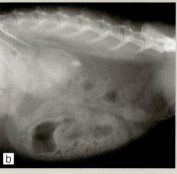

図9 尿管結石のX線像
右腎ならびに右尿管にX線不透過性の結石が認められる。右腎の陰影が左腎よりも拡大しており、尿路閉塞による腎臓の拡張が示唆される。
a：腹背像、b：側方像

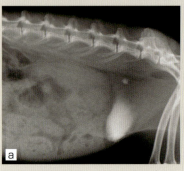
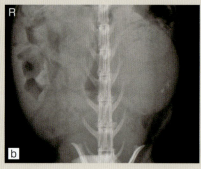
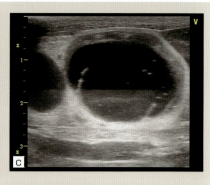

図10 尿管結石による水腎症のX線像・超音波像
a：X線像（側方像）。尿管領域に結石が認められる。
b：X線像（腹背像）。左腎が顕著に拡大している。
c：超音波像。無エコーの液体貯留によって腎盂が拡張している。隣接する尿管も拡張が認められる。

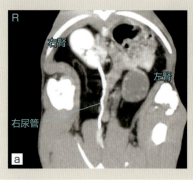
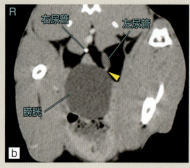

図11 尿管閉塞の造影CT像
a：右側は腎臓から尿管まで造影されているが、左側は腎皮質の一部しか造影されていない。
b：左の尿管に小さな結石が認められ（矢頭）、尿管が拡張している。

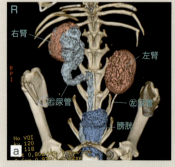
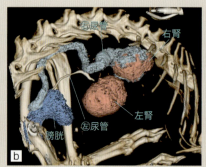
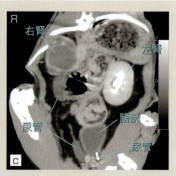

図12 水腎症・尿管拡張のCT像
右尿管が拡張している（a, b）。右腎は不正で、造影剤の流入は辺縁のみである（c）。右腎内部と右尿管には液体貯留が認められ（c）、水腎症ならびに尿管拡張と診断される。左腎と左尿管は形態的に正常である。
a：3D像（腹側観）、b：3D像（左側観）、c：水平断像

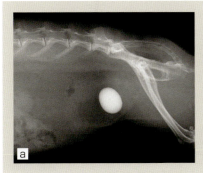
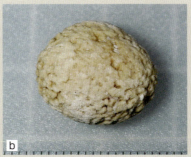

図13 膀胱結石
球状の結石が単一で形成されることが多い。
a：X線像（側方像）。
b：摘出した結石。

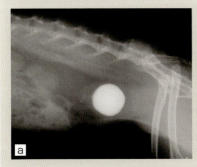
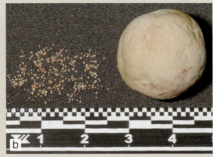

図14 カルシウム塩の砂粒を伴う膀胱結石
a：X線像（側方像）。膀胱内に巨大な結石が形成され、周囲には多数のカルシウムの砂粒の陰影が認められる。
b：摘出した結石と砂粒。

ることもある。経過が長く、膀胱内で結石が大きく成長すると、慢性の膀胱炎を起こす。

2. 臨床徴候

よくみられるのは頻尿や排尿障害などである。閉塞が起こるまで臨床徴候を呈さないことも多い。尿道移行部で結石が閉塞を起こした場合には、排尿痛がみられ、尿毒症に移行する。

3. 検査および診断

X線検査にて膀胱に存在する結石を確認する（図13）。X線像では、結石の周囲に多数のカルシウム結石の砂粒が認められることもある（図14）。

4. 治療

基本的に膀胱切開術による摘出を行う（図15）。しかし、雌で微小な結石であれば、水和・輸液療法により尿量を増やして排出させる。

尿道結石

1. 病態

膀胱結石が排尿圧で尿道に流出し、そこで停滞すると尿道結石となる。

結石が長期にわたり停滞することで、その部位に憩室が形成され、憩室内で結石が巨大に成長することがある（図16）。巨大な結石は尿道を拡張させ、結石の周囲から尿が漏出する。

ときに多発性の尿道結石もみられる。これは、尿道炎により腫脹した粘膜に結石が埋没し、そのまま発育したものと推測される。

いずれも、ウサギの尿道組織が脆弱であることが発生要因になっていると考えられる。

2. 臨床徴候

排尿障害、排尿痛、血尿（図17a）がみられる。結石そのもの、あるいは尿道の浮腫（図17b）によって尿道が閉塞し、尿毒症に発展することが多い。

3. 検査および診断

X線検査にて尿道に存在する結石を確認する（図18、19）。

4. 治療

微小な結石であれば、水和・輸液療法により排出される。大きな結石は基本的に摘出手術を行う。膀胱からアプローチする方法と、尿道（陰茎）からアプローチする方法がある（図20）。

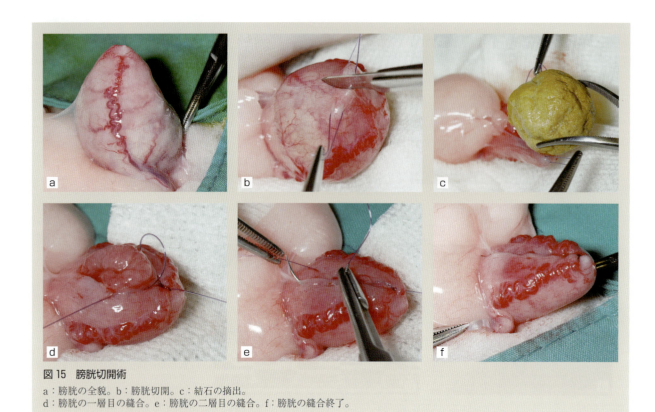

図15　膀胱切開術
a：膀胱の全貌。b：膀胱切開。c：結石の摘出。
d：膀胱の一層目の縫合。e：膀胱の二層目の縫合。f：膀胱の縫合終了。

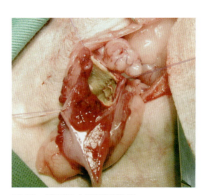

図16　結石による尿道憩室
結石によって尿道に憩室が形成され，粘膜は乾酪変性を起こしている。

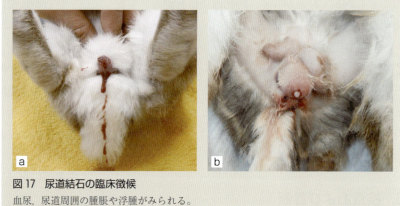

図17　尿道結石の臨床徴候
血尿，尿道周囲の腫脹や浮腫がみられる。
a：血尿，b：尿道の浮腫

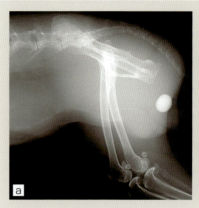
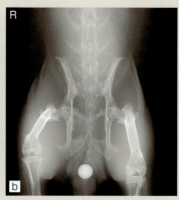

図18　尿道結石のX線像
尿道に結石が認められる。
a：側方像，b：腹背像

泌尿器疾患

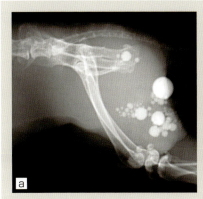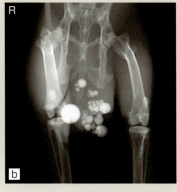

図19 多発性の尿道結石のX線像
大小不同の多発性の結石が尿道領域に発生している。
a：側方像，b：腹背像

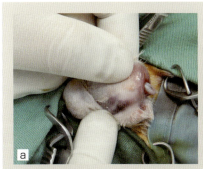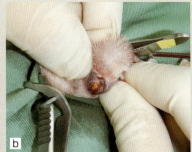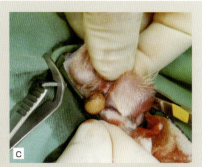
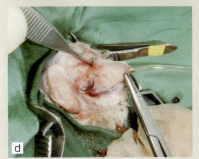

図20 尿道切開術
a，b：包皮と鼠径腺の間を切開する。
c：結石を摘出する。
d：尿道カテーテルを留置し，縫合する。

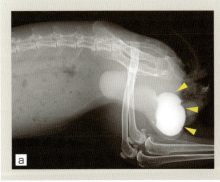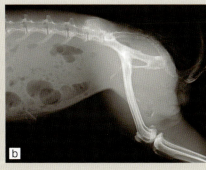

図21 ヘルニア嚢に逸脱した膀胱のX線像（側方像）
a：カルシウム尿の蓄積した膀胱が逸脱し，陰嚢が膨らんでいる（矢頭）。
b：膀胱洗浄を行うと，大量のスラッジが排出され，膀胱内の陰影が消失した。

ヘルニア結石

1. 病態

高齢のウサギには，鼠径ヘルニアならびに陰嚢ヘルニア，腹壁ヘルニアが多発し，それぞれのヘルニアに膀胱が逸脱することも多い（「11.11 ヘルニア」参照）。その場合，重力の関係で，スラッジの溜まった膀胱底の一部だけが，ヘルニア嚢に逸脱する（図21）。排尿されるのはカルシウム塩結晶の少ない上澄みだけとなり，蓄積したスラッジから次第に結石が形成される。濃いスラッジや結石を含んだ膀胱は，ヘルニア嚢から腹腔に戻ることができなくなる。ヘルニア

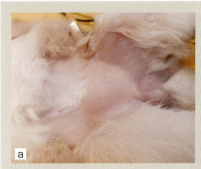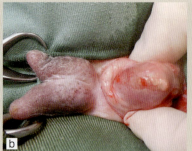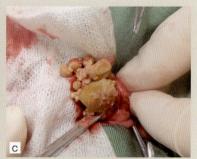

図22　ヘルニア結石
a：腹側正中が限局的に膨隆している。
b：切開すると，膀胱が白線からヘルニアを起こしている。
c：膀胱内から多数の結石が摘出される。

囊内のスラッジは膀胱炎を起こす。

2．治療

根本的な治療はヘルニアの整復（「11.11　ヘルニア」参照）で，同時に結石の摘出を行う（図22）。スラッジを定期的に洗浄することで，結石形成を予防することはできる。

尿路結石の食事療法

ウサギの泌尿器疾患に対する既製の療法食は存在しない。食事療法を行う場合は，高繊維，低カロリー，低カルシウムのイネ科の牧草を原材料としたペレットが適切とされている。しかし，このような餌だけで完全に結石を予防するのは難しい。

とくに尿路結石の予防では，スラッジが堆積しないように，水和と運動を促すことが重要であると考えられる。この観点からは，水分が多くカルシウム含有量が低い野菜（レタス，ブロッコリー，ニンジン，セロリなど）を多く摂取させることも勧められる。カルシウムの含有量の多い野菜（コマツナ，チンゲンサイなど）や牧草のアルファルファは控えるべきである。

現在，市販されている多くのペレットのカルシウム含有率は0.9～1.6％であるものが多い。ペット用ウサギに与える飼料としては0.6～1.0％の含有率が推奨されている[1～3,6]が，それでも尿路結石が発生することが多いため，さらに制限をしたほうがよいのかもしれない。なお，正常な成長を保つためには，食物中に最低でも0.22％のカルシウムが必要で，骨の石灰化を促すには0.44％必要になるといわれている[1,2,6]。

カルシウムとリンの比率も重要な因子である。カルシウム：リン＝1～2：1を理想とする。実験動物で報告されている食物中のカルシウムとリンの要求量は，成長期のウサギではカルシウム0.4％，リン0.22％，妊娠や泌乳期ではカルシウム0.45％，リン0.37％である[7]。

ビタミンD含量の多い餌も要注意である。ウサギに高カルシウム，高ビタミンDの餌を与えると，大量の炭酸カルシウムが尿中に出現して，高カルシウム尿症を起こしたり腎毒性を発揮したりするといわれている。過剰なビタミンDは軟部組織へのカルシウム沈着も起こす[5]。一般的に，推奨されるビタミンDの含有量は飼料1kgあたり800～1200IUといわれており[6]，2300IUを超えると過剰症を起こす[4,8]。

● 参考文献

1) Buss SL, Bourdeau JE. Calcium balance in laboratory rabbits. *Miner Electrolyte Metab*. 10: 127-132, 1984.
2) Chapin RE, Smith SE. Calcium requirement of growing rabbits. *J Anim Sci*. 26: 67-71, 1967.
3) Chapin RE, Smith SE. The calcium tolerance of growing and reproducing rabbits. *Cornell Vet*. 57: 480-491, 1967.
4) Cheeke PR. Vitamins. *In*: Rabbit Feeding and Nutrition. Elsevier, Academic Press. 2012, pp136-153.
5) Cheeke PR. Nutrition and nutritional disease. *In* Manning PJ, Ringler DH, Newcomer CE, (eds): The Biology of the Laboratory Rabbit, 2nd ed. Elsevier, Academic Press. 1994, pp321-333.
6) Lowe JA. Pet rabbit feeding and nutrition. *In* de Blas C, Wiseman J, (eds): The Nutrition of the Rabbit, 2nd ed. CABI. 2010, pp294-314.
7) Mathieu LG, Smith SE. Phosphorus requirements of growing rabbits. *J Anim Sci*. 20: 510-513, 1961. doi: 10.2527/jas1961.203510x
8) McNitt JI, Lukefahr SD, Cheeke PR, et al: Rabbit Production, 9th ed. CABI. 2013.

泌尿器疾患

9.4 腎不全

概要

急性に発症する急性腎不全と，数ヶ月から数年かけて発症する慢性腎不全がある。

幼体では感染による発症が多く，成体では線維化をはじめとする変性や新生物などが原因で発症することが多い。外見上健康なウサギでも，約25％が腎不全を患っているという報告がある[8]。

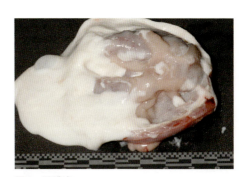

図1　腎膿瘍
腎臓内に膿が大量に貯留している。

原因および病態

1. 急性腎不全

急性腎不全は，細菌感染，脱水，ショック，尿路閉塞，薬剤などによって発症する。

細菌感染では，*Pasteurella multocida*，*Staphylococcus* spp. などが原因菌となり腎炎を起こし[11]，まれであるが膿瘍化することもある（図1）。スラッジや腎臓結石を持つ個体では二次的に腎盂腎炎が起こることも多い。

薬剤では，ゲンタマイシンやセフェム系抗菌薬，非ステロイド系抗炎症薬，ゾラゼパム，ビタミンDによる腎障害が報告されている[2,10,12,19]。

腎臓結石や尿管結石による尿路閉塞に起因した腎後性腎不全や水腎症もよくみられる。水腎症ではネフロンの消失や線維化が起こる[9]。

2. 慢性腎不全

慢性腎不全は，自己免疫性疾患，線維化，脂肪変性やアミロイドーシス，腎囊胞などによって発症する。急性腎不全から移行することもある。

腎囊胞は先天性のものが多く[3,13,14]，幼体から発生する。実験的に長時間作用型グルココルチコイドを注射したウサギの新生仔に囊胞腎が発症したという報告もある[16]。腎囊胞が大きくなると，腎臓の細胞の変性を引き起こす要因になるかもしれない。

実験動物のウサギでは，自己免疫が関与した糸球体腎炎（図2, 3）が作成されている[20]。臨床においては，筆者は剖検症例で診断したくらいであり，全体としてはまれな疾患である。

エンセファリトゾーンは腎臓に寄生し，間質性腎炎（図4, 5）の原因となるが（コラム参照），腎不全徴候がみられることはまれである。

腎芽腫，腎臓癌，平滑筋肉腫，腎リンパ腫などの腎臓腫瘍（図6）によって腎不全を呈することもある[11,17,18]。

腎臓からのエリスロポエチン分泌の低下により造血機能が抑制され，腎性貧血が発生する。腎不全に伴う電解質異常，尿毒症，血漿浸透圧の上昇や高ナトリウム血症は赤血球膜に損傷を与え，奇形赤血球を形成する。奇形赤血球は溶血しやすく，貧血につながりやすい[4]。

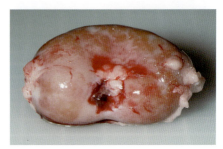
図2 糸球体腎炎
外観。腎臓は軽度に腫脹している。

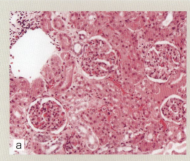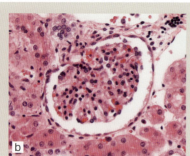
図3 糸球体腎炎の組織像
糸球体には炎症がみられ、萎縮している。
a：HE染色, 40倍。b：HE染色, 100倍。

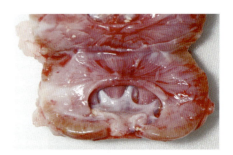
図4 間質性腎炎
割面。組織はやや暗色を呈している。

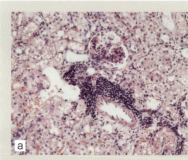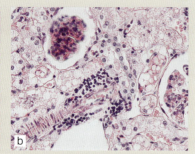
図5 間質性腎炎の組織像
a：HE染色, 40倍。間質にリンパ球の浸潤が認められる。
b：HE染色, 100倍。尿細管の細胞に脂肪滴も認められる。

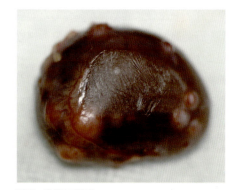
図6 腎臓の腫瘤
腎臓の表面に多数の腫瘤が認められる。

臨床徴候

　初期の腎不全は臨床徴候に乏しく、多飲多尿がみられる程度である。次第に食欲不振、体重減少や痩削、血尿などが現れる。ウサギは尿素を濃縮する能力が乏しいため、尿素量が増加すると多尿になる[3]。

　細菌感染による腎盂腎炎などが起こると腎臓が腫大し、疼痛を呈し、背弯姿勢をとって活動性が低下する。
　慢性腎不全は経過が長い。無徴候に近い状態で推移することもあれば、徐々に体重減少や痩削、多尿などが発現することもある。末期に尿毒症に陥るまで臨床徴候を呈さないウサギもいる。尿毒症を発症すると、

コラム：エンセファリトゾーン症による腎不全

　エンセファリトゾーンの感染により腎臓が線維化し、腎不全が引き起こされることがある。剖検で発見されることが多い。散在性の線維化により腎臓表面が"あばた"のように窪む。病理組織検査では、初期は部分的な尿細管の肉芽腫性間質性腎炎が認められ、次第に病変が腎細管全域に広がる。しかし、エンセファリトゾーンの胞子は発見されにくい。末期になると腎臓の線維化が起こる[1]。

嗜眠，行動異常などの神経徴候が現れ，致死的経過をたどる。

検査および診断

腎不全の診断は，血液検査，尿検査，画像検査で行われる。慢性腎不全は検診や，ほかの目的の検査で偶発所見として発見されたり，剖検で診断されることが多い。

1. 血液検査

慢性腎不全では，非再生性貧血が認められることがある。また，奇形赤血球も出現がある。

腎機能の50～70％が失われると，血中尿素窒素（BUN），クレアチニン（Cre）が上昇する[6]。CreはBUNに比べ腎機能以外の要因の影響を受けにくいため，BUNよりも腎機能の評価に有用である。

腎不全ではリン酸の排泄障害が起きるため，無機リン（IP）が上昇する。

2. 尿検査

潜血や低比重尿，高蛋白尿が認められる。沈渣を鏡検すると炎症性細胞や尿細管細胞などが検出される。剖検で尿円柱がみつかることがあるが，尿検査ではあまり認められない。その理由は不明である。

3. 画像検査

(1) X線検査

X線検査では腎臓の大きさ，形状を観察する。急性腎不全では腎臓が腫大していることが多いが（図7），慢性腎不全では変形したり，萎縮したりしていることが多い。また，結石や砂粒などの尿石が併発していないかを確認する。慢性腎不全では，軟部組織の石灰化，骨硬化が認められる[7,15]。症例によっては尿路造影を行って詳細な腎臓の形状や尿の生成を確認することもある。

(2) 超音波検査

超音波検査では，腎臓の腫大（図8a）や萎縮（図8b），腎盂の拡張（図8c）ならびに水腎，嚢胞（図8d），腫瘤（図8e）などが認められる。皮髄不明瞭（図8f）や腎臓の変形（図8g）は，炎症，線維化，梗塞，腫瘍などでも起こる。腎膿瘍では腎盂にやや高エコーの貯留物が認められる（図8i）。

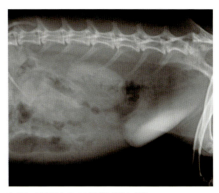

図7　腎腫大のX線像（側方像）
腎臓長径が第2腰椎の約3倍の長さで，明らかに腫大している。細菌感染による急性腎不全でよくみられる所見である。

(3) コンピュータ断層撮影検査

詳細に調べるためにはコンピュータ断層撮影（CT）検査を行う。CT検査では微細な結石，梗塞，腫瘤まで検出できる（図9）。梗塞は偶発所見としてみつかることも多い。また，造影により尿の生成機能を評価することも可能である（図10）。ただし，腎機能が低下している場合は，ヨード造影剤により造影剤腎症＊を起こす可能性があるため，注意しなければならない。

＊：ヨード造影剤による急性の腎障害。造影後に腎機能低下がみられる。

4. 病理組織検査

炎症，線維化，脂肪変性やアミロイドーシス[22]，梗塞などは剖検で診断される。尿円柱が観察されることもある（図11）。

治療

慢性腎不全に移行すると，完治は難しくなる。透析や腎移植は現実的ではないため，保存的治療が適用される。水和を中心に進行を遅らせ，合併症を予防するための治療を行う。

腎不全の治療の基本は輸液による水和である。水和によりGFRを増加させ，高窒素血症を改善させる。野菜など水分量の多い餌を与え，経口的にも水分摂取量を増やすようにする。ただし，ウサギでは軟便や下痢に注意しなければならない。

無尿に対しては利尿薬を投与する必要がある。

慢性腎不全では高血圧となることが多く，これは腎不全進行の重要な増悪因子になる。アンジオテンシン変換酵素（ACE）阻害薬は血圧を下げるだけでなく，

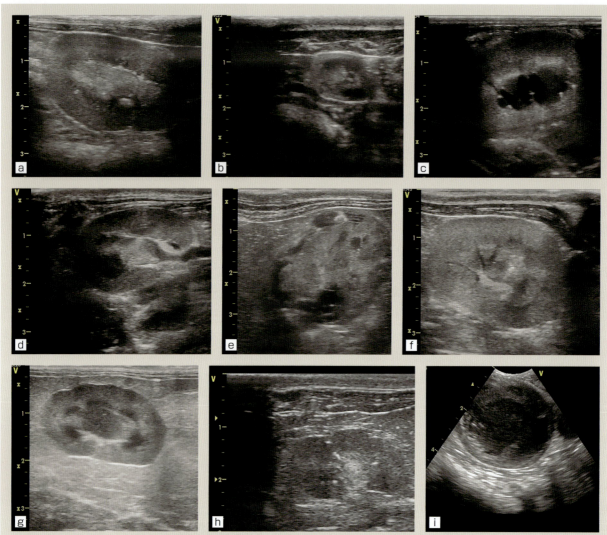

図8 さまざまな変化の超音波像
a：腎腫大。腎臓が腫大して大きくみえる。
b：腎萎縮。腎臓が萎縮して小さくみえる。
c：腎盂の拡張。腎盂の拡大している。
d：腎嚢胞。皮質に内部が無エコーで正円状の嚢胞が認められる。
e：腫瘍化。やや低エコーの腫瘤が多数認められる。一部は石灰化している。
f：皮髄不明瞭化。皮質と髄質が明瞭に映し出されない。
g：辺縁の不整。被膜が凸凹している。
h：腎臓の変形。皮髄不明瞭で腎臓自体が凸凹している。
i：腎膿瘍。内部に膿と思われるやや高エコーな液体が貯留している。

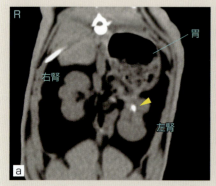
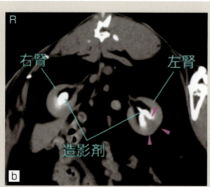

図9 腎不全のCT像(水平断像)
a：両側の腎臓が変形し、左腎には高CT値の領域(線維化あるいは結石)が認められる(矢頭)。
b：右腎の一部に造影されない領域があり、梗塞が疑われる。

泌尿器疾患

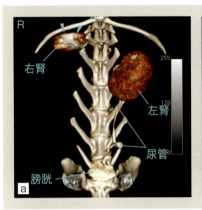
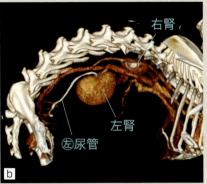

図10　腎不全の造影CT像
右腎の腎盂領域にCT値の高い石灰化所見が認められる（矢頭）。造影剤を投与しているのにもかかわらず右側の尿管は写し出されず，腎機能の不全あるいは尿の生成機能が低下していることがわかる。左側の尿管は造影剤が通過しており，左腎の機能は正常である。
a：3D像（腹側観），b：3D像（右側観）

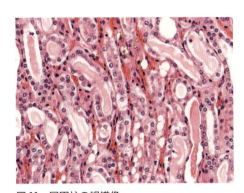

図11　尿円柱の組織像
HE染色，200倍。尿細管内に円柱が大量に認められる。

腎機能を保護する作用も持つ。しかし，心疾患のウサギに投与することはあるが，ウサギの腎不全に関する臨床データは乏しく，効果の詳細は不明である。

水和のみでは尿毒素の排出が不十分な場合は，病態に応じてさらなる治療を行う。

経口吸着炭薬は，ウサギでは少なくとも2時間の間隔をあける必要があるという報告がある[21]。また，高リン血症ではリン吸着剤（水酸化アルミニウム）が投与される。

慢性腎不全ではエリスロポエチンが不足して貧血を起こすこともあり，エリスロポエチンの投与も行われる。

● 参考文献

1) Barthold SW, Griffey SM, Percy DH. Rabbits. *In*: Pathology of Laboratory Rodents and Rabbits, 4th ed. Wiley-Blackwell. 2016, pp253-324.
2) Brammer DW, Doerming BJ, Chrisp CE. Anesthetic and nephrotoxic effect of Telazol in New Zealand white rabbits. *Lab Anim Sci*. 41: 432-435, 1991.
3) Brewer NR, Cruise LJ. Physiology. *In* Manning PJ, Ringler DH, Newcomer CE, (eds): The Biology of the Laboratory Rabbit, 2nd ed. Elsevier, Academic Press. 1994, pp63-70.
4) Christopher MM. Of human loss and erythrocyte survival: uremia and anemia in chronic renal disease. *Israel J Vet Med*. 63: 4-11, 2008.
5) Fox RR, Krinsky WL, Cary DD. Hereditary cortical renal cysts in the rabbit. *J Hered*. 62: 105-109, 1971. doi: 10.1093/oxfordjournals.jhered.a108132
6) Fudge AM. Rabbit haematology. *In* Fudge AM, (ed): Laboratory Medicine: Avian and Exotic Pets. WB Saunders. 2000, pp273-275.
7) Harcourt-Brown F. Radiographic signs of renal disease in rabbits. *Vet Rec*. 160: 787-794, 2007. doi: 10.1136/vr.160.23.787
8) Hinton M. Kidney disease in the rabbit: a histological survey. *Lab Anim*. 15: 263-265, 1981. doi: 10.1258/002367781780893849
9) Itatani H, Yoshioka T, Namiki M, et al. Experimental model of calcium-containing renal stone formation in a rabbit. *Invest Urol*. 17: 234-240, 1979.
10) Kamphues VJ, Carstensen P, Schroeder D, et al. Effect of increasing calcium and Vitamin D supply on caicium metabolism in rabbits (Article in German. English summary). *J Anim Physiol Anim Nutrition*. 50: 191-208, 1986. doi: 10.1111/j.1439-0396.1986.tb00564.x
11) Klaphake E, Paul-Murphay J. Disorders of the reproductive and urinary systems. *In* Quesenberry KE, Carpenter JW, (eds): Ferrets, Rabbits, and Rodents, Clinical Medicine and Surgery, 3rd ed. Elsevier, Saunders. 2011, pp217-231.
12) Kojima T, Kobayashi T, Iwase S, et al. Gentamicin nephrotoxicity in young rabbits. *Exp Pathol*. 26: 71-75, 1984. doi: 10.1016/S0232-1513(84)80072-9
13) Lindsey JR, Fox RR. Inherited disease and variations. *In* Manning PJ, Ringler DH, Newcomer CE, (eds): The Biology of the Laboratory Rabbit, 2nd ed. Elsevier, Academic Press. 1994, pp293-319.
14) Maurer KJ, Marini RP, Fox JG, Rogers AB. Polycystic kidney syndrome in New Zealand white rabbits resembling human polycystic kidney disease. *Kidney Int*. 65: 482-489, 2004. doi: 10.1111/j.1523-1755.2004.00401.x
15) Mitchell RN. Blood vessels. *In* Kumar V, Abbas AK, Aster JC, (eds): Robbins & Cotran Pathologic Basis of Disease, 9th ed, Elsevier. 2014, pp483-522.
16) Perey DY, Herdman RC, Good RA. Polycystic renal disease: a new experimental model. *Science*. 158: 494-496, 1967. doi: 10.1126/science.158.3800.494
17) Weisbroth SH. Neoplastic disease. *In* Manning PJ, Ringler DH, Newcomer CE, (eds): The Biology of the Laboratory Rabbit, 2nd ed. Elsevier, Academic Press. 1994, pp259-292.
18) 久保田真理，高久ゆうき，斉藤将之ほか．多血症を伴うウサギの腎芽腫の2例．獣医麻酔外科学雑誌．37：7-10，2006．doi: 10.2327/jvas.37.7
19) 出来俊昭，松岡章夫，丸谷　清ほか．Cefpirome sulfate の

ウサギにおける腎毒性試験：単回および反復静脈内投与試験. *J Toxicol sci.* 15：173-200, 1990. doi: 10.2131/jts.15. SupplementIII_173

20）比企能之, 小林明芳. ウサギ血清病における一過性糸球体腎炎の発生について. 北里医学. 7：377, 1977.

21）福原伸治, 桐林芳江, 前田頼伸. 家兎でのテオフィリンの吸収に及ぼすクレメジン吸着の影響. 広島県病院薬剤師会学術年報. 30：41-43, 1995.

22）堀内雅之, 山田　学, 古林与志安ほか. 牛アミロイド投与によるウサギの実験的アミロイドーシス変性. 第144回日本獣医学会学術集会講演要旨集. 2007, p45.

9.5 尿失禁・多飲多尿

尿失禁

1. 原因および病態

尿失禁は膀胱の機能不全によって発生する。原因には神経性のものと非神経性のものがある。神経性の要因としては、脊髄疾患や中枢神経疾患に起因する膀胱神経麻痺、卵巣摘出術によるエストロゲン欠乏[5]が挙げられる。非神経性の要因としては、過度な膀胱拡張（尿路閉塞）、慢性膀胱炎や尿道炎、膀胱腫瘍などによる膀胱平滑筋収縮不全が挙げられる。

2. 臨床徴候

尿が無意識に漏出し、頻尿になることが多い。会陰部の被毛が茶褐色に変色し（尿焼け）、湿性皮膚炎あるいは糜爛や潰瘍を引き起こしやすい。

脊髄疾患に起因する膀胱神経麻痺では、機能的な尿路閉塞により膀胱に溜まった尿を排泄できなくなる。慢性膀胱炎・尿道炎では排尿痛を伴う頻尿がみられる。

3. 検査および診断

蓄尿した場合は、X線検査で過度に拡張した膀胱（図1）、カルシウム塩結晶の砂粒やスラッジ（図2）の蓄積が診断の助けとなる。

4. 治療

原因疾患の根本治療を行わなければならない。卵巣摘出術による尿失禁では、ジエチルスチルベストロールを投与する[5]。

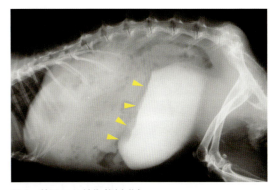

図1　蓄尿のX線像（側方像）
大量のカルシウム尿が貯留し、膀胱が拡大している（矢頭）。

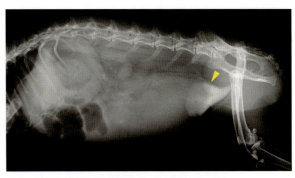

図2　スラッジによる尿道閉塞のX線像（側方像）
尿道移行部に堆積したスラッジ（矢頭）により尿路閉塞を起こし、蓄尿している。

多飲多尿

ウサギの多飲多尿は、ほとんどが腎臓疾患によるものといわれている[6]。しかし、環境や情動ストレスなどによる水分過剰摂取も多く、心因性多尿の可能性も高いと筆者は考えている。

1. 多飲

多飲は，原発性多飲と続発性多飲，もしくは両方の併発に分類される。

原発性多飲は，自律神経機能低下による心因性多渇（運動不足，ストレス環境下，疼痛，副腎皮質機能亢進症など），消化器疾患，発熱，過換気，出血，心疾患などに伴う循環血液量の減少，腫瘍，外傷，炎症などの視床下部渇中枢刺激，高ナトリウム食（ウサギでは通常与えることはないので考えられない）によって発生する。続発性多飲は，バソプレシンの合成阻害（中枢性尿崩症や副腎皮質ホルモンなどの薬物による），尿細管のバソプレシンに対する反応性の欠如（腎性尿崩症〔糖尿病，慢性腎不全，急性腎不全，腎盂腎炎，肝不全〕），利尿薬などの薬剤，輸液などによって発生する。

2. 多尿

多尿は浸透圧利尿によるものと水利尿によるものがある。前者は尿比重が低く，後者は尿比重が高い。

浸透圧利尿とは，浸透圧物質により上昇した尿細管内の浸透圧を下げるためにナトリウムイオンと水の再吸収が減少することで現れる利尿作用のことである。これが起きるのは薬剤（マンニトール点滴や利尿薬など）投与時，腎不全回復期などに限定される。糖尿病でもみられるが，ウサギの真性糖尿病はまれである[3]。

水利尿とは，尿細管における水の再吸収を促進するホルモンであるバソプレシンの作用が弱まることによって現れる利尿作用のことである。尿崩症や水分過剰摂取（心因性多尿）などで生じる。

3. 尿崩症

尿崩症はバソプレシンの合成または作用が病的に低下することで多尿となる疾患である。中枢性と腎性に分けられる。

中枢性尿崩症は，バソプレシンを分泌する下垂体およびその上位中枢が障害を受け，バソプレシンの分泌量が低下するために起こる。視床下部や下垂体の腫瘍，炎症，外傷などによって発生するため，磁気共鳴画像法（MRI）検査で診断する。

腎性尿崩症は，腎臓が傷害を受け，バソプレシンに対する反応が弱まるために起こる（バソプレシンの分泌は正常である）。腎炎，電解質代謝異常などによって発生する。ウサギの尿崩症の報告は少ない[1,7]。

報告は少ないが，水制限試験を行うこともできる。ウサギでの完全な飲水制限は一般状態を崩す原因になるので注意する。

試験的にデスモプレシンなどの点鼻投与が行われているが，確立された治療法はない。

● 参考文献

1) Boorman GA, Bree MM. Diabetes insipidus syndrome in a rabbit. *J Am Vet Med Assoc.* 155: 1218-1220, 1969.

2) Bulut HE, Onarlioglu B, Kaloglu C, et al. Effects of experimental diabetes an insulin treatment on rabbit renal morphology: a quantitative and qualitative study. *Turk J Med Sci.* 31: 209-216, 2001.

3) Conaway HH, Faas FH, Smith SD, et al. Spontaneous diabetes mellitus in the New Zealand white rabbit: physiologic characteristics. *Metabolism.* 30: 50-56, 1981. doi: 10.1016/0026-0495(81)90218-3

4) Keeble E. Endocrine diseases in small mammals. *In Prac-*

tice. 23: 570-585, 2001. doi: 10.1136/inpract.23.10.570

5) Klaphake E, Paul-Murphy J. Disorders of the reproductive and urinary systems. *In* Hillyer EV, Quesenberry KE, (eds): Ferrets, Rabbits, and Rodents. Clinical Medicine and Surgery, 3rd ed. Elsevier, Saunders. pp217-231, 2011.

6) Varga M. Urogenital disease. *In*: Textbook of Rabbit Medicine, 2nd ed. Elsevier, Butterworth-Heinemann. 2013, pp405-424.

7) 小沼守，近藤広孝，石川愛ほか．部分的中枢性尿崩症のウサギの1例．日本獣医師会誌．62：717-719，2009．doi: 10.12935/jvma.62.717

第10章

生殖器疾患・繁殖疾患

- 10.1 性成熟および繁殖生理
- 10.2 生殖器の解剖
- 10.3 雌性生殖器疾患の概要
- 10.4 子宮内膜過形成・内膜炎
- 10.5 子宮腫瘍
- 10.6 子宮水腫
- 10.7 その他の子宮疾患
- 10.8 卵巣・卵管疾患
- 10.9 繁殖疾患
- 10.10 雄性生殖器疾患
- 10.11 避妊・去勢手術

10.1

性成熟および繁殖生理

はじめに

　ウサギは"安産の神様"といわれるほど繁殖力の強い動物である。周年繁殖動物であり，発情期が長く休止期が短い(持続発情動物とも表現されることがある)。加えて，出産直後から発情し(後分娩発情)，交尾・妊娠が可能である(表)。このような性質は，捕食される危険の多い環境下で確実に繁殖するために備わったと考えられる。

　つがいで飼育すると容易に繁殖することから，ウサギは産業動物・実験動物としてさまざまな用途に利用されている。食肉や毛皮を目的として飼育する場合は，繁殖能率を高めるため，後分娩発情で繁殖させる追いかけ交配(加速交配)を行っている。

　ペットのウサギは加齢とともに卵巣・子宮疾患が多発することが問題となっている。

性成熟

　雌の性成熟は4～12ヶ月齢(小型種は4～5ヶ月齢，中型種は4～8ヶ月齢，大型種は9～12ヶ月齢)と幅があり[12]，長日環境では早熟傾向にある。雄の性成熟は雌よりも遅く，7～8ヶ月齢である。繁殖を希望しない場合は，4ヶ月齢から雌雄を隔離しなければならない。

発情・交配

　ウサギは周年繁殖動物で，発情期が長いことが特徴である。1～2日間の休止期と4～17日の許容期(発情期)が繰り返される[12]。雄は雌の発情に合わせて，いつでも繁殖が可能である。

表　繁殖の特徴

- 性成熟：雌4～12ヶ月齢，雄7～8ヶ月齢
- 繁殖形式：周年繁殖
- 発情周期：発情期4～17日，休止期1～2日
- 排卵形式：交尾排卵(交尾後10〔9～12〕時間で排卵)
- 着床：交尾後7～8日
- 妊娠期間：30～32日
- 産仔数：7.5(4～10)頭
- 偽妊娠期間：14～15日
- 離乳：約8週齢

　発情期のウサギは，落ち着きがなくなり，怒りっぽくなる。わずかであるが食欲が落ちる個体もいる。雌の発情徴候は，外陰部の腫脹[7,12]と，ロードシス lordosis(雄が乗駕しようとすると尾を上げる許容姿勢をとること)である[12](図1)。雄の発情徴候は，縄張り内のマーキングのための頻回な排尿(尿スプレー)や排便である。家具や玩具に乗駕したり，飼育者の足に両前肢をかけて腰を動かす行為(マウント mount)をとることもある(マウントは雌にもよくみられる)。下顎腺を物やほかの個体に擦りつけるマーキング行動(チンマーク chin mark)は，雌より雄によくみられる。

　交尾時間は約1分以内と短い。雄は雌に乗駕し，陰茎を挿入して射精する(図2)。交尾が完了すると，「キーッ」と奇声を発しながら雌の横や後ろに倒れこみ，スタンピングを繰り返す。

　ウサギは交尾排卵動物で，交尾の10(9～12)時間後に排卵する[12]。

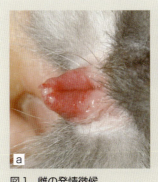

図1 雌の発情徴候
a：外陰部が赤色を帯びて腫大している。
b：尾を上げて雄を許容する姿勢（ロードシス）をとる。

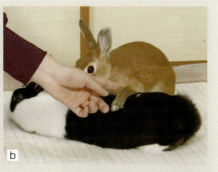

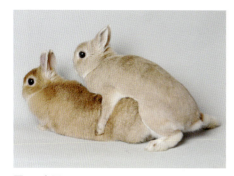

図2 交尾
雄が雌の上に乗り，陰茎を挿入したら激しく腰を動かす。

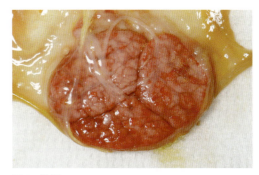

図3 胎盤
ウサギの胎盤は円形をした盤状胎盤である。

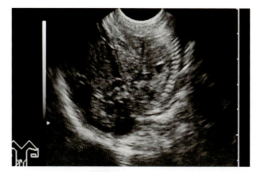

図4 胎仔の超音波像

妊娠

交尾の7～8日後に着床する。着床の形式は偏心着床である[11]。

胎盤の形態は盤状胎盤である（図3）。組織学的分類では血絨毛胎盤であり，母体と胎仔の血液連絡が密である[14]。

妊娠期間は30～32日で，交配後10～12日目には胎仔の触知が可能となる。超音波検査では9日目から胎嚢や胎仔を確認でき，18日目以降は胎仔の心拍動も描出できる[8]（図4）。X線検査ではおよそ20日目から胎仔の骨格が明瞭に写るようになる[8]（図5）。妊娠末期には，胎仔が多いと腹部が膨満し，乳腺も発達して泌乳がみられる（図6）。

受胎後の母親は摂食量も飲水量も増加するが，過度にエネルギーを摂らせると妊娠中毒（「10.9 繁殖疾患」参照）を発症するため注意する。

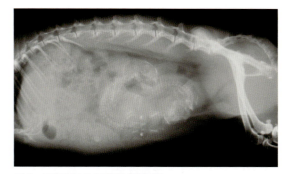

図5 妊娠個体のX線像（側方像）
2頭の胎仔の骨格が確認できる。

分娩

妊娠後期になると雌は特定の場所に巣材を運ぶ。巣は乾草やワラなどで作られるが，産床には自身の肉垂や乳腺周囲の被毛を抜いて使用する（図7）。乳腺周囲の被毛を抜くことには，新生仔が乳首を探して，飲みやすい状態にする役目もある。

妊娠・授乳中の雌は侵入者から巣を守ろうとして，飼育者やほかのウサギに対して攻撃的になるため，落ち着いた静かな状態に保つ。分娩環境が母親にとって

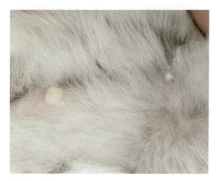

図6 泌乳
腫脹した乳腺から母乳が出ている。

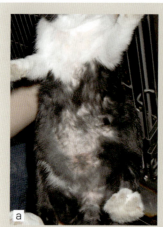
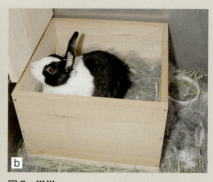

図7 営巣
a：自ら乳腺周囲の被毛を抜いている。
b：抜いた被毛を産床にする。

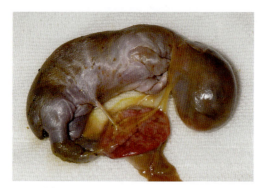

図8 胎仔
胎盤をつけたまま羊膜に包まれて産出される。

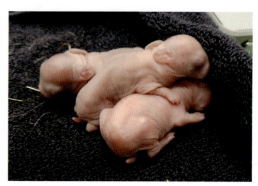

図9 ウサギの新生仔

不快であると，育仔放棄が起こりやすい。

分娩はたいてい朝方に起こり，夜は少ない。娩出は前胎位，あるいは臀位といわれている[4]が，詳細は不明である。分娩所要時間は30分以内であることが多い。胎仔は胎盤をつけたまま羊膜に包まれて産出される（図8）。母親が羊膜を破り，羊膜や胎盤を食べて胎仔の身体についた羊水や血液をきれいになめる。なお，ウサギは被毛の生えていない赤仔で生まれてくる（図9）。

産仔数

一般的な産仔数は4〜10頭（平均7.5頭）である。小型種は少なく，大型種は多い傾向にある[7]。実験動物のジャパニーズ・ホワイト種では，8.01 ± 0.39頭[13]，7.7頭[10]などの報告がある。

偽妊娠

雌のウサギはほかの雌の交尾をみることや，雄が近くにいることが刺激となり，偽妊娠することがある。営巣や発情徴候も頻繁にみられ，縄張りの中での警戒心が強くなる。乳腺が腫脹して泌乳がみられることも多い。偽妊娠は15〜16日ほど続く[12]が，卵巣・子宮疾患が潜在する個体ではその期間が長くなり，泌乳が常にみられるようになる。

雌雄鑑別

幼体の雌雄は生殖孔の形態と肛門との距離で鑑別する。陰部周囲を押して，生殖孔の先端が縦のスリット状ならば雌，円筒状ならば雄である（図10）。肛門との距離は雄のほうが長いといわれているが，その差は明確ではない。約8週齢を過ぎると，発達してきた陰茎をみることが可能になり（図11），10〜14週齢で精巣は陰嚢に下降してくる。しかし，ウサギの鼠径輪は成熟後も閉鎖しないため，精巣は腹腔内と陰嚢を自由

生殖器疾患・繁殖疾患

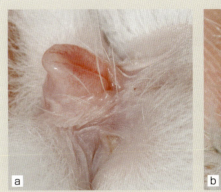
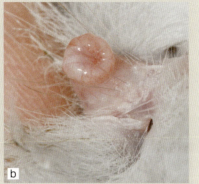

図10　幼体の雌雄鑑別
a：雌の生殖孔は縦のスリット状で，側面からみると三角形にみえる。
b：雄の生殖孔は円筒状である。

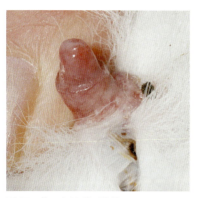

図11　若いウサギの陰茎
約8週齢を過ぎると，陰茎を確認できる。

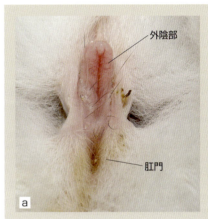
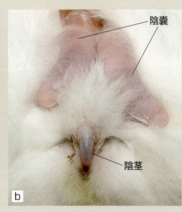

図12　成体の雌雄鑑別
a：雌の外陰部はスリット状である。
b：雄には陰茎と陰嚢がある。

に移動し，未熟なうちは精巣が陰嚢に下降している時間が少ない。

成熟した雄は陰茎と陰嚢の存在，雌はスリット状の外陰部で鑑別する（図12）。また，雌は二次性徴として，頸部腹側に肉垂あるいは胸垂 dewlap とよばれる皮膚のたるみが形成される。

> **コラム：授乳**
>
> ウサギの母乳は，ヒトやほかの家畜の母乳と比べて蛋白質，脂肪，灰分がきわめて多く，乳糖はやや少ない。母乳組成は粗蛋白13.6％，粗脂肪15.3％，灰分1.75％，乳糖2.14％[2]，または，粗蛋白10.11％，粗脂肪15.91％，灰分1.53％，乳糖2.07％[2]などと報告されている。
>
> 授乳は1日に1～2回，一般的に早朝に行われる。1回の授乳は数分以内に終了するため，母親と仔がともに過ごす時間はわずかしかない。母親は仔を抱いて暖めることはせずに，授乳のときに巣穴に戻ってきて世話をするだけである。ウサギは多産で
>
> あるため，仔同士が寄り添って暖めあっている。母親は授乳の際に，仔を乳頭に誘導するフェロモン（nipple-search pheromone）を放出することが知られている[12]。このフェロモンは母乳にも含まれている[3]。
>
> ウサギの新生仔はどんな短時間でも体重の約20％の母乳を飲むといわれている。なお，新生仔の糖貯蔵は生後約6時間続くが，その後，母乳を飲まずに低血糖になると，急激なケトーシスと死をまねく[5]。
>
> 胎仔は胎盤を通じて受動免疫を獲得する。母乳に

ついては，移行抗体が含まれるという説[1]と抗体移行はないという説[9]があり，詳細は不明である。しかし，新生仔の胃では，母乳を基質として免疫や抗菌効果のある脂肪酸が生成される。この脂肪酸はミルクオイル milk oil とよばれる[6]。

ウサギの新生仔は，10日齢まで完全に母乳に依存している(A)。約2週齢から少量の固形物を食べはじめ[5]，3〜4週齢以降は固形物が食物摂取の大部分を占めるようになる(B)。約1ヶ月齢までに母乳の摂取量は最小限になり，ミルクオイルの生産は減少する。消化機能が完全に発達するのは6週齢以降であるため，完全な離乳は8週齢以降が理想である。

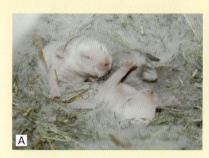
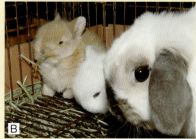

A：新生仔。母乳を飲んで育っている。
B：幼体。自ら牧草を食べるようになる。

● 参考文献

1) Brewer NR, Cruise LJ. Physiology. *In* Manning PJ, Ringler DH, Newcomer CE,(eds): The Biology of the Laboratory Rabbit, 2nd ed. Elsevier, Academic Press. 1994, pp63-71.
2) Davies JS, Widdowson EM, McCance RA. The intake of milk and the retention of its constituents while the newborn rabbit doubles its weight. *Brit J Nutr.* 18: 385-392, 1964. doi: 10.1079/BJN19640035
3) Keil W, von Stralendorff F, Hudson R. A behavioral bioassay for analysis of rabbit nipple-search pheromone. *Physiol Behav.* 47: 525-529, 1990. doi: 10.1016/0031-9384(90)90120-S
4) Klaphake E, Paul-Murphy J. Disorders of the reproductive and urinary systems. *In* Quesenberry KE, Carpenter JW,(eds): Ferrets, Rabbits, and Rodents, Clinical Medicine and Surgery, 3rd ed. Elsevier, Saunders. 2011, pp217-231.
5) Nowland MH, Brammer DW, Garcia A, et al. Biology and disease of rabbits. *In* Fox JG, Anderson L, Otto G, et al,(eds): Laboratory Animal Medicine, 3rd ed. Elsevier, Academic Press. 2015, pp411-462.
6) Oglesbee BL, Jenkins JR. Gastrointenstinal diseases. *In* Quesenberry KE, Carpenter JW,(eds): Ferrets, Rabbits, and Rodents, Clinical Medicine and Surgery, 3rd ed. Elsevier, Saunders. 2011, pp193-204.
7) Vella D, Donnelly TM. Basic anatomy, physiology, and husbandry. *In* Quesenberry KE, Carpenter JW,(eds): Ferrets, Rabbits, and Rodents, Clinical Medicine and Surgery, 3rd ed. Elsevier, Saunders. 2011, pp157-173.
8) 稲場俊夫，森 純一，鳥居隆之．超音波エコー画像診断法によるウサギの妊娠診断．日本獣医学雑誌．48：1003-1006，1986．doi：10.1292/jvms1939.48.1003
9) 小沼 操，小野寺節，山内一也．動物の免疫学，第2版．文永堂出版．2001．
10) 田島嘉雄．実験動物学（普及版）．朝倉書店．2007．
11) 前島一淑，笠井憲雪．最新実験動物学．朝倉書店．1998．
12) 正木淳二．哺乳動物の生殖行動．川島書店．1992．
13) 平沢和男，竹入修二．SPFウサギ(KBL：JW)のノーマルデータの紹介．実験動物技術．16：103-109，1981．
14) 星 修三，山内 亮．家畜臨床繁殖学．朝倉書店．1990．
15) 吉田 勉．無菌ウサギの人工保育について．実験動物．21：1-12，1972．doi: 0.1538/expanim1957.21.1_1

10.2 生殖器の解剖

雌性生殖器

雌の生殖器は1対の卵巣と卵管，子宮，そして1つの腟から構成される（図1）。卵巣は腎臓後縁に隣接し，子宮は膀胱背側を走行している。

1. 卵巣

卵巣は淡肌色で細長い楕円球状をしている（図2a）。長径は約1.5 cm，短径は約0.5 cmである[3]。表面は平滑であるが，発情中は多数の卵胞の膨出がみられる（図2b）。子宮間膜の脂肪に連続した卵巣嚢（脂肪）に包まれ，固有卵巣索，卵巣提索および卵巣間膜で支持される。固有卵巣索は短い結合組織性筋性索であり，卵巣の子宮端と子宮底の外側角（卵管進入部のすぐ下）とを結ぶ。卵巣提索は卵巣の卵管端と骨盤側壁との間を結ぶ索条の構造で，卵巣を引き上げている。内部に卵巣動静脈が走行している。

2. 卵管（図3）

卵管は子宮広間膜の上縁を蛇行する線維性の細管で，全長は8〜10 cmである[3]。近位端（卵管采）は卵巣頭端に隣接して開口している（卵管腹腔口）。近位側の半分は膨大部，遠位側の半分は峡部とよばれる。峡部の子宮腔開口部は卵管子宮口とよばれる。

3. 子宮

子宮は膀胱の背側を走行し，弯曲して卵管・卵巣に連絡している（図4）。子宮の全長は約7 cmであるが伸展性があり[3]，妊娠時や偽妊娠時に著しく伸長する。おおよその外径は7〜8 mm以内だが，許容期になると，子宮内膜が増殖して多少太さが増す（図5）。

ウサギの子宮は重複子宮とよばれる形態で，左右の

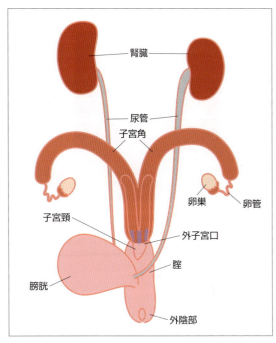

図1　雌性生殖器

子宮角がそれぞれ外子宮口を形成し，子宮頸に開口している（図6）。外子宮口に近い部分は外観上1本にみえるが，隔壁によって区分されている（図7）。一般的な哺乳類では，癒合している領域を子宮体，分離した部分を子宮角とよぶが，完全に左右が分離したウサギの子宮では，子宮体と子宮角の区分は明確にすることができない。本書では，便宜上に左右のそれぞれの子宮全体を子宮角とよぶ。

4. 腟

腟は1本で，やや平たい円筒状をしており，外尿道口付近を境とし腟前庭に接続する。尿生殖洞は陰裂に開口し，陰裂を挟む陰唇と陰核を持つ。

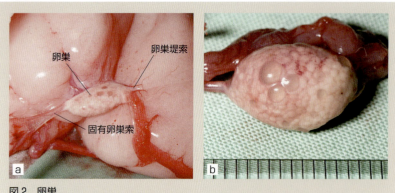

図2 卵巣
a：肌色で細長い楕円球状をしている。卵巣堤索と固有卵巣索で支持されている。
b：発情中の卵巣は腫大し，多数の卵胞が膨出する。

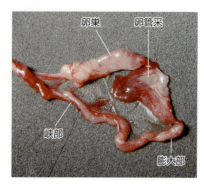

図3 卵管
卵管采が漏斗をつくり，卵巣と連絡する。

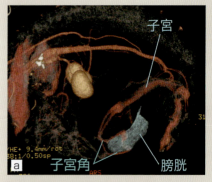
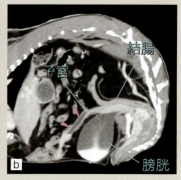

図4 子宮のCT像
a：3D像（左側観）。子宮は膀胱の背側を走行し，子宮角は腹側に向かって弯曲する。
b：矢状断像。子宮は結腸の腹側，膀胱の背側を走行している（矢頭）。

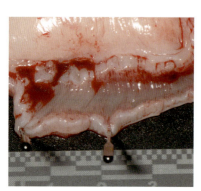

図5 発情期の子宮
非発情期よりも子宮内膜がやや肥厚する。

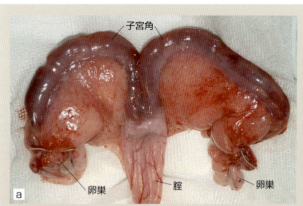
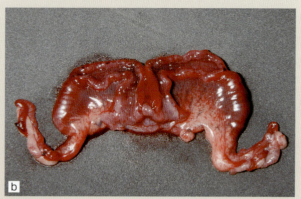

図6 子宮角
a：2本の細長い子宮角が腟につながってみえる。
b：子宮切開像。2本の子宮角が並列する重複子宮である。

5. 間膜

卵巣囊や卵巣間膜，卵管間膜，子宮間膜が連続して子宮広間膜をつくる。大量の脂肪が付着しているため，個々の間膜の区別はつかない（図8）。脂肪の蓄積は加齢とともに増え，主なエネルギー貯蔵源となる。

雄性生殖器

雄の生殖器は1対の精巣と精巣上体，精管，そして副生殖腺から構成される（図9）。

生殖器疾患・繁殖疾患

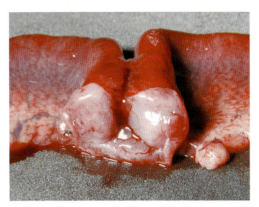

図7 外子宮口
2本の外子宮口が癒合している。

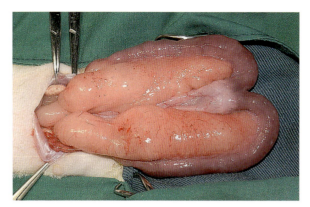

図8 子宮間膜
大量の脂肪が蓄積している。

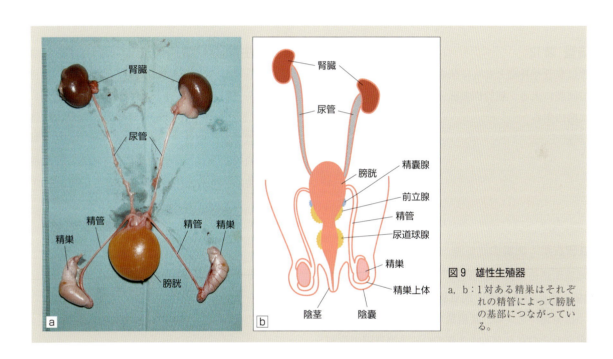

図9 雄性生殖器
a, b：1対ある精巣はそれぞれの精管によって膀胱の基部につながっている。

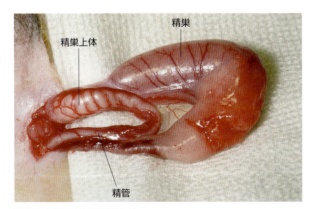

図10 精巣および精巣上体
精巣も精巣上体も細長い。

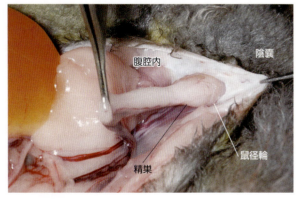

図11 鼠径輪
ウサギは鼠径輪が閉鎖せず，精巣が腹腔内と陰嚢を行き来する。

1. 精巣・精巣上体（図10）

　精巣はやや長い卵円形で，長径3～4cmである。左右独立して陰嚢内に位置するが，ウサギは成熟後も鼠径輪が閉じないため，腹腔内へも移動する（図11）。精巣上体は精管を含む頭部，それに続く体部，精巣尾側端に接する尾部に分かれている。

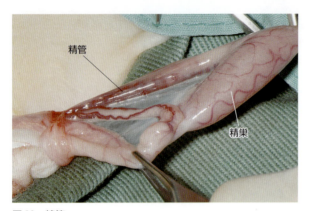

図12 精管
精管は血管や神経とともに精索に包まれている。

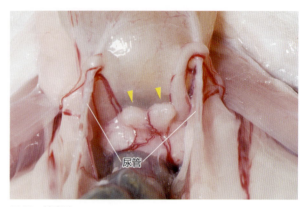

図13 精嚢腺
膀胱の基部に精嚢腺と思われる2つの分泌腺が認められる（矢頭）。

2. 精管（図12）

精管は血管や神経とともに精索に包まれ，鼠径管を通って腹腔に入る。精管膨大部をつくり，尿道基部の精丘に開口する。

3. 副生殖腺

ウサギの副生殖腺は，精嚢腺，前立腺，尿道球腺（カウパー腺）からなる[2]。精嚢腺は尿道基始部に1対存在し（図13），精管膨大部の外側ならびに膀胱頸背側に位置する。前立腺は精嚢腺の基部尾側に，尿道球腺は尿道の陰茎移行部背側に位置する。副生殖腺からの分泌物は，精巣上体の分泌物とともに精液をつくる。

コラム①：卵巣の間質腺

卵胞閉鎖後に顆粒膜細胞は間質細胞として卵巣組織内に遺残し（A，B），間質腺とよばれている。ヒトでは発達が悪いが，齧歯類では顕著に発達し，ウサギでもその存在が示唆されている。間質腺の役割は不明瞭であるが，ウサギの間質腺はステロイドホルモンを生合成する能力があることが知られている[1]。

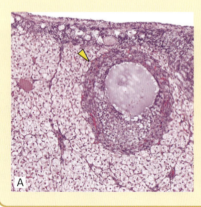
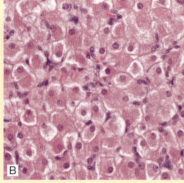

A：HE染色，40倍。閉鎖卵胞（矢頭）と間質細胞を示す。間質細胞は実質を埋め尽くすほど発達している。
B：HE染色，200倍。個々の間質細胞は細胞境界明瞭であり，豊富な好酸性顆粒状細胞質を有する。間質細胞は黄体細胞と酷似しており，鑑別には経験を要することがある。

生殖器疾患・繁殖疾患

コラム②：腟の蓄尿

ウサギは腟に蓄尿することがある。子宮の超音波検査や避妊手術の際に，偶発的に発見されることが多く（A，B），臨床的意義は不明ながらも病的ではないことが推測される。

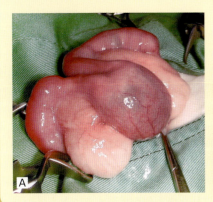
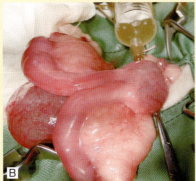

A：外観。
B：穿刺しているところ。

● 参考文献

1) Hilliard J, Archibald D, Sawyer CH. Gonadotrophic activation of preovulatory synthesis and release of progestin in the rabbit. *Endocrinol*. 72: 59-66, 1963. doi: 10.1210/endo-72-1-59
2) 佐久間勇次．ウサギ 〜生殖生理と実験手技〜．近代出版．1988．
3) 津崎孝道．実験用動物解剖学 兎編．金原出版．1954．

10.3 雌性生殖器疾患の概要

発生

卵巣・子宮疾患は，ウサギの疾病の中でも発生数が多い。とくに子宮疾患は非常に多く，Fuchs-Baumgartingerらはウサギの疾病のうち約11％が子宮疾患であったと報告している[1]。

Fuchs-Baumgartingerらの報告では，非腫瘍性病変と腫瘍性病変の割合は約50％ずつで，約14％の症例には複数の病変が併発していたという[1]。非腫瘍性病変で多かったのは子宮内膜過形成（28.4％），子宮内膜炎（21.3％），子宮水腫（8.5％），子宮血腫（6.4％），腫瘍性病変で多かったのは子宮腺癌（44％），子宮平滑筋腫（9.2％），腺腫（4.3％），平滑筋肉腫（4.3％），血管腫（1.4％）であった[1]。ほかには，腫瘍性病変が全体の半分に及ぶという報告もある[4,6]。

筆者が経験した範囲では，卵巣では顆粒膜細胞腫，子宮では子宮内膜過形成および子宮内膜炎，子宮内膜の静脈瘤，子宮水腫，子宮腺癌，平滑筋肉腫などが多発しており，これらの病態が併発することも多い。

卵管疾患はまれである。卵巣や卵管疾患の多くは，子宮卵巣摘出術の際に，偶発的に発見される。

発症年齢は2歳2ヶ月〜7.6歳と幅広く，4〜5歳でピークに達するとも報告されている[6]。腫瘍性疾患は加齢とともに発生率が高くなる。

臨床徴候

初期はしばしば無徴候である。

臨床徴候としては出血性の分泌物がみられることがもっとも多く，飼育者はたいていこれによって異常に気づく（図1）。しかし，初期には排出量がわずかであり，排尿時に腹圧がかかることで数滴垂れる程度なので，尿の色に紛れてしまい見過ごされやすい。病状が進行するに連れて，次第に血液の割合は増えていき，鮮血や血餅が混じるようになる。持続的な出血により慢性貧血を呈したり，静脈瘤の破裂などによる大量出

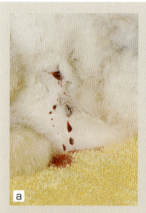 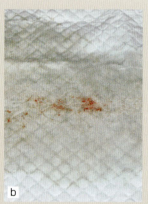 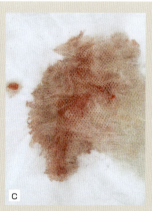 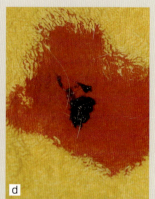

図1　出血性分泌物
a〜d：初期は数滴垂れる程度であるが，進行すると次第に量が増え鮮血や血餅が混じるようになる。

生殖器疾患・繁殖疾患

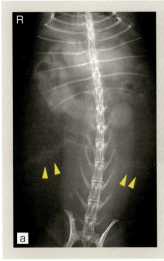
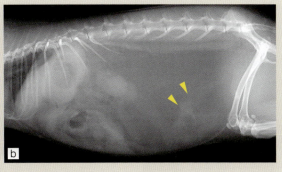

図2 子宮のX線像
a：腹背像。膀胱領域から頭側に向かって左右に広がった子宮角が確認される（矢頭）。
b：側方像。膀胱背側を頭側に向かって弯曲しながら走行している（矢頭）。

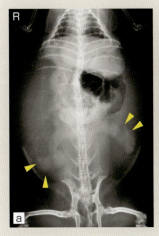
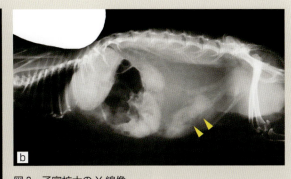

図3 子宮拡大のX線像
a：腹背像。左右に広がった子宮陰影が拡大している（矢頭）。
b：側方像。子宮は拡大し、一部は腫瘤化しているようにみえる（矢頭）。

血で、出血性ショックに陥る場合もある。

性ホルモンの過剰分泌が背景にあることが多いため、乳腺の異常（過形成、乳腺腫など）や持続的偽妊娠が生じることも多い。

子宮が腫大すると、腹部膨満が認められる。

受胎率の低下、流産、死産などの産科異常も発生するが、繁殖家以外では気づかないかもしれない。

検査および診断

1. 触診

顕著に腫瘤化した卵巣や子宮は、触診で発見される。とくに子宮疾患は、腹部触診でみつかることが多い。腫大した子宮は正常よりも硬く、ゴツゴツした感じである。

2. 画像検査

卵巣や子宮の評価には、画像診断が必要となる。

(1) X線検査

ウサギは消化管容積が大きく、常に食渣が充満しているため、卵巣や子宮をX線画像上で観察するのは難しい。子宮が正常であれば、通常はX線検査で写らないといっても過言ではない。腹腔内脂肪が多い個体ならば卵巣や子宮にコントラストがつくため明瞭に写るが（図2）、それでも、とくに卵巣は腫瘤化していない限り、評価することはできない。

子宮陰影の拡大（図3）や腫瘤化はX線画像上でも認められるが、必ずしも正確に評価はできない。腹背像では腰部の筋肉が子宮と重なり、側方像では左右の子宮角が重なるためである。

慢性炎症や腫瘤化で子宮に石灰沈着が起きると、子宮陰影に沿って多数の微細な石灰化陰影が現れる

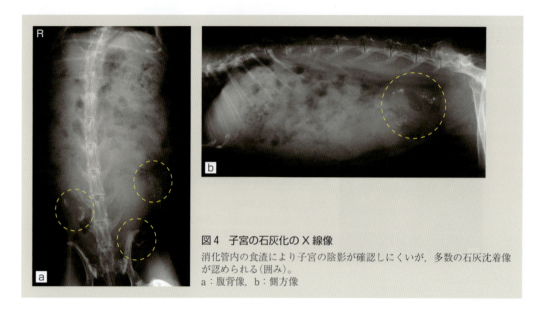

図4 子宮の石灰化のX線像
消化管内の食渣により子宮の陰影が確認しにくいが，多数の石灰沈着像が認められる（囲み）。
a：腹背像，b：側方像

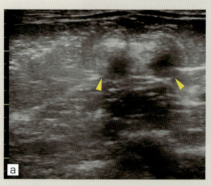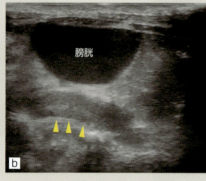

図5 子宮の超音波像
a：短軸像。2本の子宮角が丸く描出されている（矢頭）。
b：長軸像。子宮角の壁と内腔が不明瞭である（矢頭）。

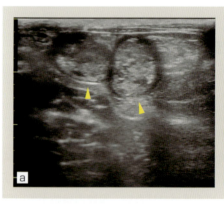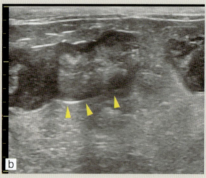

図6 子宮の腫大の超音波像
a：短軸像。子宮角が拡大している（矢頭）。
b：長軸像。拡大した子宮は凹凸している（矢頭）。

（図4）。消化管膿瘍や尿路結石との鑑別が必要である。

(2)超音波検査

卵巣・子宮疾患の診断にもっとも有用なのは超音波検査である。超音波検査では，膀胱をランドマークにして探査する。

正常な子宮角は子宮壁と内腔が不明瞭で，おおよその外径は7～8mm以内である（図5）。異常所見としては，卵巣の腫瘤化，子宮角の腫大（図6）や腫瘤化，子宮内腔の液体貯留などが描出される。発情期の子宮角は通常に比べて腫大・拡張する傾向にあるため，軽微な形態的変化が異常であるかどうかは，陰部からの出血性分泌物など，臨床徴候の有無と併せて判断するしかない。卵巣や子宮の腫瘤化や液体貯留（漿液が貯留する卵巣嚢腫や子宮水腫など）は，明らかな異常と判断できる。

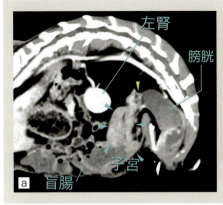
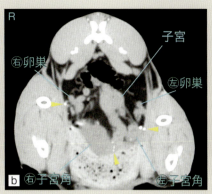

図7 腫大した子宮のCT像
子宮は太く(青矢頭),石灰化(黄矢頭)も認められる。卵巣には異常は認められない
a：矢状断像，b：横断像

(3) コンピュータ断層撮影検査

X線検査や超音波検査では，卵巣や子宮の全貌を把握することが難しい。正確な診断のため，また腫瘍を疑う個体で転移巣などを確認するために，コンピュータ断層撮影(CT)検査を行うこともある(図7)。別の目的で行われたCT検査で，子宮の異常が偶発的に発見されることも多い。

3. 血液検査

血液検査では卵巣・子宮疾患を特異的には診断できない。出血による貧血，腎不全や肝不全などとの鑑別など，治療にあたって全身状態を把握するために行う。

4. 病理組織検査

確定診断は子宮卵巣摘出術後の病理組織検査で得られる。

治療

1. 外科的治療

卵巣や子宮に異常が認められれば，子宮卵巣摘出術を行う(「10.11 避妊・去勢手術」参照)。

2. 内科的治療

麻酔ならびに手術が不適応である場合は，ホルモン治療を行う。

一般的には，抗エストロゲン製剤，性腺刺激ホルモン放出ホルモン(GnRH)アナログ，黄体ホルモン製剤などを使用する。しかし，各製剤の使用方法，具体的な投薬量は定まっていない。

抗エストロゲン製剤のタモキシフェンは，選択的にエストロゲン受容体を阻害する。卵胞の発育を妨げ，性ホルモンの分泌量を低下させる[2,5]。

GnRHアナログは視床下部から分泌される性腺刺激ホルモンを抑制する。長期作用型の注射薬である酢酸リュープロレリンがよく使用される。酢酸リュープロレリンは卵母細胞の発育を妨げるため[8]，卵巣・子宮疾患以外にも乳腺腫瘍の治療，鳥類や爬虫類においては卵管疾患の治療や発情抑制に使用されている。しかし，GnRHアナログであるデストリンアセテートのインプラント剤では雄の発情を完全に抑制することができなかったという報告もある[3]。

タモキシフェンと酢酸リュープロレリンは単独で用いる場合と併用する場合がある。ヒトでは乳腺癌や子宮癌の化学療法に使用されることがある。

黄体ホルモン製剤であるメドロキシプロゲステロンやクロルマジノンなどは，哺乳類や鳥類の発情抑制に使用される古典的な薬剤である。筆者は酢酸クロルマジノンのインプラント剤をウサギの発情抑制に使用した経験がある。

鈴木が動物種本来の性腺刺激ホルモンのアミノ酸配列と，齧歯類とウサギの性腺刺激ホルモンやその受容体のアミノ酸配列を調べた結果，モルモットやデグーなどの配列は，ほかの齧歯類よりも家畜やヒトに近く，ヒト製剤の有効性が示唆された。モルモットの受容体はヒトの受容体との類似性が高く[9]，ヒト卵胞刺激ホルモン(FSH)製剤を用いるとモルモットで過排卵を誘起できることを確認している[7]。つまり，ウサギはモルモットよりも，ヒトのホルモン製剤の効果が低いと考えられる。

● 参考文献

1) Fuchs-Baumgartinger A, Heckermann H, Gruber A, et al. Nature and frequency of uterine disorders in rabbits – a retrospective study. *Wiener Tierärztliche Monatsschrift*. 96: 272-278, 2009.

2) Furr BJ, Valcaccia B, Challis JR. The effects of Nolvadex (tamoxifen citrate; ICI 46,474) on pregnancy in rabbits. *J Reprod Fertil*. 48: 367-369, 1976. doi: 10.1530/jrf.0.0480367

3) Goericke-Pesch S, Groeger G, Wehrend A. The effects of a slow release GnRH agonist implant on male rabbits. *Anim Reprod Sci*. 152: 83-9, 2015. doi: 10.1016/j.anireprosci.2014.11.002

4) Künzel F, Grinninger P, Shibly S, et al. Uterine disorders in 50 pet rabbits. *J Am Anim Hosp Assoc*. 51: 8-14, 2015. doi: 10.5326/JAAHA-MS-5812

5) Orgebin-Crist MC, Eller BC, Danzo BJ. The effects of estradiol, tamoxifen, and testosterone on the weights and histology of the epididymis and accessory sex organs of sexually immature rabbits. *Endocrinology*. 113: 1703-1715, 1983. doi: 10.1210/endo-113-5-1703

6) Saito K, Nakanishi M, Hasegawa A. Uterine disorders diagnosed by ventrotomy in 47 rabbits. *J Vet Med Sci*. 64: 495-497, 2002. doi: 10.1292/jvms.64.495

7) Suzuki O, Koura M, Noguchi Y, et al. Optimization of superovulation induction by human menopausal gonadotropin in guinea pigs based on follicular waves and FSH-receptor homologies. *Mol Reprod Dev*. 64: 219-225, 2003. doi: 10.1002/mrd.10242

8) Zanagnolo V, Dharmarajan AM, Hesla J, et al. Effects of a gonadotropin-releasing hormone analog on rabbit ovarian function. *Endocrinology*. 137: 5400-5406, 1996. doi: 10.1210/endo.137.12.8940363

9) 鈴木　治. 各種実験動物の性腺刺激ホルモン配列比較と過排卵技術の改良. 関西実験動物研究会会報. 27：72-75, 2006.

10.4 子宮内膜過形成・内膜炎

概要

子宮内膜過形成とは，子宮の内膜が正常な範囲を超えて肥厚する疾患である。一部では子宮内膜過形成は子宮腺癌の前段階と考えられている[3,4]。子宮内膜炎や子宮内膜ポリープ，子宮内膜静脈瘤がしばしば併発する。非腫瘍性の子宮疾患ではもっとも多いと報告されている。

原因および病態

性ホルモンの不均衡（とくにエストロゲンの過剰分泌）や加齢によって内膜の増殖が起こるとされている。組織学的に，子宮腺の増生による腺腫性過形成と，囊胞形成を伴う囊胞性過形成に分けられるが，両者が併発することが多く，厳密に区別することはできないかもしれない。内膜の肥厚の結果，子宮全体が腫大する（図1）。

内膜に細菌などが感染すると，子宮内膜炎を生じる。子宮内膜炎の原因菌は *Pasteurella multocida*, *Staphylococcus* spp. が多く，まれに *Chlamydia* spp., *Listeria monocytogenes*, *Moraxella bovis*, *Actinomyces pyogenes*, *Brucella melitensis*, *Salmonella* spp. の感染も認められる[1,6,7]。

子宮内膜に過形成や炎症が起こると，内膜の間質，筋層の静脈が拡張・増殖する。その結果，出血が生じることがある（図2）。

一部の血管は静脈瘤を形成する（図3）。大きな静脈瘤は大出血の原因となる[5]。なお，子宮内膜過形成などがみられない状態でも静脈瘤が発生することは多く，脈管系の発生異常や血管圧の上昇，先天的異常が原因ではないかと考えられている[2]。

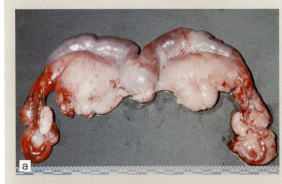
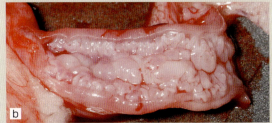
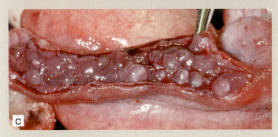

図1　子宮内膜過形成
a：子宮は腫大し，凸凹している。
b：腺腫性。多数の乳頭状突起がみられる。
c：囊胞性。多数の囊胞形成がみられる。

また，ウサギでも子宮腺筋症がみられることが多々ある。子宮腺筋症とは，子宮腺や間質組織が筋層に浸潤する病態である。発情に伴い子宮腺が増殖することで，筋層に刺激が加わったり，感染や炎症が発生したりすることが原因と考えられているが，臨床的意義は不明である。

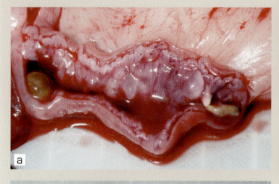
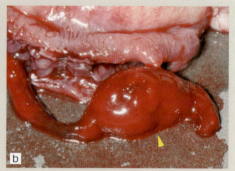
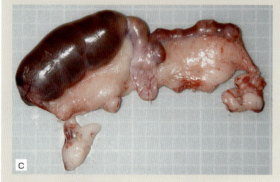

図2 子宮の出血
a：子宮内膜に複数の囊胞が形成され，同時に出血を起こしている。
b：子宮内腔に大きな血餅が形成されている（矢頭）。
c：片側の子宮角が出血により腫大している。

検査および診断

1. 画像検査

超音波検査において，血液貯留による子宮内腔の拡大（明らかな内腔の拡大は，子宮壁と内腔が明確に描出される），子宮壁の肥厚ならびに内腔に向かって突出する隆起性病変（腺腫や囊胞，図4）が描出された場合は，子宮内膜過形成を疑う。しかし，X線検査や超音波検査のみでは鑑別することができず，臨床徴候と併せて暫定的に診断されることが多い。子宮全体を把握するためにコンピュータ断層撮影（CT）検査を行うこともある（図5）。なお，子宮内膜炎は画像検査では診断できない。

2. 病理組織検査

腺腫性過形成では，子宮腺の不規則な増生が認められる（図6）。囊胞性過形成では，内腔へ突出した壁の薄い囊胞が認められる（図7）。ポリープが形成されていたり（図8），粘膜固有層のみが腫大しているケースもある（図9）。

子宮内膜炎では，粘膜から粘膜下織にかけて好中球，リンパ球，形質細胞が浸潤している（図10）。子宮腺筋症では，肥厚した筋層の中に子宮腺や間質細胞が認められる（図11）。

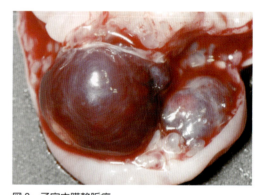

図3 子宮内膜静脈瘤
子宮内膜過形成と併発した静脈瘤。

いずれの場合も，内膜，筋層の血管の増殖・拡張が認められる（図12）。

治療

1. 外科的治療

子宮卵巣摘出術が治療の基本となる（「10.11　避妊・去勢手術」参照）。

2. 内科的治療

麻酔や手術が不適な症例に対しては，抗菌薬や止血薬，あるいはホルモン治療を適宜行う（「10.3　雌性生殖器疾患の概要」参照）。

生殖器疾患・繁殖疾患

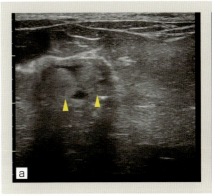
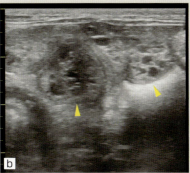

図4　子宮内膜過形成の超音波像
a：腺腫性過形成。無エコーの液体が貯留した中腔に高エコーの隆起物（矢頭）が認められる。
b：嚢胞性過形成。小嚢胞が多数形成され，内腔に向かって突出している（矢頭）。

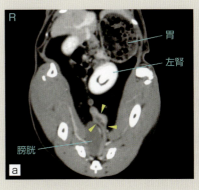
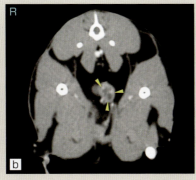

図5　子宮内膜過形成のCT像
子宮角に，水に近いCT値の液体を含んだ嚢胞が複数認められる（矢頭）。
a：水平断像，b：横断像

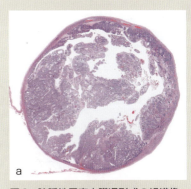
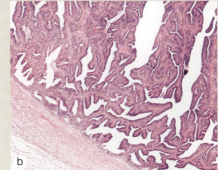
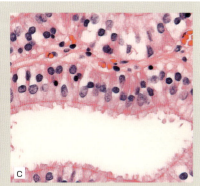

図6　腺腫性子宮内膜過形成の組織像
a：HE染色，40倍。内膜が内腔に突出している。
b：HE染色，100倍。子宮腺が樹枝状に増殖している。
c：HE染色，400倍。炎症は乏しく，異型性はみられない。

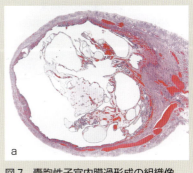
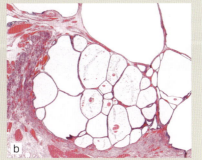
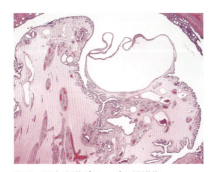

図7　嚢胞性子宮内膜過形成の組織像
a：HE染色，40倍。子宮腺が嚢胞形成をしながら内腔に向かって突出している。
b：HE染色，100倍。嚢胞は多房性で大小さまざまのものが形成されている。

図8　子宮内膜ポリープの組織像
隆起性病変が子宮内に突出している。子宮内膜に嚢胞性の過形成も併発している。

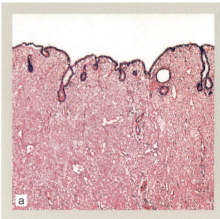
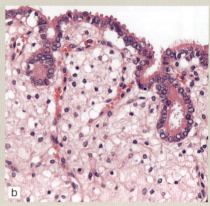

図9　粘膜固有層の肥厚の組織像
a：HE染色，40倍。粘膜固有層のみが増殖している。
b：HE染色，200倍。子宮腺には異常が認められない。

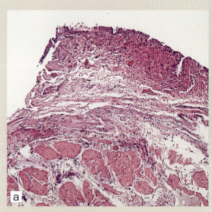
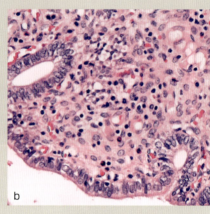

図10　子宮内膜炎の組織像
粘膜から粘膜下織にかけて好中球，リンパ球，形質細胞が浸潤している。
a：HE染色，40倍
b：HE染色，200倍

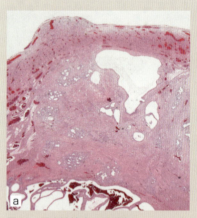
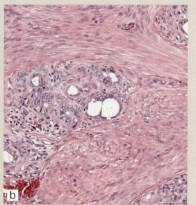
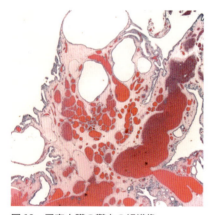

図11　子宮腺筋症の組織像
a：HE染色，40倍。筋層が肥厚している。
b：HE染色，100倍。筋層の中で腺組織が増殖している。

図12　子宮内膜の鬱血の組織像
HE染色，100倍。静脈の拡張や増殖が認められる。

生殖器疾患・繁殖疾患

● 参考文献

1) Bishop CR. Reproductive medicine of rabbits and rodents. *Vet Clin North Am Exot Anim Pract.* 5: 507-535, 2002.

2) Bray MV, Gaertner DJ, Brownstein DG, et al. Hydrometra in a New Zealand white rabbit. *Lab Anim Sci.* 41: 628-629, 1991.

3) Elsinghorst TA, Timmermans HJ, Hendriks HG. Comparative pathology of endometrial carcinoma. *Vet Q.* 6: 200-208, 1984. doi: 10.1080/01652176.1984.9693937

4) Ingalls TH, Adams WM, Lurie MB, et al. Natural history of adenocarcinoma of the uterus in the phipps rabbit colony. *J Natl Cancer Inst.* 33: 799-806, 1964. doi: 10.1093/jnci/33.5.799

5) Klaphake E, Paul-Murphy J. Disorders of the reproductive and urinary systems. *In* Quesenberry KE, Carpenter JW,(eds): Ferrets, Rabbits, and Rodents, Clinical Medicine and Surgery, 3rd ed. Elsevier, Saunders. 2011, pp217-231.

6) Okerman L. Diseases of Domestic Rabbit, 2nd ed. Blackwell Science. 1994.

7) Reusch B. Urogenital system disorders. *In* Meredish A, Flecknell PA,(eds): BSAVA Manual of Rabbit Medicine and Surgery, 2nd ed. BSAVA. 2006, pp85-95.

10.5 子宮腫瘍

はじめに

子宮腫瘍の発生は多く，また，加齢とともに増加する。2〜3歳での発生率は4％だが，5〜6歳では約80％になるという報告がある[3]。ほかには3歳以上の発生率が50〜80％[4]という報告や，4歳になると発生率が60％になるという報告[13]などがある。産業用，実験用のウサギでは発生率が低いとされているが，これは若齢個体を中心に使用され，高齢個体が少ないからであると推察される。

1. 病態

初期は小さな腫瘤として認められ，次第に大型化する。子宮内膜過形成や子宮水腫などと併発することが多い。組織学的に，子宮腺癌，平滑筋腫，および平滑筋肉腫と診断されることが多い[7]。ほかに血管腫[7]，絨毛癌[10]，悪性ミュラー管混合腫瘍[17]などの発生報告がある。腟の扁平上皮癌の報告もある[14]。また，子宮腺癌と平滑筋肉腫は併発することが多い。このような癌腫と肉腫の混在した腫瘍は癌肉腫とよばれる[12]。

2. 検査および診断

子宮の腫瘤は大きくなると触診でも十分に確認できる。

X線検査では小さな子宮の腫瘤を発見するのが難しく，大きく発育したり（図1），石灰化したり（図2）してから発見されることも珍しくはない。超音波検査では子宮あるいは子宮領域に腫瘤が認められる（図3）。充実性で経時的に大きくなるものは腫瘍である可能性が高い。子宮内腔に液体貯留を伴うことも多い。

腫瘍が疑わしい場合は，呼吸器徴候の有無にかかわらず，胸部X線検査により肺転移の有無を確認する。肺転移している場合は予後不良である。診断に悩む症例では，コンピュータ断層撮影（CT）検査を行うと，転移巣の有無も含めて診断できる（「6.5 肺腫瘍」参照）。

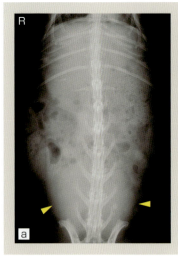
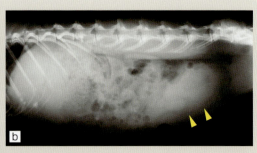

図1 子宮の腫瘤のX線像
下腹部に軟部組織様の腫瘤が認められ，消化管を圧排している（矢頭）。
a：腹背像，b：側方像

生殖器疾患・繁殖疾患

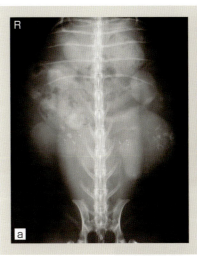
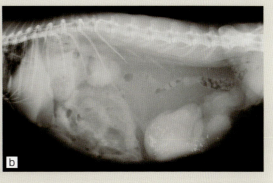

図2　石灰化がみられる子宮の腫瘤化のX線像
腫瘤化した子宮に石灰化が認められる。
a：腹背像，b：側方像

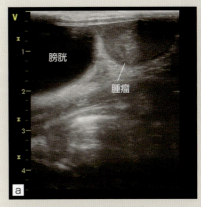
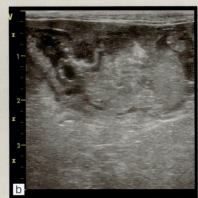
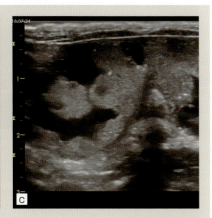

図3　子宮の腫瘤化の超音波像
a：子宮領域に充実性の腫瘤が認められる。
b：経時的に成長する腫瘤は腫瘍である可能性が高い。
c：子宮内腔に液体貯留が認められることもある。

3．治療

原則として子宮卵巣摘出術を行うべきである。実験動物では子宮腺癌に対するシスプラチンなどによる化学療法が行われ，効果ならびに副作用について報告されているが[16]，臨床的ではない。進行を遅らせるために，ホルモン治療（「10.3　雌性生殖器疾患の概要」参照）を行うこともある。

子宮腺癌

子宮腺癌は子宮腺の悪性腫瘍である。ウサギでもっともよく発生する腫瘍といわれる。

1．発生要因

品種，年齢，内分泌，および遺伝性素因などが発生要因に挙げられている。

好発品種として，タン種，ハバナ種，ダッチ種，イングリッシュ種，ヒマラヤン種，セーブル種，ベヴァレン種，およびシルバーマーチン種などが挙げられている。発生が少ない品種としてはレックス種，ベルギー種などが報告されている[8]。しかし，報告によって差があるため詳細は不明である。

ほかの子宮腫瘍と同じく加齢とともに発生率が上がる。子宮内膜の細胞のコラーゲンの増加，ならびにエストロゲンとの関連が強く示唆されている。

ウサギの子宮内膜過形成と子宮腺癌の発生には深い関係があるといわれており，過形成から腺癌へと進行した報告も多い[6,9]。しかし，子宮腺癌では子宮内膜が萎縮しているため，子宮内膜過形成と子宮腺癌の間には関係はないとする報告もあり[2]，議論されている。

子宮腺の良性腫瘍である子宮腺腫は子宮腺癌と比べて圧倒的に少ないが[5]，その理由は不明である。

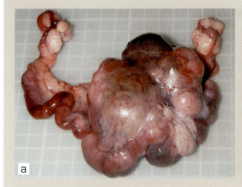
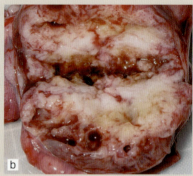

図4 子宮腺癌
a：外観。子宮角に大小不同の不整な腫瘍が形成されている。
b：割面。小嚢胞や石灰化が認められることがある。

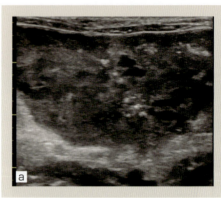
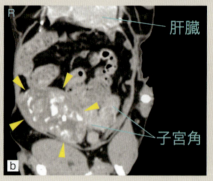

図5 石灰化を伴う子宮腺癌の超音波像・CT像
a：超音波像。不均一な充実性パターンの腫瘍で、小嚢胞や石灰化像が散在している。
b：CT像（水平断像）。片側の子宮角に石灰化像を伴う腫瘍が形成されている（矢頭）。

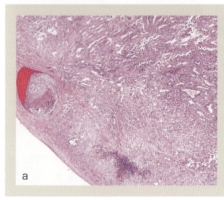
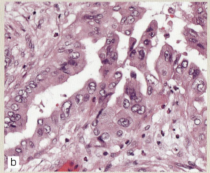

図6 子宮腺癌（乳頭状腺癌）の組織像
a：HE染色，100倍。子宮壁には境界不明瞭な浸潤性の腫瘍が形成されており，子宮内腔へ突出している。
b：HE染色，400倍。立方状から円柱状の腫瘍細胞が乳頭状に増殖している。腫瘍細胞には核大小不同などの異型性が認められる。

2．形態

腫瘍の表面は凸凹している（図4a）。腫瘍内に多数の小嚢胞を形成すること，石灰化しやすいことが特徴である（図4b）。画像検査で小嚢胞や石灰化を伴う子宮腫瘍は，子宮腺癌を強く疑う（図5）。

3．分類

組織学的に，乳頭状腺癌と管腔性／充実性腺癌に分けられている。

乳頭状腺癌は腺房組織が増殖する。腺房内に微細な乳頭状突起がみられ，筋層が菲薄化するような腫瘍が形成される。筋層への浸潤は少ない（図6）。管腔性／充実性腺癌は腫瘍細胞が子宮筋層へ早期に浸潤し，筋層が肥厚する（図7）。

両者はエストロゲンやプロゲステロンの受容体にも相異がある。乳頭状腺癌は80.8％がエストロゲン受容体，プロゲステロン受容体ともに陰性，管腔状／充実性腺癌は93.8％がいずれか，または両方が陽性であったという報告がある[1]。

生殖器疾患・繁殖疾患

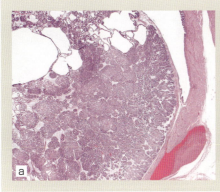
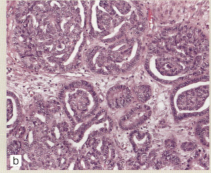

図7 子宮腺癌(管腔性／充実性腺癌)の組織像
a：HE染色，100倍。子宮壁には境界不明瞭な浸潤性の腫瘍が形成されており，子宮内腔へ突出している。
b：HE染色，200倍。立方状の腫瘍細胞が不整な管腔を形成しながら増殖している。

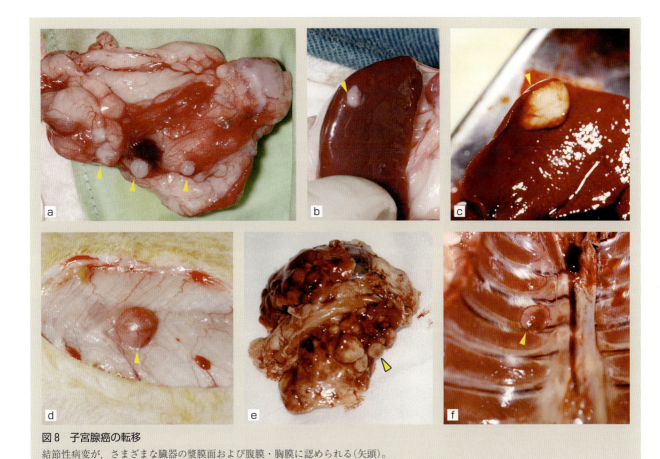

図8 子宮腺癌の転移
結節性病変が，さまざまな臓器の漿膜面および腹膜・胸膜に認められる(矢頭)。
a：大網，b：脾臓，c：肝臓，d：腹壁，e：肺，f：胸膜

4. 予後

子宮腺癌は子宮内膜の細胞から発生するため，まず子宮内腔に突出し，次第に子宮壁に浸潤して漿膜面へ波及する。進行は緩徐だが，1～2年以内に腹腔内播種や他臓器への遠隔転移を起こす[3,11]（図8）。Fuchs-Baumgartingerらの報告では，転移箇所は，肺が93.7％ともっとも多く，次いで肝臓と胸膜が多かった（ともに約25％）[7]。

平滑筋腫・平滑筋肉腫

子宮の平滑筋から発生する良性腫瘍が平滑筋腫，悪性腫瘍が平滑筋肉腫である。ウサギの子宮腫瘍では子宮腺癌に次いで発生が多い。子宮腺癌と比べて腫瘍の外貌は平滑だが(図9)，多くは子宮内膜過形成や子宮腺癌を併発するため(癌肉腫)，典型的な外観を呈すものは少ない。子宮腺癌に比べて小嚢胞の形成や石灰化が少なく，超音波検査では比較的均一な高エコー腫瘤として描出される(図10)。

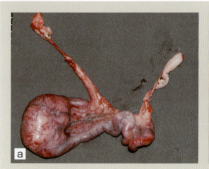
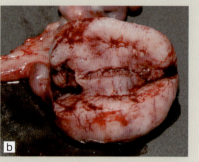

図9 平滑筋腫
a：外観。表面は平滑で球状をしている。
b：割面。硬結した充実性の組織からなり，囊胞もみられない。

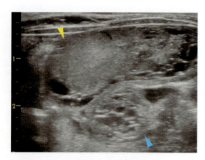

図10 平滑筋肉腫の超音波像
比較的均一な高エコー腫瘍として認められることが多い（黄矢頭）。周囲の囊胞は子宮内膜過形成の併発による（青矢頭）。

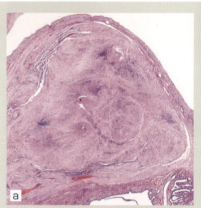
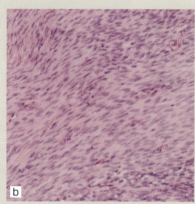

図11 平滑筋腫の組織像
a：HE染色，40倍。腫瘍は子宮の筋層に外側に向かって成長する。
b：HE染色，100倍。異形性の弱い紡錘形細胞からなる。

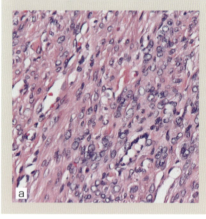
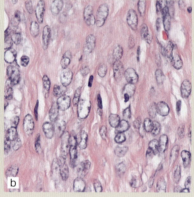

図12 平滑筋肉腫の組織像
a：HE染色，100倍。紡錘形細胞が密に配列されている。
b：HE染色，400倍。腫瘍細胞の細胞質は好酸性である。大小不同，核小体が明瞭で，分裂像も散見される。

　病理組織検査では，いずれも筋層の外側へ向かって成長する充実性の腫瘍が認められる（図11, 12）。腫瘍は紡錘形の細胞から構成されている。
　ときに起源が不明な未分化肉腫と診断される子宮腫瘍もみられる。これは通常の平滑筋肉腫と異なり，出血も多く，大型の腫瘍になりやすい（図13）。

癌肉腫

　癌肉腫は，上皮性の腫瘍細胞と間葉性の腫瘍細胞が混合した悪性腫瘍である。ウサギでは子宮腺癌の成分と平滑筋肉腫の成分が混在する[12]（図14）。
　子宮はミュラー管から形成されるため，人医療では子宮の癌肉腫を悪性ミュラー管混合腫瘍とよぶ。これはきわめて予後不良の腫瘍とされている[15]。

生殖器疾患・繁殖疾患

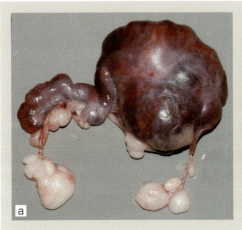
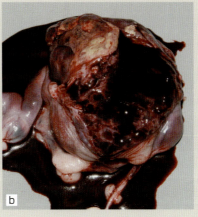

図13　未分化肉腫
a：外観。充実性の腫瘍でありながら，大量の出血をしている。
b：切開すると大量の出血がみられる。

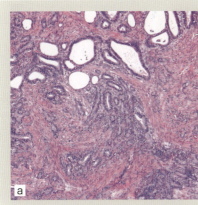
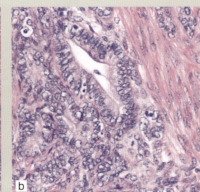

図14　癌肉腫の組織像
子宮腺癌（管状あるいは乳頭状の腺組織の増殖）と，平滑筋肉腫（錯綜した束状配列をとる紡錘形細胞の増殖）が混在している。
a：HE 染色，40 倍
b：HE 染色，200 倍

● 参考文献

1) Asakawa MG, Goldschmidt MH, Une Y, et al. The immunohistochemical evaluation of estrogen receptor-alpha and progesterone receptors of normal, hyperplastic, and neoplastic endometrium in 88 pet rabbits. *Vet Pathol*. 45: 217-225, 2008. doi: 10.1354/vp.45-2-217
2) Baba N, von Haam E. Animal model: spontaneous adenocarcinoma in aged rabbits. Am J Pathol. 68: 653-656, 1972.
3) Barthold SW, Griffey SM. Percy DH. Neoplasm. *In*: Pathology of Laboratory Rodents and Rabbits, 4th ed. Wiley-Blackwell. 2016, pp320-322.
4) Bishop CR. Reproductive medicine of rabbits and rodents. *Vet Clin North Am Exot Anim Pract*. 5: 507-535, 2002.
5) Chambers JK, Uchida K, Ise K, et al. Cystic rete ovarii and uterine tube adenoma in a rabbit. *J Vet Med Sci*. 76: 909-912, 2014. doi: 10.1292/jvms.14-0053
6) Elsinghorst TA, Timmermans HJ, Hendriks HG. Comparative pathology of endometrial carcinoma. *Vet Q*. 6: 200-208, 1984. doi: 10.1080/01652176.1984.9693937
7) Fuchs-Baumgartinger A, Heckermann H, Gruber A, et al. Nature and frequency of uterine disorders in rabbits - a retrospective study. *Wiener Tierärztliche Monatsschrift*. 96: 272-278, 2009.
8) Greene HSN, Strauss JS. Uterine adenomata in the rabbit: I. Clinical history, pathology and preliminary transplantation experiments. *J Exp Med*. 67: 691-708, 1938. doi: 10.1084/jem.67.5.691
9) Ingalls TH, Adams WM, Lurie MB, et al. Natural history of adenocarcinoma of the uterus in the Phipps rabbit colony. *J Natl Cancer Inst*. 33: 799-806, 1964. doi: 10.1093/jnci/33.5.799
10) Kaufmann-Bart M, Fischer I. Choriocarcinoma with metastasis in a rabbit (*Oryctolagus cuniculi*). *Vet Pathol*. 45: 77-79, 2008. doi: 10.1354/vp.45-1-77
11) Klaphake E, Paul-Murphy J. Disorders of the reproductive and urinary systems. *In* Quesenberry KE, Carpenter JW, (eds): Ferrets, Rabbits, and Rodents, Clinical Medicine and Surgery, 3rd ed. Elsevier, Saunders. 2011, pp217-231.
12) Reusch B. Urogenital system and disorders. *In* Meredith A, Flecknell P, (eds). BSAVA Manual of Rabbit Medicine, 2nd ed. BSAVA. 2006, pp85-95.
13) Varga M. Textbook of Rabbit Medicine, 2nd ed. Elsevier, Butterworth-Heinemann. 2013.
14) Weisbroth SH. Neoplastic diseases. *In* Manning PJ, Ringler DH, Newcomer CE, (eds): The Biology of the Laboratory Rabbit, 2nd ed. Elsevier, Academic Press. 1994, pp250-292.
15) 日本産婦人科学会，日本病理学会，日本医学放射線学会ほか．上皮性・間葉性混合腫瘍：子宮頸癌取扱い規約，第3版．金原出版．2012.
16) 藤吉啓造，大田俊一郎，駒井　幹ほか．子宮頸癌におけるCisplatin 併用放射線療法についての検討．日本産科婦人科學會雜誌．52：230，2000.
17) 本田真理，川上　亮，中村昭仁ほか．悪性混合ミュラー管腫瘍のウサギの1例．動物臨床医学．22：167-170, 2013. doi: 10.11252/dobutsurinshoigaku.22.167

10.6 子宮水腫

原因および病態

子宮内腔に漿液が貯留する病態である(図1a)。ウサギでは比較的多い[1,3]。漿液は継続的に貯留し、子宮は腹腔の大半を占拠するほど大きくなる(図1b)。膨大した子宮は捻転することもある(図2)。子宮壁の圧迫壊死や捻転が起きると、子宮破裂あるいは腹腔内への漿液の漏出により腹水になることもある[2]。

子宮内膜過形成や子宮腫瘍などによる子宮内腔の閉塞が関連することがある(図3)。子宮水腫に先行して潜在病変が存在することがしばしばあることが推察される。潜在病変によっては、漿液に血液成分が混ざり、血様漿液になっていることもある。血液成分が多いと、子宮血腫と診断されることもある。

臨床徴候

子宮の拡大により腹囲膨満となるが、外見上は肥満と間違えやすい。また、食欲・体重低下、嗜眠、呼吸促迫、呼吸困難などの臨床徴候が認められることがあるが、必ずしも観察されるわけではない。多くは末期まで無徴候であり、陰部から漿液の排出もみられない。

検査および診断

1. 画像検査

X線検査では下腹部から上腹部に張り出す均一な液体貯留陰影が確認される(図4)が、確認できないことも多い。一見すると腹水と誤診されがちであるため、超音波検査やコンピュータ断層撮影(CT)検査で鑑別する。

超音波検査では子宮内腔の液体貯留が認められる

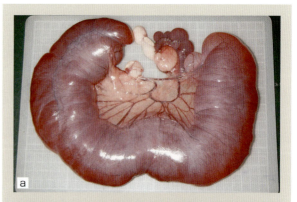

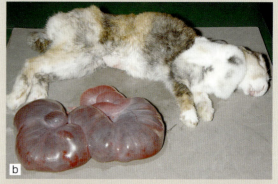

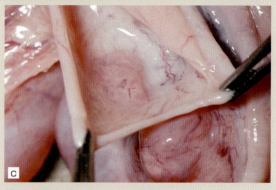

図1 子宮水腫
a:子宮の外観。子宮角に液体貯留がみられる。
b:摘出した子宮が体重の4分の1に及ぶこともある。
c:水腫により子宮壁が菲薄化している。

生殖器疾患・繁殖疾患

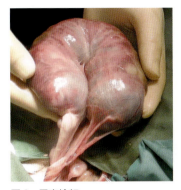

図2 子宮捻転
液体が貯留した子宮は捻転し，虚血・梗塞状態になることがある。

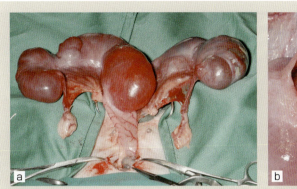

図3 子宮腫瘍の併発
a：外観。子宮内腔に液体貯留が認められる。
b：内腔に向かって腫瘤が形成されている。

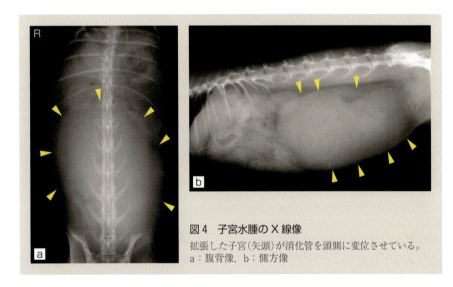

図4 子宮水腫のX線像
拡張した子宮（矢頭）が消化管を頭側に変位させている。
a：腹背像，b：側方像

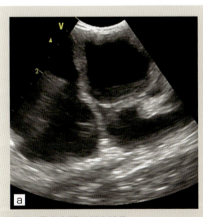
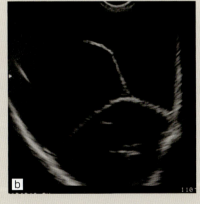
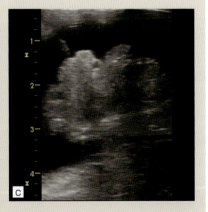

図5 子宮水腫の超音波像
a：子宮内腔に大量の無エコーの液体貯留が認められる。
b：子宮内腔の大量の液体貯留のために，子宮壁が菲薄になっている。
c：子宮内腔に併発した腫瘤病変が認められることもある。

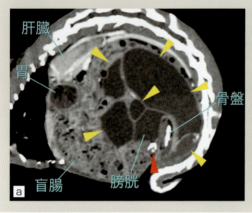
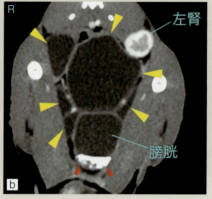

図6 子宮水腫のCT像
低吸収性の成分を含む子宮(黄矢頭)が腹腔を占拠している。
a：矢状断像，b：横断像

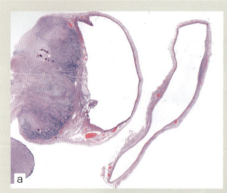
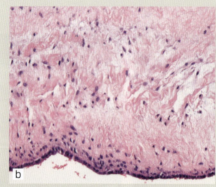

図7 子宮水腫の組織像
a：HE染色，40倍。全周にわたる菲薄化がみられる。
b：HE染色，200倍。内腔は数層の立方上皮細胞で内張りされ，内膜下の結合組織は粘液変性を起こしている。

が，大量の液体により膨らんだ子宮が腹腔全域に広がるため，子宮の病変であると特定しにくい(図5)。液体が漿液であると無～低エコーに，血液成分が多いとやや高エコーに描出される。

CT検査では，低吸収性の液体成分を含んだ管腔構造が腹腔内を占拠しているのが認められる(図6)。

2．細胞診

腹部(子宮)の穿刺術では，低比重で細胞成分が少ない透明な液体が採取される。しかし，一般的に子宮水腫では子宮壁が菲薄化していることが多く，破裂しやすいことから，推奨される診断方法ではない。

3．病理組織検査

液体貯留により菲薄化した子宮壁が認められる(図7a)。内腔は1から数層の立方状の上皮細胞により内張りされ，内膜下から漿膜の結合組織は粘液変性を呈す(図7b)。

治療

子宮水腫はホルモン治療の効果が期待できないため，子宮卵巣摘出術を行うべきである。子宮壁が菲薄であるため，触診や手術時の子宮破裂にも注意が必要となる。

● 参考文献

1) Bray MV, Gaertner DJ, Brownstein DG, et al. Hydrometra in a New Zealand white rabbit. *Lab Anim Sci.* 41: 628-629, 1991.
2) Morrell JM. Hydrometra in the rabbit. *Vet Rec.* 125: 325, 1989.
3) Rapsch C, Mailig C, Steinbrunn C, et al. Hydrometra in a dwarf rabbit a case report. *Tierarztliche Praxisbe K, Kleintiere Heimtiere.* 5: 363-367, 2008.

生殖器疾患・繁殖疾患

10.7 その他の子宮疾患

子宮蓄膿症・子宮膿瘍

子宮蓄膿症は，子宮内膜の炎症や感染により，子宮内腔に化膿性滲出物が蓄積する病態である。ウサギでの発生は珍しく，子宮卵巣摘出術の際に偶発的に発見されることが多い。

ウサギの場合，子宮内腔全体に蓄膿せず，限局的な膿瘍が孤立，または多発的に発生する(図1)。イヌやネコによくみられる悪臭を伴う陰部の膿汁排泄はまれである。過去の報告では，*Pasteurella multocida* による卵巣膿瘍に併発した子宮蓄膿症が知られている[1]。

また，子宮蓄膿症とは異なり，子宮壁に限局的に発生する子宮膿瘍がウサギではよくみられる(図2a)。子宮内膜炎からの二次的発生，あるいは子宮水腫や子宮腫瘍などの終末的変化として発生すると推測されている(図2b)。

腟脱・子宮脱

腟や子宮が外陰部から逸脱する状態(図3)を指す。

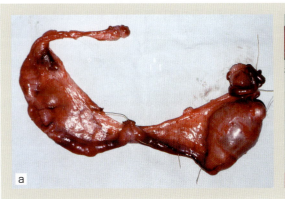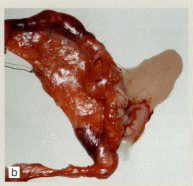

図1　子宮蓄膿症
a：外観。片側の子宮角に限局的に腫大している領域が認められる。
b：切開すると膿がみられる。

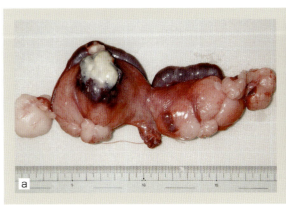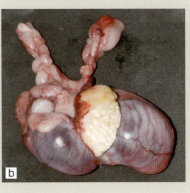

図2　子宮膿瘍
a：子宮角と子宮広間膜に限局的に膿瘍がみられる。
b：子宮水腫により菲薄化した子宮壁に発生した膿瘍。

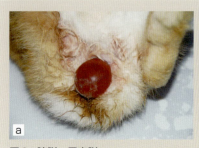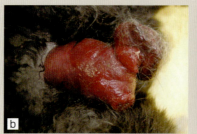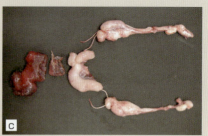

図3 膣脱・子宮脱
a：膣が逸脱して浮腫を起こしている。
b：管腔構造の子宮が逸脱している。
c：子宮卵巣摘出術を行ったところ，子宮角の手前までが逸脱していたことがわかった。

分娩時に発生することが多い。逸脱後，時間が経過すると，膣や子宮の粘膜の乾燥，鬱血や浮腫が起こり，感染も起きやすくなる。ウサギは疼痛のため活動性が低下したり，ショックに陥ることもある。

麻酔下で還納させるか，逸脱した組織が壊死している場合は外科的に切断する。可能であれば子宮卵巣摘出術を行う。分娩期でないウサギにも発生することがあるが，原因は不明である。難産による子宮の外傷，泌尿生殖器の炎症や腫瘍，膀胱結石による腹圧亢進，発情[3]などが関与しているといわれている。

先天性疾患

子宮角が膣と不連続である分節子宮[2]，子宮角欠損

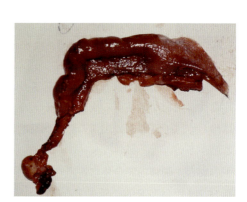

図4 子宮角欠損
片側の子宮角ならびに卵巣が欠損している。

などの先天性異常（図4）が発生することがある。多くは子宮卵巣摘出術の際に偶発的に発見される。

● 参考文献

1) Johnson JH, Wolf AM. Ovarian abscesses and pyometra in a domestic rabbit. *J Am Vet Med Assoc*. 203: 667-669, 1993.
2) Sladakovic I, Guzman DSM, Petritz OA, et al. Unilateral cervical and segmental uterine horn aplasia with endometrial hyperplasia, mucometra, and endometritis in a domestic rabbit (*Oryctolagus cuniculus*). *Exot Pet Med*. 24: 98-104, 2015. doi: 10.1053/j.jepm.2014.11.004
3) Van Herck H, Hesp AP, Versluis A, et al. Prolapsus vaginae in the IIIVO/JU rabbit. *Lab Anim*. 23: 333-336, 1989. doi: 10.1258/002367789780746097

生殖器疾患・繁殖疾患

10.8 卵巣・卵管疾患

はじめに

ウサギの卵巣疾患は子宮疾患よりも発生が少ない。卵巣膿瘍，卵巣囊腫，卵巣網*腫（図1），卵巣の出血や血腫（図2），黄体や間質細胞の増殖などの非腫瘍性病変，腺腫や腺癌，顆粒膜細胞腫，および血管腫などの腫瘍性病変の報告がある[3〜5,7]。卵管疾患は，浮腫や囊胞（図3），腫瘍として腺腫や腺癌の発生がありうる。

卵巣や卵管は腹腔領域や中央部に位置し，周囲を消化管が取り囲んでいるため，腫瘤化していても触診や画像検査では発見しにくい。多くは子宮疾患のウサギの子宮卵巣摘出術で偶発的に発見される。

治療には，基本的に子宮卵巣摘出術が推奨される。

＊：単一な低円柱上皮により形成された不規則な網状小管。胎仔の卵巣に上皮性隆起として発達し，卵巣間膜に突出するが，成熟すると卵巣門付近の痕跡小管として残る[6]。

卵巣囊腫

1. 病態

卵巣囊腫は卵巣に発生する囊胞性疾患である（図4）。ウサギでは頻発する疾患ではない。

囊腫の由来によって卵胞囊腫あるいは卵巣網囊腫に分けられるが，ウサギでは卵巣網囊腫の報告しかない[2]。筆者も卵巣網囊腫の経験しかない。

片側の卵巣に発生することが多く，経時的に大きく成長する。

2. 臨床徴候

基本的に無徴候であり，超音波検査や子宮卵巣摘出術の際に，偶発的に発見されることが多い。

3. 検査および診断

超音波検査では，腎臓の尾側あるいは子宮頭側の卵巣領域に無〜低エコーの液体を含んだ囊胞性病変が認められる（図5）。

顆粒膜細胞腫

1. 病態

顆粒膜細胞腫は性索間質性腫瘍で，境界悪性腫瘍である。エストロゲンなどの性ホルモンを産生するた

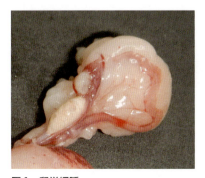

図1　卵巣網腫
卵巣に隣接して腫瘤が認められる。

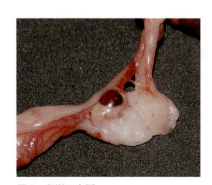

図2　卵巣の血腫
排卵時の出血により血腫が形成される。

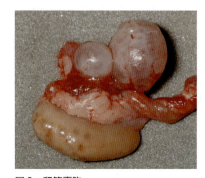

図3　卵管囊胞
卵管に2つ囊胞が形成されている。

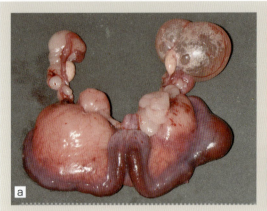
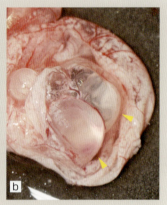
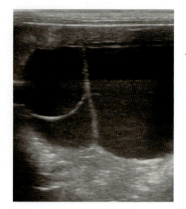

図4 卵巣嚢腫
a：外観。片側の卵巣に大きな嚢腫が形成されている。
b：嚢腫は多房性に発生している。

図5 卵巣嚢腫の超音波像
卵巣領域に無エコーの液体を含んだ複数の嚢胞が認められる。嚢胞は隔壁を有している。

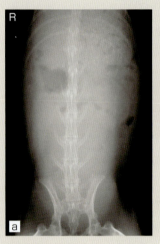
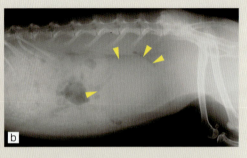
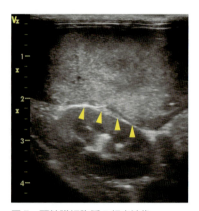

図6 顆粒膜細胞腫のX線像
卵巣の腫瘍は子宮よりも頭側に位置する。消化管内の食渣と重なるため，腫瘍辺縁（矢頭）がわずかに認められる程度である。
a：腹背像，b：側方像

図7 顆粒膜細胞腫の超音波像
卵巣領域にやや高エコーの充実性パターンの腫瘤が認められる（矢頭）。内部構造は比較的均一である。

め，子宮内膜過形成や子宮腺癌を併発することが多い。したがって，子宮疾患に対する子宮卵巣摘出術の際に偶発的に発見され，その時点ですでに大きく成長していることも珍しくはない。

2．臨床徴候

ウサギの顆粒膜細胞腫は大きな腫瘍を形成するが，無徴候のまま経過することが多い。もし悪性の動向を示した場合は，周囲の消化管などに直接浸潤するかもしれない。

3．検査および診断

腫瘤は比較的軟性であるため，触診ではわかりにくい。X線検査では，大きく成長していても不明瞭にしか写らない（図6）。超音波検査では，腎臓の尾側あるいは子宮頭側の卵巣領域に，高エコーの充実性の腫瘤パターンが描出される（図7）。

肉眼的には，腫瘍化し大きく肥大した卵巣が認められる。表面は平滑である。割面はスポンジ状にみえる。ホルモン産生による子宮の肥大が認められることもある（図8）。病理組織検査では密に配列され，蜂巣状構造を形成した腫瘍細胞が認められる。腫瘍細胞の核は円形から類円形で，細胞質は多形性である。細胞質は弱好酸性に染色される（図9）。

卵管腫瘍

1．病態

卵管腫瘍の発生は哺乳類では非常にまれで[1,6]，ウサギでも発生は少ない。発生する腫瘍としては卵管内腔の卵管上皮の腺腫と腺癌（図10）が挙げられる。腺腫は過去にも報告はあるが[2]，筆者は腺癌の経験が多

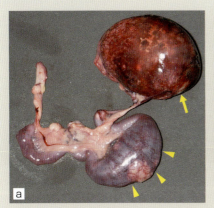
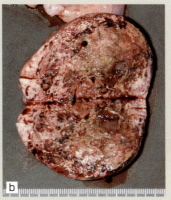

図8 顆粒膜細胞腫
a：片側の卵巣に大型の腫瘤（矢印），子宮角の限局的な膨大（矢頭）が認められる。腫瘤は赤色を帯びており，表面は平滑である。
b：割面。内部構造は軟性でスポンジ状にみえる。

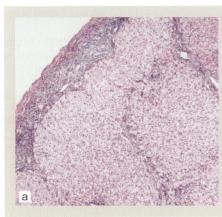
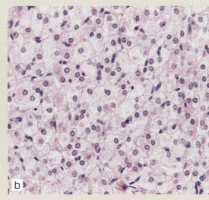

図9 顆粒膜細胞腫の組織像
a：HE染色，40倍。腫瘍は胞巣状構造をなす。
b：HE染色，400倍。細胞は密に配列されている。核は円形〜類円形，細胞質は弱好酸性で多形性である。

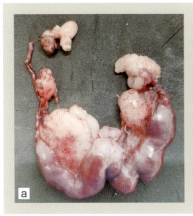
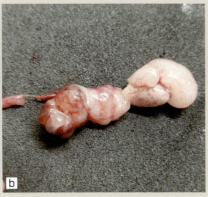

図10 卵管腺癌
a：子宮腫瘍と併発して右卵管にも腫瘍が形成されている。
b：卵管に結節状の腫瘤がみられる。

いと感じている。初期は卵管が腫大あるいは水腫状を呈し，次第に結節状あるいは腫瘤状に増殖する。

2. 臨床徴候

卵管腫瘍は基本的に無徴候のまま経過することが多い。しかし，腺癌では，筋層に浸潤したあとに周囲の消化管などに直接浸潤し，また，子宮の悪性腫瘍と同様に腹腔内播種性転移をきたすことも多い。

3. 検査および診断

腫瘍は小さいために，術前診断ではコンピュータ断層撮影（CT）検査以外では発見することは難しい。確定診断は病理組織検査となる（図11）。

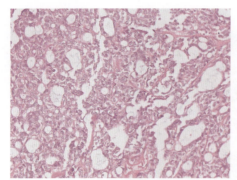

図11 卵管腺癌の組織像
HE染色，200倍。立方状細胞の腺管状増殖より構成されており，繊細な線維性結合組織によって内張りされている。腫瘍細胞の異型性は中等度であり，有糸分裂像は少数散見される。

● 参考文献

1) Agnew DW, MacLachlan NJ. Tumors of the genital systems. *In* Meuten DJ, (ed): Tumors in Domestic Animals, 5th ed. Wiley-Blackwell. 2016, pp689-722.
2) Chambers JK, Uchida K, Ise K, et al. Cystic rete ovarii and uterine tube adenoma in a rabbit. *J Vet Med Sci.* 76: 909-912, 2014. doi: 10.1292/jvms.14-0053
3) Greene HS, Strauss JS. Multiple primary tumors in the rabbit. *Cancer.* 2: 673-691, 1949. doi: 10.1002/1097-0142 (194907)2:4<673::AID-CNCR2820020414>3.0.CO;2-J
4) Johnson JH, Wolf AM. Ovarian abscesses and pyometra in a domestic rabbit. *J Am Vet Med Assoc.* 203: 667-669, 1993.
5) Peckham BM, Greene RB, Jeffries ME. Granulosa cell tumors in female rats and rabbits. *Science.* 107: 319-320, 1948. doi: 10.1126/science.107.2778.319
6) Sailasuta A, Tateyama S, Yamaguchi R, et al. Adenomatous papilloma of the uterine tube (oviduct) fimbriae in a dog. *Jpn J Vet Sci.* 51: 632-633. doi: 10.1292/jvms1939.51.632
7) Walter B, Poth T, Böhmer E, et al. Uterine disorders in 59 rabbits. *Vet Rec.* 166: 230-233, 2010. doi: 10.1136/vr.b4749
8) 相馬広明．卵巣網（Rete Ovarii）のはたらき．臨床婦人科産科．31：980，1977．doi: 10.11477/mf.1409205714

生殖器疾患・繁殖疾患

10.9

繁殖疾患

はじめに

安産の神様といわれるウサギには産科トラブルや疾病が少ない。妊娠中毒や難産が低頻度に発生する程度である。

妊娠中毒

1. 原因および病態

ウサギの妊娠中毒の原因や病態は詳細には解明されていない。妊娠後期に好発し，数日で急死することが多い。肥満個体や絶食している個体に発生しやすい[2]。

発生には母体側と胎仔側の要因が複雑に関連する。

母体側の要因としては，肥満，餌の急激な変化，ビタミンE欠乏症，ビタミンA過剰症，細菌感染などがある。胎仔側の要因としては，過大胎仔や胎位異常などがある。

ヒトでは本疾患の主な原因が高血圧であると解明され，妊娠高血圧症候群とよばれている。ウサギでも腎動脈の下の大動脈を実験的に狭窄させることで122頭のうち51頭に本疾患を発症させた報告がある[1]。

高血圧により，蛋白尿や浮腫（体重増加）などが生じる。そのほか，急性脂肪肝も病態として潜在していると考えられている。蛋白質と脂肪の異化によりケトアシドーシスが発生する可能性がある。

2. 臨床徴候

個体によって相違が大きい。元気喪失，食欲不振，流産などがみられ，重篤になると痙攣，呼吸困難，黄疸などを生じる。ケトアシドーシス，あるいはショック状態に移行すると，多くが死亡する。ケトアシドーシスが生じると呼気はアセトン臭を発する。また，血液 pH が低くなるため，尿中の炭酸カルシウムの結晶が減少して透明になる[2]。

前述の報告では，高血圧，蛋白尿，体重増加，および胎仔の体重減少が認められたという[1]。

3. 治療および予後

治療しても予後不良であることが多い。

難産

1. 原因

難産の発生には，母体側と胎仔側の要因がある。母体側の要因としては，子宮内膜過形成や腫瘍，陣痛の微弱，骨盤狭窄などがある。また，胎仔側の要因としては，過大胎仔（図1）や胎位異常などがある。

2. 検査および診断

予定日を過ぎても娩出しない場合，あるいは陰部から悪露（図2）がみられた場合は，X線検査で胎仔の大きさを，超音波検査で胎仔の心拍を確認する。

3. 治療

検査の結果に応じて帝王切開（図3），子宮卵巣摘出術，オキシトシンの投与などの助産の処置を行う。

353

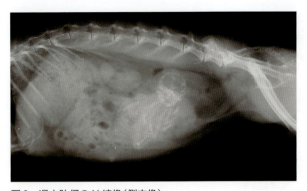

図1 過大胎仔のX線像(側方像)
胎仔は1頭で大きく，頭が産道に引っかかっている。

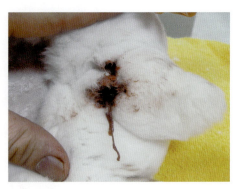

図2 悪露
外陰部から茶褐色の出血性の分泌物が出ている。

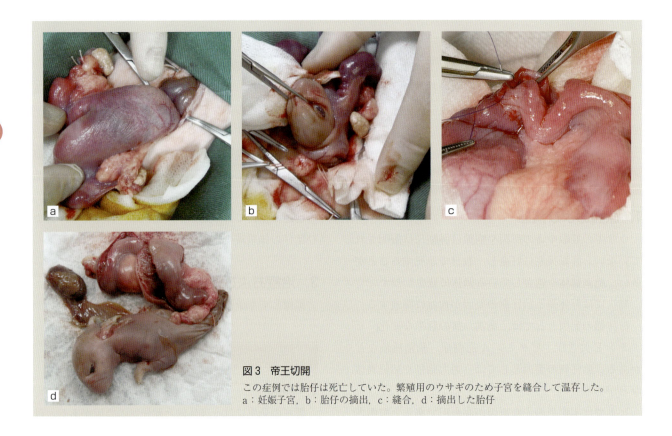

図3 帝王切開
この症例では胎仔は死亡していた。繁殖用のウサギのため子宮を縫合して温存した。
a：妊娠子宮，b：胎仔の摘出，c：縫合，d：摘出した胎仔

● 参考文献

1) Abitbol MM, Gallo GR, Pirani CL, et al. Production of experimental toxemia in the pregnant rabbit. *Am J Obstet Gynecol*. 124: 460-470, 1976. doi: 10.1016/0002-9378(76)90169-1

2) Klaphake E, Paul-Murphy J. Disorders of the reproductive and urinary systems. *In* Quesenberry KE, Carpenter JW, (eds): Ferrets, Rabbits, and Rodents, Clinical Medicine and Surgery, 3rd ed. Elsevier, Saunders. 2011, pp217-231.

生殖器疾患・繁殖疾患

10.10 雄性生殖器疾患

はじめに

雄性生殖器疾患は，雌性生殖器疾患と比較すると圧倒的に少ない。しかし，精巣上体の炎症，精巣の炎症や腫瘍，そしてときに潜在精巣がみられる。精巣実質に嚢胞が形成される精巣嚢胞の報告もある[5]。

精巣炎・精巣上体炎

1. 原因

Pasteurella multocida などの細菌感染による。精巣炎よりも，精巣上体炎の発生頻度が高い[11]。

2. 臨床徴候

精巣や精巣上体が腫脹し，陰嚢が大きくなる（図1）。陰嚢皮膚の炎症や自壊が認められることもある。重篤になると膿瘍が形成され（図2），ウサギは食欲不振や活動性の低下を呈す。

3. 検査および診断

腫大した精巣や精巣上体の細胞診や細菌培養検査で診断する。

4. 治療

抗菌薬や抗炎症薬などにより治療する。重症例では精巣摘出術を行う（「10.11 避妊・去勢手術」参照）。

精巣腫瘍

1. 概要

精巣腫瘍は高齢のウサギに多発する[14, 16]。片側性であることが多い（図3）。

ライディッヒ細胞腫（間細胞腫）がもっとも多く[6〜8, 12]，次いで精細胞腫[1, 4]，セルトリー細胞腫[11]が多い。ほかには奇形腫[13]，腺癌[9]，顆粒膜細胞腫[10]，性腺芽細胞腫[15]，混合細胞型腫瘍[16]などの報告がある。

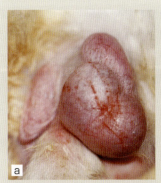
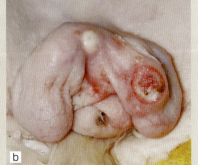

図1　精巣上体炎
a：陰嚢が精巣上体の膨大により膨らんでいる。精巣は頭側に押されている。
b：陰嚢の皮膚に炎症，自壊がみられることもある。

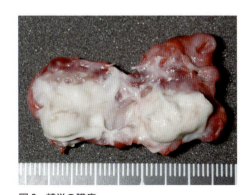

図2　精巣の膿瘍
精巣上体炎の悪化により膿瘍が形成されている。

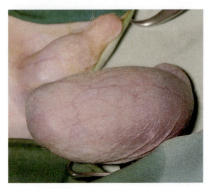

図3 精巣腫瘍
右側の陰嚢が左側の4倍ほどに肥大している。

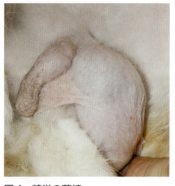

図4 精巣の萎縮
精巣腫瘍では，対側の精巣が萎縮していることがある。

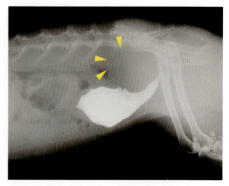

図5 精巣腫瘍転移のX線像(側方像)
腸骨下リンパ節が腫大し(矢頭)，膀胱が腹側に変位している。

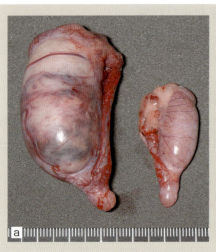
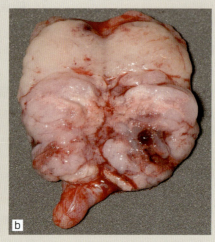

図6 精巣腫瘍
変性を伴い腫瘍化している。
a：外観，b：割面

2．病態

ライディッヒ細胞腫は境界悪性腫瘍で，一般的に良性，ときに悪性の挙動をとるがまれである。精細胞腫は胚細胞に由来した腫瘍である。悪性の場合は腸骨下リンパ節などに転移することがある[3]。

イヌやネコでは，セルトリー細胞腫と一部の精細胞腫がエストロゲンを産生し，雌化現象を起こすが，ウサギではライディッヒ細胞腫で，乳腺の腫脹がみられた報告がある[11]。

3．臨床徴候

一般的に疼痛は伴わない。大きくなった陰嚢は排泄物で汚れる。反対側の精巣は萎縮していることもある(図4)。

4．検査および診断

(1)画像検査

リンパ節転移が生じている場合，腫大した腸骨下リンパ節などが認められることがある(図5)。

(2)病理検査

腫大した精巣の細胞診によって推定する。

摘出した精巣は，変性を伴い腫瘍化が認められる(図6)。精巣の病理組織検査により，確定診断をつける(図7，8)。脈管内や精巣周囲組織への浸潤が認められた場合に悪性と判断する。

5．治療

精巣摘出術によって治療する(「10.11 避妊・去勢手術」参照)。

生殖器疾患・繁殖疾患

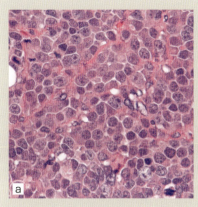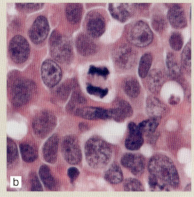

図7　ライディッヒ細胞腫の組織像
a：HE染色，40倍。精巣構造が消失し，シート状の充実性配列をとる腫瘍細胞で置換されている。
b：HE染色，200倍。腫瘍細胞の細胞質は好酸性に富む。核は類円形で，軽度な大小不同を呈す。この標本では核分裂像が認められる。

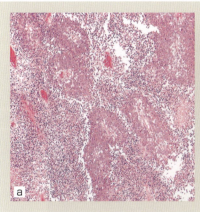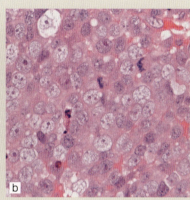

図8　精細胞腫の組織像
a：HE染色，40倍。腫瘍細胞が充実性に増殖している。精細管はわずかに残っているが，管構造は不明瞭である。
b：HE染色，200倍。腫瘍細胞は類円形〜楕円形の多角形細胞である。巨細胞も含まれている。

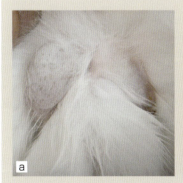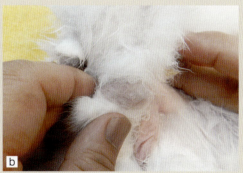

図9　片側の潜在精巣
a：左側の陰嚢に膨らみがみられない。
b：鼠径輪周囲を圧迫すると，精巣が移動し陰嚢がわずかに膨らむ。

潜在精巣

1. 原因および病態

　精巣は10〜12週齢で陰嚢内に下降するが，ウサギは鼠径輪が閉鎖しないため，成熟後も精巣が腹腔に移動できる。ウサギの潜在精巣の原因はヒトと同様に黄体化ホルモン（LH）ならびにテストステロンの分泌不全と推測されている[17]。多くは片側性であるが，両側性の場合もある。幼若ウサギは鼠径部周囲の皮下に精巣が停滞することが多く，精巣は委縮していることもある。ウサギでは腹腔内に遺残した精巣の腫瘍化はまれである。

2. 臨床徴候

　片側または両側の陰嚢に膨らみがみられない（図9a）。鼠径輪周囲を圧迫すると，精巣が陰嚢に移動し，陰嚢が膨隆する（図9b）。

3. 検査および診断

　超音波検査やコンピュータ断層撮影（CT）検査によって，腹腔内や皮下に停滞した精巣を確認できる（図10，11）。

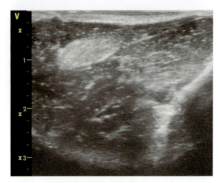

図10　潜在精巣の超音波像
精巣と思われる楕円形の構造物が認められる。

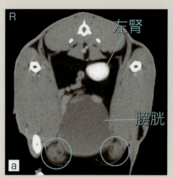

図11　両側の潜在精巣のCT像
鼠径部皮下に精巣（囲み）が認められる。精巣は扁平で，萎縮していると思われる。
a：横断像，b：3D像（腹側観）

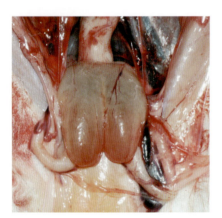

図12　精嚢腺の腫大
2葉の精嚢腺が腫大している。

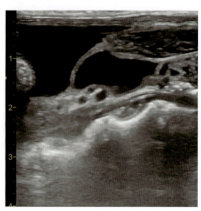

図13　精嚢腺拡張の超音波像
膀胱のそばに無エコーの内容物を含んだ嚢胞が多数形成されている。

副生殖腺疾患

1. 概要

ウサギの副生殖腺の疾患はまれであるが，ときおり精囊腺に異常が認められるウサギに遭遇する。Ardiacaらは3頭の未去勢雄で精嚢腺炎を報告している[2]。症例は1.5〜3.6歳といずれも高齢でなく，尿道狭窄を伴う排尿痛を呈したという。炎症が進行すると精囊腺は腫大し（図12），また精嚢腺液の貯留（精嚢腺拡張），精嚢腺結石なども生じる。

2. 臨床徴候

精嚢炎では膀胱炎と類似した徴候が現れる。まず血尿がみられ，重篤になると排尿障害や腹痛がみられる。

3. 検査および診断

副生殖腺の異常をX線検査で検出するのは難しいため，超音波検査やCT検査を行う。これらの検査では，腫大した副生殖腺（図13，14）や，副生殖腺内の結石（図15）が描出される。

4. 治療

精巣摘出術やホルモン治療，副生殖腺が著しく腫大した症例に対しては部分的な切除が推奨されてはいるが，治療法は確立されていない。

生殖器疾患・繁殖疾患

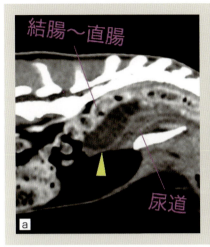
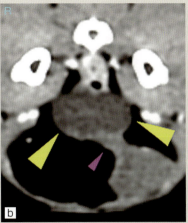

図14 精嚢腺腫大のCT像
a：矢状断像。尿道の背側に腫大した腺様構造物が認められる（黄矢頭）。
b：横断像。腺様構造物（黄矢頭）は膀胱の背側につながっている（紫矢頭）。

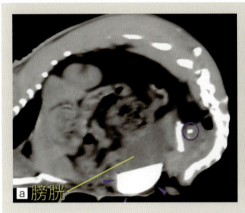
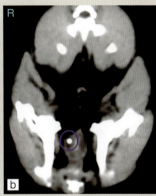

図15 副生殖腺結石のCT像
膀胱基部の精嚢腺または前立腺にあたる位置にCT値の高い陰影（囲み）が認められる。
a：矢状断像、b：横断像

参考文献

1) Anderson WI, Car BD, Kenny K, et al. Bilateral testicular seminoma in a New Zealand white rabbit(*Oryctolagus cuniculus*). *Lab Anim Sci.* 40: 420-421, 1990.
2) Ardiaca M, Bonvehi C, Cuesta M, et al. Seminal Vesiculitis in Three Pet Rabbits(*Oryctolagus cuniculus*). *J Am Anim Hosp Assoc.* 52: 335-340, 2016. doi: 10.5326/JAAHA-MS-6368
3) Banco B, Stefanello D, Giudice C, et al. Metastasizing testicular seminoma in a pet rabbit. *J Vet Diagn Invest.* 24: 608-611, 2012. doi: 10.1177/1040638712441184
4) Brown PJ, Stafford RA. A testicular seminoma in a rabbit. *J Comp Pathol.* 100: 353-355, 1989.
5) Chambers JK, Uchida K, Murata Y, et al. Cystic rete testis with testicular dysplasia in a rabbit. *J Vet Med Sci.* 76: 751-755, 2014. doi: 10.1292/jvms.13-0608
6) Defaria JF. Tumor de celulas intersticians do testiculo em coelho. *Arq Inst Biol Anim.* 4: 127-131, 1961.
7) Devaux J. Tumor of the interstitial gland of the testes in the rabbit. *Arch Anat Histol Embryol.* 34: 175-185, 1951.
8) Finkelstein A, Cassone L. Testicular interstitial cell neoplasia in a rabbit. *Exotic DVM.* 9: 15-16, 2007.
9) Hoffman J. Hodendrebs bei einem Kanichen［Testicular cancer in a rabbit］. *Berl Munch Tierarztl Wochenschr.* 67: 350-353, 1954.
10) Irizarry-Rovira AR, Lennox AM, Ramos-Vara JA. Granular cell tumor in the testis of a rabbit: cytologic, histologic, immunohistochemical, and electron microscopic characterization. *Vet Pathol.* 45: 73-77, 2008. doi: 10.1354/vp.45-1-73
11) Klaphake E, Paul-Murphy J. Disorders of the reproductive and urinary systems. *In* Quesenberry KE, Carpenter JW,(eds): Ferrets, Rabbits, and Rodents, Clinical Medicine and Surgery, 3rd ed. Elsevier, Saunders. 2011, pp217-231.
12) Maratea KA, Ramos-Vara JA, Corriveau LA, et al. Testicular interstitial cell tumor and gynecomastia in a rabbit. *Vet Pathol.* 44: 513-517, 2007. doi: 10.1354/vp.44-4-513
13) Meiers H. Myers DD, Fox RR, et al. Occurrence, pathological features, and propagation of gonadal teratomas in inbred mice and in rabbits. *Cancer Res.* 30: 30-34, 1970.
14) Roccabianca P, Ghisleni G, Scanziani E. Simultaneous seminoma and interstitial cell tumor in a rabbit with a previous cutaneous basal cell tumor. *J Comp Pathol.* 121: 95-99, 1999. doi: 10.1053/jcpa.1998.0301
15) Suzuki M, Ozaki M, Ano N, et al. Testicular gonadoblastoma in two pet domestic rabbits(*Oryctolagus cuniculus domesticus*). *J Vet Diagn Invest.* 23: 1028-1032, 2011. doi: 10.1177/1040638711406975
16) Veeramachaneni DN, Vandewoude S. Interstitial cell tumour and germ cell tumour with carcinoma in situ in rabbit testes. *Int J Androl.* 22: 97-101, 1999. doi: 10.1046/j.1365-2605.1999.00154.x
17) YoungLai EV, Dimond P, Belbeck LW. Pituitary testicular relationship with adult male rabbit after experimental cryptorchidism. *J Steroid Biochem.* 7: 151-152, 1976.

10.11 避妊・去勢手術

はじめに

　生殖器疾患の治療として，子宮卵巣摘出術や精巣摘出術が行われる。また，性的行動の抑制，繁殖の阻止，生殖器疾患の予防のためにも勧められている。

　雌の性行動に目立ったものはないが，雄の性行動は飼育者を悩ませることが多い。繁殖を希望しない場合，雄は去勢したほうがよいともいわれている。去勢すると攻撃性が減少または消失し，喧嘩も最小限になる。尿や糞によるマーキングも緩和される。

　また，避妊・去勢手術によって，望まない妊娠と偽妊娠を防ぎ，つがいを同じケージで飼育できるようになる。

　手術後も，興奮時にマウントや交尾行動をとる個体もいる。優位を誇示するためにこれらの行動をみせる場合もある。これは，不完全な手術または副腎疾患が原因ではないかと考えられている。実際に副腎皮質の腺腫や過形成が報告されており[2,5,7]，筆者も経験している（図1）。

　Kellieらは，性腺を摘出した雌雄29頭の血中ホルモン濃度（プロゲステロン，テストステロン，コルチゾルなど）を測定し，性腺を摘出したウサギでは雌雄間でホルモン濃度に有意差がなかったと報告している[3]。

子宮卵巣摘出術（避妊手術）

　子宮卵巣摘出術は，卵巣・子宮疾患に対する第一の治療法であり，予防法でもある。どの年齢でも行うことができるが，加齢とともに子宮広間膜や腹腔内の脂肪が増え，手術を妨げる可能性があるため，成熟前に実施するのが望ましいともいわれている。

　臍と恥骨の中間あたりで皮膚を切開する（図2a）。筋層の白線は明瞭にみえる。筋層の切開は，膨満した盲結腸を損傷しないように慎重に行う（図2b）。開腹して腹腔内を覗くと，食渣を含んだ緑褐色の盲結腸

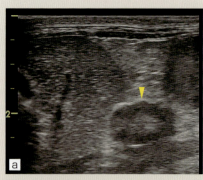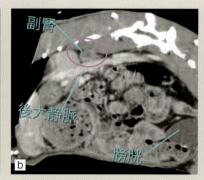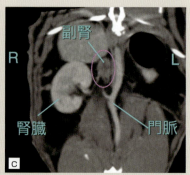

図1　副腎腫瘍の超音波像・CT像
肝右葉の尾側に，後大静脈に接する腫瘤が認められる（矢頭，囲み）。
a：超音波像
b：造影CT像（矢状断像）
c：造影CT像（背断像）

生殖器疾患・繁殖疾患

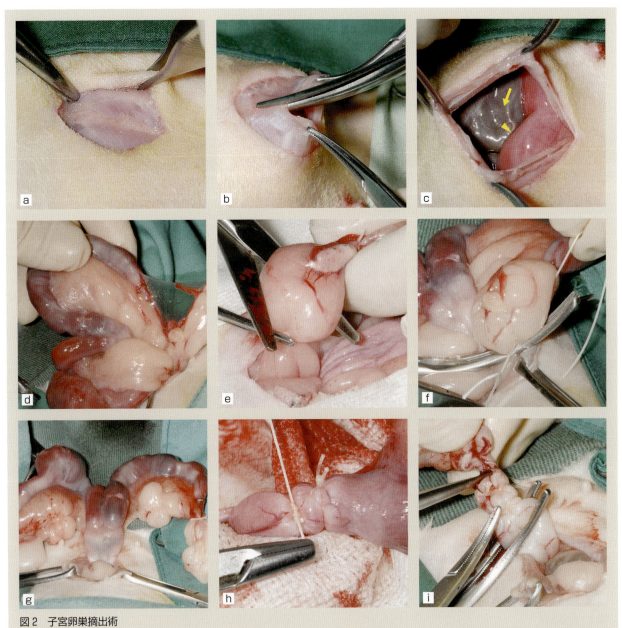

図2　子宮卵巣摘出術
a：臍と恥骨の中間あたりで皮膚を切開する。b：盲結腸を傷つけないよう筋層を切開する。c：消化管（矢印）と子宮（矢頭）が認められる。d：子宮を露出する。e：結紮した卵巣堤索と卵巣動静脈を切断する。f：子宮動静脈を結紮する。g：腟を露出する。h：腟を結紮する。i：腟を切断し，子宮を分離する。

と，赤桃色の子宮がみえる（図2c）。ウサギの子宮は伸張性があるため，子宮鉤を使用しなくても卵巣と子宮を腹腔外へ容易に露出できる（図2d）。したがって，切開創は小さくてよい。卵巣を確認し，卵巣堤索と卵巣動静脈を二重結紮して，卵巣を完全に分離する（図2e）。ウサギの組織は脆弱で，緊張をかけると容易にちぎれて出血するので注意する。子宮広間膜の脂肪の中を走行する子宮動静脈を結紮して（図2f）分離し，尿管を誤って結紮しないように外子宮口の近位で腟を結紮して分離する（図2g～i）。

性腺を摘出することで肥満傾向になり，尿失禁を生じるといわれている[4]。実験動物では，卵巣を除去することで，膀胱粘膜の血流減少ならびに低酸素，膀胱平滑筋の血流減少が起こることが証明されているが[1,6]，筆者は経験がない。

精巣摘出術（去勢手術）

精巣摘出術は，精巣腫瘍や精巣上体炎に対する第一の治療である。手術を行うには精巣が陰嚢へ下降する年齢まで待つ必要があるが，それより前の約4ヶ月齢から，精液には運動性を持つ精子が含まれるようにな

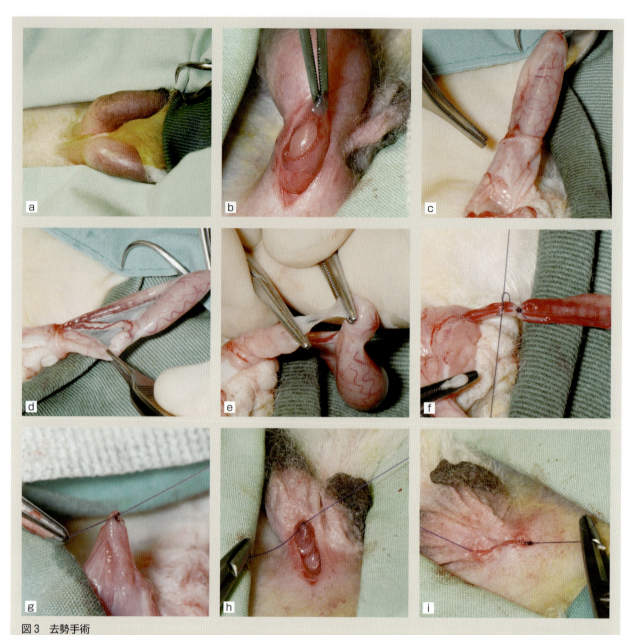

図3 去勢手術
a：陰囊基部の正中を切開する。b：左右の総鞘膜を切開する。c：精巣・精索を露出する。d, e：精索と靱帯を分離する。f：精索を結紮し，切断する。g：総鞘膜を縫合する。h：皮下組織を縫合する。i：皮膚を縫合する。

る。繁殖を阻止するために行う場合は，タイミングに注意が必要である。

陰囊基部の正中を1ヶ所切皮し（図3a），左右の総鞘膜を切開する（図3b）。総鞘膜の中から，精索，血管，精巣上体，精巣を外に出し（図3c），靱帯と精索を分離（図3d, e），精索を結紮し（図3f），精巣を摘出する。総鞘膜，皮下組織，皮膚を順番に縫合する（図3g〜i）。

● 参考文献

1) Aikawa K, Sugino T, Matsumoto S, et al. The effect of ovariectomy and estradiol on rabbit bladder smooth muscle contraction and morphology. *J Urol*. 170: 634-637, 2003. doi: 10.1097/01.ju.0000068723.05004.ca

2) Baine K, Newkirk K, Fecteau KA, et al. Elevated testosterone and progestin concentrations in a spayed female rabbit with an adrenal cortical adenoma. *Case Report Vet Med*. Article ID: 239410, 2014. doi: 10.1155/2014/239410

3) Fecteau KA, Deeb BJ, Rickel JM, et al. Diagnostic endocrinology: blood steroid concentrations in neutered male and female rabbits. *J Exot Pet Med*. 16: 256-259, 2007. doi: 10.1053/j.jepm.2007.09.003

4) Klaphake E, Paul-Murphy J. Disorders of the reproductive and urinary systems. *In* Quesenberry KE, Carpenter JW,(eds): Ferrets, Rabbits, and Rodents, Clinical Medicine and Surgery, 3rd ed. Elsevier, Saunders. 2011, pp217-231.

5) Lennox AM, Chitty J. Adrenal neoplasia and hyperplasia as a cause of hypertestosteronism in two rabbits. *J Exot Pet Med*. 15: 56-58, 2006. doi: 10.1053/j.jepm.2005.11.009

6) Parekh MH, Chichester P, Lobel RW, et al. Effects of castration on female rabbit bladder physiology and morphology. *Urology*. 64: 1048-1051, 2004. doi: 10.1016/j.urology.2004.06.014

7) Varga M. Hypersexuality in a castrated rabbit(*Oryctolagus cuniculus*). *Companion Animal*. 16: 48-51, 2011. doi: 10.1111/j.2044-3862.2010.00011.x

第11章

骨格・筋疾患

- 11.1　骨格・筋の解剖生理
- 11.2　関節炎
- 11.3　骨折
- 11.4　脱臼
- 11.5　骨粗鬆症
- 11.6　開張脚
- 11.7　その他の骨格疾患
- 11.8　椎間疾患
- 11.9　栄養性筋ジストロフィー
- 11.10　筋弛緩症候群
- 11.11　ヘルニア
- 11.12　横隔膜ヘルニア

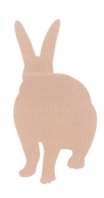

11.1 骨格・筋の解剖生理

骨格・筋の特徴

食物連鎖の底辺に位置するウサギは，捕食者から素早く逃走するために跳躍走を行う。そのため，身体的特徴は，跳躍走に適したものとなっている。特徴的なのは，後肢と腰椎が発達していることである(図1)。また，全身が筋肉質で，とくに後肢と体幹背側の筋肉が非常に発達している(図2)。体幹の筋肉の伸縮を腰椎を介して発達した後肢に伝えることで，力強い跳躍を可能にしている。また，筋肉に酸素との親和性がヘモグロビンよりも高いミオグロビンを豊富に持つため，持久力にも優れている[8]。身体を軽くするために骨が軽量化されており，体重に占める骨質量の割合はネコなどに比べて低い。ネコでは体重の12～13%であるが，ウサギは7～8%である[8]。

このような身体的特徴によりヤブノウサギ *Lepus europaeus* は時速72 kmで走ることができる[4]。しかし，ペットとして飼われるウサギは，巣穴に逃げ込むアナウサギを原種としているため，そこまで速く走る能力はない。

ウサギは踵を接地し(図3)，歩行時も独特な跳躍歩行を行う。このような歩行を行う四足動物はほかにはあまりみられない。

ウサギは齧歯目や霊長目よりも骨代謝が速いため[2,6]，骨へのインプラントに対する骨増殖の研究に多く使用されている[1,5,7]。

椎骨

ウサギの椎骨の数は個体によってばらつきがあり，頸椎7個，胸椎12～13個，腰椎6～7個，仙椎4～5個，尾椎15～18個である。64頭のウサギを対象に脊

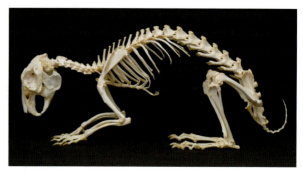

図1　骨格
跳躍走をするため後肢と腰椎が発達している。

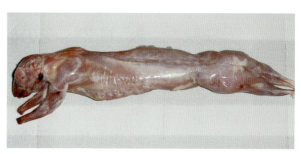

図2　筋肉
全身が筋肉質で，とくに後肢の筋肉が発達している。

椎の数を調べた調査では，胸椎を12個，腰椎を7個持つ個体が43.8%，胸椎を13個，腰椎を6個持つ個体が32.8%，胸椎を13個，腰椎を7個持つ個体が23.4%だったと報告されている。性別や年齢，体重などによる差は認められなかったという[3]。

胸椎の棘突起は長く，尾側に向いているのが特徴である。とくに第2～5胸椎の棘突起は顕著に発達し(図4)，椎骨の張力装置としてはたらく。筋肉と項靱帯がこれらの棘突起から頸椎にかけて付着し，身体に比べて大きい頭を支えている。一方，胸椎の横突起は小さく，平面状である。これらは肋骨との関節を形成して

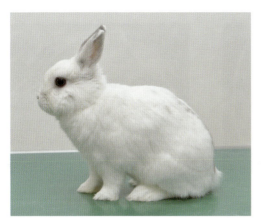

図3 姿勢
背中を丸め、踵を地面に着けている。

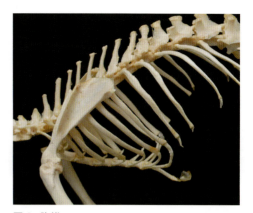

図4 胸椎
大きな頭を支える筋肉を支持するため、第2～5胸椎の棘突起が発達している。

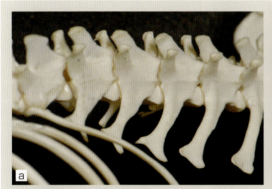
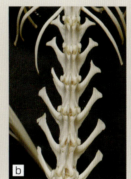
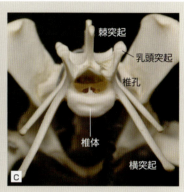

図5 腰椎
a：左側観。後方の腰椎は前方よりも大きく発達している。
b：背側観。横突起は横に大きく発達している。
c：頭側観。椎骨の正中直上の棘突起、その両脇の乳頭突起、下方を向いている横突起がみられる。

いる。

腰椎は跳躍歩行の際に後肢に加わる圧力を受けるため、椎体が発達している（図5a）。横突起が長く発達し、頭側下方に向いているのも特徴である（図5b）。横突起は、背中を進展させ、後部の脊椎から加わる負荷を骨盤へ逃がすための背筋（脊椎起立筋）の起着点となる。

腰椎の棘突起は幅広で短く、側方からみると四角い板状にみえる（図5a）。棘突起の両側に背側上方に向いた乳頭突起があり、横突起の根部の後方にはわずかに隆起した小さな副突起がある（図5c）。これらは横突起の一部が変形したものである。乳頭突起にも強靱な腰および後肢の筋肉が付着しており、腰部の屈曲と跳躍を可能にしている。

仙椎は4～5個が癒合して仙骨を形成する。第1仙椎は変形して大きな関節面を形成し、両側の腸骨内側面と関節をなす（仙腸関節）。

尾は胴体に接しているため丸くみえるが、実際は細長い（図6a）。第7尾椎までは定型的な椎骨であるが、第8尾椎以降は円筒状の小骨である[10]（図6b）。

肋骨

肋骨は12～13対で、脊椎と胸骨につながっている（図7）。腹側は軟骨（肋軟骨）である。

第1～7肋骨の肋軟骨は胸骨と接している（真肋骨）。以降の肋骨は胸骨と接していない（偽肋骨）。とくに最後肋骨は、遊離した状態のことも多い（浮肋骨）[9]。発達が悪かったり欠損していたりすることもある（X線検査で偶発的に発見される、図8）。

胸骨は胸骨柄、胸骨体、剣状突起からなる。6個の分節された骨から構成され（図9）、剣状突起は軟骨状である。

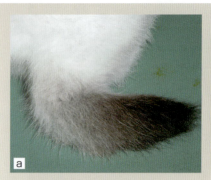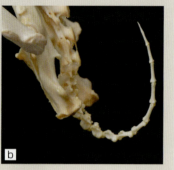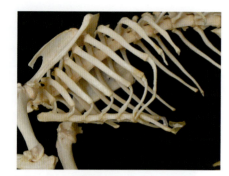

図6 尾
a：外観。小さく弯曲している。
b：骨格標本（左側観）。前方の尾椎は椎骨を形成するが，後方は小骨からなる。

図7 肋骨（左側観）
肋骨は胸椎，胸骨とつながり胸郭を形成する。

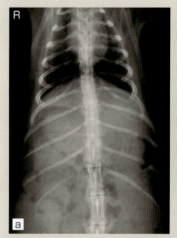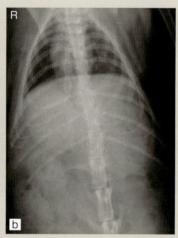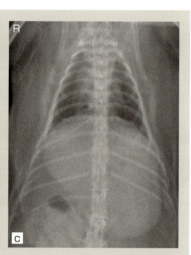

図8 最後肋骨の奇形のX線像（腹背像）
最後肋骨は不定で，未発達で浮遊骨になっていたり欠損していたりすることがある。
a：浮遊骨，b：未発達，c：欠損

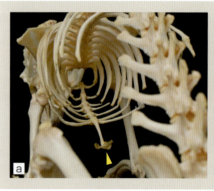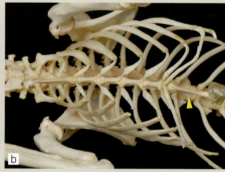

図9 胸骨
6個の小骨からなり，尾側には剣状突起がついている（矢頭）。
a：尾側観
b：腹側観

前肢帯

　肩甲骨は大きく，筋肉によって脊椎と結合している。扁平で鋭角な三角形をしており，肩峰は鉤状の突起を形成している（図10a）。鎖骨は退化し，細長い小骨となっている（図10b）。

　上腕骨は長く，肘関節で橈骨，尺骨とつながる。橈骨と尺骨は緩やかに弯曲している（図11a）。尺骨の断面は扁平である（図11b）。

骨格・筋疾患

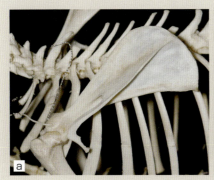 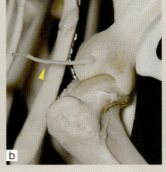

図10　肩甲骨
a：左側観。頭側には小さい肩峰と鎖骨がみられる。
b：左側観。鎖骨（矢頭）は細長い小骨である。

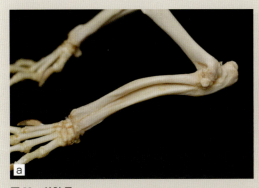 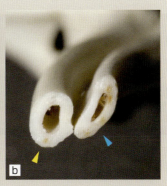 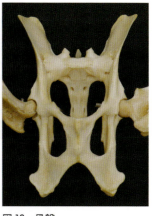

図11　前肢骨
a：上腕骨は長く，橈骨と尺骨は緩やかにカーブする。
b：橈骨（黄矢頭）・尺骨（青矢頭）の断面。尺骨は扁平である。

図12　骨盤
腸骨，坐骨，恥骨から構成される。

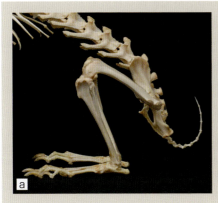 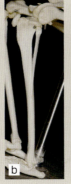 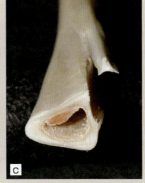

図13　後肢骨
a：大腿骨は緩く弯曲している。
b：腓骨は未発達で，遠位で脛骨に癒着している。
c：脛骨と腓骨の断面。脛骨は正円ではなく三角形をしており，腓骨は髄腔がない。

後肢帯

　骨盤は腸骨，坐骨，恥骨からなる（図12）。ほかの哺乳類の寛骨臼は腸骨，坐骨，恥骨から構成されるのに対し，ウサギの寛骨臼は腸骨，坐骨と小さな付属の骨（寛骨臼骨）からなる[8,9]。寛骨臼骨によって寛骨臼が恥骨から分離されている。

　大腿骨は発達し，長軸は頭側に向かって緩やかに弯曲している（図13a）。遠位端は大腿骨滑車を有し，膝蓋骨を受け入れて脛骨と膝関節をなす（図13b）。

　下腿骨は身体のなかでもっとも長い長骨である脛骨と，未発達の細い腓骨からなる。腓骨は脛骨の側面に沿った薄い刃のような形状で，遠位で脛骨と完全に一体化している（図13b）。脛骨の遠位端は脛骨滑車となり，距骨とともに足根関節を形成する。

　膝関節は大腿骨，脛骨，膝蓋骨から構成され，大腿骨の滑車溝に収まっている（図14）。

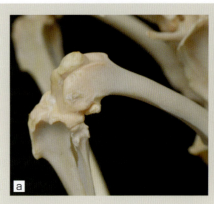
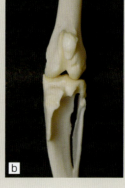

図14 膝関節
膝関節は大腿骨と脛骨，膝蓋骨からなる。膝蓋骨は三角形で滑車溝に収まっている。
a：外側観，b：尾側観

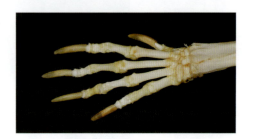

図15 指骨（前肢）
第1指の指骨は中節骨を欠くのが特徴である。

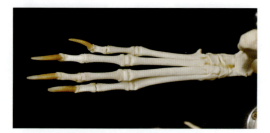

図16 趾骨（後肢）
趾骨は全体的に細長い。

四肢端

前肢の指の数は5本，後肢の趾の数は4本で，自由に出し入れできない鉤爪を持つ。

前肢端は手根骨，中手骨，指骨からなる。前肢の指骨は基節骨，中節骨，末節骨から構成され，中手骨と関節している。しかし，第1指は中節骨を欠く(図15)。

足根は足根骨，中足骨，趾骨から構成される(図16)。足根骨の中で最大の踵骨は底面が平らで，後端に下腿三頭筋腱が付着して飛節の基部を形成する[10]。各趾骨は基節骨，中節骨，末節骨からなり，発達した中足骨に関節する。

参考文献

1) Cao T, Shirota T, Ohno K, et al. Mineralized bone loss in partially edentulous trabeculae of ovariectomized rabbit mandibles. *J Periodontal Res*. 39: 37-41, 2004. doi: 10.1111/j.1600-0765.2004.00703.x
2) Gilsanz V, Roe TF, Antunes J, et al. Effect of dietary calcium on bone density in growing rabbits. *Am J Physiol*. 260: E471-476, 1991.
3) Greenaway JB, Partlow GD, Gonsholt NL, et al. Anatomy of the lumbosacral spinal cord in rabbits. *J Am Anim Hosp Assoc*. 37: 27-34, 2001. doi: 10.5326/15473317-37-1-27
4) McBride A. Rabbits and Hares. Whittet Books. 1988.
5) Mori H, Manabe M, Kurachi Y, et al. Osseointegration of dental implants in rabbit bone with low mineral density. *J Oral Maxillofac Surg*. 55: 351-361, 1997.
6) Newman E, Turner AS, Wark JD. The potential of sheep for the study of osteopenia: current status and comparison with other animal models. *Bone*. 16 Suppl: S277-278, 1995.
7) Southard TE, Southard KA, Krizan KE, et al. Mandibular bone density and fractal dimension in rabbits with induced osteoporosis. *Oral Surg Oral Med Oral Pathol Oral Radiol Endod*. 89: 244-249, 2000. doi: 10.1067/moe.2000.102223
8) Vella D, Donnelly TM. Basic anatomy, physiology, and husbandry. *In* Quesenberry KE, Carpenter JW, (eds): Ferrets, Rabbits, and Rodents, Clinical Medicine and Surgery, 3rd ed. Elsevier, Saunders. 2011, pp157-173.
9) Weisbroth SH. Neoplastic diseases. *In* Manning PJ, Ringler DH, Newcomer CE, (eds): The Biology of the Laboratory Rabbit, 2nd ed. Elsevier, Academic Press. 1994, pp259-292.
10) 佐久間勇次．ウサギ ～生殖生理と実験手技～．近代出版．1988.

11.2 関節炎

原因および病態

関節炎は感染性と非感染性に分けられる。

感染性関節炎の症例から分離される細菌は，*Staphylococcus* spp., *Pasteurella* spp., *Salmonella* spp., *Streptococcus* spp., *Pseudomonas* spp., *Escherichia coli* などである。そのほか，実験的には，多くの微生物による関節炎が作り出されている[3,5]。外傷や全身感染の波及によって発生し，血行性に他肢に伝播することも珍しくない。

外傷による関節炎は靱帯損傷や脱臼を伴うことが多い。滑膜炎や骨棘形成が関節炎の発生に関連するとされている[1]。

高齢個体になると，軟骨磨減や筋力低下が要因となり，非感染性の変形性関節症が発生する。脱臼によって骨同士が擦れあうことで関節炎が続発することも多い。実験動物のウサギでは十字靱帯切断による変形性関節炎のモデルが作られ，研究に用いられている[1]。

子宮腺癌の転移による胸部腫瘤に続発して，肥大性骨関節症が発症した例も報告されている[2]。

重度の関節炎では炎症により骨が融解するが，一方では再構築もはじまり，骨辺縁部に骨増殖がみられる（図1）。

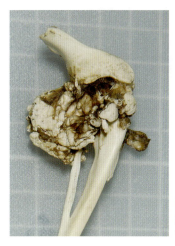

図1 関節炎による骨増殖
膝関節に顕著な骨増殖が認められる。

臨床徴候

膝関節と足根関節に好発する。患肢の跛行からはじまり，続いて関節の腫脹（図2）や熱感がみられ，ウサギは積極的に動かなくなる。疼痛を感じているウサギは食欲不振となり，削痩する。ウサギは感染が進行す

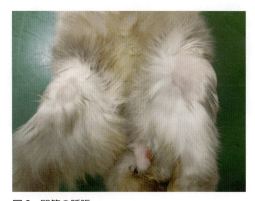

図2 関節の腫脹
膝関節が炎症により腫脹している。

ると蓄膿することが多い（図3）。

変形性関節症の進行は緩慢で，患肢の可動範囲が少しずつ狭くなる。次第に侵された関節をかばうような歩行をするようになるが，感染や炎症がなければ基本的に無痛である[4]。

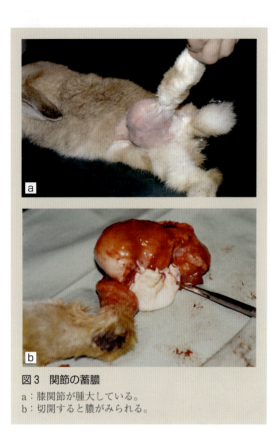

図3 関節の蓄膿
a：膝関節が腫大している。
b：切開すると膿がみられる。

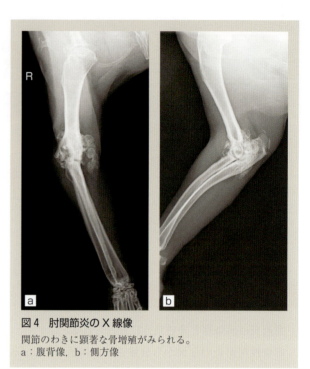

図4 肘関節炎のX線像
関節のわきに顕著な骨増殖がみられる。
a：腹背像，b：側方像

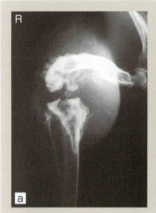
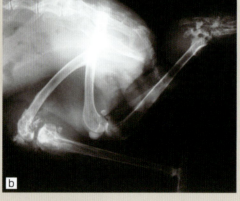

図5 膝関節炎のX線像
関節腔が拡大し，関節に顕著な骨増殖がみられ，大腿骨と脛骨にX線不透過性の低い領域も認められる。
a：腹背像，b：側方像

検査および診断

関節炎は，X線検査で容易に診断できる。X線像上では骨と関節の変形がみられ（図4～6），重篤になると骨関節の吸収像（図7）も認められる。

X線検査で明確でなければ，コンピュータ断層撮影（CT）検査を行うと詳細に評価できる（図8）。関節の変位などから靱帯の損傷なども評価できる（図9）。

感染性関節炎は，関節液の細胞診や菌分離によって診断する。

治療

抗菌薬，非ステロイド系抗炎症薬（NSAIDs）などの消炎鎮痛薬を投与する。コンドロイチンやグルコサミンなどの抗関節炎サプリメントを使うこともある。ケージレストで状態や臨床徴候が緩和するまで観察する。感染が重度な場合や蓄膿している場合は関節包の切開・排膿を行う。極度の疼痛を伴う場合は断脚することもある。

骨格・筋疾患

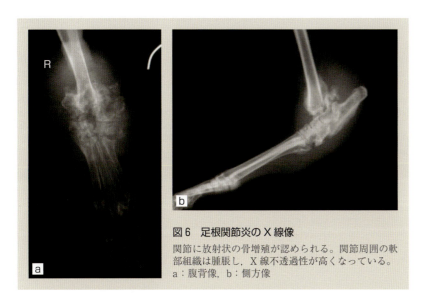

図6　足根関節炎のX線像
関節に放射状の骨増殖が認められる。関節周囲の軟部組織は腫脹し，X線不透過性が高くなっている。
a：腹背像，b：側方像

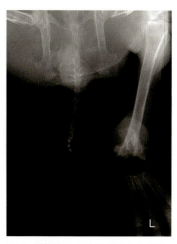

図7　関節炎による骨吸収のX線像（腹背像）
関節部が完全に骨吸収を起こしている。

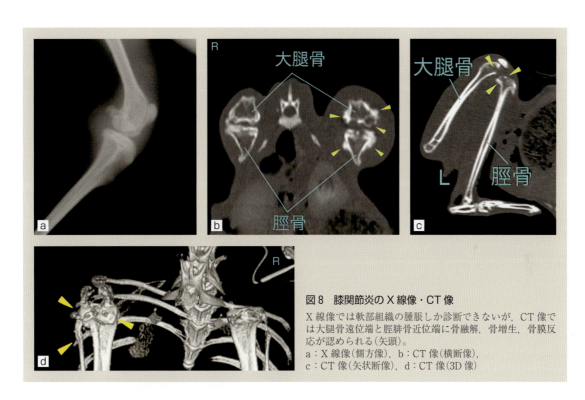

図8　膝関節炎のX線像・CT像
X線像では軟部組織の腫脹しか診断できないが，CT像では大腿骨遠位端と脛腓骨近位端に骨融解，骨増生，骨膜反応が認められる（矢頭）。
a：X線像（側方像），b：CT像（横断像），
c：CT像（矢状断像），d：CT像（3D像）

2 関節炎

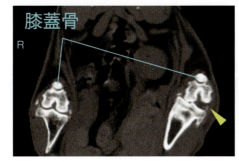

図9　靱帯損傷が疑われる症例のCT像（横断像）
膝関節が変位しており（矢頭），靱帯損傷が疑われる。

● 参考文献

1) Bouchgua M, Alexander K, d'Anjou M, et al. Multimodality imaging of temporal changes in knee osteoarthritis lesions in an in vivo rabbit model. *Osteoarthritis Cartilage*. 15: C181, 2007. doi: 10.1016/S1063-4584(07)61955-4

2) DeSanto J. Hypertrophic osteopathy associated with an intrathoracic neoplasm in a rabbit. *J Am Vet Med Assoc*. 210: 1322-1323, 1997.

3) Faber HK. Experimental arthritis in the rabbit: a contribution to the pathogeny of arthritis in rheumatic fever. *J Exp Med*. 22: 615-628, 1915.

4) Langley-Hobbs SJ, Harcourt-Brown N. Joint surgery. *In* Harcourt-Brown F, Chitty J,(eds): BSAVA Manual of Rabbit Surgery, Dentistry and Imaging. BSAVA. 2013.

5) Washburn LR, Cole BC, Gelman M, et al. Chronic arthritis of rabbit induced by mycoplasmas. I. Clinical microbiologic, and histologic features. *Arthritis Rheum*. 23: 825-836, 1980. doi: 10.1002/art.1780230709

骨格・筋疾患

11.3 骨折

原因

ウサギの骨質は薄いため，イヌやネコでは考えられないような弱い外力でも外傷性骨折が発生する。不適切な保定や突発的に暴れることが原因となりやすい。高い所から落下して骨折する事故が多いのは，地表性であり高所からの落下に対応できないためであろう。そのほか，四肢をケージの金網や床のすのこに引っかけたり，ドアに挟まれたり，人に踏まれたりする事故が原因となる。

外傷性以外では，上皮小体機能亢進症，高齢個体での骨密度低下（骨粗鬆症），腫瘍などによる病的骨折も起こる[1]。

病態

1. 発生部位

前肢では橈尺骨の横骨折が多い（図1）。上腕骨の骨折はまれであるが，転倒して前肢を着いたときなどに螺旋骨折を起こすことがある（図2）。指骨骨折もみられる（図3）。

後肢では脛腓骨の横骨折や斜骨折が多い（図4）。中央～遠位1/3の部位で発生しやすく，骨折すると，肢ならびに骨が後肢の遠心により変位しやすい。大腿骨の骨折は少ないが，螺旋骨折あるいは複合骨折が発生する（図5）。距骨の骨折は少ない（図6）。

日本では小型種が多いため，ケージの金網に四肢を挟む事故が起こりやすく，それにより突発的に暴れることで，骨折が起こるのであろう。発達した後肢の筋肉が付着するため，突発的な跳躍により腰椎骨折も多発する（図7）。幼体のウサギは，脆弱な成長板に骨折を起こすこともある（図8）。肋骨の骨折（図9）は少ない。

ウサギは骨質が薄いため，複合骨折や，X線検査では確認できないような亀裂骨折が多い特徴がある。皮膚や皮下組織も薄いため，筋肉が薄い前腕や下腿では，開放骨折が懸念される。

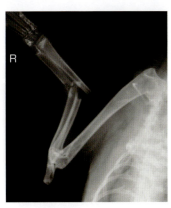

図1 橈尺骨骨折のX線像（腹背像）
橈骨と尺骨が横骨折を起こしている。

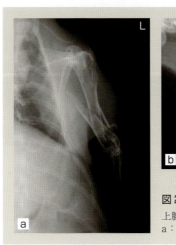

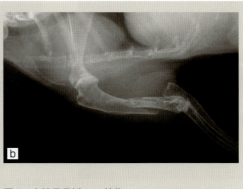

図2 上腕骨骨折のX線像
上腕骨の中央部に螺旋骨折が認められる。
a：腹背像，b：側方像

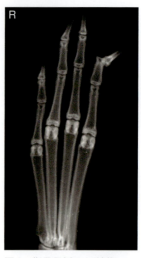

図3 指骨骨折のX線像（背腹像）
第二指の末節骨骨折が認められる。

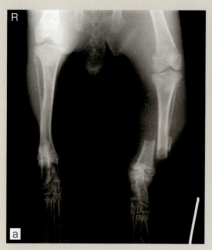

図4 脛腓骨骨折のX線像
脛腓骨は横骨折と斜骨折を生じやすい。
a：横骨折（腹背像），b：複合骨折（側方像）

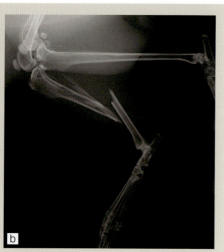

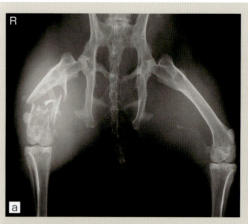

図5 大腿骨骨折のX線像
大腿骨は複合骨折を生じやすい。このような粉砕骨折では断脚も選択肢となる。
a：腹背像，b：側方像

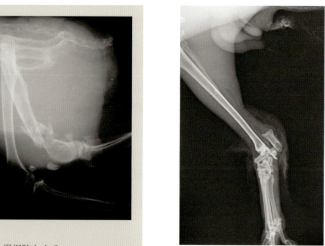

図6 距骨骨折のX線像（側方像）
距骨が骨折し，変位している。

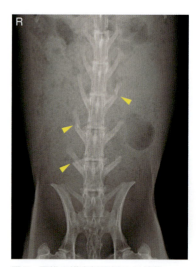

図7 腰椎の横突起骨折のX線像（腹背像）
第5，6腰椎の右側横突起が骨折している（矢頭）。

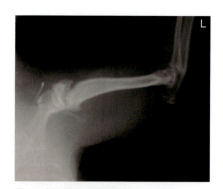

図8 上腕骨の成長板骨折のX線像（腹背像）
成長板は骨のなかでもっとも脆弱な部分で，骨折しやすい。

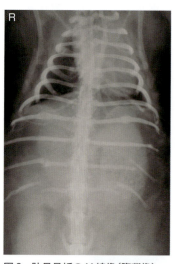

図9 肋骨骨折のX線像（腹背像）
複数の肋骨に骨折が認められる。

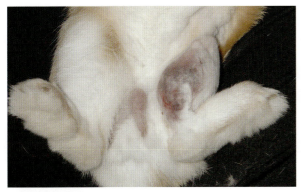

図10 内出血
骨折に伴う内出血により大腿部が赤く腫脹している。

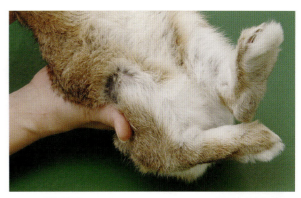

図11 肢の変位
骨折により肢が内側に変位している。

2. 合併症

骨折の合併症は，骨折後の早期に起こる急性期合併症と，治療経過中に起こる晩期合併症とに分けられる。

急性期合併症には骨折端による筋肉，血管や神経の損傷，内出血（図10）による貧血，播種性血管内凝固症候群，静脈血栓症，脂肪塞栓症候群などがある。高齢のウサギでは，これらの合併症が潜在する肝不全や腎不全を悪化させることも多く，突然死をまねくこともある。

晩期合併症としては，遅延癒合や変形癒合，阻血性骨壊死，関節拘縮，慢性骨髄炎などがある。

臨床徴候

骨折部位によって異常運動や異常歩行がみられる。とくに長骨の骨折では，跛行や患肢の挙上，変位（図11）が起こる。

骨折の患部には軋轢音，疼痛，軟部組織の腫脹や内出血が生じる。疼痛により食欲が低下し，体重が減少することもある。

検査および診断

基本的にX線検査で容易に診断できるが，亀裂骨折や微細な骨折は，コンピュータ断層撮影（CT）検査でないとわからない。前述のように潜在疾患が悪化することがあるため，全身検査も必要である。

治療

非観血的または観血的に骨を正常なアラインメントに戻し，一定期間，固定して安静を保つ。骨折ならびにウサギの状態，処置のストレスや麻酔，術後の固定ならびに飼育環境などを考慮にいれて，適切な治療を選択しなければならない。骨折による軟部組織の炎症や腫脹，疼痛に対しては，抗菌薬や鎮痛薬（非ステロイド系抗炎症薬）を投与する。

1. 非観血的整復

軟部組織や筋肉が薄いこと，脚が角張っていることから，ウサギには外固定を適用しにくい。きつい固定では皮膚や筋組織の挫滅や炎症，血流の阻害を起こしやすく，逆に緩い固定では皮膚および皮下組織の弛緩性の強さ，骨への筋付着の緩さから骨を固定できないため，力の加減も難しい[2]。さらに，ウサギは寸胴で上腕と大腿が胴体に密に接しているため，肩，上腕，大腿の固定は難しい。以上のことから，外固定は一般的に，前腕や下腿のみが適応となる（図12）。ただし，上腕や大腿の骨折に対して，疼痛を減らすために患肢の遠位が胴体に密着するように包帯をすることもある。筆者はロバートジョーンズ包帯を行っている。ウサギが副子やギプスをかじってしまう場合はエリザベスカラーを装着する。

骨癒合に要する期間は損傷部位や年齢に左右される。なお，6ヶ月齢未満の幼体の骨折は，ケージレストのみで自然に化骨することが多い。無理な外固定によって骨折部位がずれたり，新たな骨折が生じることも多いため，適応を十分に見極めることが重要である。

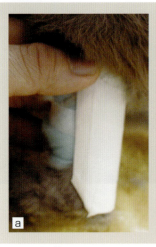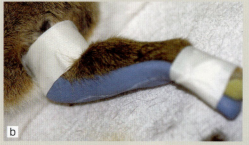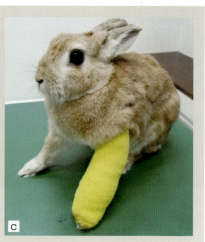

図12 外固定
自作で外固定器具をつくることが多い。
a：シリンジを加工した副子。
b：樹脂で作成した副子。
c：ギプス。

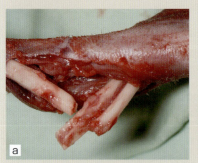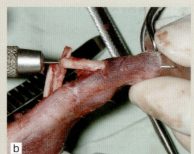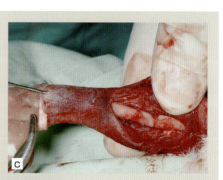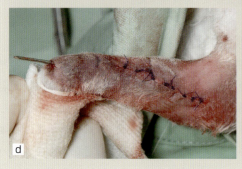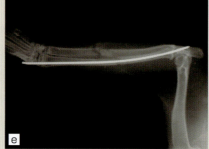

図13 ピンによる整復
橈骨にピンを入れて整復する。
a：骨折部位。
b：ピンの挿入。
c：整復。
d：縫合。
e：術後のX線像（腹背像）

2. 観血的整復

　ピン，ワイヤー，プレートなどの鋼製器具を用いて固定するが（図13～15），適用範囲はイヌやネコより制限される。ウサギの骨は薄いため，複雑骨折や粉砕骨折も多く，無理な力で骨把持鉗子やプレート，ピンを使用すると，さらに亀裂が入ったり（図16a），すでにある亀裂骨折部位が離解したりすることがある（図16b）。プレートが骨に強く密着することで骨吸収が起こる可能性もある。化骨を早めるためには確実な固定が必要だが，薄い骨を強く固定したり締結したりすることで人為的に破損させてしまうという矛盾が生じうる。また，これらの器具は腐食（図17）や感染も起こしやすい。

　骨の直径の75％を超える太さの髄内ピンを用いると骨が割れるという報告がある[5]。プレートを使わず，ピンやワイヤーを用いて微妙な力加減で整復することがウサギにとって理想的かもしれない[4]。骨折片が多い場合は，ピンニングだけでは整復ができないので，離散した骨片を集めてワイヤーで固定する。複合骨折の場合，あるいはピンやワイヤーで支持ができない場合は創外固定を行う（図18）。複数のピンを挿入するとやはり亀裂骨折が起こる可能性があるため注意する。創外の鋼製器具は樹脂パテで固定する。鋼製器具のみでは骨の安定性が悪いときは，包帯での外固定を併用する（図19）。

　ピンやプレートの抜去は，若齢個体では4～6週後，高齢個体では8～12週後を目処に行う。

骨格・筋疾患

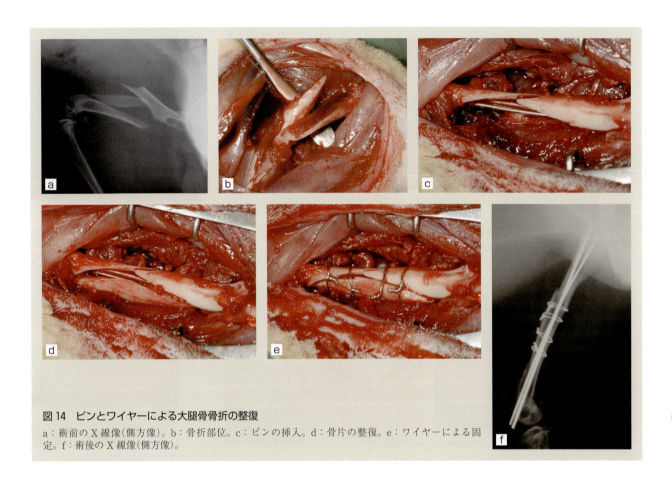

図14　ピンとワイヤーによる大腿骨骨折の整復
a：術前のX線像（側方像）。b：骨折部位。c：ピンの挿入。d：骨片の整復。e：ワイヤーによる固定。f：術後のX線像（側方像）。

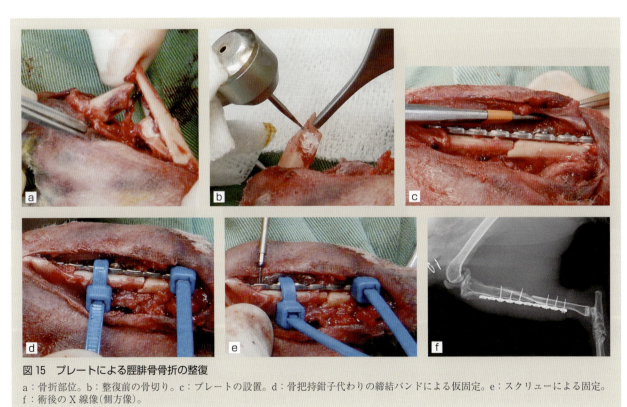

図15　プレートによる脛腓骨骨折の整復
a：骨折部位。b：整復前の骨切り。c：プレートの設置。d：骨把持鉗子代わりの締結バンドによる仮固定。e：スクリューによる固定。f：術後のX線像（側方像）。

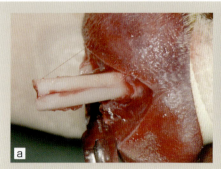

図16 亀裂骨折
ピンを挿入すると，亀裂部位の骨は割れることが多い。
a：亀裂。b：ピンの挿入による骨破壊。

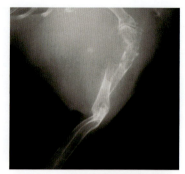

図17 骨の腐食のX線像（側方像）
インプラントに起因する骨腐食が認められることがある。

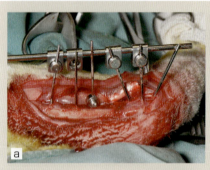

図18 創外固定による大腿骨骨折の整復
a：ピンと固定バーの設置。b：固定器具のパテによる固定。

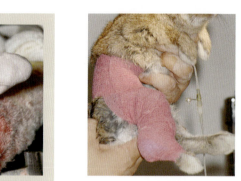

図19 包帯による不動化
脛骨骨折に対し，ピンニング手術に加え包帯を施している。

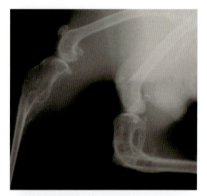

図20 変形癒合のX線像（側方像）
脛骨近位の骨が直角に曲がって癒合している。

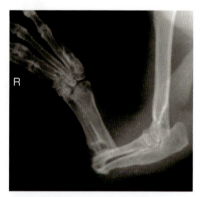

図21 偽関節のX線像（腹背像）
骨折した橈尺骨が癒合しておらず，関節のように可動する。

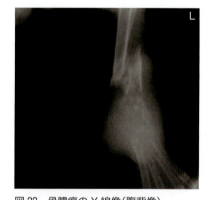

図22 骨膿瘍のX線像（腹背像）
脛腓骨の骨折部は化骨しつつあるが，骨折遠位および足根関節が融解している。

3. 治療の注意点

患肢の不動化は，骨組織の喪失をまねくことがある。ある論文では，固定後6週間では骨強度，硬さ，ミネラル含量に変化はみられないが，12週間では骨強度が87％，ミネラル含量が90％に減少したと報告されている。外固定よりも金属プレートによる内固定のほうが減少が顕著であったという[3]。

これらのことから，イヌやネコと同じような手技を行っても，ウサギでは変形癒合（図20），遅延癒合，あるいは偽関節（図21）が発生することが多い。さらに感染によって，骨融解あるいは骨膿瘍が発生しうる（図22）。

そのほか，長期の固定により筋肉の萎縮（図23）や拘縮が生じる。

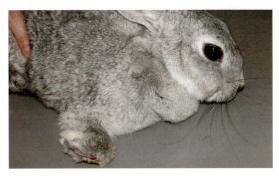

図23 筋萎縮
骨折後の筋萎縮のため右前肢が細くなり機能しなくなっている。

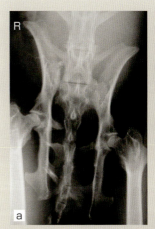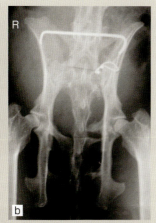

図24 骨盤骨折のX線像（腹背像）
恥骨骨折と仙腸関節脱臼が生じた症例。腸骨と仙椎をピンとワイヤーで固定した。
a：手術前、b：手術後

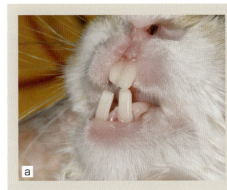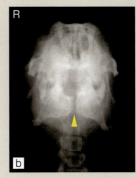

図25 下顎骨結合部の骨折
a：下顎切歯が離解している。
b：X線像（吻尾像）。下顎結合が分離しているのがわかる（矢頭）。

4. 治療法の選択

前肢の骨折であれば，多少の変形や短縮が残っても機能は温存でき，生活に支障はないと考えられる。そのため，非観血的整復も選択肢のひとつとなる。一方，後肢の骨折では，跳躍歩行時に，無痛で安定した荷重ができるようにすることが目標となる。変形を極力避けるために，観血的整復を積極的に考える。複合骨折や開放骨折などの難治性の症例に対しては，断脚も解決策のひとつとなる。

骨盤骨折は，直腸などの排泄路が確保されており，仙腸関節の脱臼がなければ，ケージレストで治癒させる。しかし，仙腸関節の脱臼や分離があれば観血的整復を考える（図24）。

肋骨，椎骨の棘突起や横突起，指趾骨，肘突起や距骨などの骨折に対しても，観血的整復よりケージレストのほうが得策である。下顎骨結合部（図25）の骨折は安静が難しく，切歯の不正咬合をまねくため，ワイヤーによる下顎骨の固定を行う（図26）。

予後

適切な整復と固定が行われれば，通常は数週間である程度の運動負荷に耐えられるようになる。化骨に影響する因子としては，感染，骨破壊や欠損，転位，骨膜損傷などの程度，骨折間隙における軟部組織の介在，骨折部に加わる機械的負荷などが挙げられる。

高齢のウサギは，開放骨折か否かにかかわらず感染が起こりやすい。また，骨密度が低いため骨破壊や欠損が大きくなり，幼体に比べて化骨に長い時間がかかる。

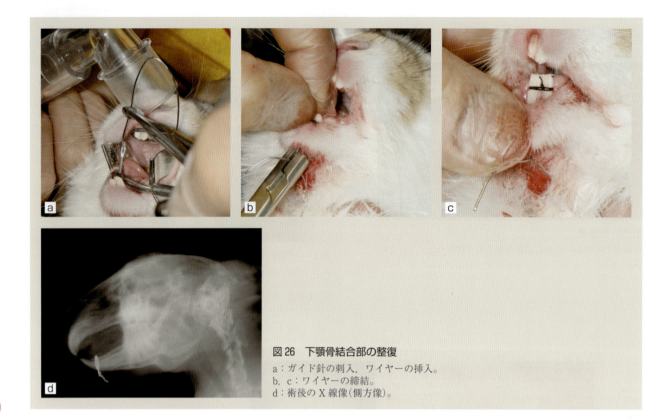

図26 下顎骨結合部の整復
a：ガイド針の刺入，ワイヤーの挿入。
b, c：ワイヤーの締結。
d：術後のX線像（側方像）。

● 参考文献

1) Bai RJ, Cheng XG, Yan D, et al. Rabbit model of primary hyperparathyroidism induced by high-phosphate diet. *Domest Anim Endocrinol*. 42: 20-30, 2012. doi: 10.1016/j.domaniend.2011.09.001
2) DeCamp CE. External coaptation. *In* Slatter D,(ed): Textbook of Small Animal Surgery, 3rd ed. Elsevier, Saunders. 2003, pp1835-1848.
3) Tejesen T, Benum P. Stress-protection after external fixation on the intact rabbit tibia. *Acta Orthop Scand*. 54: 648-654, 1983.
4) Varga M. Anaesthesia and analgesia. *In*: Textbook of Rabbit Medicine, 2nd ed. Elsevier, Butterworth-Heinemann. 2013, pp178-202.
5) Zehnder A, Kapatkin AS. Small mammal orthopedics. *In* Quesenberry KE, Carpenter JW,(eds): Ferrets, Rabbits, and Rodents, Clinical Medicine and Surgery, 3rd ed. Elsevier, Saunders. 2012, pp472-484.

骨格・筋疾患

11.4 脱臼

概要

脱臼は幼体で多く発生し，高齢個体では少ない。これは，高齢個体では外力がはたらいた場合に，脱臼ではなく骨折を起こすためと考えられている。

肘関節と股関節に好発し，肩関節，膝蓋骨にもときおり生じる。手根関節や足根関節の脱臼はまれである（図1）。

原因

脱臼は多くが外傷性で，落下や四肢を引っかけるなどの事故が原因となる。まれに先天性の股関節形成不全もみられ（図2），滑りやすい床で飼育することで股関節脱臼が発生することもある[4]。

臨床徴候

脱臼固有の徴候として弾発性固定や関節部の変形が

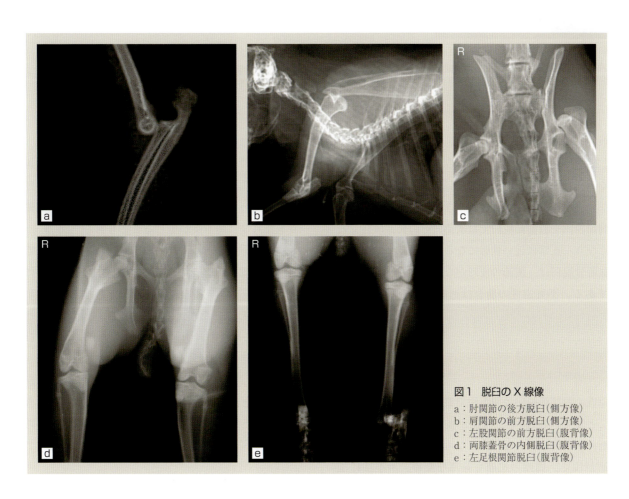

図1　脱臼のX線像
a：肘関節の後方脱臼（側方像）
b：肩関節の前方脱臼（側方像）
c：左股関節の前方脱臼（腹背像）
d：両膝蓋骨の内側脱臼（腹背像）
e：左足根関節脱臼（腹背像）

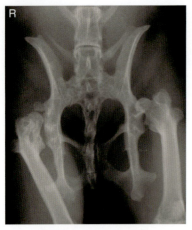

図2 股関節形成不全のX線像
（腹背像）
股関節臼が浅く，脱臼している。

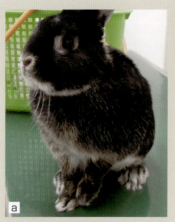

図3 脱臼による患肢の挙上
a：左肘関節脱臼により，左前肢を挙上している。
b：膝蓋骨の内側脱臼により患肢が外反し，跛行している。

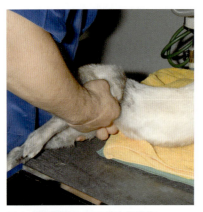

図4 股関節脱臼の非観血的整復
全身麻酔下で筋弛緩薬を投与し，徒手による整復を行う。

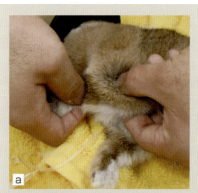
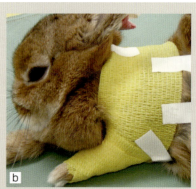

図5 肘関節の非観血的整復
a：麻酔下で整復する。
b：包帯を肩にまわして患肢を固定する。

現れる。そのほか，疼痛，腫脹，跛行や患肢の挙上（図3）などの機能障害がみられる。外観上は，患肢が短くみえたり，変位したりする。また，関節より遠位の部位を正常に動かすことができなくなる。しかし，肘関節脱臼や股関節脱臼では次第にその異常は目立たなくなり，正常に近い状態になることが多い。

膝蓋骨脱臼は，関節の変形がなければ基本的には無痛である。不可逆性の場合は運動障害のみ認められる[1,2]。

治療

急性の股関節脱臼は用手法で整復（非観血的整復）することができる（図4）。経過が長いと整復が困難になるため，早期に行わなければならない。肘関節脱臼は関節が浅く，周囲の組織も菲薄なため，用手法に加え，包帯による固定も必要である（図5）。

用手法による整復が不可能であれば，観血的整復を行う（図6）。ウサギでは外科的な整復の必要性が疑問視されているが，脱臼した関節を放置すると，関節の変形ならびに関節炎が生じることもある[3]（図7）。

膝蓋骨脱臼については，Riggsが報告を行っている[5]。2.5歳の5.1 kgのウサギの膝蓋骨内側脱臼に，くさび型陥没形成術と縫縮術を行ったところ，半年までは維持していたが，その後再脱臼を起こしたという。Riggsはその理由として，変性性関節症ならびに関節炎を伴っていたこと，手術で形成した溝の深さが不十分だったこと，先天的脛骨アライメント異常が存在したこと，半月板や軟骨の状態を正確に判断できなかったことを挙げている。術式に関してはこれから議論されるべきであろう。

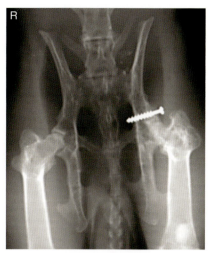

図6　股関節脱臼の観血的整復のX線像（腹背像）
図1cの症例に対し，ピンを用いて股関節を固定した。

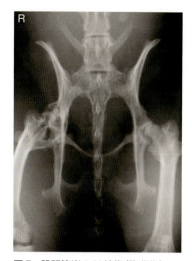

図7　股関節炎のX線像（腹背像）
右股関節脱臼を長期間放置したことにより，関節が変形している。

● 参考文献

1) Araujo GD, Kanayama CY. Luxação de patela em coelho (*Oryctolagus cuniculus*, LINNAEUS, 1758). *PubVet*. 5: 1251-1257, 2011.
2) Duran-Struuck R, Colby LA, Rogers M, et al. What is your diagnosis? *J Am Vet Med Assoc*. 232: 839-840, 2008. doi: 10.2460/javma.232.6.839
3) Huang SC, Liu HC, How SW. Experimental hip dysplasia in the rabbit. *J Formos Med Assoc*. 89. 319-325, 1990.
4) Owiny JR, Vandewoude S, Painter JT, et al. Hip dysplasia in rabbits: association with nest box flooring. *Comp Med*. 51: 85-88, 2001.
5) Riggs J, Langley-Hobbs SJ. Surgical correction of patellar luxation in a rabbit. *Case Report Vet Med*. 2013: article ID: 254354, 2013. doi: 10.1155/2013/254354

11.5 骨粗鬆症

概要

骨粗鬆症は，骨密度の低下または骨質の劣化により骨強度が低下し，骨折しやすくなる病態である。

原因

一般的に，閉経（エストロゲンの低下）や老化に伴い骨密度が低下する。卵巣摘出術は，それだけでは骨粗鬆症につながらない[3,5]。ウサギでは卵巣摘出術に伴う骨粗鬆症が，並行してグルココルチコイドの投与[1,2,4]や不動化[7]を行った個体で発症した報告がある。腎不全ならびに上皮小体機能亢進症，妊娠に伴う骨密度の低下も，骨粗鬆症の原因になる[6]。

検査および診断

X線検査で骨のX線不透過性が低下していることで診断される（図1）。骨折（図2）に加え，関節や骨の変形がみられることも多い。

治療

カルシウムやビタミンDの投与により治療する。しかし，ウサギでは薬用量を含めて詳細には確立されていない。

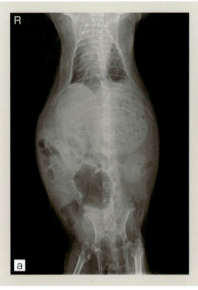
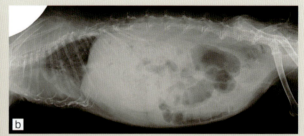

図1 骨粗鬆症のX線像
骨のX線不透過性が低下している。軽度の変形性脊椎症も認められる。
a：腹背像，b：側方像

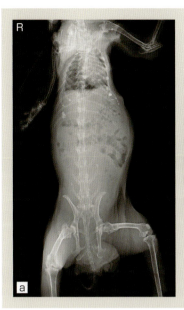
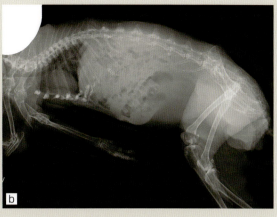

図2　骨折を伴う骨粗鬆症のX線像
骨のX線不透過性が低下している。肋軟骨結合部の腫瘤化，左上腕骨骨折，右肘突起の骨折痕が認められる。
a：腹背像，b：側方像

● 参考文献

1) Eberhardt AW, Yeager-Jones A, Blair HC. Regional trabecular bone matrix degeneration and osteocyte death in femora of glucocorticoid-treated rabbits. *Endocrinology*. 142: 1333-1340, 2001. doi: 10.1210/endo.142.3.8048
2) Grardel B, Sutter B, Flautre B, et al. Effects of glucocorticoids on skeletal growth in rabbits evaluated by dual-photon absorptiometry, microscopic connectivity and vertebral compressive strength. *Osteoporos Int*. 4: 204-210, 1994.
3) Mori H, Manabe M, Kurachi Y, et al. Osseointegration of dental implants in rabbit bone with low mineral density. *J Oral Maxillofac Surg*. 55: 351-361, 1997. doi: 10.1016/S0278-2391(97)90124-5
4) Southard TE, Southard KA, Krizan KE, et al. Mandibular bone density and fractal dimension in rabbits with induced osteoporosis. *Oral Surg Oral Med Oral Pathol Oral Radiol Endod*. 89: 244-249, 2000. doi: 10.1067/moe.2000.102223
5) Turner RT, Maran A, Lotinun S, et al. Animal models for osteoporosis. *Rev Endocr Metab Disord*. 2: 117-127, 2001.
6) Tvedegaard E, Nielsen M, Kamstrup O. Osteosclerosis of the femoral head in long-term uraemic rabbits. *Acta Pathol Microbiol Immunol Scand A*. 90: 235-239, 1982.
7) 西崎泰司．骨粗鬆症疾患モデルとその評価方法．岡山実験動物研究会報．16：11-16，1999．

11.6 開張脚

概要

脱臼肢あるいはスプレーレッグ splay leg ともよばれる。軟骨異栄養症の一種である[3,4]。

原因および病態

新生仔から数ヶ月齢の幼体にみられ，多くが約4ヶ月齢までに発症する。

軟骨異栄養症は常染色体に原因遺伝子を持つ遺伝性疾患で，劣性遺伝する。一部では寝床がないなど四肢が滑る環境で新生仔を育てることで発生するとも報告されている[5]。

発症個体は肢が内転機能を失い，外側に開いた状態になる。開張は片側性のことも両側性のこともあり，多くは後肢に発生する（図1a）。前肢のみ（図1b）であることも，すべての四肢にみられる（図1c）こともあるが，前肢のみの発生はまれである。

臨床徴候

開張の程度は，軽度から重度までさまざまだが，一般的に患肢の腫脹や疼痛はみられない。

初期は後肢が外側に広がる程度で，跳躍は可能である。進行すると後肢を引きずるようになり，跳躍ができなくなる（図2）。後肢を引きずるようになると，脱毛や擦過傷から後肢に炎症が起こりやすくなる（図3）。成長に伴って体重負荷が大きくなることで開張は顕著になり，二次的に股関節や膝蓋骨の脱臼を起こす。

検査および診断

X線検査では，大腿骨頸の前傾弯曲（図4），大腿骨幹や股関節の捻転などがみられる[1]。脊椎弯曲症などほかの骨変形も併発することが多い（図5）。

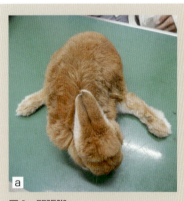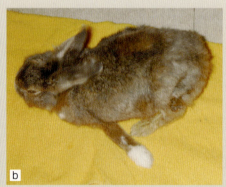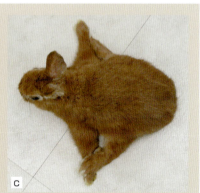

図1 開張脚
a：後肢の開張脚。後肢が外側に変位する。
b：前肢の開張脚。後肢の発生に比べて発生はまれである。
c：全肢の開張脚。すべての四肢が外反しているため，匍匐前進する。

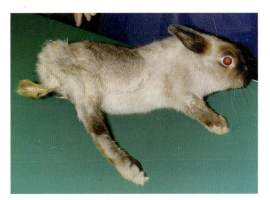

図2 進行した開張脚
後肢が開張した状態で歩行する。

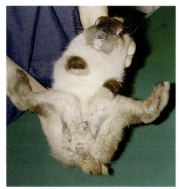

図3 開張脚による後肢の脱毛と擦過傷
後肢を擦って歩くため，後肢内側が脱毛して擦過傷がみられる。

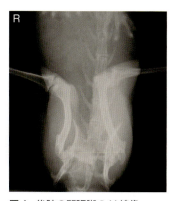

図4 後肢の開張脚のX線像（腹背像）
大腿骨の弯曲が認められる。

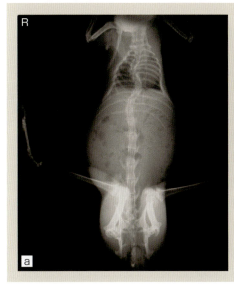
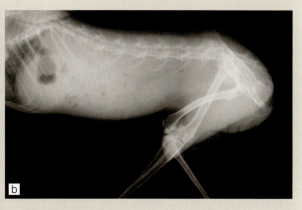

図5 脊椎弯曲症の併発した開張脚症例のX線像
大腿骨の前弯ならびに脊椎弯曲症が認められる。
a：腹背像，b：側方像

治療

治療はできないため，褥創や事故の予防に努める。遺伝性疾患であるため，発症個体を繁殖に使用するべきでない[1,2]。

参考文献

1) Arendar GM, Milch RA. Splay-leg, a recessively inherited form of femoral neck anteversion, femoral shaft torsion and subluxation of the hip in the laboratory lop rabbit: its possible relationship to factors involved in so-called "congenital dislocation" of the hip. Clin Orthop Relat Res. 44: 221-229, 1966.
2) Fallahi R. Splay leg in a dutch laboratory rabbit colony: detection methods and effective elimination procedure. Archives of Razi Institute. 69: 201-205, 2014. doi: 10.7508/ARI.2014.02.013
3) Hess L, Tater K. Dermatologic disease. In Quesenberry KE, Carpenter JW,(eds): Ferrets, Rabbits, and Rodents, Clinical Medicine and Surgery, 3rd ed. Elsevier, Saunders. 1997, pp232-245.
4) Joosten HFP, Wirtz P, Verbeek HOF, et al. Splayleg: a spontaneous limb defect in rabbits. Genetics, gross anatomy and microscopy. Teratology. 24: 87-104, 1981. doi: 10.1002/tera.1420240110
5) Suckow MA, Stevens KA, Wilson RP. The Laboratory Rabbit, Guinea Pig, Hamster, and Other Rodents. Elsevier, Academic Press. 2012.

11.7 その他の骨格疾患

はじめに

ウサギには，変形性脊椎症や脊椎弯曲症などの脊椎の変形が好発する。先天性の片側脊椎[4]がみられることもある。多くは無徴候だが，進行すると背骨の可動性が低下し，運動量が減少したり，口が肛門に届かなくなって食糞や毛繕いができなくなったりする。排尿時に身体を持ち上げられなくなると，会陰部の被毛が尿で濡れ湿性皮膚炎を起こす。

脊椎疾患による行動の制限は肥満の素因にもなる。肥満は，肛門や会陰部の毛繕いができないといった脊椎疾患による問題を助長する。肛門や会陰部の被毛が盲腸便や尿で汚れている個体は，X線検査で脊椎の問題が発見されることが多い。

なお，ウサギでは漏斗胸の発生は多くはない。

変形性脊椎症

1. 概要

椎体縁の腹側に骨棘が形成され，進行すると椎体間の架橋形成や椎間狭窄を生じる（図1）。

腰椎に生じることがもっとも多い。次いで胸椎によくみられ，頸椎はもっとも少ない。加齢に伴って多くみられるようになる。

2. 臨床徴候

多くは無徴候で，病的とはいえないかもしれない。

3. 治療

多くの場合，神経徴候は現れず，基本的に治療は不要である。

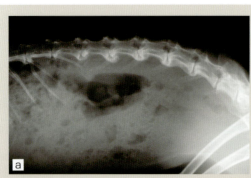
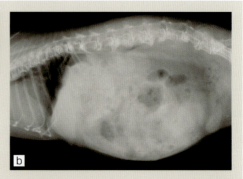

図1　変形性脊椎症のX線像（側方像）
a：腰椎に複数の架橋が認められる。架橋部の骨密度は高い。
b：胸椎と腰椎に架橋が形成され，椎間狭窄や椎骨変位がみられる。

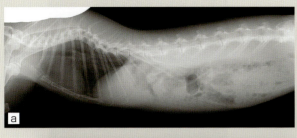
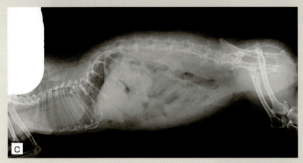
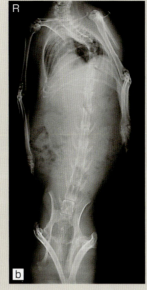

図2 脊椎弯曲症のX線像
a：脊椎後弯症。脊椎が上方に弯曲している。
b：脊椎側弯症。脊椎が左側に弯曲している（この症例は上方への弯曲もみられる）。開張脚もあり，大腿骨も弯曲している。
c：脊椎下弯症。胸椎が下方に弯曲し，胸腔が狭くなっている。

脊椎弯曲症

1. 概要
さまざまな要因により脊椎が弯曲する疾患である（図2）。

2. 原因および病態
発生には，先天性の要因と後天性の要因が複雑に関与していると考えられている。

後天性の要因としては，飼育環境や栄養の関与が大きい。

狭いケージで飼育されたウサギは活動性が低下するため，脊椎が変形する[6]（変形の程度はケージの大きさに依存する）。また，運動不足により骨が低形成となることでも発症しやすくなる[1]。妊娠や泌乳，低カルシウム食による骨密度の低下ならびに骨異栄養症も発生要因となる[2,3]。

ほかの骨疾患や筋疾患が潜在している場合，あるいは併発した場合は臨床徴候が増悪する[7]。

3. 臨床徴候
脊椎弯曲症の個体には，全身の筋肉の変性や，肺の機能低下が起こる[5]。心拡大や肺炎が起こると，胸郭が変形しているために臨床徴候が強く発現する。

4. 治療
ウサギでは治療はできない。

漏斗胸

1. 概要
胸骨後方および肋軟骨が胸郭内に漏斗状に陥凹した病態である。

2. 原因
横隔膜の先天的な形成異常，あるいは肋骨や肋軟骨の形成不全などが原因であるといわれているが，詳細は不明である。

3. 臨床徴候
胸郭が平たくなるが，多くはほとんど臨床徴候がみられない。しかし，変形が大きい場合は心臓や肺が圧迫され，呼吸促迫や心不全徴候などが強く現れることがある。

4. 検査および診断
ウサギは胸郭周囲の皮下脂肪が厚いため，見た目では漏斗状の陥凹凸は目立たず，触診でわかる程度である。X線検査では，胸骨後方および肋軟骨が胸郭内に漏斗状に陥凹している典型的な所見が得られる（図3）。

5. 治療
ウサギでは治療はできない。

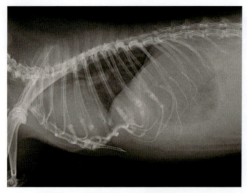

図3 漏斗胸のX線像(側方像)
胸骨の後方が胸郭内に陥凹している。

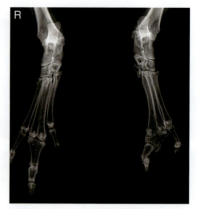

図4 合趾症のX線像(腹背像)
後肢の趾骨が癒合して数が少なくなっている。

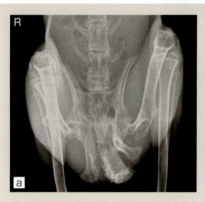
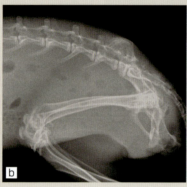

図5 脊椎変形のX線像
第7腰椎の短縮および坐骨の変形が認められる。本症例には神経徴候はみられなかった。
a：腹背像，b：側方像

その他の奇形

ウサギの骨の奇形には先天性の膝蓋骨脱臼，股関節形成不全，多指(趾)症や合指(趾)症(図4)，欠指症，肋骨や脊椎の変形[6]（図5）などがある。多くが無徴候であり，X線検査で偶発的に発見される。

● 参考文献

1) Drescher B, Loeffler K. Scoliosis, lordosis and kyphosis in breeding rabbits. *Tierarztl Prax*. 24: 292-300, 1996.
2) Gilsanz V, Roe TF, Antunes J, et al. Effect of dietary calcium on bone density in growing rabbits. *Am J Physiol*. 260: E471-E476, 1991.
3) Harcourt-Brown FM. Calcium deficiency, diet and dental disease in pet rabbits. *Vet Rec*. 139: 567-571, 1996.
4) Hoogstrate-Miller. What is your diagnosis? *J Am Vet Med Assoc*. 204: 1565-1566, 1994.
5) Olson JC, Takahashi A, Glotzbecker MP, et al. Extent of spine deformity predicts lung growth and function in rabbit model of early onset scoliosis. *PLoS One*. 28: e0136941, 2015. doi: 10.1371/journal.pone.0136941
6) Rothfritz P, Loeffler K, Drescher B. Einflus unterschiedlicher haltungsverfahren und bewegungsmoglichkeiten auf die spongiosastruktur der rippen sowie brust- und lendenwirbel von versuchs- und fleischkaninchen. *Tierarztliche Umschau*. 47: 758-768, 1992.
7) Werneck LC, Cousseau VA, Graells XS, et al. Muscle study in experimental scoliosis in rabbits with costotransversectomy: evidence of ischemic process. *Eur Spine J*. 17: 726-733, 2008. doi: 10.1007/s00586-008-0598-9

骨格・筋疾患

11.8 椎間疾患

病態

高齢のウサギでは，椎間板の髄核に，軟骨様化生や石灰沈着などの退行性変化が起こる。それにより髄核が脊柱管へ突出すると，脊髄が圧迫され後躯麻痺などの神経徴候が生じる[1]。

ウサギにおける椎間板の退行性変化のメカニズムは完全には解明されていない。高齢個体だけに起こるわけではなく，3ヶ月齢の幼体でも発生することがある。幼体のウサギでは，腰椎よりも頸胸椎に好発すると報告されている[3]。

ほかには，椎骨滑膜嚢胞によって進行性の不全麻痺を呈した症例が報告されている[2]。

検査および診断

X線検査やコンピュータ断層撮影（CT）検査では椎骨の形態しか評価できないが，磁気共鳴画像法（MRI）検査ならば椎間板や脊髄の変性を確認することができる（図）。しかし，MRI検査で椎間板に変性が認められても顕著な臨床徴候を呈さない個体を筆者も多く経験している。

治療

ウサギでは治療法は確立されていない。

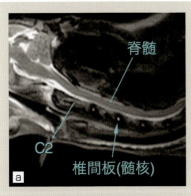 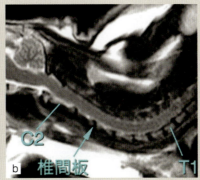

図　椎間板疾患のMRI像
a：正常な髄核はT2強調高信号である。
b：変性した髄核はT2強調低信号である。

● 参考文献

1) Baxter JS. Posterior paralysis in the rabbit. *J small Anim Pract.* 16: 267-271, 1975. doi: 10.1111/j.1748-5827.1975.tb05743.x
2) Delamaide Gasper JA, Rylander H, Mans C, et al. Surgical management of vertebral synovial cysts in a rabbit (*Oryctolagus cuniculus*). *J Am Vet Med Assoc.* 244: 830-834, 2014.
3) Varga M. Anaesthesia and analgesia. *In*: Textbook of Rabbit Medicine, 2nd ed. Elsevier, Butterworth-Heinemann. 2013, pp178-202.

11.9 栄養性筋ジストロフィー

概要

筋ジストロフィーは全身性の筋虚脱を引き起こす疾患である。

原因

ウサギの筋ジストロフィーはビタミンE欠乏によって発生する。ビタミンEは，自身が酸化されることによって脂質の酸化を抑えるはたらきを持っているため，不飽和脂肪酸が多い餌や，長期保存され酸化した餌中では破壊されている。このような餌の給与を続けると欠乏症に陥る。また，肝コクシジウム症が，肝臓中のトコフェロール（ビタミンEの一種）濃度減少の要因になるといわれている[5]。ウサギの組織は豊富な非セレニウムグルタチオンペルオキシターゼを有するため，ほかの動物とは異なりセレン欠乏による発症はみられない[1]。

臨床徴候

活動性の低下からはじまり，後肢の麻痺／半麻痺，削痩を呈し，次第に全身性の筋虚脱を起こすようになる（図1a）。重篤になると起立不能になり横臥するが，食欲はあり，餌や水を口の届くところに持っていけば，自分で食べることができる（図1b）。

心筋にも影響が現れ，心不全により死亡することもある[2]。流産や死産，新生仔の死亡などの繁殖障害も起こる[3]。

検査および診断

病理組織検査で，骨格筋の硝子変性（図2）や凝固壊死が認められれば確定診断となるが[4]，臨床的には特異的な臨床徴候およびクレアチンキナーゼの上昇などから暫定的に診断する。

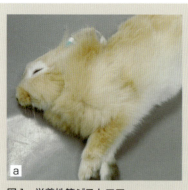

図1　栄養性筋ジストロフィー
a：全身虚脱を呈しウサギは起立できない。
b：シリンジを近づければ自発的に流動食を食べる。

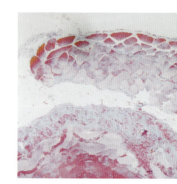

図2　栄養性筋ジストロフィーの組織像
マッソントリクローム染色，100倍。硝子変性した筋組織が薄青色に染色されている。

治療

ビタミン E を投与し，食事内容を改善する。

● 参考文献

1）Cheeke PR. Toxins in feeds. *In* Cheeke PR, Cunha TJ, （eds）: Rabbit Feeding and Nutrition. Elsevier, Academic Press. pp276-294, 1987.

2）Lowe JA. Pet rabbit feeding and nutrition. *In* de Blas C, Wiseman J,（eds）: The Nutrition of the Rabbit, 2nd ed. CAMI. 1988, pp294-315.

3）Okerman L. Disease of Domestic Rabbits, 2nd ed. Black-well Science. 1994.

4）Ringler DH, Abrams GD. Nutritional muscular dystrophy and neonatal mortality in a rabbit breeding colony. *J Am Vet Med Assoc.* 157: 1928-1934, 1970.

5）Yamini B, Stein S. Abortion, stillbirth, neonatal death, and nutritional myodegeneration in a rabbit breeding colony. *J Am Vet Med Assoc.* 194: 561-562, 1989.

11.10 筋弛緩症候群

概要

ウサギには，栄養性筋ジストロフィー以外に原因不明の筋虚脱が発生する(図)。昔からフロッピーラビット症候群 floppy rabbit syndrome やヘッドダウン症候群 head-down syndrome として知られている。

原因

植物中毒[8,12]や重金属中毒(コラム参照)，筋無力症[7]，炎症性筋疾患(多発性筋炎)，全身性疾患に起因する低カリウム血症，トキソプラズマ症[1,4]，細菌の菌毒素，ダニ媒介性感染症などが原因ではないかと考えられているが，詳細は不明である。

臨床徴候

フロッピーラビット症候群では，筋虚脱により体幹

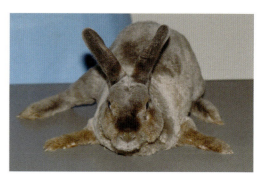

図　筋弛緩症候群
全身性の筋虚脱が起こり，地面に伏せた姿勢をとる。

と四肢の筋肉が弛緩し(floppy)，腹部が扁平になる。頭を持ち上げることはできず，麻痺した四肢は動かない。ヘッドダウン症候群でも，頭部が前傾して持ち上げられなくなる。これは頸部の伸筋の弱化または収縮によって引き起こされるもので，側方への傾きはみられない。

コラム①：植物中毒

草食であるウサギは，植物をみるとなんでも口に入れてみる習性がある。そのため，有毒植物の摂取による中毒が懸念されている。ただし，有毒の植物は苦みがあり嗜好性が悪く，刺激性の化合物は口に不快感をもたらすため，実際にはウサギが大量摂取することは少ない。

ポインセチア，シクラメン，ドラセナ，スズラン，ユリ，アセビやレンゲツツジなどのツツジ類，チューリップ，ヒヤシンス，アマリリス，クロッカス，スイセンなどは有毒植物として有名である。そのほか，イチイ，キョウチクトウ，ケシ，ナデシコ，シャクナゲ，アロエ，アサガオ，ポトスやアイビーなどのツル性植物，サトイモ科のディフェンバキアやカラーなども有毒物質を持つことが知られている。しかし，ウサギが中毒を起こす植物に関する決定的な報告は少ない。

ウサギはナス科やセネシオ属の植物の毒成分に対しては耐性があり[12]，サワギクやヒレハリソウに含まれるピロリジデンアルカロイドにも抵抗性を持つ[2]。一方，アオゲイトウには感受性があり[2]，ヒ

骨格・筋疾患

ユ属のホナガイヌビユを摂取して腹水がみられたという報告もある[8]。ディフェンバキアやアボカドの葉もウサギに毒性を示す[3]。一部では、ヘッドダウン症候群として知られる筋弛緩症候群はトウワタに含まれるレジノイドの毒性によるともいわれている[12]。いずれにせよ、中毒の可能性があるといわれている植物はウサギの周りから排除したほうが賢明である。

植物中毒の臨床徴候は、摂取量や食べた植物の部位などさまざまな要因によって変化する。植物が乾燥することによって毒性が増減することもある。ウサギの植物中毒の確定診断は難しく、摂取した経歴や臨床徴候から暫定的に診断するしかない。植物を摂取した後に、食欲不振や消化管の鬱滞、腹痛など

の消化器徴候、ふらつきや麻痺などの神経徴候、口のまわりに白い泡がついて流涎が多いなどの徴候がみられた場合には、中毒を起こしている可能性を考える。

植物そのものだけでなく、除草剤や農薬によって中毒を起こす場合もある。たとえば、ジャガイモの新芽抑制剤として利用されるニトロフェノール類は、ウサギに極度の毒性を示すという報告がある[8]。路側から採取された植物は、泥に覆われ、排気ガスも浴びているため、ウサギ与えると致命的になるかもしれない。

穀類に発生するアスペルギルスなどの真菌はマイコトキシンとよばれる毒素を産生する。これを摂取したウサギは胃腸炎と肝臓障害を起こす[6]。

コラム②：鉛中毒

植物に関係するもの以外の中毒としては、鉛中毒が多い。重石として鉛がつけられたカーテンや、鉛を含有するペンキが塗られた木や玩具などを齧ることで鉛を摂取し、発症する。しかし、金属片などは比較的大型であるため、盲腸便として再度摂取されることも少なく、硬便とともにすみやかに排泄されやすい。吸収された鉛は骨、肝臓や心臓に蓄積し[5]、無気力や食欲不振、消化管の鬱滞、肝不全を

起こす[10, 11]。慢性的な鉛中毒では、貧血ならびに赤血球の好塩基性斑点がみられ、X線検査で、胃にX線不透過性の物質が認められる。

血中の鉛濃度が 0.1 mg/dL（2 μmol/L）以上であれば鉛中毒と診断される[9]。鉛中毒を疑った場合は、エデト酸カルシウムなどのキレート化剤を投与する[11, 13]。

● 参考文献

1) Aghwan SS, Al-Taee AF, Suliman EG. Detection of *Toxoplasma gondii* infection in domestic rabbits by using multiple techniques. *Iraqi J Vet Sci.* 24: 65-69, 2010.

2) Cheeke PR. Toxins in feeds. *In* Cheeke PR, Cunha TJ, (eds): Rabbit Feeding and Nutrition. Elsevier, Academic Press. pp276-294, 1987.

3) Craigmill AL, Eide RN, Shultz TA, et al. Toxicity of avocado(*Persea americana*(Guatamalan var))leaves: review and preliminary report. *Vet Hum Toxicol.* 26: 381-383, 1984.

4) Dubey JP, Brown CA, Carpenter JL, et al. Fatal toxoplasmosis in domestic rabbits in the USA. *Vet Parasitol.* 44: 305-309, 1992.

5) Falke HE, Zwennis WCM. Toxicity of lead acetate to female rabbits after chronic subcutaneous administration. 1. Biochemical and clinical effects. *Arch Toxicol.* 64: 522-529, 1990.

6) Fekete, et al. Fekete S, Huszenicza G. Effects of T-2 toxin on ovarian activity and some metabolic variables of rabbits. *Lab Anim Sci.* 43: 646-649, 1993.

7) Keeble E. Nervous and musculoskeletal disorders. *In* Mer-

edith A, Flecknell P,(eds): BSAVA Manual of Rabbit Medicine and Surgery, 2nd ed. BSAVA. 2006, pp103-116.

8) Lorgue G, Lechenet J, Riviere A. Specific poisons. *In*: Clinical Veterinary Toxicology. Wiley-Blackwell. 1996, pp31-194.

9) Paul-Murphy J, Ramer JC. Urgent care of the pet rabbit. *Vet Clin North Am Exot Anim pract.* 1: 127-152, 1998. doi: 10.1016/S1094-9194(17)30158-5

10) Ramirez CJ, Kim DY, Hanks BC, et al. Copper toxicosis in New Zealand white rabbits(*Oryctolagus cuniculus*). *Vet Pathol.* 50: 1135-1138, 2013. doi: 10.1177/0300985813490756

11) Swartout MS, Gerken DF. Lead-induced toxicosis in two domestic rabbits. *J Am Vet Med Assoc.* 191: 717-719, 1987.

12) Varga M. Anaesthesia and analgesia. *In*: Textbook of Rabbit Medicine, 2nd ed. Elsevier, Butterworth-Heinemann. 2013, pp178-202.

13) Walter KM, Bischoff K, de Matos R. Severe lead toxicosis in a lionhead rabbit. *J Med Toxicol.* 13: 91-94, 2017. doi: 10.1007/s13181-016-0597-x

11.11

ヘルニア

概要

ヘルニアとは，腹壁に形成された開口部から腹腔内の組織や臓器が逸脱する疾患である。

ウサギの雄は成熟後も鼠径輪が開存しているため，高齢個体には加齢性の鼠径ヘルニアが好発する[3]（図1）。ヘルニア鼠径輪近くの腹壁ヘルニア（白線ヘルニア，図2）の発生も多いため，両者を間違えないように注意が必要である。幼体には先天性の臍ヘルニア（図3）がみられるが，発生は多くない。高齢のウサギでは，開腹手術後に腹筋ヘルニア（腹壁瘢痕ヘルニア）が起こることがある。

病態

鼠径ヘルニアや鼠径部近くの腹壁ヘルニアでは，ヘルニア嚢内に膀胱が逸脱することが多い[2]。逸脱した膀胱内にはスラッジが溜まり，膀胱炎や膀胱結石につながるので注意する（「9.3　尿路結石」参照）。

臍ヘルニアは通常，ヘルニア嚢内に脂肪が逸脱するのみであるが，ヘルニア輪が大きくなると，腸管が逸脱して嵌頓することもありうる。

臨床徴候

基本的に疼痛はないが，徐々にヘルニア内容物の量が増えて膨らみが大きくなることもある。

検査および診断

ヘルニアの検査は，基本的に触診で行われる。膨らんだヘルニアを指で押してヘルニア輪をみつけ，ヘルニア内容物の脱出を確認する（図4）。

画像検査では，ヘルニア嚢の内容を確認する（図5）。コンピュータ断層撮影（CT）検査では，ヘルニア輪の位置や大きさを詳細に評価できる（図6）。

治療

経過観察を行う場合もあるが，基本的に外科的整復を行う。脱出した内容物を適切に還納し，ヘルニア輪を縫合する。

鼠径ヘルニアでは，精巣摘出術を行い，拡張した鼠経輪を縫合する。縫合した鼠径輪の上に総鞘膜をかぶせて，皮下組織・皮膚を縫合をする（図7）。腹壁ヘルニアにおいても，鼠径ヘルニア予防のために精巣摘出術を行い，縫合後のヘルニア孔に総鞘膜を被せる（図8）。臍ヘルニアでは，嵌頓などがなければ内容物を腹腔内へ戻してヘルニア輪を縫合すればよい（図9）。

ウサギは実験動物としてヘルニアモデルが作られており，インプラントを含めたさまざまな整復法の評価に用いられているが[1]，臨床的な整復方法は確立されていない。

骨格・筋疾患

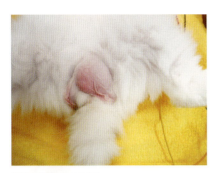

図1 鼠径ヘルニア
ヘルニアにより陰嚢が腫脹している。

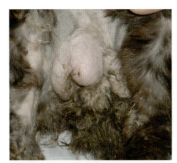

図2 腹壁ヘルニア
鼠径部近くに膨らみがある。

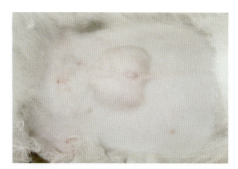

図3 臍ヘルニア
臍部が限局的に膨らんでいる。

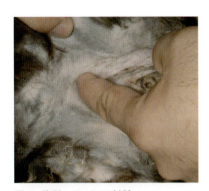

図4 腹壁ヘルニアの触診
指で押すと内容物が腹腔内へ戻り，鼠径部とは異なるヘルニア輪が触れる。

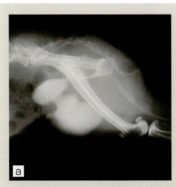

図5 腹壁ヘルニアのX線像・超音波像
a：X線像（側方像）。鼠径部にX線不透過性の陰影が認められる。
b：超音波像。ヘルニア内に高エコー性の液体が含まれ，カルシウム尿の蓄積した膀胱が逸脱していると考えられる。

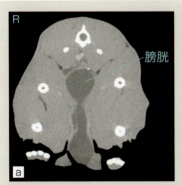
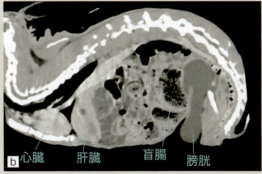
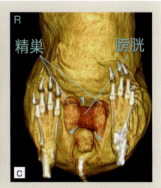

図6 腹壁ヘルニアのCT像
低吸収性に描出される膀胱が腹腔からヘルニア内へ逸脱しているのがわかる。
a：横断像，b：矢状断像，c：3D像（腹側観）

11 ヘルニア

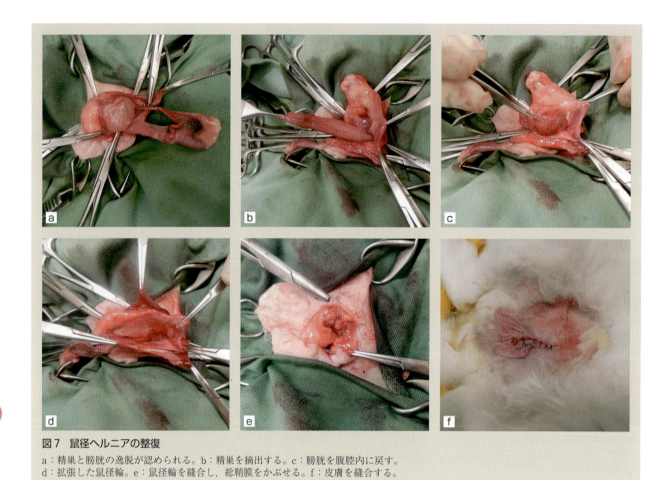

図7 鼠径ヘルニアの整復
a：精巣と膀胱の逸脱が認められる。b：精巣を摘出する。c：膀胱を腹腔内に戻す。
d：拡張した鼠径輪。e：鼠径輪を縫合し，総鞘膜をかぶせる。f：皮膚を縫合する。

図8 腹壁ヘルニアの整復
a：術前の様子。
b：皮膚を剥離すると，膀胱の逸脱が認められる。
c：鼠径輪と精巣を確認する。
d：ヘルニア輪を確認する。
e：膀胱を腹腔内へ戻す。

（次ページへつづく）

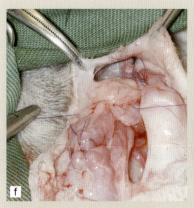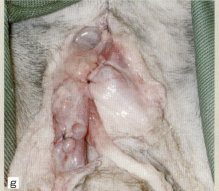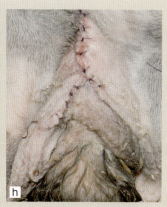

図8　腹壁ヘルニアの整復（続き）
f：ヘルニア輪を縫合し，総鞘膜をかぶせる。
g：皮下組織を縫合する。
h：皮膚を縫合する。

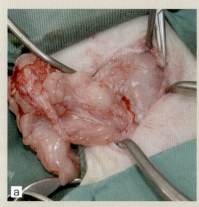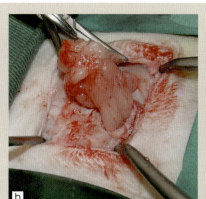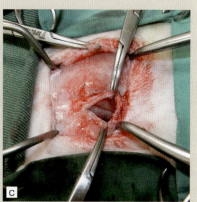

図9　臍ヘルニアの整復
a：ヘルニア囊を露出する。
b：ヘルニア囊を切開し，内容物を確認する。
c：内容物を腹腔内へ戻し，縫合する。

● 参考文献

1) Greenawalt KE, Butler TJ, Rowe EA, et al. Evaluation of sepramesh biosurgical composite in a rabbit hernia repair model. *J Surg Res*. 94: 92-98, 2000. 10.1006/jsre.2000.6020
2) Grunkemeyer VL, Sura PA, Baron ML, et al. Surgical repair of an inguinal herniation of the urinary bladder in an intact female domestic rabbit（*Oryctolagus cuniculus*）. *J Exot Pet Med*. 19: 249-254, 2010. doi: 10.1053/j.jepm.2010.07.003
3) Petritz OA, Guzman DS, Gandolfi RC, et al. Inguinal-scrotal urinary bladder hernia in an intact male domestic rabbit（*Oryctolagus cuniculus*）. *J Exot Pet Med*. 21: 248-254, 2012. doi: 10.1053/j.jepm.2012.06.002

11.12 横隔膜ヘルニア

概要

横隔膜ヘルニアは，脂肪，胃や肝臓などの腹腔内臓器が横隔膜の離解部を通って胸腔に逸脱する疾患である。

原因および病態

先天性のものと後天性のものがある。

後天性の横隔膜ヘルニアは，加齢による横隔膜の脆弱化，胃の鬱滞などによる横隔膜への圧力などで発生する。落下事故など強い力が加わる事故も原因となる。

先天性の横隔膜ヘルニアは同側の肺形成不全および心室中隔欠損を伴うことがある。その結果，呼吸不全で死亡した例もある[1]。

臨床徴候

加齢や胃の鬱滞による横隔膜ヘルニアの多くは慢性経過をたどり，無徴候である[2]。落下事故などで起こる外傷性横隔膜ヘルニアの症例は，多くが呼吸不全により急死する。

検査および診断

画像検査では，胸腔内に逸脱した腹腔内臓器が認められる（図1，2）。

治療

可能であれば，横隔膜を外科的に整復する。しかし，ウサギの状態が悪く麻酔をかけられないことが多い。

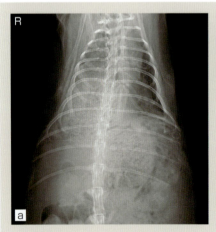
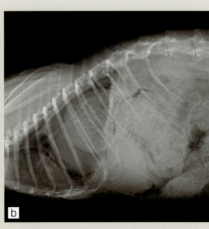

図1　横隔膜ヘルニアのX線像
a：腹背像。左後葉のX線不透過性が高い。
b：側方像。肺野に食渣が認められる。

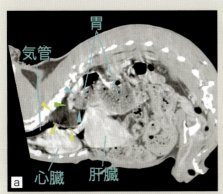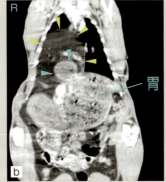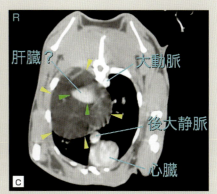

図2　横隔膜ヘルニアのCT像
脂肪(黄矢頭)と一部の胃(水色矢頭)と肝臓(緑矢頭)が逸脱しているのがわかる。
a：矢状断像，b：水平断像，c：横断像

● 参考文献

1) Fox RR, Crary DD. Hereditary diaphragmatic hernia in the rabbit. *J Hered*. 64: 333-336, 1973.
2) Silva WD, Fagundes DJ, Seidel AC, Taha MO. Animal model of chronic abdominal hernia in rabbit. *Acta Cir Bras*. 24: 256-261, 2009. doi: 10.1590/S0102-86502009000400003

第12章

神経疾患

- 12.1　神経系の解剖生理
- 12.2　神経系の検査
- 12.3　内耳炎・中耳炎
- 12.4　てんかん
- 12.5　エンセファリトゾーン症
- 12.6　脳炎・髄膜炎
- 12.7　水頭症
- 12.8　脊椎・脊髄損傷

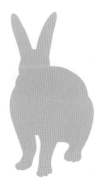

12.1 神経系の解剖生理

はじめに

神経系は中枢神経と末梢神経に分けられる。中枢神経は脳と脊髄を指す。末梢神経は中枢神経に出入りする神経を指し、脳から直接出入りする脳神経と、脊髄から出入りする脊髄神経に分けられる。

脳・脳神経

脳は前脳(大脳および間脳)、小脳、脳幹(中脳、橋、延髄)に分けられる(図1)。ウサギの脳神経も12対存在する。

1. 前脳

(1)大脳

大脳は梨状で、大脳溝や大脳回が乏しく平滑である(図1a)。大脳縦裂によって左右の大脳半球に分かれており、大脳縦裂の底部には左右の大脳半球をつなげる脳梁がある。大脳半球の前端に嗅球が位置し、嗅神経(第Ⅰ脳神経)を受け入れる[9]。ウサギは嗅球が発達している(図2)。

(2)間脳

間脳は、視床、視床下部、松果体から構成されている。大脳に覆われているため、外側からは一部しかみえない。間脳の底面中央部では視神経が視交叉を形成し、尾側の視索に入る(図1b)。視交叉の尾側には下垂体が位置する(図1b)。

2. 小脳

小脳は大脳の尾側、脳幹の背側に位置する(図1c)。肉眼的に、片葉小節葉、前葉、後葉の3部位に分けられる。前葉と後葉はさらに正中に位置する小脳虫部と外側の小脳半球に分けられる。外観はカリフラ

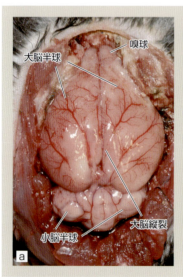 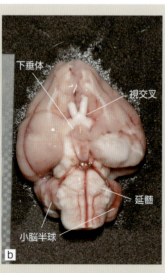 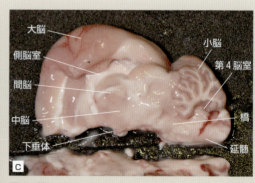

図1 脳
a:背側面。大脳と小脳がみえる。大脳は大脳溝や大脳回が乏しい。
b:腹側面。小脳半球と延髄がみえる。脳底部中央で視神経が視交叉を形成する。
c:割面。

神経疾患

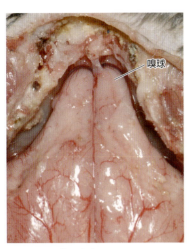

図2　ウサギの嗅球
ウサギは嗅球が大きい。

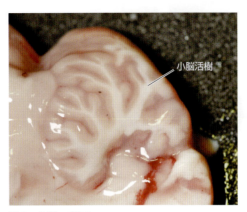

図3　小脳の割面
小脳活樹が認められる。

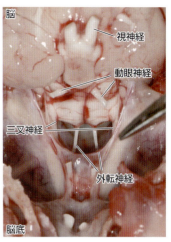

図4　脳神経
手前に視神経，次に動眼神経，奥に三叉神経，外転神経が認められる。三叉神経は脳神経のなかでもっとも太い。

ワー状で，多数の小脳溝と小脳回がみられる。割面には白質の分岐による小脳活樹が認められる（図3）。

小脳は上小脳脚，中小脳脚，下小脳脚によって，それぞれ中脳，橋，延髄と連絡している。脳幹と小脳の間には第4脳室が存在する。

3. 脳幹

脳幹は中脳，橋，延髄に分けられる（図1）。

中脳は脳幹のもっとも吻側に位置する。腹側は1対の厚い隆線である大脳脚によって占められ，大脳脚の側面から動眼神経（第Ⅲ脳神経，図4）が伸びている。

橋は前後を中脳と延髄に挟まれた位置にあり，大脳脚の後方の脳腹側面を横切って伸びる幅広い帯として認められる。側縁に，三叉神経（第Ⅴ脳神経，図4）の大きな感覚神経根と小さな運動神経根がある[9]（三叉神経はウサギにおいても最大の脳神経である）。

延髄は橋から尾側に伸び，脊髄の前索につながる。

4. 脳脊髄液

脳脊髄液は両側の側脳室，第3，4脳室にある脈絡叢でつくられ，第4脳室からくも膜下腔に排出される。脳脊髄液は，身体に加わった衝撃が直接脳や脊髄に伝わらないようにするクッションとしてはたらく。

脊髄

脊髄は延髄につながる円柱状の中枢神経である。椎骨によって形成される脊柱管の中に収まり，軟膜，くも膜，硬膜からなる髄膜で覆われている。椎骨と硬膜の間には脳脊髄液で満たされた硬膜外腔とよばれる隙間がある[8]。

横断面は中心管を中心にH字状の灰白質とその周囲の白質とに分かれる。

部位によって，頸髄，胸髄，腰髄，仙髄，尾髄に分けられる。頸部と腰部は膨大部を形成している。頸膨大部は第4頸椎～第1胸椎領域にあり，そこから伸びた神経が上腕神経叢を形成する[4]。腰膨大部は第3～4腰椎領域にある。第2～3仙椎領域よりも尾側は細くなって馬尾神経を形成し，後肢の脊髄神経と並んで脊柱管内を走行する[8]。

脊髄の前根からは運動神経が伸び，脳や脊髄からの命令を骨格筋などに伝える出力路となっている。後根からは感覚神経が伸び，末梢からの感覚刺激を中枢に伝える入力路となっている。

成体の脊髄の長さには個体差がある。ある報告では，脊髄末端が第2仙骨に位置するものが79.3％，第1仙骨に位置するものが19.0％，第3仙骨に位置するものが1.7％であったという[5]。脊椎に比べて出生後の成長スピードが遅いため，幼若時は脊椎よりも短い。

耳

耳は聴覚を司る感覚器であるが，同時に平行覚や回転覚を感知する平衡感覚器でもある。解剖学的には，外耳，中耳，内耳に分けられる。外耳と中耳は聴覚のみ，内耳は聴覚と平衡覚の両方に関与している。耳の炎症から神経徴候を発症するウサギも多いため，ここで併せて解説する。

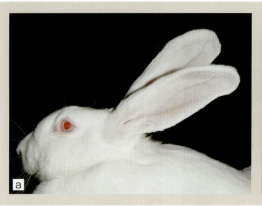
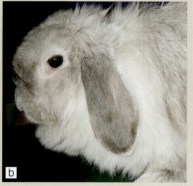

図5　ウサギの耳介
a：多くの品種は立ち耳である。
b：ロップ・イヤー種のように耳介が下垂した品種もある。

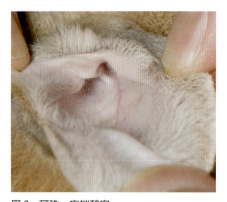

図6　耳珠・盲端憩室
ウサギの耳道は入口が狭く，複雑な耳珠と盲端憩室がある。

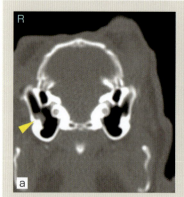
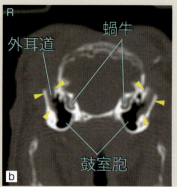

図7　耳垢のCT像（横断像）
a：正常でも少量の耳垢が蓄積している（矢頭）。
b：耳垢は外耳道を塞ぐほど蓄積することもある（矢頭）。

1. 外耳

　外耳は耳介から鼓膜までの区画で，鼓膜まで達する軟骨によって形成される。

　ウサギはほかの哺乳類と比較して耳介が大きく，上に向かって立っているが，ロップ・イヤー種のように下垂した品種もいる（図5）。ネザーランド・ドワーフ種など耳の小さい品種もいるが，ほかの哺乳類と比べて耳介比率は大きい。耳介には毛細血管が豊富で，体温調節も行える。

　耳介の軟骨は曲げてももとの形に戻る性質を持った弾性軟骨である。外耳道の軟骨と連続しているため，耳介が下垂したロップ・イヤー種は外耳道も屈曲して狭窄しており[3]，外耳炎になりやすい[3]。

　ウサギの外耳道の入口には不規則な形状の耳珠が形成されている。また，軟骨で隔てられた盲端憩室がある[3]（図6）。耳道の大部分は垂直耳道で，水平耳道が短い。外耳道に分布するアポクリン汗腺は蛋白質や脂質に富む分泌物を出し，この分泌物がいわゆる耳垢を形成する。鼓膜付近には正常でも黄白色の蝋質の耳垢が溜まり，ウサギでは鼓膜を覆い隠すことも珍しくはない（図7）。このため，ウサギは耳の検査が難しいことさえある[2,3]。外耳道を通った空気の振動が，鼓膜を揺らすことから音の伝導がはじまる。

2. 中耳

　ウサギの鼓膜は横長の楕円形（5.75×5 mm）で[7]，イヌやネコの鼓膜に比べて薄く，半透明の青色をしている[3]。

　鼓膜の内側からが中耳である。中耳は側頭骨内の空気充填空洞によって形成され，鼓室ともよばれる。内側は粘膜で覆われ，耳管で咽頭とつながっている。

　鼓膜にはそれぞれ槌骨，砧骨，鐙骨とよばれる3つの耳小骨がつながり，鼓膜の振動を内耳へ伝えている[1]。

　多くの哺乳類では，鼓室骨と内鼓室骨が耳周骨と一体となって内耳・中耳の容器を形成している。これを鼓室胞とよぶ。ウサギの鼓室胞は側頭骨の腹側に位置する（図8）。解剖学的構造はイヌおよびネコに類似し

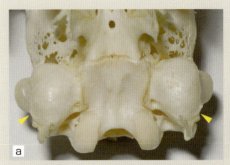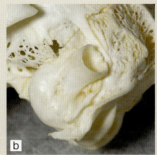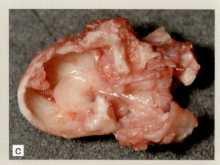

図8 鼓室胞
側頭骨腹側に位置する。外表面は平滑で丸いつぼ型をしており，より発達している（矢頭）。
a：腹側観，b：左側観，c：断面

ているが，外表面は平滑で丸いつぼ型をしており，より発達している。鼓室胞の大きさは，長さ1.13±0.06 cm，幅0.9±0.04 cm，深さ0.96±0.08 cmである[6]。壁は腹側が薄く，外側がもっとも厚い[6]。

鼓室は鼓室洞と大きく隆起した陥凹に区分けされる。鼓室とつながっている耳管は，通常は圧迫されて閉じているが，なにかを飲み込むなどの動きに連動して，口蓋帆張筋のはたらきで一時的に開き，中耳の圧力と外気圧との差を解消する。

3．内耳

内耳は側頭骨の内部に位置し，蝸牛，前庭，半規管からなる。聴覚に関係するのは蝸牛で，前庭と半規管は平衡感覚に関与する。

内耳は側頭骨の錐体の中にある骨迷路とよばれる複雑な腔所と，その中にある膜迷路とよばれる管嚢系から構成される。骨迷路と膜迷路の間は外リンパ液で，膜迷路の中は内リンパ液で満たされている。

蝸牛はカタツムリ状をしている。耳小骨から伝わった振動は，蝸牛内のリンパ液を介して聴覚細胞に伝わる。聴覚細胞は蝸牛神経を介して脳に刺激を伝える。

半規管は，互いに直交するループ状の3本の細い管から形成されている。管の一部には膨大部とよばれる膨らんだ箇所があり，そこにある感覚細胞が，身体の回転に伴うループ内のリンパ液の流れを感知する。感覚細胞は前庭神経を通じて刺激を脳へ伝える。

前庭は蝸牛と半規管に挟まれた内耳の中央に位置し，球形嚢と卵形嚢という2つの袋からなる。これらの内壁の一部は肥厚し，球形嚢斑と卵形嚢斑を形成している。球形嚢斑，卵形嚢斑には，平衡砂とよばれる微小な炭酸カルシウム結晶を載せた感覚細胞が存在する。感覚細胞は，身体の傾きに伴う平衡砂の動きを感知し，前庭神経を通じて刺激を脳へ伝える。半規管の根元は共通して卵形嚢に開いている。

蝸牛神経と前庭神経は骨迷路内で合わさり，内耳神経（第Ⅷ脳神経）と合流する。

● 参考文献

1) Barone R, Simoens P. Tome 7, Neurologie II. *In*: Anatomie Comparée des Mammifères Domestiques. *Vigot*. 2010, pp84-87.
2) Capello V. Surgical treatment of otitis externa and media in pet rabbits. *Exotic DVM*. 6: 15-21, 2004.
3) Chitty J, Raftery A. Ear and sinus surgery. *In* Harcourt-Brown F, Chitty J,(eds): BSAVA Manual of Rabbit Surgery, Dentistry and Imaging. BSAVA. 2013, pp212-231.
4) Gabr M. A study on the development of the spinal cord of the Rabbit. Faculty of Medicine, Assiut University. 1982.
5) Greenaway JB, Partlow GD, Gonsholt NL, et al. Anatomy of the lumbosacral spinal cord in rabbits. *J Am Anim Hosp Assoc*. 37: 27-34, 2001. doi: 10.5326/15473317-37-1-27
6) King AM, Hall J, Cranfield F, et al. Anatomy and ultrasonographic appearance of the tympanic bulla and associated structures in the rabbit. *Vet J*. 173: 512-521, 2007. doi: 10.1016/j.tvjl.2006.09.002
7) Mayer J. Otology of the rabbit. Anatomy, physiology and surgery. Proceedings of the 10th AEMV Annual Conference. Association of Exotic Mammal Veterinarians. 2011, pp47-51.
8) Varga M. Anaesthesia and analgesia. *In*: Textbook of Rabbit Medicine, 2nd ed. Elsevier, Butterworth-Heinemann. 2013, pp178-202.
9) Weisbroth SH. Neoplastic disease. *In* Manning PJ, Ringer DH, Newcomer CE,(eds): The Biology of the Laboratory Rabbit, 2nd ed. Elsevier, Academic Press. 1994, pp259-292.

12.2

神経系の検査

はじめに

ウサギの神経疾患は原因の特定が難しく，また臨床徴候が骨格・筋肉疾患と類似するため，鑑別のために系統だった神経学的検査を行い，可能であればコンピュータ断層撮影（CT）検査および磁気共鳴画像法（MRI）検査，脳脊髄液検査を行う。

神経学的検査

ウサギの神経学的検査は検者の技術に左右されるため，その精度に問題があり，信頼性が落ちることもある。

脳卒中のモデル動物では，障害の程度を評価するための神経学的な行動スコアが確立されている。もっとも一般的に使用されるのはラットの中大脳動脈閉塞モデルである[6,11]。しかし，ウサギの脳卒中モデルでは神経学的な行動スコアは確立されておらず，一部の文献ではラットなどのスコアが応用されている[2]。

1. 観察（表1）

ウサギの神経徴候は，捻転斜頸，眼振，痙攣／てんかん発作，四肢麻痺／片麻痺，後躯麻痺以外はわかりにくい。そのため，普段の生活と異なる点や神経徴候と思われる動作や行動がないかどうかを飼育者から詳細に聴取し，ウサギの様子を注意深く観察する。

観察する項目は，意識状態，行動，姿勢，歩様，不随意運動の有無である。

ストレスがかからないようにウサギを自由な状態にしてから観察する。

(1) 意識状態

意識状態の異常は，一般的に脳や脊髄，とくに前脳や脳幹の異常を示唆する。

意識状態は「正常」「傾眠」「昏迷」「昏睡」に分けられる。

傾眠（図1）とは，外部からの刺激があれば覚醒するが，すぐに意識が混濁する状態で，沈鬱ともよばれる。昏迷（図2）とは，意識喪失（睡眠）状態にあり，痛覚刺激を与えなければ覚醒しない状態である。昏睡（図3）は，痛覚刺激を与えても覚醒しないほどの深い意識喪失状態である。

表1　観察する項目

徴候		病変
意識障害（傾眠・昏睡・昏迷）		前脳や脳幹などの中枢性疾患
行動・姿勢の異常	前庭徴候	小脳や脳幹などの中枢性前庭疾患
	赤べこ徴候	前庭や三半規管などの末梢性前庭疾患
歩様の異常	破行	筋肉，骨関節疾患，末梢（四肢）の神経疾患
	運動失調（協調障害）	感覚性末梢神経・前庭や三半規管などの末梢性前庭疾患 脊髄・脳幹・前庭系・小脳などの中枢性疾患
	旋回	前脳，小脳，脳幹などの中枢性疾患 前庭や三半規管などの末梢性前庭疾患

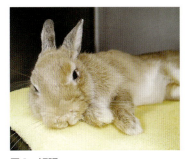
図1　傾眠
外部からの刺激があれば覚醒するが，すぐに意識が混濁する。

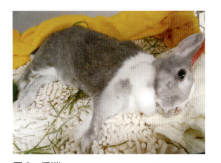
図2　昏迷
意識喪失状態にあり，痛覚刺激を与えなければ覚醒しない。

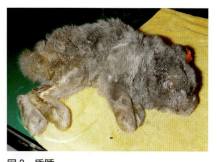
図3　昏睡
痛覚刺激を与えても覚醒しないほどの深い意識喪失状態で，危険な状態である。

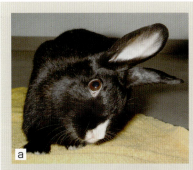
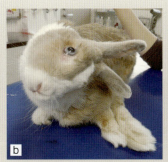
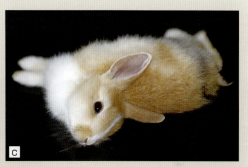

図4　捻転斜頸
ウサギでもっとも好発する神経徴候である。同時に眼振も認められることが多い。
a：軽度。頭を傾げる程度である。
b：重度。頭部が横向きになっている。
c：急性期には起立できなくなることもある。

　ウサギはもともと刺激に対する反応が鈍く，とくに高齢個体は周囲に興味を持たずぼーっとしていることも多い。また，臆病なウサギは，異変を感じるとすぐに身体を硬直させる。このようなウサギでは意識状態を確認するのは難しく，飼育者はウサギが昏睡状態になってはじめて異常に気づくことが多い。

　しかし，ウサギが昏睡状態に陥ると，原因がなんであれ突然死することが多いので，注意しなければならない。

　なお，意識障害を生じているウサギは，自発的活動性の低下により毛繕いが減少し，被毛粗剛になっている。

(2)行動

　知性の異常は大脳の異常を示唆するが，ウサギでの評価は難しく，行動で判断するしかない。

　動物病院で診察を受けるウサギは緊張しており，普段どおりの反応をみせないことが多い。そのため，自宅での飼育者の呼びかけや周囲の刺激に対する反応などを聴取する。

　なお，その際の解釈には注意が必要である。たとえば，水頭症のウサギは落ち着きがなく，いつもおかしな動きをするが，飼育者はこれを可愛らしいと感じていることが多い。

　突発的な跳躍や行動は，神経過敏による異常を示唆する。しかし，性格的にこのような行動をとる個体もいるので，やはり判断は難しい。

(3)姿勢

　ウサギでは捻転斜頸がもっともよくみられる（図4）。この徴候がみられた場合は，末梢性前庭疾患と中枢性前庭疾患を鑑別しなければならない。

　末梢性前庭疾患では前庭から後頭斜筋へのインパルスが消失するため，頭は病変側に傾く。中枢性前庭疾患のうち，小脳の異常では小脳からの抑制的なインパルスの消失により，頭は病変とは反対側に傾く（奇異性前庭徴候）。脳幹の異常では，病変の位置によって病変側に傾くことも反対側に傾くこともある。

　急性期の捻転斜頸は運動失調を伴う。ウサギは旋回だけでなく回転することも多い。

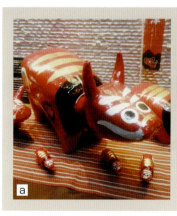
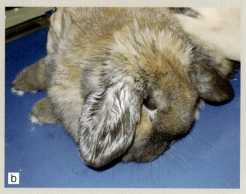

図5 赤べこ徴候
a：赤べこ。
b：赤べこのように頭部がゆらゆらと揺れる。

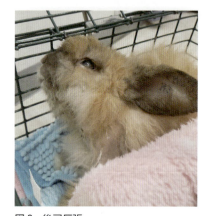

図6 後弓反張
頭部を後ろに反らせて身体が弓なりになる。

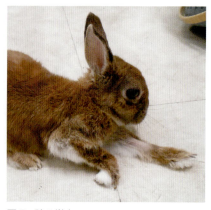

図7 肢の挙上
右前肢の挙上が認められる。まずは関節炎，骨折，脱臼などを除外する。

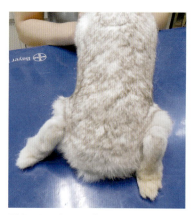

図8 ナックリング
麻痺により足の甲を接地している。

　赤べこ徴候（図5）は，赤べこの人形*のように頭部が揺れる異常である。横（水平）方向の揺れも縦（上下）方向の揺れも生じ，大きく振れることも小刻みに振れることもある。同時に頭位旋回もみられる。ヒトでいえばめまいのような徴候なのかもしれない。

　赤べこ徴候は，ほかの神経徴候の前兆として現れる。一般的に中枢性前庭疾患を疑う行動といわれているが[5]，痙攣／てんかん発作が併発することも多い。意識レベルの低下，四肢不全麻痺などに伴う匍匐姿勢，運動失調によるよろめきや泥酔歩行（後述）なども併発する。しかし，ウサギは神経疾患の前兆や軽微な神経徴候が不明瞭で，頭部の揺れが唯一目につく異常となるため，多くの飼育者が「赤べこのようだ」と訴える。この異常は特定の疾患に起因するものではなく，さまざまな神経疾患に共通して現れる徴候のひとつであると筆者は捉えている。

　また，まれではあるが，神経徴候として，頂部および背部を弓なりにそらせる後弓反張（図6）がみられることもある。

　そのほか，肢の挙上（図7）やナックリング（図8）がみられることもある。肢の挙上がみられた場合は，骨関節疾患との鑑別が必要である。ナックリングは固有位置感覚（後述）の異常に起因する。

＊：赤べことは福島県会津地方の郷土玩具の張子人形で，べこはウシを意味する東北地方の方言である。赤べこの頭は振り子のようになっており，触れるとしばらくの間，上下左右に振り子運動を繰り返す。

(4)歩様

　ウサギは診察台の上では動かないことが多いため，床の上に放し，自由にさせると評価しやすい。このとき，平滑な床では滑るため，タオルを敷くなどの工夫をする。

　疼痛を伴う陰部や肛門周囲の皮膚炎，消化管の鬱滞による腹痛，尿路結石による排尿痛でも，ふらついた歩行をすることがあるので，鑑別が重要である。とくに跛行は骨関節疾患で一般的にみられる徴候なので，骨や関節をX線検査で評価する必要がある。

　なお，歩様に異常のあるウサギは，臀部が地面に接

神経疾患

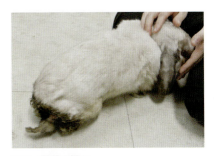

図9　臀部の汚れ
不全麻痺により後肢の位置が頭側へ変位し，腰の引けた姿勢をとる。臀部が床につくため，排泄物で汚れやすい。

図10　泥酔歩行
四肢の協調運動障害により，よろめきながら跳躍する。

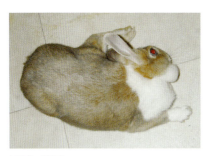

図11　旋回
一方向に身体を回転させる動きを繰り返す。旋回しながら移動することもある。

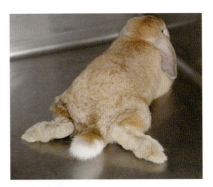

図12　麻痺
麻痺により後肢をひきずっている。

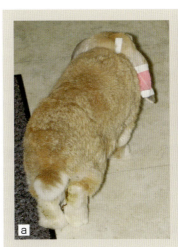
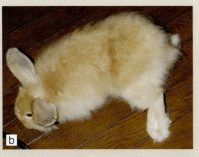

図13　不全麻痺
a：軽症例。片麻痺により片側の足の張力がきかないため，両後肢の幅が狭い。
b：重症例。片側の後肢が外反している。

する姿勢ならびに腰や後肢が頭側へ変位した姿勢をとるため，肛門や会陰部の被毛が盲腸便や尿で汚れていることも多い（図9）。

①運動失調

協調運動の障害により，正常な歩行ができない状態を指す。運動失調は，感覚性末梢神経，脊髄，脳幹，前庭，小脳や前脳の病変で生じる。

軽症では，腰をいつもよりも下げた姿勢での跳躍になり，跳躍の幅が短くなる。多くの飼育者は，ほとんどの時間ウサギをケージの中で過ごさせているため，正常なウサギの歩様を把握しておらず，この程度の異常には気づきにくい。

進行すると，前肢と後肢，左右の後肢の動きが協調せず，歩幅にばらつきが出て，ふらふらした泥酔歩行になる（図10）。重症になると歩行自体ができなくなることもある。

②旋回

旋回は，前脳や前庭の障害により引き起こされる回転運動である。ウサギでは前脳の障害よりも，前庭の障害に伴う旋回が多発する。とくに捻転斜頸が同時にみられた場合は，前庭疾患を疑う（前庭疾患起因性運動失調）。一般的に病変側に回転する（図11）。

③不全麻痺／麻痺

不全麻痺／麻痺とは，神経原性・筋原性の運動機能障害により，随意運動ができなくなる状態である。ウサギでは，脊髄疾患に起因する後肢の不全麻痺／麻痺が好発する（図12）。

障害の程度によって，軽度の筋力低下から，起立障害，歩行困難までさまざまな徴候を呈す。歩様ならびに跳躍の様子で軽度の不全麻痺に気づくのは難しいが，注意深く観察すれば，歩幅や肢を動かす方向などから異常を検出できる（図13）。

不全麻痺／麻痺が起こると筋肉の萎縮も認められるため，肢が細くなっているかどうかを確認する。

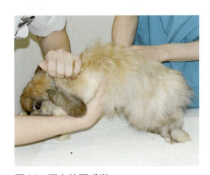
図14　固有位置感覚
足の甲を接地し，もとに戻すかどうかを確認する。

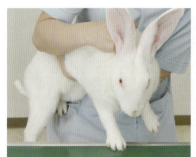
図15　踏み直り反応
ウサギを抱いて足先を台にあて，自ら台の上に接地するかどうかを確認する。

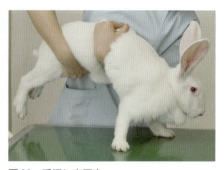
図16　手押し車反応
後躯を持ち上げ，前肢で歩かせる。ウサギが暴れて事故が起きないように注意する。前肢が短いと，反応が誘発しにくい。

(5) 不随意運動・発作

ウサギでは振戦やミオクローヌスがあまりみられず，痙攣／てんかん発作が起きて飼育者に発見されることが多い。てんかん発作は脳の異常な放電によって起こる一時的な障害で，感覚，行動，意識が変化し，筋肉の収縮が続いたり，痙攣を繰り返したりする。疾患名としてのてんかんは，てんかん発作が反復して起こる状態を指す。

てんかん発作が主訴であった場合は，続いている時間や発作時の状態を確認することが重要である。

発作間欠期にはほかの異常は認められないが，発作後期の朦朧とした状態のときには一過性の神経徴候が発現するため，神経学的検査はしばらくしてから行う。検査時はほかの中枢性の異常も含めて観察しなければならない。

2. 姿勢反応

姿勢反応とは，正常な姿勢を保つための生理的な反応である。姿勢反応の検査は，神経疾患と他疾患を鑑別するスクリーニング検査と位置づけられている。固有位置感覚(図14)，踏み直り反応(図15)，跳び直り反応，立ち直り反応，手押し車反応(図16)，姿勢性伸筋突進反応などを行う。

ただし，ウサギではこれらの正確な評価は難しい(表2)。そもそも反応が出にくいことに加え，ウサギはとくに後肢の検査を非常に嫌がるため，緊張や抵抗でよくわからないことが多い。前肢のほうが反応はきちんと出るが，ウサギは前肢が短いため，踏み直り反応，飛び直り反応，手押し車反応を誘発する姿勢をとらせにくい。姿勢反応はウサギでは有用でないという意見もある[10]。筆者はルーチンで行っているが，主観的な評価になりがちである。

手押し車反応や姿勢性伸筋突伸反応をはじめ，これ

表2　姿勢反応の有用性

検査項目	有用性 前肢	有用性 後肢
固有位置感覚	△〜○	△〜○
踏み直り反応	△〜○	×
跳び直り反応	△〜○	×
立ち直り反応	△〜○	△〜○
手押し車反応	△〜○	−
姿勢性伸筋突伸反応	−	×

○：検査項目として評価できる。
△：徴候が不明瞭あるいは反応が鈍い。
×：検査の有効性なし。

らの姿勢反応の評価は診察台の上で行うが，ウサギは抵抗するため，診察台から落下させないよう十分に注意する。

3. 脊髄反射

脊髄反射とは大脳を介さず脊髄にある反射中枢を介して起こる反射のことである。脊髄反射の検査は，中枢性神経疾患と末梢性神経疾患の鑑別，脊髄病変の場所の推測のために行われる。

しかし，姿勢反応と同様にウサギはこれらの反応が鈍く，緊張や抵抗によりさらにわかりにくくなるため，正確な評価が難しい(表3)。とくに横臥位で行う前肢の反射，後肢の腓腹筋，前脛骨筋の反射は，ウサギが嫌がり困難である。また，身体が小さいウサギでは正しい場所に刺激を与えることができず，反射を誘発できないこともある。膝蓋腱反射と会陰反射は比較的誘発しやすいが，引っ込め反射や皮筋反射は誘発しにくい。とくに前肢が相対的に短いため，橈骨手根伸筋反射，二頭筋反射，三頭筋反射は誘発しにくい。

筆者は膝蓋腱反射(図17a)，引っ込め反射(図17b)，前脛骨筋反射，橈骨手根伸筋反射(図17c)，会陰反射

神経疾患

表3 脊髄反射の有用性

	検査項目	有用性
後肢	膝蓋腱反射	○〜△
	前脛骨筋反射	△
	腓腹筋反射	△〜×
	引っ込め反射	△
	深部痛覚	△
前肢	橈骨手根伸筋反射	△
	二頭筋反射	△〜×
	三頭筋反射	△〜×
	引っ込め反射	△
	深部痛覚	△
交叉伸展反射		×
会陰反射		○
皮筋反射		×

○：検査項目として評価できる。
△：徴候が不明瞭あるいは反応が鈍い。
×：検査の有効性なし。

（図17d），皮筋反射をルーチンに行っている。会陰反射は仙髄や仙骨領域の神経根の評価に優れているため，とくに膀胱の機能異常がある場合は，必ず行うべきである。皮筋反射を調べる際は正中の左右皮膚を鉗子で軽くつまんでの体幹皮筋が収縮するかどうかをみるが，ウサギは被毛が多く，また一部のウサギは皮膚が肥厚しているので，より強い刺激が必要かもしれない。

4．脳神経検査（表4）

脳神経検査は脳神経の機能を評価する検査である。頭蓋内に異常が存在しても脳神経に影響しない場合は正常となる。逆に末梢の感覚器や運動器に異常がある場合は異常となる。

ウサギでは脳神経の障害も明確に発現するものが限られており，正確に評価できる項目は少ない。しかし，注意深く観察すると異常と判断できることもあるので，系統だった検査を心がける。

ウサギでは目の異常（眼振・斜視）と顔の異常（顔面の対称性・顔面の知覚の異常）が発現しやすい。

興奮していると，異常が発現しにくかったり正確でなかったりするので，ウサギが落ち着いた状態で評価する。

（1）眼振

眼振は眼球の不随意的往復運動で，頭部を正常位に静止した状態でみられる自発眼振と，頭の位置を変化させた状態でみられる頭位変換眼振（誘発眼振）に分けられる。

一般的に，眼振を起こしている眼球は，一方向へ速く動き，反対方向へゆっくり動く。これを律動性眼振という。律動性眼振の速い相を急速相，緩やかな相を緩徐相とよぶ。急速相の方向が律動性眼振における眼振の方向とされている。両方向で眼球の動く速さに違いのない眼振を振子眼振とよぶ。

眼振は，方向によって，水平眼振（急速相が右向きであれば右水平眼振，左向きであれば左水平眼振），垂直眼振（上眼瞼向き垂直眼振，下眼瞼向き垂直眼振），回転眼振に分けられる。

末梢性前庭疾患では水平眼振や回転眼振が起こり，中枢性前庭疾患のうち脳幹に起因するものでは水平，回転，垂直眼振が，小脳に起因するものでは水平，垂直，振子眼振が起こる。ただし，ウサギでは振子眼振や回転眼振はあまりみられない。

眼振の有無を調べる際は，まずウサギに正常な姿勢をとらせ，正面から目の動きを観察する。ついで，頭部の位置を変化させ，頭位変換眼振を確認する。

頭部の動きによって正常な動物でも誘発される眼振を生理的眼振という。頭部を左右に振ると，眼球が頭部の動きを追いかけるように少し遅れて回転する。このとき，左右の眼球は同じように動く（図18）。異常のある動物では，この反応が正しく現れないことがある。

（2）斜視

ウサギの目は外から白目がほとんどみえないため，斜視がわかりにくい。しかし，捻転斜頸の際に，頭部を持ち上げて水平にすることで明確になる姿勢性斜視がみられる。斜視は動眼神経（第Ⅲ脳神経），滑車神経（第Ⅳ脳神経），外転神経（第Ⅵ脳神経），内耳神経（第Ⅷ脳神経）の異常により発現する。

（3）その他の目の状態

三叉神経（第Ⅴ脳神経）が障害されると，眼瞼反射（図19）や角膜反射が弱まるか消失する。眼瞼反射とは，眼瞼を触って刺激した際に瞬目する反射である。動眼神経（第Ⅲ脳神経）の障害は，瞳孔の非対称性，対光反射（図20）の低下を引き起こす。なお，ウサギの視交叉は交叉している割合が低く，正常でも間接対光反射が乏しいため，直接対光反射しか評価できない。

ウサギの角膜知覚はヒトよりも鈍いため[3]，角膜表

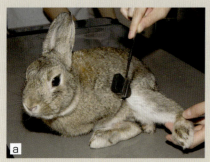
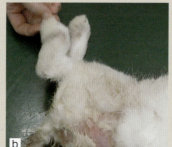
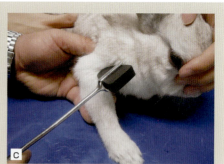
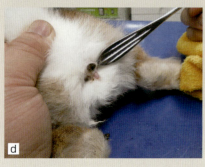

図17 脊髄反射
a：膝蓋腱反射。打診器で膝蓋腱を打ち，膝の伸展を誘発する。
b：引っ込め反射。四肢端に刺激を与え，四肢の屈曲を誘発する。ウサギは反応が鈍い。
c：橈骨手根伸筋反射。打診器で肘の付け根を打ち，肘の伸展を誘発する。
d：会陰反射。会陰部周辺をつまんで，皮膚の収縮を誘発する。

表4 脳神経検査の有用性

脳神経		脳神経検査	ウサギでの方法や注意点	有用性
Ⅰ	嗅神経	嗅覚	ウサギの好む甘味のトリーツなどの匂いを嗅がせて反応を観察する。	△
Ⅱ	視神経	威嚇瞬き反応		×
		対光反射	間接反応は鈍い，あるいはないため，直接反応のみを行う。	◎〜○
		綿球落下試験	反応しない。	×
Ⅲ	動眼神経	瞳孔の対称性		◎
		斜視		○〜△
		対光反射	間接反応は鈍い，あるいはないため，直接反応のみを行う。	◎〜○
Ⅳ	滑車神経	斜視		◎
Ⅴ	三叉神経	顔面の対称性	側頭筋の萎縮。	◎
		眼瞼反射		○
		角膜反射		○
		知覚	鉗子でつまむか，針の穿刺を行う。吻や口唇部に近い場所のほうが敏感である。	○〜△
		開口時の筋緊張	開口時の筋緊張を確認する。	○
Ⅵ	外転神経	角膜反射		△
		斜視		○〜△
Ⅶ	顔面神経	顔面の対称性	麻痺側の口唇が下垂している。	○
		眼瞼反射		○
		威嚇瞬き反応		×
Ⅷ	内耳神経	頭位変換性斜視		◎
		眼振		◎
Ⅸ	舌咽神経	飲み込み	投薬の際に評価する。	×
Ⅹ	迷走神経	飲み込み	投薬の際に評価する。	×
Ⅺ	副神経	僧帽筋・胸骨上腕頭筋対称性		◎
Ⅻ	舌下神経	舌の動き	開口時の顎の動きと同時に舌の動きも確認する。	○

◎：徴候あるいは反応が顕著である。
○：検査項目として評価できる。
△：徴候が不明瞭あるいは反応が鈍い。
×：検査の有効性なし。

神経疾患

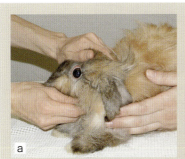

図18　生理的眼振
a：頭頸部を横に振る。
b：眼球の横の揺れを確認する。

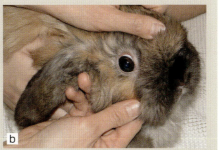

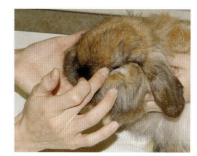

図19　眼瞼反射
眼瞼を触り，瞬目するかどうかを調べる。

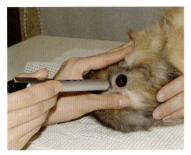

図20　対光反射
光をあて縮瞳を観察する。イヌやネコに比べると遅い。

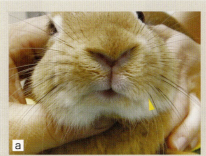

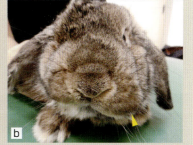

図21　顔面の非対称性
a：顔面麻痺により左側の口唇部が下垂している（矢頭）。
b：重度の麻痺では頬の形状が変化してゆがんでいる（矢頭）。

面に分泌物や塵が付着しても違和感を示さず，角膜反射も鈍い。ウサギは正常でも瞬目をあまりしないため，威嚇瞬目反応も評価できない[1]。

なお，ウサギは眼疾患が多発するため，瞳孔の大きさと左右対称性の異常が認められた場合は，眼科検査で眼球の問題も検討する。

(4) 顔面の対称性

顔面神経（第Ⅶ脳神経）の障害が起こると，顔面の対称性が崩れる。ウサギは麻痺側の口唇が下垂する，いわゆる「ゆがみ」を呈することが多い（図21）。内耳神経（第Ⅷ脳神経）と顔面神経は近接する孔を通るため，内耳・中耳炎などが起こると前庭徴候と顔面神経障害が同時に発現することがある。

顔面神経の障害は，慢性化すると側頭筋や咬筋の顔面筋の廃用性萎縮，あるいは拘縮を生じるが[4,7]，ウサギのこれらの筋肉は薄く，外観の観察ならびに触診ではわかりにくい。

なお，顔面筋は顔面神経以外に三叉神経（第Ⅴ脳神経）にも支配されている。

(5) 顔面の知覚

顔面をつまみ，反応をみる。顔面の知覚の変化は個体差が大きい。反応の消失以外は左右差を観察する。耳介や頭頂部よりも，吻や口唇部に近い場所のほうが敏感である（図22）。

(6) その他

副神経（第Ⅺ脳神経）が障害されると僧帽筋・胸骨上腕頭筋に非対称性が生じる。触診で評価するが，ウサギではこれらの筋肉があまり発達していないため，評価は主観的になる。

三叉神経障害が疑われる場合は開口時の筋緊張を検査するが（図23），ウサギは開口する幅が非常に小さく，口腔も長くて狭いため，正確に評価することは難しい[10]。

舌下神経の異常は舌の動きや対称性から評価する。舌の動きは鉗子を口腔内の切歯の後ろに差し込んで開いて，口の動きや舌の動きを観察する。

嗅覚の異常は，ウサギが好む匂いを嗅がせ，口唇部がピクピクと動いて反応するか観察して確認する。

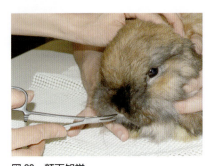
図22　顔面知覚
口唇部に近い方が敏感である。

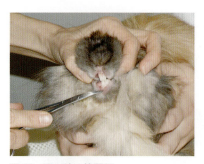
図23　開口時の筋緊張
鉗子で開口させて咬筋の緊張をみる。同時に口の動きと舌の動きを確認する。

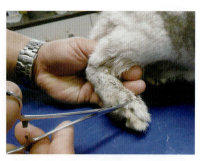
図24　深部痛覚
鉗子などで指を強くつまみ，反応を確認する。

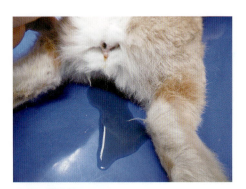
図25　尿失禁
仙髄以降の障害により，軽く腹圧をかけただけで失禁する。

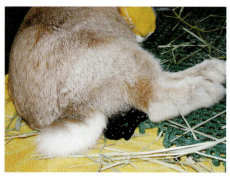
図26　盲腸便の付着
神経障害により肛門に口が届かなくなると，盲腸便が肛門周囲に付着する。

ペットのウサギは好物として果物をおやつとして与えられていることが多いため，果物ジュースや果物粉などを使用するとよいであろう。

舌咽神経，迷走神経が関与する飲み込み（嚥下反射）は，評価が難しく，薬液を飲み込みにくいというような飼育者の訴えから判断するしかない[10]。視覚を調べるための綿球落下試験もウサギは反応しない。

5. 痛覚

触診，および疼痛の検査は，神経学的検査の最後に行う。最初に行うと，ウサギが興奮したり，その後の検査に非協力的になったりするからである。

ウサギには脊髄疾患が好発するため，背弯姿勢をとっているかどうか，背部筋に緊張や筋痙攣などがないかを確認する。表在感覚や皮筋反射は反応が鈍い。四肢において表在痛覚が認められない場合は，深部痛覚を評価するために，鉗子などを用いて前肢や後肢の指趾骨に確実な痛みを与える（図24）。しかし，ウサギは深部痛覚刺激に対して，悲鳴をあげたり，咬みつこうとしたりはせず，ただ足を引っ込めるだけであるため，引っ込め反射との鑑別が難しい。

6. 排尿機能

ウサギには脊椎・脊髄損傷による神経原性排尿障害が多発する。神経原性排尿障害には尿貯留型と尿失禁型がある。病変が仙髄より頭側にある場合，尿貯留型を生じ，病変が仙髄，もしくはそれよりも末梢にある場合，尿失禁型を生じる（図25）。

排尿機能の評価には，問診が有用である。自発性排尿があるか，尿漏れ（尿失禁）があるかを聴取する。診察時には膀胱を触診して，膀胱の拡張の有無および緊張しているか弛緩しているかを確認する。さらに尿検査も行い，膀胱炎の有無を確認する。

運動機能の消失により肛門に口が届かない場合，感覚の異常により盲腸便の排泄に気づかない場合は，盲腸便が食糞されず，肛門周囲に尿とともに付着していることが多い（図26）。

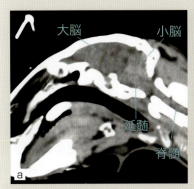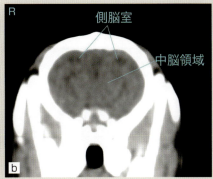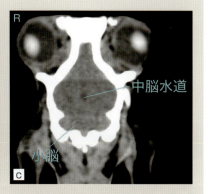

図27 頭部のCT像
いずれも軟部組織条件。CTでは脳実質の評価はできないが，筆者らは病態によって簡易的に中耳や脳室の大きさを確認することがある。
a：矢状断像，b：横断像，c：水平断像

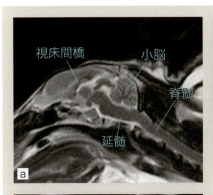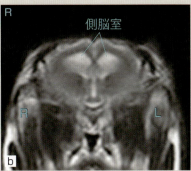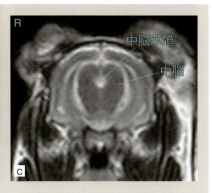
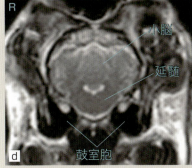

図28 脳のMRI像
脳実質を評価する際は必ずMRI検査を行う。
a：T2強調画像（矢状断像）。ウサギはイヌと比べて小脳に対する大脳の大きさが小さい。
b：T2強調画像（側脳室レベルの横断像）。短頭種は脳室が相対的に大きい傾向がある。
c：T2強調画像（中脳水道レベルの横断像）。イヌと比較し，脳溝は少ない。
d：T2強調画像（小脳・延髄レベルの横断像）。鼓室胞は大きく確認しやすい。

画像検査

コンピュータ断層撮影（CT）検査では，頭蓋骨に阻まれるため脳実質の評価はできないが，筆者らは病態によって簡易的に中耳や脳室の大きさを確認することがある（図27）。

磁気共鳴画像法（MRI）検査は脳や脊髄を詳細に描出できるため（図28），これらの部位の疾患の評価や診断に優れている。

耳道や鼓室胞の評価にもこれらの画像検査は利用できる。MRIであれば蝸牛の形態・病態の詳細な評価も可能である（図29）。

読影や診断時の基準について，海外では報告されはじめているが[8,9]，確立されているわけではない。近年ペットとして飼われるウサギは短頭種が多く，これらのウサギと通常の吻が長いウサギとでは当然，脳の形状や脳室の大きさに相違が認められるはずであるため，ウサギの品種による基準も設けなければならない。

脳脊髄液検査

くも膜下腔から採取した脳脊髄液の色調や細胞数，細胞成分や蛋白質濃度などを調べる。ウサギでは大槽穿刺が一般的である（図30）。中枢神経疾患の有無を

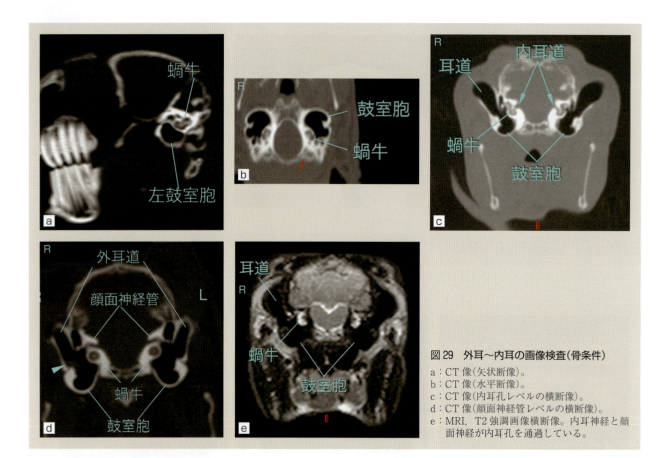

図29　外耳〜内耳の画像検査（骨条件）
a：CT像（矢状断像）。
b：CT像（水平断像）。
c：CT像（内耳孔レベルの横断像）。
d：CT像（顔面神経管レベルの横断像）。
e：MRI，T2強調画像横断像。内耳神経と顔面神経が内耳孔を通過している。

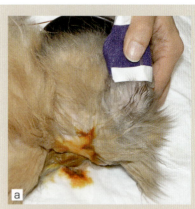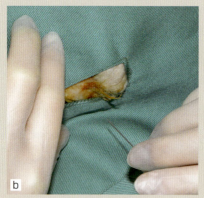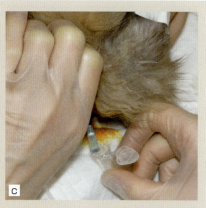

図30　大槽穿刺
脳脊髄液採取：可能な限り無菌的に操作する。
a：頸椎基部を剃毛・消毒する。
b：ドレープでウサギを覆って術野を作り，穿刺する。
c：脳脊髄液を採取する。

判断し，そのほかの所見と症例の背景をもとに髄膜炎や脳炎，腫瘍などの可能性を推測することができるが，ウサギは採取できる脳脊髄液が 0.5 mL 以下であり，検査できる項目が限られるという欠点がある（図31）。

なお，脳圧亢進が疑われる症例（脳腫瘍や水頭症）では，脳脊髄液採取によって脊髄領域の圧力が低下し，亢進していた脳圧が脊髄領域へ逃げて脳ヘルニアが生じる可能性があるため禁忌である。

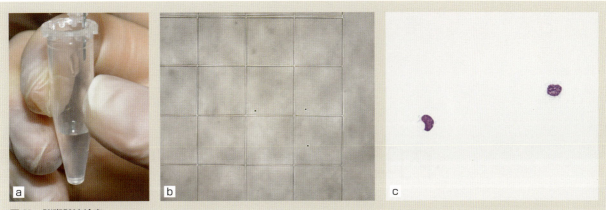

図31 脳脊髄液検査
少量の脳脊髄液しか採取できないため，細胞数の計測，細胞成分の観察，蛋白質濃度の測定にとどまる．
a：脳脊髄液の外観，b：細胞数計測，c：細胞像（ライトギムザ染色，400倍）

● 参考文献

1) Antinoff N. Physical examination and preventative care of rabbits. *Vet Clin North Am Exot Anim Pract*. 2: 405-427, 1999.
2) Brown A, Woods S, Skinner R, et al. Neurological assessment scores in rabbit embolic stroke models. *Open Neurol J*. 7: 38-43, 2013. doi: 10.2174/1874205X01307010038
3) Donnelly TM. Rabbit Ophthalmology. *In*: 2011 ABVP Symposium Proceeding. ABVP. 2011.
4) Eatwell K, Mancinelli E, Hedley J, et al. Partial ear canal ablation and lateral bulla osteotomy in rabbits. *J Small Anim Pract*. 54: 325-330, 2013. doi: 10.1111/jsap.12042
5) Keeble E. Nervous and musculoskeletal disorders. *In* Meredith A, Flecknell P,(eds): BSAVA Manual of Rabbit Medicine and Surgery, 2nd ed. BSAVA. 2006. pp103-116.
6) Longa EZ, Weinstein PR, Carlson S, et al. Reversible middle cerebral artery occlusion without craniectomy in rats. *Stroke*. 20: 84-91, 1989.
7) Oglesbee BL. Otitis media and interna. *In*: Blackwell's Five-Minute Veterinary Consult: Small Animal, 2nd ed. Wiley-Blackwell. 2011, pp470-472.
8) Van Caelenberg AI, De Rycke LM, Hermans K, et al. Computed tomography and cross-sectional anatomy of the head in healthy rabbits. *Am J Vet Res*. 71: 293-303, 2010. doi: 10.2460/ajvr.71.3.293
9) Van Caelenberg AI, De Rycke LM, Hermans K, et al. Low-field magnetic resonance imaging and cross-sectional anatomy of the rabbit head. *Vet J*. 188: 83-91, 2011. doi: 10.1016/j.tvjl.2010.02.020
10) Vernau KM, Osofsky A, LeCouteur RA. The neurological examination and lesion localization in the companion rabbit (*Oryctolagus cuniculus*). *Vet Clin North Am Exot Anim Pract*. 10: 731-758, 2007. doi: 10.1016/j.cvex.2007.05.003
11) Zivin JA, Fisher M, DeGirolami U, et al. Tissue plasminogen activator reduces neurological damage after cerebral embolism. *Science*. 230: 1289-1292, 1985.

12.3

内耳炎・中耳炎

概要

内耳炎・中耳炎はウサギでは比較的一般的な疾患である。細菌感染ならびに解剖学的・機能的な障害によって発生する。

原因

1. 感染

外耳炎は無徴候であることも多く（「2.5　外耳炎」参照），気づかれないまま進行して突発的に内耳炎・中耳炎を引き起こすことがある。

上部気道炎（副鼻腔炎や鼻炎）の原因菌は，耳管を通って，あるいは血行性に中耳に波及する[28]。上部気道炎症例のうち85％が中耳炎を併発していたという報告もあり[7]，上部気道炎は内耳炎・中耳炎の発生に深く関与するとされている[4,7,8]。しかし，まったく無関係であるという考えもあり[6]，詳細は不明である。

根尖周囲膿瘍の原因菌が血行性に中耳に伝播することもある[3,17]。

呼吸器感染症の原因となることが多い *Pasteurella multocida* が内耳炎の原因菌になるといわれている[7,8]。実際，剖検時に鼓室に化膿性滲出液（蓄膿）が認められたウサギの多くから *P. multocida* が分離されている[9]。しかし，それ以外にも，*Streptococcus* spp., *Escherichia coli*, *Enterococcus* spp., *Proteus* spp., *Pseudomonas* spp. などの細菌や *Mycoplasma* spp. など多くの病原体が検出されている[2,5,9,13,16,22,25,26]。真菌感染はまれである。ウサギキュウセンヒゼンダニ *Psoroptes cuniculi* 感染に対する細菌の二次感染が外耳道から波及することもある。

2. 非感染性炎症

アレルギー性の鼻炎や副鼻腔炎によって中耳粘膜からの粘液の過分泌が起こり，慢性中耳炎が発生することもある[3,24]。イヌやネコでみられるような中耳のポリープや腫瘍は，ウサギでは報告されていない[14]。

3. 耳管の異常

耳管機能および圧力調節機構の障害も，中耳炎の原因となる[19]。

ヒトでは，頭蓋の奇形によって，耳管機能が直接的に影響を受けたり，口蓋帆張筋（口蓋筋のひとつで，軟口蓋に張力をかけることで咀嚼と耳管口を結びつける筋肉）の機能不全が起こったりして，中耳炎が発生することがある。短頭種のイヌでも同様の例が多数報告されている[18]。ウサギでは，実験的に耳管機能に障害を与えることで，中耳炎が発生することがわかっている[17,24]。

臨床徴候

ウサギでは中耳炎が発生しても無徴候で，内耳炎にまで波及してはじめて徴候が発現することも多い。徴候が現れても後肢による耳の引っ掻き（掻痒や違和感）などの軽微なもので，外耳炎と鑑別がつかない。そのため診断が難しいが，いくつかの調査では発生率が高いとされている（11.5％[14]，32％[9]など）。

一般的に内耳炎では，末梢性前庭徴候が現れる。病変側に捻転斜頸が起こり，旋回したり転倒したりする。眼振は水平で，姿勢反応には異常がみられない。内耳神経（第Ⅷ脳神経）障害の徴候に加えて，内耳道を通過する顔面神経（第Ⅶ脳神経）障害の徴候（顔面の非対称性）も現れる。基本的には意識障害は生じない。

表 前庭疾患の鑑別

	末梢性前庭疾患	中枢性前庭疾患	
病変部位	内耳・中耳	脳幹	小脳 (後小脳脚，片葉小節葉)
捻転斜頸	病変側	病変側・反対側	反対側
眼振	水平・回転 (急速相は病変と反対方向)	水平・回転・垂直 (急速相はさまざま，頭位変換で誘発または反対方向)	水平・垂直・振子 (急速相は病変と反対方向)
運動失調・転倒	病変側	病変側・反対側	反対側
姿勢反応	異常なし	ありうる	
脳神経異常	第Ⅶ・Ⅷ脳神経	複数ありうる	ありうる
意識障害	なし	ありうる	

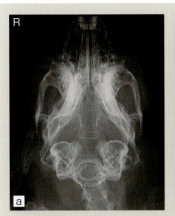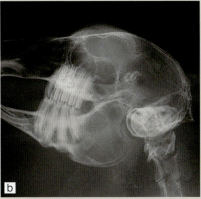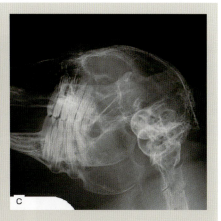

図1 鼓室胞のX線像
斜位像を含む多方向の撮影で評価する。
a：背腹像。
b：側方像。
c：側方斜位像。左右の鼓室胞の重なりが少なくなる。

内耳神経を通じて脳に波及すると，中枢性前庭徴候が現れる[9,11,15]。末梢性前庭徴候と中枢性前庭徴候の鑑別基準を表に示す。

検査および診断

1. 耳道内の観察

鼓膜を観察することで中耳を評価できることがある。しかし，鼓膜の観察には，鎮静または麻酔処置が必要となるため，ルーチンには実施できない。

耳鏡では外耳道の浅い場所しか確認できないため，鼓膜とその周辺の確認には，内視鏡を使用する。中耳炎を起こしていると，鼓室内の蓄膿によって鼓膜が膨らんで白色を帯びていたり，破裂したりしている。しかし，ウサギは正常でも大量の耳垢が蓄積しているため，鼓膜がみえないことも多い。

鎮静や麻酔をかけない場合は，外耳道のみの観察となることが多い。炎症が強い症例では，耳の基部の触診で痛がったり，耳に熱感を感じられることもある。

2. 耳垢・滲出液の検査

耳垢や滲出液を採取し，顕微鏡下で炎症細胞，細菌や真菌，ウサギキュウセンヒゼンダニの有無を確認する。

鼓膜が破裂して，外耳道に黄白色の膿が排出されていれば，そこから菌分離が可能となる。ときには細胞診および微生物学的検査のために鼓膜切開術を行い，鼓室内の化膿性滲出液および膿を採取することもある。

3. 画像検査

(1) X線検査

内耳炎・中耳炎のX線検査による評価には限界がある。内耳や中耳を包む鼓室胞を多方向で撮影し(図1)，鼓室胞内のX線不透過性亢進(図2a)，鼓室胞の

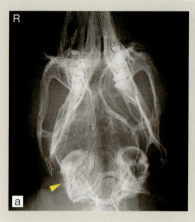
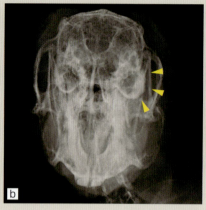

図2 鼓室胞のX線不透過性亢進と骨膜増殖
a：背腹像。左鼓室胞が右側と比べて大きく，X線不透過性も亢進している（矢頭）。
b：前後像。骨膜増殖により，左鼓室胞の骨壁がやや肥厚している（矢頭）。

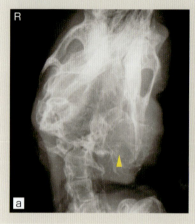
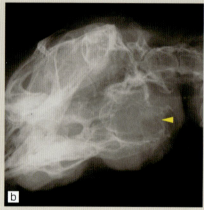

図3 鼓室胞の骨融解のX線像
右鼓室胞が骨融解を起こしている（矢頭）。
a：背腹像
b：側方斜位像

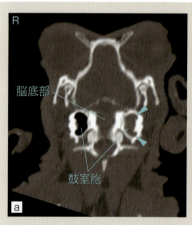
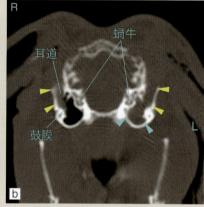

図4 鼓室胞の化膿性滲出液貯留のCT像
左鼓室内が高吸収となっている（青矢頭）。滲出液で充満していると考えられる。
a：水平断像。
b：横断像。左右の外耳道は耳垢が蓄積し高吸収となっている（黄矢頭）。

骨膜増殖（図2b）や骨融解（図3）などを確認するが[1,10,20]，初期あるいは軽度の異常はわからない。とくに鼓室胞は隣接する骨構造が重なるため，診断精度が77〜80％とも報告されている[12]。鼓室胞の病巣は，発生後数週間では明確に写らないが，数週間後に再撮影を行うと，構造的変化が明確になる[21]。

(2)コンピュータ断層撮影検査

コンピュータ断層撮影（CT）検査を用いると，隣接する骨構造の重なりを避けて鼓室胞を観察できる。中耳の評価のためにもっとも有用な画像検査と考えられている。

中耳炎では，鼓室内の流体あるいは膿性物質の貯留（化膿性滲出液，図4），鼓室胞壁の肥厚や不整（図

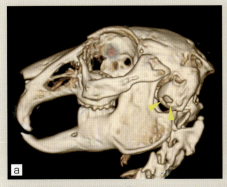
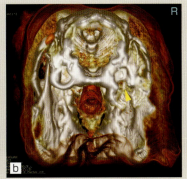
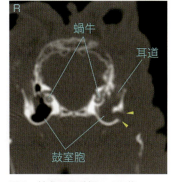

図5 鼓室胞の変形のCT像
a：3D像（側方観）。左鼓室の骨壁が溶けて穴が開いている（矢頭）。
b：3D像（横断面）。右鼓室の骨壁に骨融解が認められる（矢頭）。

図6 鼓室の骨融解のCT像（横断像）
左鼓室の骨壁に骨融解がみられ，鼓室内に滲出液が充満している（矢頭）。

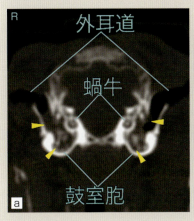
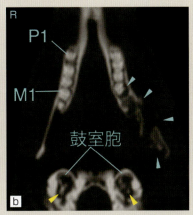

図7 根尖周囲膿瘍に伴う中耳炎のCT像
鼓室胞内が高吸収となっており，滲出液の貯留ならびに石灰化を起こしていると思われる（黄矢頭）。
a：横断像。
b：水平断像。上顎の歯槽骨の融解（青矢頭）が認められ，鼓室の病変との関連が疑われる。

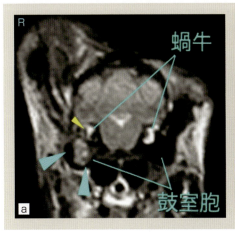
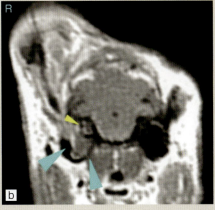

図8 内耳炎・中耳炎のMRI像
右鼓室胞内の滲出液貯留（青矢頭），蝸牛とその周囲の信号強度の異常（黄矢頭）が認められた。脳には異常がないことから，末梢性前庭疾患と診断された。
a：T2強調画像（横断像）
b：ガドリニウム造影T1強調画像（横断像）

5），骨増殖または骨融解（図6）などが認められる。CT検査では鼻腔や歯も同時に評価でき，内耳炎・中耳炎を引き起こす上部気道炎や根尖周囲膿瘍（図7）も診断できる。

(3) 磁気共鳴画像法検査

磁気共鳴画像法（MRI）検査は，CT検査でわからない内耳および脳を評価できるため有用である（図8）。しかし，長時間の麻酔が必要になるため，適応が制限される。

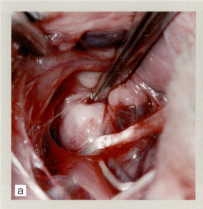
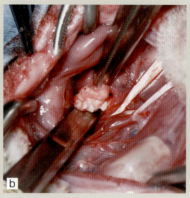

図9 鼓室胞骨切り術
a：鼓室腹側からアプローチし，骨造窓を行う。
b：鼓室胞を切開して排膿する。

治療

治療の基本は抗菌薬の投与である。可能であれば，鼓室胞骨切り手術（図9）により膿性物質を除去し，ドレナージ経路を確保する[27]。しかし，鼓室胞に骨増殖や骨融解がみられ，内耳炎まで波及している場合は，外科的な排膿を行っても臨床徴候が改善しないことが多いため，正確な診断が必要とされる。

予後

前庭徴候がある場合，病変が軽微で安定していたり，進行が緩慢であったりする場合には，神経系のほかの部分が前庭の機能を代償するため，通常の生活を送ることができる。前庭系を刺激する強制的な運動は代償作用を促進するが，反対に障害後，不動の期間を長くすると，回復の遅延，前庭機能の回復の制限につながるとされている。

コラム①：ホルネル症候群

ウサギのホルネル症候群はまれである[26,31]。また，縮瞳，眼瞼裂狭小，眼球陥凹（A），瞬膜突出（B）などの臨床徴候を必ずしも発現するとは限らないようである。薬剤試験などに供する目的で実験的にホルネル症候群のウサギがつくられているが[41]，臨床徴候は詳細には記録されていない。

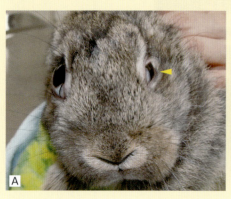
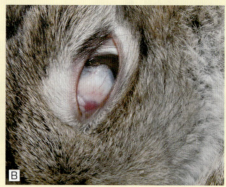

A：眼球陥凹（矢頭）
B：瞬膜の突出

神経疾患

コラム②：内耳毒性薬物

　局所薬として用いられるプロピレングリコール，ヨード，クロヘキシジン，アヒドロコルチゾン，ポリミキシンB，ネオマイシンなどの薬物は内耳毒性を有する可能性がある。とくに鼓膜穿孔がある場合は，薬物が内耳に入らないよう，これらの薬物を耳に局所使用するのは避けるべきである。

　抗菌薬のなかでも，アミノ配糖体系（カナマイシン，ストレプトマイシン，ゲンタマイシン，アミカシン）には耳毒性があり，内耳障害を引き起こす[29]。蝸牛だけでなく，前庭にも障害を与える。とくにストレプトマイシンは前庭をより障害しやすい。抗がん剤のシスプラチンも内耳毒性を持つ。

● 参考文献

1) Bischoff MG, Kneller SK. Diagnostic imaging of the canine and feline ear. *Vet Clin North Am Small Anim Pract.* 34: 437-458, 2004. doi: 10.1016/j.cvsm.2003.10.013

2) Bjotvedt G, Geib LW. Otitis media associated with *Staphylococcus epidermidis* and *Psoroptes cuniculi* in a rabbit. *Vet Med Small Anim Clin.* 76: 1015-1016, 1981.

3) Capello V. Novel diagnostic and surgical techniques for treatment of difficult facial abscesses in pet rabbits. *In*: Proceedings of the NAVC Conference. NAVC. 2011, pp1685-1689.

4) Chitty J, Raftery A. Ear and sinus surgery. *In* Harcourt-Brown F, Chitty J,(eds): BSAVA Manual of Rabbit Surgery, Dentistry and Imaging. BSAVA. 2013, pp212-231.

5) Chow EP, Bennett A, Dustin L. Ventral bulla osteotomy for treatment of otitis media in a rabbit. *J Exot Pet Med.* 18: 299-305, 2009. doi: 10.1053/j.jepm.2009.09.008

6) de Matos R, Ruby J, Van Hatten RA, et al. Computed tomographic features of clinical and subclinical middle ear disease in domestic rabbits(*Oryctolagus cuniculus*): 88 cases(2007-2014). *J Am Vet Med Assoc.* 246: 336-343, 2015. doi: 10.2460/javma.246.3.336

7) Deeb BJ, DiGiacomo RF, Bernard BL, et al. *Pasteurella multocida* and *Bordetella bronchiseptica* infections in rabbits. *J Clin Microbiol.* 28: 70-75, 1990.

8) Flatt RE, Deyoung DW, Hogle RM. Suppurative otitis media in the rabbit: prevalence, pathology, and microbiology. *Lab Anim Sci.* 27: 343-347, 1977.

9) Fox RR, Norberg RF, Myers DD. The relationship of *Pasteurella multocida* to otitis media in the domestic rabbit (*Oryctolagus cuniculus*). *Lab Anim Sci.* 21: 45-48, 1971.

10) Garosi LS, Dennis R, Schwarz T. Review of diagnostic imaging of ear diseases in the dog and cat. *Vet Radiol Ultrasound.* 44: 137-146, 2003.

11) Gruber A, Pakozdy A, Weissenböck H, et al. A retrospective study of neurological disease in 118 rabbits. *J Comp Pathol.* 140: 31-37, 2009. doi: 10.1016/j.jcpa.2008.09.009

12) Hammond G, Sullivan M, Posthumus J, et al. Assessment of three radiographic projections for detection of fluid in the rabbit tympanic bulla. *Vet Radiol Ultrasound.* 51: 48-51, 2010.

13) Keeble EJ, Shaw DJ. Seroprevalence of antibodies to *Encephalitozoon cuniculi* in domestic rabbits in the United Kingdom. *Vet Rec.* 158: 539-544, 2006.

14) King AM, Hall J, Cranfield F, et al. Anatomy and ultrasonographic appearance of the tympanic bulla and associated structures in the rabbit. *Vet J.* 173: 512-521, 2007. doi: 10.1016/j.tvjl.2006.09.002

15) Kunstýr I, Naumann S. Head tilt in rabbits caused by pasteurellosis and encephalitozoonosis. *Lab Anim.* 19: 208-213, 1985. doi: 10.1258/002367785780893548

16) Murray KA, Hobbs BA, Griffith JW. Acute meningoencephalomyelitis in a rabbit infected with *Pasteurella multocida. Lab Anim Sci.* 35: 169-171, 1985.

17) Ovesen T, Paaske PB, Blegvad S, et al. Histological examination of the rabbit middle ear in secretory otitis media with and without a ventilation tube. *APMIS.* 100: 839-844, 1992.

18) Owen MC, Lamb CR, Lu D, et al. Material in the middle ear of dogs having magnetic resonance imaging for investigation of neurologic signs. *Vet Radiol Ultrasound.* 45: 149-155, 2004.

19) Qureishi A, Lee Y, Belfield K, et al. Update on otitis media —prevention and treatment. *Infect Drug Resist.* 7: 15-24, 2014. doi: 10.2147/IDR.S39637

20) Remedios AM, Fowler JD, Pharr JW. A comparison of radiographic versus surgical diagnosis of otitis media. *J Am Anim Hosp Assoc.* 27: 183-188, 1991.

21) Rohleder JJ, Jones JC, Duncan RB, et al. Comparative performance of radiography and computed tomography in the diagnosis of middle ear disease in 31 dogs. *Vet Radiol Ultrasound.* 47: 45-52, 2006.

22) Rougier S, Galland D, Boucher S, et al. Epidemiology and susceptibility of pathogenic bacteria responsible for upper respiratory tract infections in pet rabbits. *Vet Microbiol.* 115: 192-198, 2006. doi: 10.1016/j.vetmic.2006.02.003

23) Saunders RA, Davies RR. Head tilt. *In*: Notes on Rabbit Internal Medicine. Wiley-Blackwell. 2005, pp40-41.

24) Schousboe LP, Rasmussen LM, Ovesen T. Induction of mucin and adhesion molecules in middle ear mucosa. *Acta Otolaryngol.* 121: 596-601, 2001.

25) Snyder SB, Fox JG, Soave OA. Subclinical otitis media associated with *Pasteurella multocida* infections in New Zealand white rabbits(*Oryctolagus cuniculus*). *Lab Anim Sci.* 23: 270-272, 1973.

26) Snyder SB, Fox JG, Campbell LH, et al. Disseminated staphylococcal disease in laboratory rabbits(*Oryctolagus cuniculus*). *Lab Anim Sci.* 26: 86-88, 1976.

27) Swindle MM, Shealy PM. Common surgical procedures in rodents and rabbits. *In* Laber-Laird K, Flecknell P, Swindle M,(eds): Handbook of Rodent and Rabbit Medicine. Elsevier, Butterworth-Heinemann. 1996, pp239-254.

28) Varga M. Anaesthesia and analgesia. *In*: Textbook of Rabbit Medicine, 2nd ed. Elsevier, Butterworth-Heinemann. 2013, pp178-202.

29) 和田健二，馬場駿吉，本堂　潤ほか．アミノ配糖体抗生物質の家兎内耳液移行濃度に関する研究．耳鼻と臨床．26：454-458，1980．doi: 10.11334/jibi1954.26.2_454

12.4 てんかん

概要

てんかんとは，大脳の神経細胞の異常発射により，てんかん発作を起こす疾患である。ウサギでは，前庭疾患とならんでもっともよくみられる神経疾患である。

原因

脳炎・髄膜炎，膿瘍，エンセファリトゾーン症，トキソプラズマ症，回虫症（アメリカで多発）[1]，水頭症など，頭蓋内あるいは大脳の疾患によって生じる構造的てんかんと，特発性てんかんに分けられる。

臨床徴候

てんかん発作は，顔面や頸部，四肢の痙攣，突然の意識の途切れや変容，異常行動（落ち着きがない），異常感覚（不安）として現れるが，ウサギではわかりにくく，強直性痙攣（図）を起こしてはじめて異常に気づくことが多い。

ウサギのてんかん発作の多くは，通常，数十秒から2，3分間で終わる。すぐに普段の状態に戻ることもあれば，しばらく朦朧とした後に次第に普通の状態に戻ることもある。重度になると，短い間隔で何度も発作を繰り返したり（群発発作），発作が長く続く（てんかん重積）こともある。

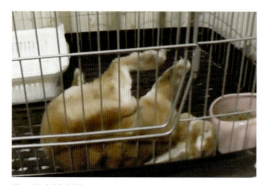

図　強直性痙攣
全身の筋が突っ張るような痙攣が数十秒続く。

検査および診断

磁気共鳴画像法（MRI）検査や脳脊髄液検査を行う。特発性てんかんは反復性のてんかん発作を繰り返すのみで，MRI検査でも異常を示さない。肺疾患による呼吸困難，腎不全による電解質異常，肝リピドーシスやウイルス性出血性疾患のような脳神経以外の疾患によって類似した発作（反応性発作）が発生することもあるので，鑑別のために全身の評価も必要である。

治療

原因によらず，頻度，重症度，進行速度の見極めが重要である。

構造的てんかんであれば，可能な限り原因の治療を行う。てんかん発作そのものに対しては，ジアゼパムやミダゾラムなどの抗痙攣薬の投与を行う。

● 参考文献

1) Deeb BJ, DiGiacomo RF. Cerebral larva migrans caused by *Baylisascaris* sp in pet rabbits. *J Am Vet Med Assoc*. 205: 1744-1747, 1994.

神経疾患

12.5

エンセファリトゾーン症

概要

エンセファリトゾーン Encephalitozoon cuniculi(Ez)の感染による脳炎で，家兎脳灰白炎ともよばれる。齧歯目，食肉目，霊長目，ウサギ目など哺乳類に広く感染するが，ウサギへの寄生がもっとも多い。ヒトでは後天性免疫不全症候群(AIDS)の患者に日和見的にEzが寄生して頭痛や発熱を起こした例がある[4]。Ezにはいくつかの株があり，株によって感染する動物の種類が異なるともいわれている。Deplazesらの報告では3つの株が同定され，タイプIはイヌ，タイプIIは齧歯目，タイプIIIはウサギから分離されている[5]。

生活環

Ezの生活環(図1)には不明な点が多い。

主な伝播経路は，尿を介した経口感染である。尿に含まれる感染性のスポア(胞子体)を経口摂取することで感染が成立する。そのほか，経皮感染や胎盤感染が起きる可能性も示唆されている[10]。スポアの大きさは約 $2.5 \times 1.5 \mu m$ である[13]。

ウサギの体内に侵入したスポアはマクロファージに入り込み，トロフォゾイトに形態を変える。トロフォゾイトは二分裂を繰り返し，マクロファージ内に充満する。トロフォゾイトで満たされたマクロファージが血行性に，あるいは体腔内を播種性に全身へ移動することで，約30日後には脳，肺，腎臓，肝臓などへの感染が成立する。約100日で慢性感染となり，主に腎臓の尿細管と脳に潜伏して肉芽腫病変をつくる[12]。さらに眼の水晶体前嚢にも感染する。

腎臓の感染巣からは，新たな大量のスポアが尿細管に移動し，尿中に出ていく。スポアの排出は約9週間持続する[12]。

尿中のスポアは長期にわたって感染力を保持して感染源となるため，尿の扱いに注意しなければならない。

病態

増殖したEzに対する炎症反応が病態の主体である。

通常は無徴候であるが，ストレスなどによって免疫抑制がかかると，Ezが増殖し，脳，腎臓，眼に病変を形成する。脳では，増殖したEzによって脳細胞が破壊され，炎症ならびに肉芽腫性脳炎が引き起こされる。

肉芽腫は脳全域に瀰漫性に発生するが，脊髄に現れることもある。大脳に好発するという報告もある[3]。

臨床徴候

初期には安静時の眼振や軽度のふらつき，運動失調またはぎこちない動作がみられる程度であるが，進行すると歩行失調，捻転斜頸，不全麻痺や麻痺，てんかん発作などが現れる。また，眼への感染により白内障やぶどう膜炎などの眼疾患も起こる(図2)。腎臓の肉芽腫病変による腎不全は，あまり起こらない。

検査および診断

1. 血清学的検査

血清学的検査によるEzの抗体価測定は診断の一助となる。しかし，結果の解釈には注意が必用である。

感染後すぐ，脳や腎臓に病変ができる前に血中から抗体が検出される[2]とされているが，感染後17～21日後に抗体価が上昇し，約70日でピークになるとい

5

エンセファリトゾーン症

429

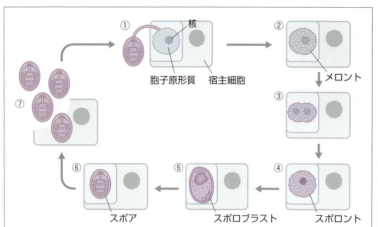

図1 エンセファリトゾーンの生活環
①スポアが極管を細胞に突き刺し，胞子原形質と核を注入する。
②胞子原形質が分裂し，メロントを形成する。
③メロントが2分裂で増殖する。
④メロントがスポロントに変化する。
⑤スポロントがスポロブラストに変化する。
⑥スポロブラストがスポアを形成する。
⑦宿主細胞が破壊され，スポアが放出される。

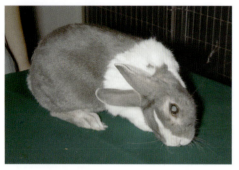

図2 エンセファリトゾーン症を疑う症例
捻転斜頸とともに白内障も呈していると，エンセファリトゾーン症が強く疑われる。

う報告もある[12]。したがって，急性期には陰性となる可能性もある。

また，抗体価の高低と発症との関連もはっきりしない。たとえば，イギリスでは健康なウサギでも抗体陽性率が約52.0％と高く，無徴候のキャリアが多い[11]。

一方，前庭徴候がみられた中耳炎のウサギの抗体陽性率が24％だったという報告[9]や，前庭徴候ウサギの40.0～54.5％がEzの影響を受けており，81.0～86.3％はEzが慢性あるいは潜在感染していたという報告がある[8,9]。

日本のペットのウサギでも抗体陽性率は高いと報告されているが[17]，そのうちどれくらいが発症するかなどは不明である。加えて，*Pasteurella multocida*などの感染が併発することも考えられるため，血清学的検査で陽性となっても，前庭徴候の原因がEzであると確定はできない。

さらに，Ezを実験感染させたウサギの抗体価を対照群と比較したところ，抗体価と抗原の存在に相関がなかったという報告まであるため[12]，血清学的検査が陽性であるからといってEzに感染しているとも言い切れない。診断は，臨床徴候と抗体価とを併せて，暫定的に下すしかない。

2. 病理組織検査

病理組織検査でも虫体は発見されないことが多く，肉芽腫性脳炎と間質性腎炎という特徴的な病変が診断の鍵となる[16]。アストログリオーシスや脈管周囲のリンパ球浸潤を伴い[1]（図3），肉芽腫は中心部の壊死が特徴的で，リンパ球，プラズマ細胞，小膠細胞，乳頭上皮細胞，巨細胞などに取り囲まれている[15]。尿検査によるスポアの検出も容易ではない。

治療

不顕性に経過することが多いため，駆虫の必要性が問われているが，臨床徴候があり，抗体価が高いウサギには，臨床徴候を改善する目的で駆虫を行う。一般的に使用される駆虫薬はアルベンダゾールやフェンベンダゾールなどのベンズイミダゾール系薬剤である[14]。

周囲の炎症を緩和するために，抗菌薬やグルココルチコイドを適宜投与するが，グルココルチコイドの使用に関しては議論の余地がある。Ezに関連した神経徴候は虫体によるものではなく，虫体周囲の脳細胞の破壊に伴う炎症反応によるものとする報告があるため[6]，この炎症反応を抑えられる点でグルココルチコイドには効果があるとも考えられるが，免疫抑制が引き金となって発症したウサギでは，免疫抑制作用を持つグルココルチコイドは禁忌であるともいわれている[7]。筆者は，Ezの血清学的検査の結果が出る前にグルココルチコイドを投与する場合，抗炎症量の短期投与にとどめている。

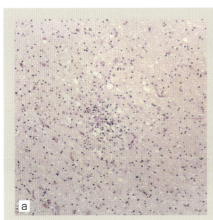
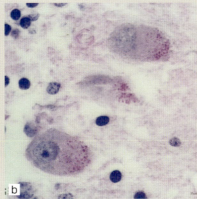

図3 エンセファリトゾーン感染が疑われる脳の組織像
 a：PAS染色，40倍。脳内に炎症性細胞が浸潤している。
 b：PAS染色，400倍。スポアと思われる顆粒状物質が神経細胞の細胞質内に集簇している。

● 参考文献

1) Barthold SW, Griffey SM, Percy DH. Rabbit. *In*: Pathology of Laboratory Rodents and Rabbits, 4th ed. Wiley-Blackwell. 2016, pp253-324.
2) Cox JC, Gallichio HA. Serological and histological studies on adult rabbits with recent, naturally acquired encephalitozoonosis. *Res Vet Sci*. 24: 260-261, 1978.
3) Csokai J, Joachim A, Gruber A, et al. Diagnostic markers for encephalitozoonosis in pet rabbits. *Vet Parasitol*. 163: 18-26, 2009. doi: 10.1016/j.vetpar.2009.03.057
4) Delage A, Eglin G, Lauraire MC. A case of disseminated *Encephalitozoon intestinalis* microsporidiosis in an AIDS patient in Nîmes. *Bull Soc Pathol Exot*. 88: 229-233, 1995.
5) Deplazes P, Mathis A, Baumgartner R, et al. Immunologic and molecular characteristics of Encephalitozoon-like microsporidia isolated from humans and rabbits indicate that *Encephalitozoon cuniculi* is a zoonotic parasite. *Clin Infect Dis*. 22: 557-559, 1996.
6) Feaga WP. Wry neck in rabbits. *J Am Vet Med Assoc*. 210: 480, 1997.
7) Horváth M, Leng L, Stefkovic M, et al. Lethal encephalitozoonosis in cyclophosphamide-treated rabbits. *Acta Vet Hung*. 47: 85-93, 1999. doi: 10.1556/AVet.47.1999.1.8
8) Igarashi M, Oohashi E, Dautu G, et al. High seroprevalence of *Encephalitozoon cuniculi* in pet rabbits in Japan. *J Vet Med Sci*. 70: 1301-1304, 2008.
9) Jeklova E, Jekl V, Kovarcik K, et al. Usefulness of detection of specific IgM and IgG antibodies for diagnosis of clinical encephalitozoonosis in pet rabbits. *Vet Parasitol*. 170: 143-148, 2010. doi: 10.1016/j.vetpar.2010.01.029
10) John EH, Joseph EW. エンセファリトゾーン症（ノセマ病 脳性胞子虫症）：ウサギと齧歯類の生物学と臨床医学，第4版．斉藤久美子，林 典子訳．LLL Publisher．1998，pp229-231．
11) Keeble EJ, Shaw DJ. Seroprevalence of antibodies to *Encephalitozoon cuniculi* in domestic rabbits in the United Kingdom. *Vet Rec*. 158: 539-544, 2006.
12) Kunstýr I, Lev L, Naumann S. Humoral antibody response of rabbits to experimental infection with *Encephalitozoon cuniculi*. *Vet Parasitol*. 21: 223-232, 1986.
13) Schottelius J, Schmetz C, Kock NP, et al. Presentation by scanning electron microscopy of the life cycle of microsporidia of the genus *Encephalitozoon*. *Microbes Infect*. 2: 1401-1406, 2000.
14) Suter C, Müller-Doblies UU, Hatt JM, et al. Prevention and treatment of *Encephalitozoon cuniculi* infection in rabbits with fenbendazole. *Vet Rec*. 148: 478-480, 2001.
15) Varga M. Anaesthesia and analgesia. *In*: Textbook of Rabbit Medicine, 2nd ed. Elsevier, Butterworth-Heinemann. 2013, pp178-202.
16) 代田欣二．ウサギのエンセファリトゾーン症．小動物臨床．11：34-37，1992．
17) 福井大祐，坂東 元，山口雅紀ほか．エンセファリトゾーン：第133回日本獣医学会学術集会講演要旨集．2002，p65．

12.6

脳炎・髄膜炎

原因

Pasteurella multocida, *Listeria monocytogenes*[3]な
どの細菌や、*Encephalitozoon cuniculi*(Ez)の感染に
よって感染性脳炎・髄膜炎が発生する。*P. multocida*
は呼吸器感染症から波及することが多いとされる。実
験動物のウサギでは、ヒトヘルペスウイルス1型の感
染による脳炎の報告が数多くある[5, 10]。ヒトヘルペス
ウイルスによる脳炎は、神経徴候が現れる前に唇や顔
にヘルペス様皮疹が生じる[10]。

ときにトキソプラズマ *Toxoplasma gondii*[7]、アラ
イグマ回虫 *Baylisascaris procyonis*[2]（アメリカで頻発）
による発症もみられる。

内耳炎・中耳炎が内耳道を経由して小脳や脳幹に波
及し、脳脊髄炎を起こすこともある[3, 4, 6, 9]。内耳から
の頭蓋内感染は、ヒト[8]、イヌやネコ[11]ではまれであ
るが、ウサギでは起こりやすい[6, 9]。

臨床徴候

脳幹の障害では病変側あるいは反対側、小脳の障害
では反対側に斜頸する。眼振は水平以外に垂直もみら
れる。病変の反対側にも転倒し、姿勢反応にも異常が
認められる可能性がある。複数の脳神経の異常が認め

られることもある。

てんかん発作や意識障害が起こることもあり、突然
死することも珍しくない。

検査および診断

全身状態のスクリーニング、血清学的検査による
Ez 寄生状況の確認を行う。ペットのウサギでは、生
前の脳組織からの病原体分離は一般的には行われてい
ない。MRI 検査や脳脊髄液検査によって診断する
が、いずれも麻酔が必要になるため、状態が悪化した
ウサギでは実施が難しい。そのため、報告は剖検や実
験感染によるもの[1, 12]ばかりで、臨床的なものは少な
い。

治療

内耳炎・中耳炎が除外され、神経疾患が疑われる場
合は、即座に治療を開始する。一般的には抗菌薬とグ
ルココルチコイドを投与する。頭蓋内圧の上昇が疑わ
れる場合や意識障害がみられる場合は、暫定的にグリ
セリンやマンニトールなどを投与し、脳浮腫の改善を
図る。

● 参考文献

1) Calik S, Turhan T, Yurtseven T, et al. Vancomycin versus linezolid in the treatment of methicillin-resistant *Staphylococcus aureus* meningitis in an experimental rabbit model. *Med Sci Monit*. 18: SC5-8, 2012.

2) Deeb BJ, DiGiacomo RF. Cerebral larva migrans caused by *Baylisascaris* sp in pet rabbits. *J Am Vet Med Assoc*. 205: 1744-1747, 1994.

3) Fisher PC, Carpenter JM. Neurologic and musculoskeletal diseases. *In* Quesenberry K, Carpenter JW, (eds): Ferrets,

Rabbits and Rodents, Clinical Medicine and Surgery, 3rd ed. Elsever, Saunders. 2012, pp245-256.

4) Fox RR, Norberg RF, Myers DD. The relationship of *Pasteurella multocida* to otitis media in the domestic rabbit (*Oryctolagus cuniculus*). *Lab Anim Sci*. 21: 45-48, 1971.

5) Grest P, Albicker P, Hoelzle L, et al. Herpes simplex encephalitis in a domestic rabbit (*Oryctolagus cuniculus*). *J Comp Pathol*. 126: 308-311, 2002.

6) Gruber A, Pakozdy A, Weissenböck H, et al. A retrospec-

tive study of neurological disease in 118 rabbits. *J Comp Pathol.* 140: 31-37, 2009. doi: 10.1016/j.jcpa.2008.09.009

7) Jeklova E, Jekl V, Kovarcik K, et al. Usefulness of detection of specific IgM and IgG antibodies for diagnosis of clinical encephalitozoonosis in pet rabbits. *Vet Parasitol.* 170: 143-148, 2010. doi: 10.1016/j.vetpar.2010.01.029

8) Kangsanarak J, Navacharoen N, Fooanant S, et al. Intracranial complications of suppurative otitis media: 13 years' experience. *Am J Otol.* 16: 104-109, 1995.

9) Kunstýr I, Naumann S. Head tilt in rabbits caused by pasteurellosis and encephalitozoonosis. *Lab Anim.* 19: 208-213, 1985. doi: 10.1258/002367785780893548

10) Müller K, Fuchs W, Heblinski N, et al. Encephalitis in a rabbit caused by human herpesvirus-1. *J Am Vet Med Assoc.* 235: 66-69, 2009. doi: 10.2460/javma.235.1.66

11) Sturges BK, Dickinson PJ, Kortz GD, et al. Clinical signs, magnetic resonance imaging features, and outcome after surgical and medical treatment of otogenic intracranial infection in 11 cats and 4 dogs. *J Vet Intern Med.* 20: 648-656, 2006.

12) Täuber MG, Sande MA. Pathogenesis of bacterial meningitis: contributions by experimental models in rabbits. *Infection.* 12: S3-10, 1984.

12.7 水頭症

原因および病態

　水頭症は脳脊髄液が頭蓋腔内に溜まり，脳室が拡張する疾患である。貯留した脳脊髄液は脳を圧迫し，脳機能に影響を与える。先天性と後天性に分けられる。

　先天性は幼体で発見される。頭蓋が丸くドーム型に変形しており，泉門が開口していることが多い（図1）。同時に口蓋裂を有するウサギもみられ[7]，原因として明らかな頭骨奇形（先天性）が考えらえる。小型種や短頭種に好発する。

　後天性は，炎症や腫瘍，頭蓋内出血などによって起こる。ビタミンA欠乏症なども発生に関与するといわれている[2]。

　ウサギを用いて水頭症の実験動物が作られており，変性した脳の代謝や組織構造の研究に使用されている[1,3]。

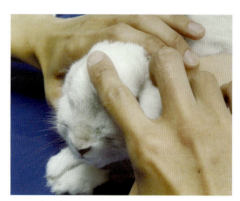

図1　先天性水頭症
頭部がドーム状になっている。頭頂部を触診すると泉門がわかる。

臨床徴候

　嗜眠や活動性の低下，緩慢な動作，落ち着きがないなどの行動異常，てんかん発作，不全麻痺などの神経徴候がみられる。視力や聴覚障害も生じるが，ウサギでは異常の判断がつきにくい。とくに目立った徴候が現れない場合もある。

検査および診断

　X線検査でドーム状の頭蓋を確認する（図2）。泉門の開口が大きければ触診でも発見は可能で，また超音波検査で頭蓋内の液体を確認できる（図3）。コンピュータ断層撮影（CT）検査，磁気共鳴画像法（MRI）検査で脳室内の液体を確認できれば確定診断となる（図4）。理想的には，MRI検査によって各脳室の大きさや性状，脳実質の評価を行う。

治療

　原因疾患の治療を行う。

　水頭症そのものに対しては，ドレーンを用いて余分な脳脊髄液の一部分を頭蓋骨の外へ流すドレナージ法や，脳室と腹腔などに皮下にチューブを通す短絡術（シャント）法が実験動物のウサギで行われ，脳室の縮小，脳の毛細血管の増加が認められた報告[2]がある。しかし，術式や臨床的な予後の情報はまったくないため，臨床的には行われていない。

　したがって，グルココルチコイドや，脳圧を下げる浸透圧利尿薬の投与が主となることが多い。

神経疾患

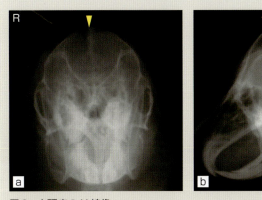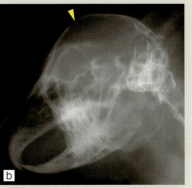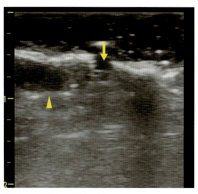

図2 水頭症のX線像
頭蓋骨がドーム状で，頭頂部の骨が菲薄である（矢頭）。
a：吻尾像，b：側方像

図3 水頭症の超音波像
泉門（矢印）にプローブをあてると，頭蓋内の液体貯留が認められる（矢頭）。

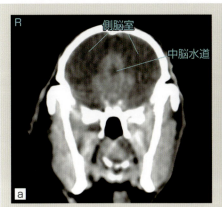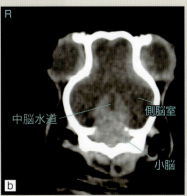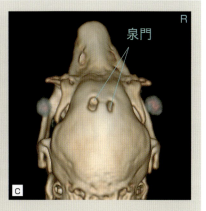

図4 水頭症のCT像
側脳室が顕著に拡大し，内部に脳脊髄液貯留を疑う陰影が認められる。また，脳実質は菲薄化している。頭頂部に泉門の開口が認められる。
a：横断像，b：水平断像，c：3D像（背側観）

● 参考文献

1) Del Bigio MR, Bruni JE. Silicone oil-induced hydrocephalus in the rabbit. *Childs Nerv Syst.* 7: 79-84, 1991.
2) Harrington DD, Newberne PM. Correlation of maternal blood levels of vitamin A at conception and the incidence of hydrocephalus in newborn rabbits: an experimental animal model. *Lab Anim Care.* 20: 675-680, 1970.
3) Wehby-Grant MC, Olmstead CE, Peacock WJ, et al. Metabolic responses of the neonatal rabbit brain to hydrocephalus and shunting. *Pediatr Neurosurg.* 24: 79-91, 1996.

12.8 脊椎・脊髄損傷

原因および病態

跳躍の負荷やヘルニア，脊椎炎(図1)，腫瘍(子宮腺癌や線維肉腫の転移，リンパ腫)などが原因となって，脊椎の骨折(図2)や脱臼，それに伴う脊髄損傷が生じる。

損傷部位は腰椎，とくに第6〜7腰椎が多く，圧迫骨折(図3)と脱臼骨折がしばしばみられる。脱臼のみ(図4)であることはまれである。

脊髄損傷は，完全に離断する完全型と，一部に損傷や圧迫を受ける不完全型に分類される。

臨床徴候

後躯麻痺，排泄機能障害(膀胱麻痺・排尿障害や排便障害)，皮膚感覚や痛覚の消失などがみられる(図5)。脊髄は一度損傷すると再生しないため，神経徴候は改善しない。

麻痺が起こった領域では，代謝が不活発になり，外傷が治癒しにくくなる。運動機能低下により後肢の萎縮(廃用性萎縮)も起こる。尿失禁は会陰部や後肢の炎症につながる。麻痺によって血流障害が生じ，後肢が壊死することも珍しくはない。

検査および診断

1. 神経学的検査

後肢の固有位置感覚，会陰部反射，深部痛覚の有無を確認する。臨床徴候と神経学的検査の結果から，脊髄の損傷部位を特定できる(「12.2 神経系の検査」参照)。

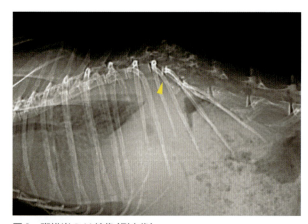

図1 脊椎炎のX線像(側方像)
第11〜12胸椎が骨融解し(矢頭)，脊椎が変位している。

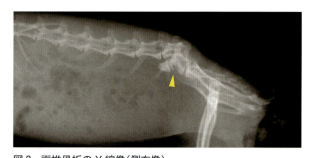

図2 脊椎骨折のX線像(側方像)
第7腰椎の完全骨折により，脊椎が変位している(矢頭)。

2. 画像検査

脊椎の損傷はX線検査あるいはコンピュータ断層撮影(CT)検査で検出することができる(図6)。脊髄の損傷を詳細に評価するには磁気共鳴画像法(MRI)検査が必要となる(図7)。

神経疾患

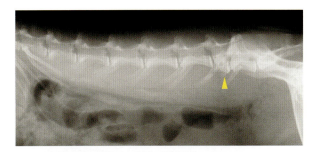

図3　脊椎の圧迫骨折のX線像（側方像）
第6腰椎が圧迫骨折により短縮している（矢頭）。

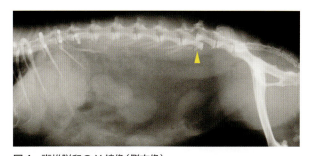

図4　脊椎脱臼のX線像（側方像）
第5～6腰椎が完全脱臼し，変位している（矢頭）。

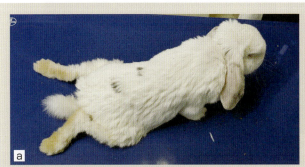

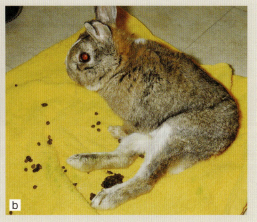

図5　脊椎・脊髄損傷の臨床徴候
a：両後肢の麻痺により，後肢をひきずって歩行する。
b：排泄機能障害により失禁している。盲腸便も食べずにそのまま排泄している。

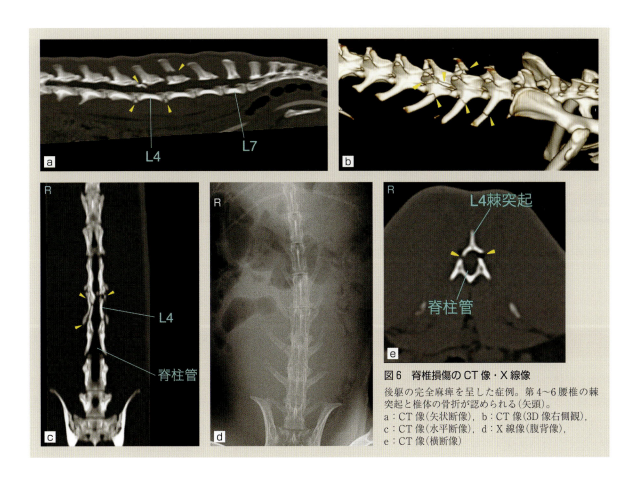

図6　脊椎損傷のCT像・X線像
後躯の完全麻痺を呈した症例。第4～6腰椎の棘突起と椎体の骨折が認められる（矢頭）。
a：CT像（矢状断像），b：CT像（3D像右側観），
c：CT像（水平断像），d：X線像（腹背像），
e：CT像（横断像）

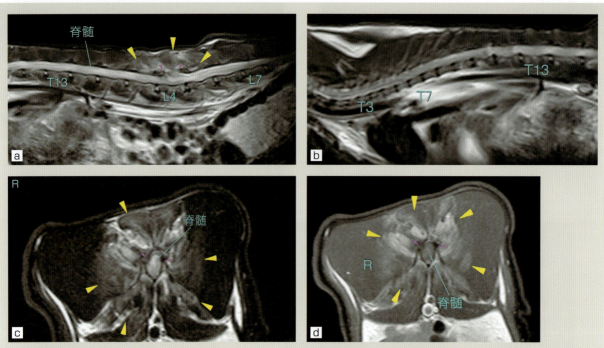

図7 脊髄損傷のMRI像
a：腰椎のT2強調画像（矢状断像）。第4腰椎周囲の筋層に炎症・出血を疑うT2強調高信号の領域が認められる（黄矢頭）。第2〜3腰椎間と比較すると，違いが明らかである。
b：胸椎のT2強調画像（矢状断像）。脊髄実質は第7胸椎レベルまでT2強調高信号を呈している。広範囲の炎症・浮腫や脊髄軟化症が示唆される。
c：第4腰椎のT1強調画像（横断像）。椎弓は不整で，脊髄の変形も顕著である。
d：第4腰椎のガドリニウム増強T1強調画像（横断像）。病変部は一部造影増強されている。

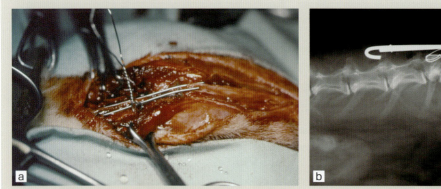

図8 U字型キルシュナー鋼線による固定
先端を曲げた2本のピンで棘突起を挟み込むように椎体を固定し，ワイヤーで一部補強する。同時に損傷椎骨の椎弓切除も行う。
a：術中の様子，b：術後のX線像（側方像）

治療

脊椎・脊髄の損傷具合，神経徴候の程度によって治療法は異なる。

急性の脊髄損傷に対しては緊急治療を行う。内科的治療として，コハク酸メチルプレドニゾロンならびに非ステロイド系抗炎症薬（NSAIDs）を投与する。

外科的治療としては脊髄の減圧と椎骨の固定を行う。

脊髄の減圧は背側または片側椎弓切除手術にて行う。椎骨の固定には，棘突起をアリゲータープレートやU字型キルシュナー鋼線で連結する方法（図8），スクリューとプレートを用いる方法などがある。しかし，ウサギでは装着した鋼製器具の脱落や骨亀裂が起こりやすく，うまくいかないことも多い。脊髄損傷では，深部痛覚が消失し，神経機能の回復が望めない症例が多いため，外科的治療を行うかどうかは慎重に判断し

神経疾患

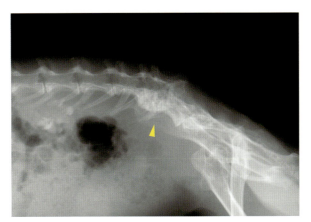

図9　仮骨形成のX線像（側方像）
骨折した腰椎が架橋を形成して化骨している（矢頭）。

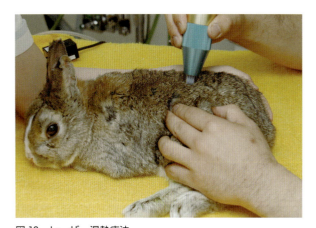

図10　レーザー温熱療法
脊椎および脊髄部位に温熱を与え，疼痛緩和ならびに神経機能回復を図る。

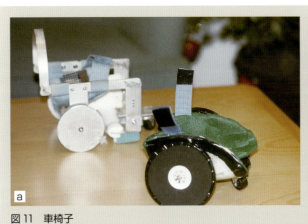

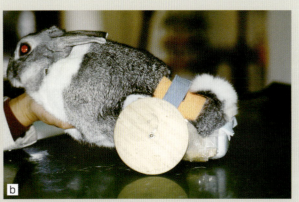

図11　車椅子
ウサギ用の車椅子は手製で作成するが，ウサギは車椅子をうまく使えないことが多い。
a：ウサギ用車椅子，b：車椅子による歩行

なければならない。

　外科的治療を行わない場合は，脊椎の骨折や脱臼が安定する（図9）までケージレストを行いながら，グルココルチコイドを減量していく。疼痛管理ならびに脊髄の治癒促進としてレーザーなどによる温熱療法（図10）も試されているが，効果はあまり期待できない。

　麻痺の残る症例に車椅子が使用（図11）されることもあるが，ウサギはうまく適応できないことが多い。

　排尿障害の残る症例では，圧迫排尿やカテーテル排尿を行い，尿毒症や尿による汚染を防ぐ必要がある。また，後肢の褥瘡予防にも気を配らなければならない（図12）。

　近年はヒト，イヌやネコにおいて，自家骨髄間葉系幹細胞を用いた再生医療も行われている。この研究の一部に実験動物としてウサギが使用されていることから，いずれウサギでも臨床応用されるようになるかもしれない。

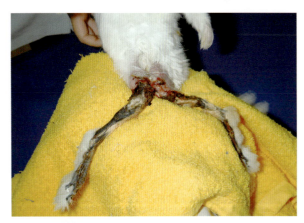

図12　廃用萎縮
両後肢の麻痺により，筋が萎縮して拘縮・壊疽まで起こしている。

予後

損傷部位や重症度によって予後は大きく異なる。脊髄軟化症などで頸髄や頭側の胸髄が障害されると，呼吸筋麻痺や循環器系の虚脱（神経原性ショック）などによって，受傷直後に死亡することもある。軽症ならば，後遺症として不可逆性の神経・運動機能障害が残る程度である。重症例や管理の難しい症例では，安楽死も選択肢に入ってくる。

第13章

眼疾患

- 13.1　眼の解剖生理
- 13.2　眼科検査
- 13.3　眼瞼疾患
- 13.4　結膜炎
- 13.5　結膜過長症
- 13.6　瞬膜腺過形成
- 13.7　涙嚢炎・涙嚢蓄膿
- 13.8　鼻涙管閉塞
- 13.9　角膜疾患
- 13.10　ぶどう膜炎
- 13.11　白内障
- 13.12　緑内障・網膜脈絡膜疾患

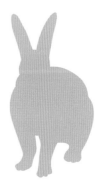

13.1 眼の解剖生理

視野

ウサギは頭蓋の両側に眼球が位置し、大きく突出している(図1)。このため視野は広くパノラマ的で、片眼の水平視野(単眼視野)は約190度[7]、全水平視野は約360度に及ぶ。立体視が可能な両眼視野は、前方に約10度、後方に約9度存在する[16]。これらの特徴は、天敵を早期発見するために進化したと考えられる。

なお、口元付近は死角になっており、正面にあるものは少し離れないとほとんどみることができない(口元に餌を差し出してもウサギは気づかない)。前方をみようとする際は、頭をわずかに傾けて目を向ける仕草をする。真後ろをみようとする際は、頭を持ち上げて耳を後ろに寝かせる仕草をする。

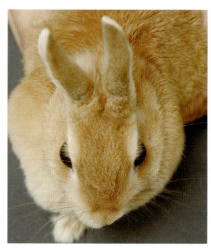

図1 眼の位置
広い視野を確保するため、側頭部に位置し、突出している。

眼球の構造

眼の構造はイヌやネコとほぼ同様である。眼球付属器は眼瞼、瞬膜、結膜、分泌腺からなり、眼球は、外側から線維膜の角膜、強膜、血管膜のぶどう膜(虹彩、毛様体、脈絡膜)、網膜および水晶体、硝子体から構成される。

角膜

ウサギは角膜および前房部が大きく、角膜は眼球表面の約30%を占める[4](図2a)。中央部の厚さは0.37 mm[9]で、ヒト(0.51 mm)やイヌ(0.8〜1.0 mm)に比べると非常に薄い(図2b)。

角膜は外層から角膜上皮、固有層、デュア層、角膜内皮の4層に分かれ、角膜上皮と固有層の境界にボーマン膜、デュア層と角膜内皮の境界にデスメ膜が存在する。ウサギのボーマン膜の厚さは、ヒトの6分の1である[9]。角膜上皮は、親水性の溶質に対してヒトの10倍の透過性を持つ。

水晶体

水晶体は球に近い形状である(図3)。毛様体が未発達なため、遠近調節能に乏しい[14]。これは、ウサギにとって遠近調節はそれほど必要でないことを証明している[6]。

虹彩

ウサギの虹彩の色は、茶褐色、灰茶色、薄青色、透明と多彩である(図4)。左右の眼で虹彩の色が異なる、もしくは、一方の虹彩の一部が変色する虹彩異色症もみられる。

眼疾患

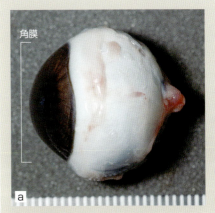
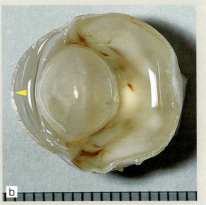
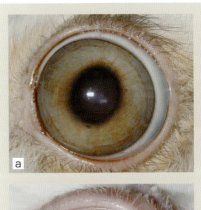

図2　角膜
a：角膜は眼球表面の約30％を占める。
b：ほかの哺乳類に比べて角膜が薄い（矢頭）。

図3　水晶体
水晶体は丸く大きいことが特徴である。

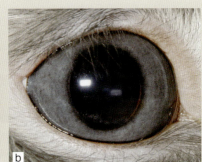
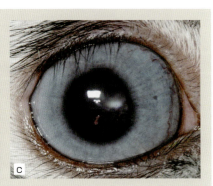
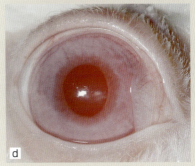

図4　虹彩の色
さまざまな色の個体がいる。
a：褐色，b：灰褐色，c：灰青色，d：透明（アルビノ）

網膜

視神経乳頭は眼の水平中央部から約1乳頭径分上方に位置する[6]。視神経乳頭の周囲が盛り上がり，中央部が陥没したようにみえる（生理的乳頭陥凹）個体もいる[6]。とくにニュージーランド・ホワイト種は深い生理的乳頭陥凹を持つ[13]。

網膜の血管は視神経乳頭から両側水平に広がっており，部分血管系とよばれている[6]（図5）。桿体系と錐体系の両方の細胞を有しているが，夜行性であるウサギは桿体が優勢である[1]。タペタムを欠き[14]，色素上皮層は個体によって褐色あるいは赤や桃色を呈する。

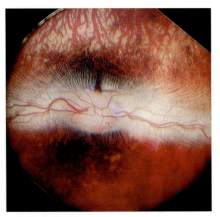

図5　網膜の血管
視神経乳頭から左右に広がっている。

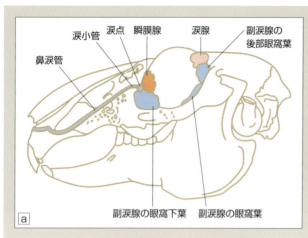
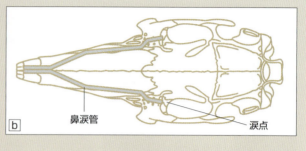

図6 涙腺の分布

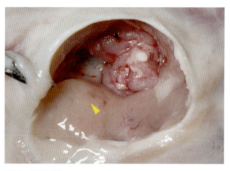

図7 副涙腺
眼窩腹側に位置し，眼の分泌腺のなかでもっとも大きい(矢頭)。

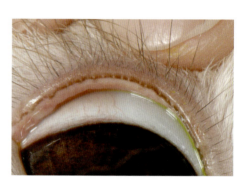

図8 マイボーム腺
眼瞼の自由縁に開口している分泌腺である。

眼瞼

上眼瞼，下眼瞼および角膜を保護する瞬膜(第三眼瞼)を持つ。瞬膜は瞬膜軟骨を有する結膜の皺襞である。

涙腺(図6)

涙腺は眼窩の背側に位置する。導管は外眼角に近い上眼瞼の結膜中に3～5本開口し，透明な分泌液を出す[14]。

副涙腺は眼窩の腹側に広く分布している。眼窩葉，後部眼窩葉，眼窩下葉の3葉からなり[8]，眼の分泌腺のなかではもっとも大きい(図7)。上顎臼歯の根尖を包む歯槽骨胞に近接しているため，臼歯の根尖が過長すると貫通され，炎症や膿瘍，ならびに眼球突出につながる。

上眼瞼と下眼瞼の自由縁には皮脂腺が変化したマイボーム腺が多数配列されている(図8)。マイボーム腺は油性の分泌物を出す[5]。

涙腺は顔面神経(副交感神経)，三叉神経および上頸神経節からの交感神経に支配されている。

瞬膜軟骨の後方には瞬膜腺(ハーダー腺)がある(図9a)。瞬膜腺は浅層と深層に分かれ，深層の瞬膜腺は，さらに背側葉と腹側葉に分かれている(図9b)。背側葉は白色で小さく，腹側葉は桃色で大型である。瞬膜腺の多数の導管は吻合して1本の導管を形成し，瞬膜の裏側に開口する。脂質に富んだ白濁した分泌液を出す[14](コラム参照)。

ウサギの瞬膜腺は，雌よりも雄のほうが発達している。とくに繁殖期の雄は深層の瞬膜腺が腫大する。これはサイロキシンとアルドステロンが瞬膜腺の増殖を刺激するためといわれている[5]。

涙液

涙液は角膜や結膜表面の潤滑，異物の除去，角膜への栄養供給などの役目を持つ。瞬目のたびに補充され，古い涙液は蒸散するか内眼角の涙点から鼻涙管を経て鼻腔に排泄される。

眼疾患

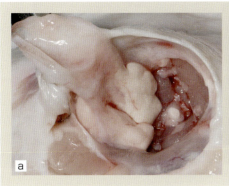
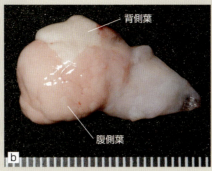

図9 瞬膜腺
a：瞬膜の内側に位置する。
b：瞬膜腺の深層。表層と深層に分かれ，深層は白色の背側葉と桃色の腹側葉に分かれる。

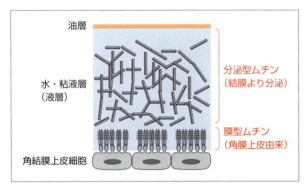

図10 涙液
ムチン，漿液，脂質の3成分より構成され，角膜上に涙膜を形成する。

角膜表面を覆う涙液は涙膜とよばれ，3つの成分（ムチン，漿液，脂質）から構成される（図10）。涙腺および瞬膜腺から分泌される漿液成分が結膜から分泌されるムチンと混合され，それらが角膜に発現しているムチンに結合することで角膜表面は被覆される。脂質は涙液の最外層を覆う。

鼻涙系

ウサギの涙点は下眼瞼の内前側，内眼角の眼瞼結膜に1つ存在する。直径は1mm前後である（図11）。短い涙小管に連絡し，涙小管は涙嚢に開口する。

涙嚢から出た鼻涙管は涙骨の小さな孔（涙骨孔）を通過して上顎骨内へ入り，吻内側に向かって上顎第1切歯の根尖の近くまで走行する。この部位で大きく屈折し，直径が縮小する[2]。この屈折部は上顎第1切歯の根尖周囲の歯槽骨と鼻軟骨に挟まれているため，切歯の根尖過長の影響を受けやすい。その後は上顎骨の内側を走行し，鼻腔の腹内側の粘膜に開口する（図12）。

コラム：白い涙

ウサギの瞬膜腺の分泌物は白濁しているため，白い涙は必ずしも感染を示唆するわけではない（A）。涙液の細胞診では，炎症性細胞も細菌も検出されなかったり，炎症性細胞は検出されずに細菌のみが検出されたりすることもある。微生物検査では，結膜嚢や呼吸器常在菌が検出されることも多い。健常個体の結膜嚢からは，*Bacillus subtilis*, *Staphylococcus aureus*, *Pseudomonas* spp., *Neisseria* spp., *Bordetella* spp., *Moraxella* spp., *Pasteurella* spp. が検出される[10, 12]。デオキシリボヌクレアーゼ陰性の *Staphylococcus* spp. が優位で，続いて *Micrococcus* spp., *Bacillus* spp., *Stomatocossus* spp., *Neisseria* spp., *Corynebacterium* spp., *Streputococcus*

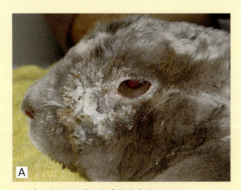

A：白い涙は必ずしも感染を意味しない。

spp. が検出されたという報告もある[3]。
炎症や膿が含まれた涙との鑑別は，眼疾患や歯牙疾患の有無，ほかの臨床徴候も含めて総合的に行う。

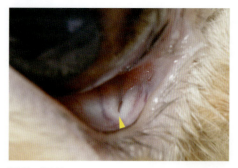

図11 涙点
下眼瞼の内側に1つ存在する（矢頭）。

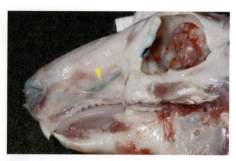

図12 鼻涙管
涙嚢から第1上顎切歯の根尖の近くまで伸び、そこで屈折して上顎骨の内側を通過し、鼻腔の腹内側粘膜に開口する（矢頭）。

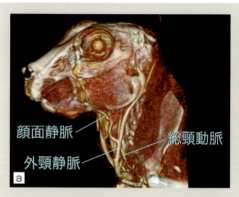
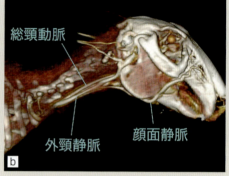

図13 外頸静脈のCT像（3D像）
ほかの血管との吻合がみられないのが特徴である。
a：左側観
b：右側観

眼窩静脈叢

ウサギは眼窩静脈叢が比較的豊富である。

頭部からの血流が主に集まる外頸静脈にほかの静脈との吻合がみられないため（図13）、外頸静脈が狭窄したり、カテーテルや、胸腺腫などの腫瘍によって長期的に圧迫されると、眼窩静脈叢が鬱血して眼球突出が起こる[14, 15]。

瞬目

野生下では捕食される危険に常にさらされているため、ウサギの瞬目回数はイヌやネコに比べて少なく、1時間に10～12回程度である[11]（同じ理由から、休息中や睡眠中も完全に閉眼することが少ない）。ほかの動物よりも涙液に脂質が多いのは、少ない瞬目回数でも眼球表面が乾燥しないようにするためであると考えられる。

なお、ウサギはヒトに比べて眼の疼痛に対する耐性が高い。そのため、疼痛による涙液の分泌が乏しく、刺激物質が眼から洗い流されにくい特徴がある[9]。

● 参考文献

1）Bagley LH, Lavach D. Ophthalmic disease of rabbits. *California Veterinarian*. 49: 7-9, 1995.

2）Burling K, Murphy CJ, Da Silva Curiel J, et al. Anatomy of rabbit nasolacrimal duct and its clinical implications. *Progr Vet Comp Ophthalmol*. 1: 33-40, 1991.

3）Cooper SC, McLellan GJ, Ryecroft AN. Conjunctival flora observed in 70 healthy domestic rabbits（*Oryctolagus cuniculus*）. *Vet Rec*. 149: 232-235, 2001.

4）Donnelly TM. Rabbit Ophthalmology. *In*: 2011 ABVP Symposium Proceedings. AVBP. 2011.

5）Eglitis I. The glands. *In* Prince JH,（ed）: The Rabbit in Eye Research. Charles C. Thomas. 1964, pp38-56.

6）Gelatt KN, Gilger BC, Kern TJ. Veterinary Ophthalmology, 5th ed. Wiley-Blackwell. 2013.

7）Harkness JE, Turner PV, VandeWoude S, et al. Harkness and Wagner's Biology and Medicine of Rabbits and Rodents, 5th ed. Wiley-Blackwell. 2009.

8）Janssens G, Simoens P, Muylle S, et al. Bilateral prolapse of the deep gland of the third eyelid in a rabbit: diagnosis and treatment. *Lab Anim Sci*. 49: 105-109, 1999.

9）Kaufman SR. Problems with the draize test. *In* Kaufman SR, Todd B,（eds）: Perspectives On Animal Research, Vol.1. Medical Research Modernization Committee. 1989.

10）Marini RP, Folts CJ, Kersten D, et al. Microbiologic, radio-graphic and anatomic study of the nasolacrimal duct apparatus in the rabbit（*Oryctolagus cuniculus*）. *Lab Anim Sci*. 46: 656-662, 1996.

11）Peiffer RL, Pohm-Thorsen L, Corcoran K. Models in ophthalmology and vision research. *In* Manning PJ, Ringler DH,Newcomer CE,（eds）: The Biology of the Laboratory Rabbit, 2nd ed. Elsevier, Academic Press. 1994, p410-434.

12）Pugliese M, Spadola F, Morici M, et al. Evaluation of the conjunctival bacterial flora in 140 rabbits（*Oryctolagus cuniculus*）farmed in Sicily island. *Slov Vet Res*. 53: 205-221, 2016.

13）Severin GA. 網膜と視神経：セベリンの獣医眼科学～基礎から臨床まで～，第3版. 小谷忠生，工藤荘六監訳. インターズー. 2003.

14）Varga R. Ophthalmic disease. *In*: Textbook of Rabbit Medicine, 2nd ed. Elsevier, Butterworth-Heinemann. 2013, pp350-366.

15）Wagner F, Beinecke A, Fehr M, et al. Recurrent bilateral exophthalmos associated with metastatic thymic carcinoma in a pet rabbit. *J Small Anim Pract*. 46: 393-397, 2005. doi: 10.1111/j.1748-5827.2005.tb00336.x

16）根木　昭，田野保雄，大橋裕一ほか編. 眼のサイエンス 視覚の不思議. 文光堂. 2010.

13.2 眼科検査

はじめに

ウサギは眼球が大きく、眼科検査が比較的容易である。明室内で問診、視診、触診を行ったうえで暗室での検査を行う。問診では視覚行動異常や眼徴候の発現状況を確認し、その問診の間に、ケージ内でのウサギの視線の変化や行動異常などを確認する。ウサギは視覚検査に対する反応が乏しく、検査が制限されている。視覚の評価は自宅における視覚行動を飼育者から聴取することが重要となる。

視覚検査

1. 眩目反射

眩目反射は、目に強い光を入れて、瞬目を誘発する検査である（図1）。求心路の視神経と遠心路の顔面神経の機能を評価するために行う。この反射は大脳を介さないため視覚の有無は判断できないが、網膜、視神経を光刺激が通過しているかどうかを判断できる。光を入射する際に被毛や触毛に接触すると眼瞼反射（後述）が現れるため注意する。

2. 威嚇反応・綿球落下試験・迷路試験

ウサギは威嚇や綿球落下に反応しないため、これらの検査は有効でない。診察中は極度に緊張する個体が多く、診察室内で動かなくなったり、パニックを起こし視覚があっても壁にぶつかったりすることがあるため、迷路試験もあまり有効ではない。

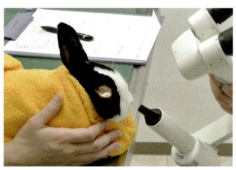

図1　眩目反射
目に強い光をあてたときに瞬目する反射である。

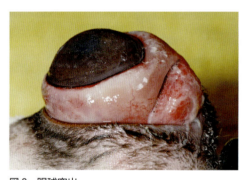

図2　眼球突出
正常な大きさの眼球が突出する。角膜の曲率に変化がない。

視診

眼球や眼瞼の形状、位置および動き、視線（視軸）の変化や行動を観察する。

頭部の正面から左右の眼を比較し、眼球突出や眼球拡張の有無を確認する。眼球突出とは、大きさの正常な眼球が通常よりも突出する状態を指す（図2）。片側の眼球突出は膿瘍や腫瘍、眼窩静脈叢の鬱血など、眼窩の病変の存在を示唆する。歯牙疾患に起因するものが圧倒的に多く、腫瘍に起因するものはまれである。

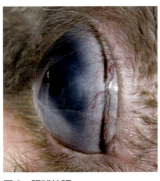
図3　眼球拡張
眼球が大きくなる。視軸の変位はほとんどみられない。

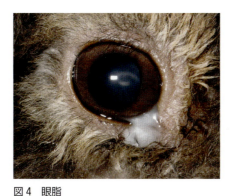
図4　眼脂
白色で粘性の眼脂がみられる。

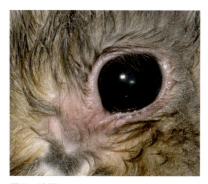
図5　流涙
涙により眼周囲が濡れ，皮膚に紅斑もみられる。

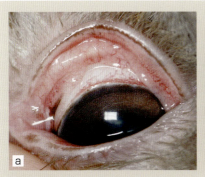
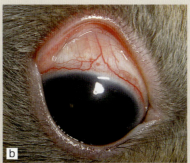
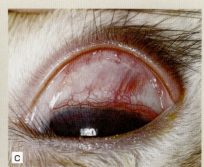
図6　充血
充血のパターンで眼疾患を絞り込むこともできる。
a：結膜充血，b：毛様充血，c：上強膜充血

興奮した個体や肥満個体も眼球が突出するため，病的な眼球突出との鑑別が求められる。眼球拡張とは，眼圧の上昇により線維膜（角膜，強膜）が伸展し，眼球自体が拡張した状態を指す（図3）。緑内障が原因となることが多い。

次いで，頭部の左右両側面から眼をみて，眼瞼の形状，角膜光沢，流涙，眼脂の有無および質（漿液性，粘液性，化膿性）を観察する。

眼脂は結膜や角膜上皮から分泌されるムチンが主成分である粘液に，涙液や血管から漏れた血液細胞，眼表面の老廃物や粉塵などが混合して固まったものである（図4）。炎症があるとさらに炎症産物や膿が加わり化膿性眼脂になり，量も増える。

流涙は，眼の疼痛や違和感，異物など刺激による涙液の過剰分泌や，涙液の排泄経路である鼻涙管系の狭窄や閉塞によって生じる（図5）。ウサギに慢性的な流涙がみられる場合は，歯牙疾患の有無を確認することが重要である。

ウサギの角膜知覚はヒトより劣るとされており，角膜表面に分泌物や塵が付着しても違和感を示さない[2]。

充血の鑑別

眼疾患ではしばしば眼の充血が認められる。充血の部位によって，結膜充血，毛様充血，上強膜充血に分けられる。

結膜充血は眼瞼結膜の充血で，結膜上の細い血管が腫脹しており，可動性がある（図6a）。毛様充血はぶどう膜の充血で，強膜全体が桃色から赤色を呈す（図6b）。上強膜充血は強膜表面の血管の充血で，角膜輪部に沿う血管と，そこから円蓋部へ向かう血管の腫脹や蛇行がみられる（図6c）。結膜充血に比べると可動性は小さい。

なお，充血が存在する場合は，角膜混濁や新生血管の有無も確認する。

シルマー涙試験

シルマー涙試験は涙の量を調べる検査である。試験紙を下眼瞼の結膜嚢に入れて1分間保持する（図7）。

ウサギの正常範囲は，0〜11.22（5.30±2.96）mm/分

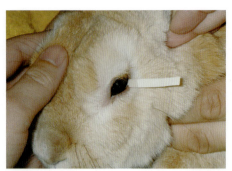

図7 シルマー涙試験
試験紙を下眼瞼の結膜嚢に入れて1分間保持する。

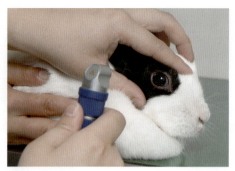

図8 対光反射
眼球内に光を入射し，縮瞳の有無を確認する。同時に瞳孔径を評価する。

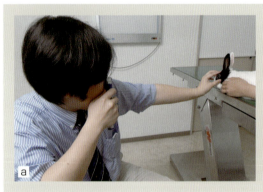
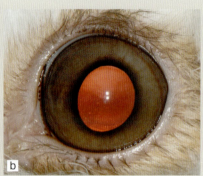

図9 徹照法検査
a：光源を目の近くに置き，ウサギと視線を合わせて眼内を観察する。
b：健康な個体の徹照像。混濁は認められない。

である。高値の場合は過剰な涙液産生あるいは涙液の排泄障害が示唆される。一方，ウサギの乾性角結膜炎はまれであるため，低値の診断価値が低い[1]。

対光反射

対光反射は，眼球内に光を入射することによって引き起こされる縮瞳反応である（図8）。光を入射した眼球が縮瞳する直接対光反射と，視交叉を介した刺激により反対側の眼球が縮瞳する間接対光反射がある。ウサギは視交叉で視神経が交叉する割合が低いため，正常でも間接対光反射は乏しい。なお，ウサギの眼は頭部側面に位置するため，間接対光反射を1人で観察することは難しい。

対光反射と同時に，瞳孔径を評価する。光を照射した瞬間の瞳孔の大きさを測定し，左右の眼で比較する。対光反射および瞳孔径の異常がみられる疾患の例として，ぶどう膜炎，緑内障および虹彩癒着（角膜または水晶体）がある。左右の瞳孔径や，虹彩の動きに差がみられる場合は，両眼の検査が必要となる。

徹照法検査

眼内に光を入射し，網膜からの反射光を利用して眼内（角膜，前眼房，水晶体，硝子体）の混濁を確認する方法である。検者の眼の真下に光源を置き，視線が合うようにウサギを保定して観察する（図9）。

角膜混濁，白内障，虹彩膿瘍や虹彩の変形などがあると混濁が認められるが，眼球正面からの観察であるため，二次元的評価となり部位の特定はできない。混濁部位の特定ならびに癒着などの病変の検出には細隙灯顕微鏡を用いる。

細隙灯顕微鏡検査

細隙灯顕微鏡とは，細い隙間（スリット）を通して光を角膜，前眼房，虹彩，水晶体および硝子体に照射し，顕微鏡で拡大して観察する装置である（図10）。眼内の混濁の有無や角膜潰瘍の深さなどを確認する。

眼疾患

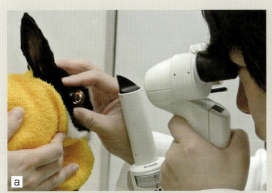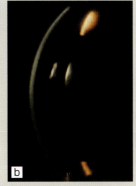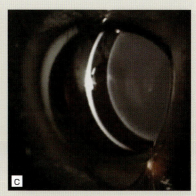

図10　細隙灯顕微鏡検査
a：スリットを通して光を角膜，前眼房，虹彩，水晶体および硝子体に照射し，観察する。
b：正常な角膜。全体が透明〜青白色で，厚さが均一である。
c：正常な水晶体。透明からやや青白色で，中心部に水晶体核がみられる。

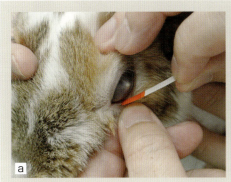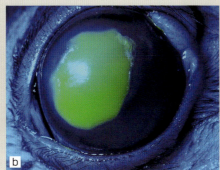

図11　フルオレセイン検査
a：フルオレセイン試験紙を眼瞼結膜に接触させる。その後，瞬目させると染色液の含まれた涙液が眼表面に広がり，染色される。
b：角膜上皮の欠損があれば，黄色く発光する。

フルオレセイン検査

フルオレセインは，青色光によって励起され，緑色に発光する蛍光物質である。正常な角膜は染色せず，潰瘍や外傷を染色するため，角膜潰瘍や，上皮障害を診断するために用いられる。

検査の際は，まずフルオレセイン試験紙に数滴の生理食塩液を滴下し，余分な水分をドライガーゼなどで除去する。その後，試験紙を眼球結膜上の涙膜に接触させ，染色液を眼表面へ拡散させる。眼瞼を開閉させて染色液を角膜表面に均一に拡散させ，ブルーフィルターの光源で観察する（図11）。

深い潰瘍や傷は濃く染色され，角膜上皮障害は薄く染色される。

鼻涙管通過試験

フルオレセイン検査を行うと，鼻涙管の開通状態がわかることがある。眼球の染色後，外鼻孔を観察し，色素に染まった液が流出していれば鼻涙管は完全閉塞していない（図12）。歯牙疾患による流涙がみられるウサギでは，染色液の流出が遅れたり，まったく漏出しなかったりする。ただし，ウサギの鼻涙管は直径が不均一で蛇行もしており，通過速度に個体差があること，涙液は咽頭へも流れることから，おおまかな評価しかできない。

鼻涙管造影X線検査

鼻涙管はX線画像で明確に写るものではないため，形態的評価には造影が必要である（図13）。造影には希釈したヨード系造影剤を使用し，涙点からカニューレを使用して注入するとよい。通常は約1 mLの造影剤を注入して，直ちに撮影する。鼻涙管の拡張や狭窄および閉塞，ときに破裂が認められる。

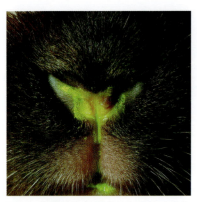

図12 外鼻孔から漏出したフルオレセイン染色液
鼻涙管に閉塞がないことを示唆する。

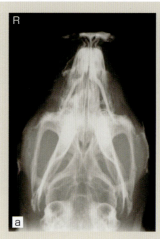
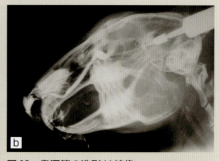

図13 鼻涙管の造影 X 線像
涙嚢から吻側に向かって下行し，上顎第1切歯の根尖近くで向きが変わり，再び上行しながら内側に入る。折れ曲がる部位は径が細い。
a：背腹像，b：側方像

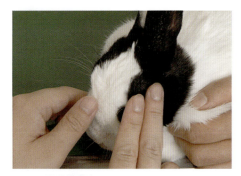

図14 眼圧触診法
斜め上から眼窩骨へ向かって眼球を軽く圧迫し，眼圧を主観的に評価する。

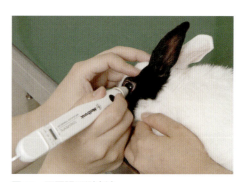

図15 圧平眼圧測定法
測定器の先端を角膜に垂直にあてて眼圧を測定する。

眼圧測定

　眼圧測定には眼圧触診法と圧平眼圧測定法がある。
　眼圧触診法は，閉瞼させた上眼瞼の上に人差し指と中指を置き，眼内圧を触診する方法である（図14）。正確な数値は得られず，極度の高眼圧や低眼圧のみ判別が可能である。
　圧平眼圧測定法は，角膜の一定領域を平坦化（圧平）するのに必要な力を機器を用いて測定する方法である。点眼麻酔後に角膜に測定器の先端を接触させて測定する（図15）。
　ウサギの正常な眼圧は25 mmHg 以下[4]，15～23 mmHg[6]などと報告されている。夜行性であるウサギではヒトと反対で昼の眼圧が夜より少し低い[3,5]。

眼底検査

　眼底の血管，網膜，視神経を調べる検査で，網膜疾患や眼底出血，緑内障などが確認できる。直像検眼鏡を用いて眼底を観察する直像検査法と，光源と非球面レンズを用いて観察する倒像検査法がある。
　倒像検査法は広範囲な像が得られ，眼底全体を容易に評価できる。非球面レンズの適切な屈折率は15 Dあるいは20 Dである。
　眼底検査では散瞳処置が必要である。散瞳薬には，アドレナリン，塩酸フェニレフリン，トロピカミド，硫酸アトロピンなどがある。ウサギにはアトロピン分解酵素（アトロピンエステラーゼ）を持つ個体がいるため，一般的にはトロピカミドが入った薬剤を使用する。筆者らはトロピカミド・フェニレフリン合剤（ミドリン®P：参天製薬㈱）を使用している。点眼後20～30分で散瞳し，半日近く持続する。本薬は副交感神経抑制作用もあるため，消化管機能が低下する恐れもあるが，強い副作用が現れることは少ない。
　視神経乳頭が眼の水平中央線の上方に位置するため，ウサギの眼球よりも低い位置から見上げるようにして観察する（図16）。

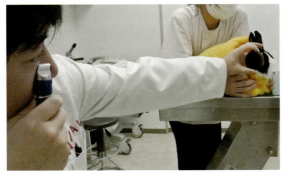

図16 眼底検査
視神経乳頭を観察するには、眼球よりも低い位置から光を入れる。

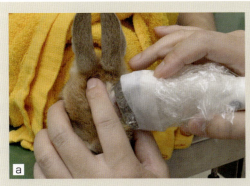
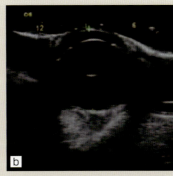

図17 超音波検査
a：エコーゼリーを包んだラップを巻いたプローブを角膜にあてる。
b：正常な眼球の超音波像。画面上方が角膜である。眼軸長は1.5 cm、眼内の2本のエコーラインが水晶体の前極と後極を示す。

超音波検査

超音波検査を用いると、眼内構造の確認、大きさの測定などができる。眼疾患以外に、眼窩の病巣の確認もできることがある。

眼球に表面麻酔を施した後、角膜表面に保護剤としてヒドロキシエチルセルロース剤を滴下し、エコーゼリーを包んだラップを巻いたプローブを角膜にあてる（図17）。このとき、ゼリーにはなるべく気泡が入らないよう注意する。とくに眼軸長（眼球の直径）を測定するときは、角膜を圧迫しないようこの方法を行う。

眼内の腫瘍や網膜剥離、水晶体の形状などを調べるために鮮明な画像を得たいときは、プローブを直接接触させる。

● 参考文献

1) Abrams KL, Brooks DE, Funk RS, et al. Evaluation of the Schirmer tear test in clinically normal rabbits. *Am J Vet Res*. 51: 1912-1913, 1990.
2) Donnelly TM. Rabbit Ophthalmology. *In*: 2011 ABVP Symposium Proceedings. AVBP. 2011.
3) Vareilles P, Conquet P, Le Douarec JC. A method for the routine intraocular pressure (IOP) measurement in the rabbit: range of IOP variations in this species. *Exp Eye Res*. 24: 369-375, 1977.
4) Varga R. Ophthalmic disease. *In*: Textbook of Rabbit Medicine, 2nd ed. Elsevier, Butterworth-Heinemann. 2013, pp350-366.
5) Wang X, Dong J, Wu Q. Twenty-four-hour measurement of IOP in rabbits using rebound tonometer. *Vet Ophthalmol*. 16: 423-428, 2013. doi: 10.1111/vop.12020
6) Williams DL. The rabbit. *In* Gelatt KN, Gilger BC, Kern TJ, (eds): Veterinary Ophthalmology, 5th ed. Wiley-Blackwell. 2013, pp1725-1749.

13.3 眼瞼疾患

眼瞼外反症・内反症

1. 原因
ロップ種は顔面の皮膚が弛緩しているため，眼瞼外反症(図1)や眼瞼内反症(図2)が好発する。ニュージーランド・ホワイト種には先天性の眼瞼内反症が多いといわれている[1,2]。眼瞼外反症は，慢性の炎症に伴う皮膚の伸展によっても発生する。

2. 臨床徴候
眼瞼内反症では，皮膚や被毛が眼球を刺激することによって涙液量が増加する。また，弛緩した眼瞼結膜が涙点からの涙の排泄を妨げるため，流涙を呈する。内反した睫毛は角膜潰瘍の原因となる。

3. 治療
重度の場合は内反した領域の外科手術が必要となる。術式はHotz-Celsus法が基本となる。また，内反だけでなく眼瞼過長がみられる場合は切除する場合もある(図3)。

異所性睫毛
本来とは異なる場所に睫毛が生えることを異所性睫毛という。主に眼瞼の内側に生える(図4a)。睫毛が角膜を刺激することで流涙や眼脂が生じ，二次的に結膜炎，角膜炎や角膜潰瘍が生じる。

基本的に毛根ごと摘出して治療するが，何度か抜くことで生えなくなる症例もある。

眼瞼炎

1. 原因
細菌性結膜炎や鼻涙管狭窄や閉塞の二次性疾患として発生することが多い。そのほか，疥癬，ウサギ梅毒，まれに兎粘液腫症によって生じることもある[3]。涙嚢炎や結膜炎と併発することが多い。

2. 臨床徴候
炎症により眼瞼と眼瞼縁に充血と腫脹がみられる(図5)。

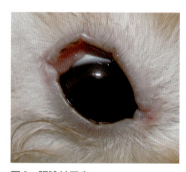

図1 眼瞼外反症
眼瞼が外反し，結膜に軽度の炎症を起こしている。

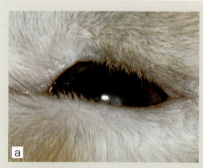
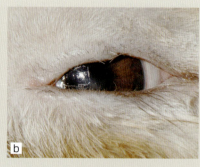

図2 眼瞼内反症
a：上眼瞼が内反し，睫毛が角膜に接触している。
b：剃毛すると眼瞼の内反が明瞭になる。

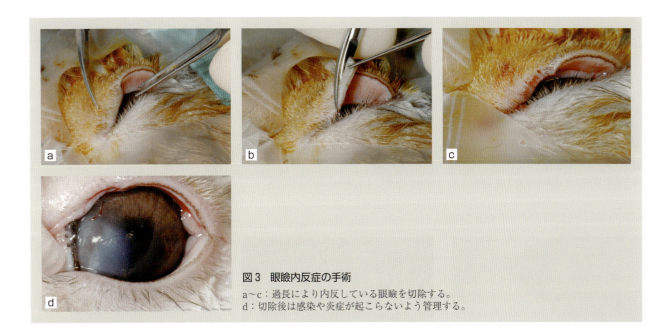

図3　眼瞼内反症の手術
a〜c：過長により内反している眼瞼を切除する。
d：切除後は感染や炎症が起こらないよう管理する。

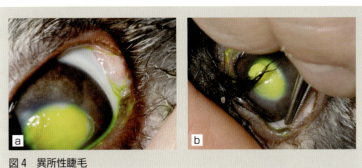

図4　異所性睫毛
a：睫毛。眼瞼結膜から睫毛が発毛している。この症例は角膜潰瘍を生じている。
b：抜毛。ピンセットで睫毛を抜く。

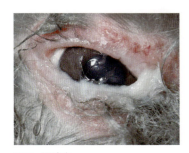

図5　眼瞼炎
上下眼瞼が発赤，腫脹し，閉眼気味である。白色の眼脂が認められる。

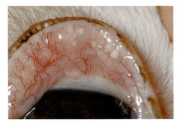

図6　マイボーム腺炎
炎症によりマイボーム腺からの排出不全が起こり，脂質が溜まってみえる。

眼周囲の被毛は，粘稠性のある白濁した涙と眼脂で濡れ，絡んで固まる。それにより，湿性皮膚炎が発生する（「2.2　湿性皮膚炎」参照）。

3. 検査および診断

鼻涙管洗浄によって排出された粘液をサンプルとして細菌培養検査を行い原因菌を検出する。また，眼徴候を引き起こす基礎疾患（歯牙疾患や呼吸器疾患など）の鑑別が重要である。

4. 治療

抗菌薬や抗炎症薬の点眼，眼洗浄や鼻涙管洗浄を適宜行う。粘稠性の眼脂や涙などの分泌物が絡んで膠着した被毛は剃毛し，湿性皮膚炎が生じないように管理する。

眼瞼腫瘤

眼瞼の腫瘤として，マイボーム腺炎（図6），マイボーム腺腫（図7），麦粒腫（図8），乳頭腫（図9）が好発する。

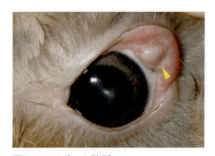
図7　マイボーム腺腫
脂質の貯留により腫瘤が形成されている(矢頭)。

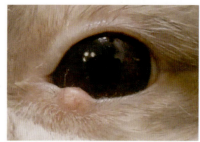
図8　麦粒腫
眼瞼に炎症による腫脹が認められる。

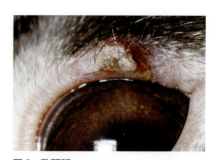
図9　乳頭腫
角質層の疣状増殖による良性腫瘍である。

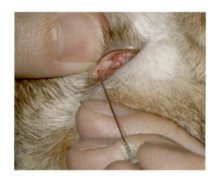
図10　マイボーム腺腫の切開

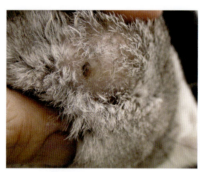
図11　眼瞼形成不全
眼瞼裂がわずかしか形成されておらず, 開眼できない。

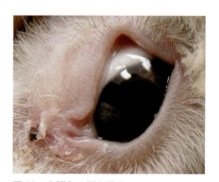
図12　内眼角の切れ込み
ロップ類は内眼角の切れ込みが深いため涙がこぼれやすい。

　マイボーム腺腫は腫瘤を切除するか, 内容物を除去する(図10)。麦粒腫は細菌感染により腫脹しているため, 抗菌薬の点眼を行う。

　ウサギの眼瞼腫瘍はまれである。ときおり扁平上皮癌がみられる。

その他

　そのほか, 先天的な疾患として眼瞼形成不全(図11)などがみられる。

　ロップ類は内眼角の切れ込みが深い個体が多いため(図12), 涙湖の涙が切れ込みに沿って流出し, 内眼角の皮膚炎や大量の眼脂の付着を引き起こす。

● 参考文献

1) Bauck L. Ophthalmic conditions in pet rabbits and rodents. *Compend Contin Educ Pract Vet*. 11: 258-261, 1989.
2) Fox JG, Shalev M, Beaucage CM, et al. Congenital entropion in a litter of rabbits. *Lab Anim Sci*. 29: 509-511, 1979.
3) Harkness JE, Turner PV, VandeWoude S, et al. Harkness and Wagner's Biology and Medicine of Rabbits and Rodents, 5th ed. Wiley-Blackwell. 2009.

13.4 結膜炎

原因および病態

Pasteurella multocida, *Staphylococcus aureus*, *Hemophilus* spp. などの感染により生じることが多い[2,3,6]。実験動物では，クラミジアによる結膜炎の報告がある[4,5]。

換気が悪く，尿を多く含んだ床材が使われている環境下で空気中のアンモニア濃度が上昇すると，アンモニアが結膜を刺激し，結膜炎を引き起こす。牧草の種子や粉塵による刺激も原因となる[1]。

涙嚢炎，眼瞼炎と併発することが多い。涙嚢炎によって涙液の排出不全が起こると，結膜嚢に涙液が蓄積しやすくなり，結膜嚢に涙液が蓄積していると，眼瞼，結膜，涙嚢に感染が起こりやすくなる。これらの疾患は，病態が循環しやすい背景がある。

また神経疾患や前庭疾患に罹患した個体では，斜頸や眼瞼麻痺によって結膜が反転し，浮腫や過形成が生じることがある。

臨床徴候

眼球結膜や眼瞼結膜に充血や浮腫がみられる（図1）。瞬膜の炎症（図2）ではいわゆるチェリーアイも起こる。炎症が重篤になると膿瘍化する（図3）。

検査および診断

鼻涙管洗浄によって排出された粘液をサンプルとして細菌培養検査による菌分離を行い原因菌を検出する。また，眼徴候を引き起こす基礎疾患（歯牙疾患や呼吸器疾患など）の鑑別が重要である。

治療

抗菌薬や抗炎症薬の点眼，眼洗浄や鼻涙管洗浄を適宜行う。粘稠性の眼脂や涙などの分泌物が絡んで膠着した被毛は剃毛し，湿性皮膚炎が生じないように管理する。

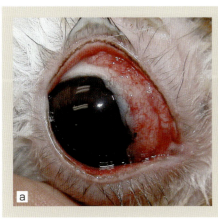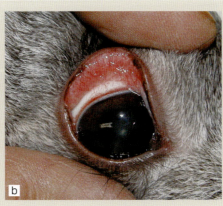

図1　結膜炎
a：眼球結膜が充血し，過形成を起こしている。
b：眼瞼結膜が充血し，浮腫を起こしている。

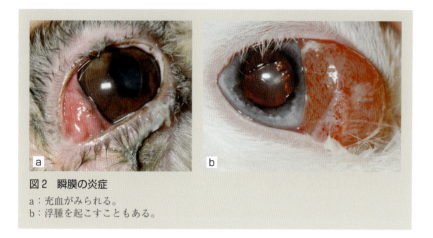
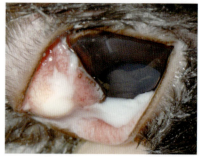

図2 瞬膜の炎症
a：充血がみられる。
b：浮腫を起こすこともある。

図3 瞬膜腺の膿瘍
炎症の悪化により瞬膜腺に膿瘍が形成されている。

● 参考文献

1) Buckley P, Lowman DM. Chronic non-infective conjunctivitis in rabbits. *Lab Anim*. 13: 69-73, 1979.
2) Cobb MA, Payne B, Allen WM, et al. A survey of the conjunctival flora in rabbits with clinical signs of superficial ocular infection. *In*: Lamb C,(ed). BSAVA Congress 1999: Congress Synopses & Clinical Research Abstracts. BSAVA. 1999.
3) Hinton M. Treatment of purulent staphylococcal conjunctivitis in rabbits with autogenous vaccine. *Lab Anim*. 11: 163-164, 1977. doi: 10.1258/002367777780936756
4) Krishna I, Kulshrestha SB. Spontaneous cases of chlamydial conjunctivitis in rabbits. *J Appl Rabbit Res*. 8: 75, 1985.
5) Marini RP, Folts CJ, Kersten D, et al. Microbiologic, radiographic and anatomic study of the nasolacrimal duct apparatus in the rabbit(*Oryctolagus cuniculus*). *Lab Anim Sci*. 46: 656-662, 1996.
6) Millichamp NJ, Collins BR. Blepharoconjunctivitis associated with *Staphylococcus aureus* in a rabbit. *J Am Vet Med Assoc*. 189: 1153-1154, 1986.

眼疾患

13.5 結膜過長症

概要

結膜が増生し，同心円状に角膜中心へ向かって過長する疾患である。角膜表層の中心部以外の全域を覆うまでになることもあり，角膜閉鎖症ともよばれる[2]。ヒトやネコの翼状片と異なり，過長した結膜は角膜上皮に癒着しないため，偽翼状片ともよばれる。

原因

疾患の発生には性別と年齢が関連し，5～12ヶ月の雄のウサギに好発するという報告もある。しかし，先天性疾患ではなく，その原因は現在不明である[1]。筆者はパピローマウイルスが分離された症例に遭遇したことがある。

臨床徴候

片側性または両側性に，結膜の過長が認められる（図a）。過形成を起こした結膜により，ウサギの視野は狭くなる。通常は角膜への癒着は起こらない（図b）。炎症や出血などはまれである。

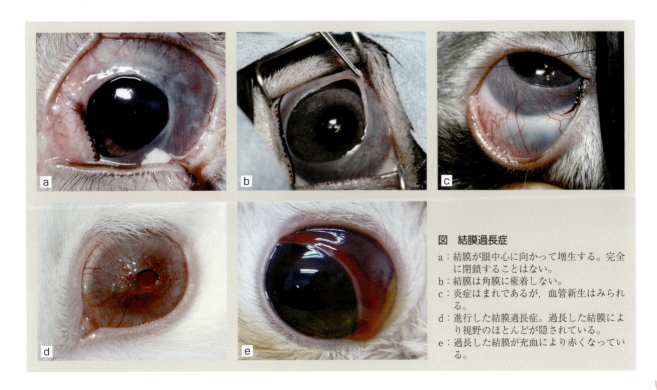

図　結膜過長症
a：結膜が眼中心に向かって増生する。完全に閉鎖することはない。
b：結膜は角膜に癒着しない。
c：炎症はまれであるが，血管新生はみられる。
d：進行した結膜過長症。過長した結膜により視野のほとんどが隠されている。
e：過長した結膜が充血により赤くなっている。

治療

　内科的治療は効果がなく，外科的治療が推奨される。増殖した結膜の切除は容易だが，切除のみでは再発することが多い。現在は再発を少なくする方法とし て，切除後に結膜を内転して縫合する方法がある[3]。結膜を輪部付近で切除した後，眼球の12，3，6，9時方向で内反縫合して固定し，その後，連続縫合で全周を内反縫合する。この方法で再発が軽減するといわれている。

● 参考文献

1）Donnelly TM. Rabbit Ophthalmology. *In*: 2011 ABVP Symposium Proceedings. AVBP. 2011.
2）Dupont C, Carrier M, Gauvin J. Bilateral precorneal membranous occlusion in a dwarf rabbit. *J Small Exotic Anim Med.* 3: 41-44, 1995.
3）Turner SM. Saunders Solution in Veterinary Practice, Small Animal Ophtalmology. Elsevier, Saunders. 2008.

13.6 瞬膜腺過形成

原因

詳細な原因はわかっていないが，瞬膜腺が良性の過形成を起こす。

なお，発情した雄ではサイロキシンとアルドステロンが深層の瞬膜腺を刺激し，過形成を起こすことが知られている[1]。

臨床徴候

瞬膜の突出により発見されることが多い(図1)。腫大した瞬膜腺は通常は眼瞼内に収まっているが，指で内眼角を押すと逸脱・突出する(図2)。腫大した瞬膜腺に炎症はみられないが，血管は発達する(図3)。過形成を起こした瞬膜腺は瞬膜を圧排するため，常に瞬膜が出ている状態になる。腫大した瞬膜腺が涙点を塞ぐため流涙も起こりやすいが，眼脂や結膜炎などは通常みられない。

治療(図4)

定期的な観察を続けるか，外科的に瞬膜腺を切除する。瞬膜腺の減容積が目的であり，すべてを摘出するわけではない。瞬膜の粘膜を切開し，瞬膜腺を露出する際は，発達した血管を傷つけないよう注意が必要である。

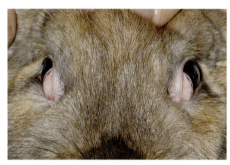

図1　瞬膜腺過形成により突出した瞬膜

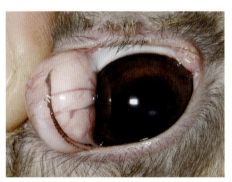

図2　腫大した瞬膜腺
内眼角を圧迫すると，腫大した瞬膜腺が露出する。

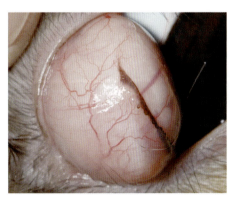

図3　腫大した瞬膜腺の外観
炎症は認められないが，血管は発達する。

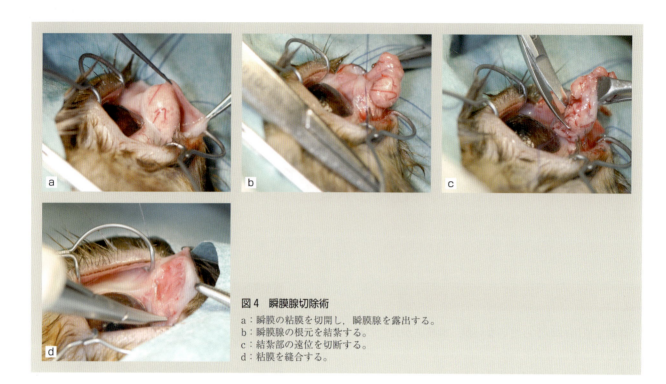

図4　瞬膜腺切除術
a：瞬膜の粘膜を切開し，瞬膜腺を露出する。
b：瞬膜腺の根元を結紮する。
c：結紮部の遠位を切断する。
d：粘膜を縫合する。

● 参考文献

1) Eglitis I. The glands. *In* Prince JH,(ed): The Rabbit in Eye Research. Charles C. Thomas. 1964, pp38-56.

13.7 涙嚢炎・涙嚢蓄膿

原因および病態

鼻涙管の狭窄や閉塞によって、涙嚢に炎症が生じる。膿がたまると内眼角の皮下膿瘍として発生することもある。上部気道感染症により二次的に発生することも多い。根尖周囲膿瘍が鼻涙管に波及して起こることもある。

常に眼脂が付着し、流涙が続くため、眼瞼炎や結膜炎を併発することが多い。

臨床徴候

粘液性および化膿性の眼脂や流涙がみられる（図1）。蓄膿により内眼角の皮膚が膨隆することもある（図2）。蓄膿が激しい場合は、内眼角を圧迫すると、涙点から結膜嚢へ膿が排出される。

疼痛が生じると、眼瞼痙攣を起こす。慢性経過をたどると、鼻涙管は進行性に閉塞して瘢痕組織に置換され、徴候が永続するようになる。

検査および診断

鼻涙管洗浄によって排出された粘液をサンプルとして細菌培養を行い原因菌を検出する。また、眼徴候を引き起こす基礎疾患（歯牙疾患や呼吸器疾患など）の鑑別が重要である。

治療

抗菌薬や抗炎症薬の点眼、眼洗浄や鼻涙管洗浄を適宜行う。粘稠性の眼脂や涙などの分泌物が絡んで膠着した被毛は剃毛し、湿性皮膚炎が生じないように管理する。

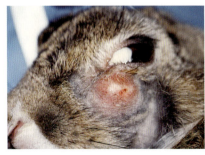

図2 涙嚢蓄膿
涙嚢に膿が貯留し膨隆している。

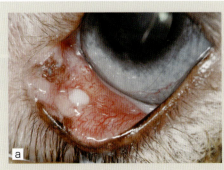 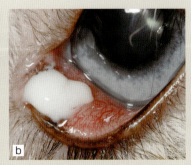 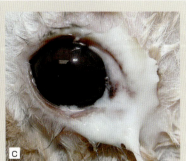

図1 涙嚢炎
a, b：涙点から化膿性分泌物が排出される。
c：重度になると、涙液に膿汁が混ざり、化膿性流涙を呈する。

13.8 鼻涙管閉塞

原因

1. 先天性
先天的な鼻涙管の形成異常が生じることがある。ネザーランド・ドワーフ種やロップ種などの短頭種は頭蓋骨が変形しており，鼻涙管系にも影響が出る。

2. 後天性
鼻涙管閉塞は，涙嚢炎や鼻涙蓄膿によって起きることはもちろんであるが，結膜炎に伴う眼脂や鼻炎に伴う鼻汁が閉塞栓になることが多い。鼻涙管には結膜炎や角膜炎，鼻炎が波及しやすく，炎症によって瘢痕収縮を起こして閉塞することもある。周囲の骨の石灰化や根尖周囲膿瘍の波及によっても閉塞する。鼻涙管のうち，涙嚢に近い部位と上顎切歯の根尖付近の2ヶ所はもともと細いため，とくに歯牙疾患により閉塞を起こしやすい。

臨床徴候
鼻涙管が狭窄すると常に流涙がみられ，眼の周囲の被毛が濡れて湿性皮膚炎が生じる。二次感染が悪化すると，涙嚢や鼻涙管に蓄膿がみられたり，鼻涙管の拡張も起きる。

検査および診断
フルオレセイン検査後に，鼻腔へ染色液が排出されない，または排出が遅い場合，鼻涙管が閉塞している可能性がある。鼻涙管洗浄時に洗浄液が鼻涙管を通過せず，洗浄液が目に逆流する場合，閉塞が疑われる。

鼻涙管の形態学的な評価および歯の評価をするためには，造影X線検査やコンピュータ断層撮影（CT）検査を行う。

造影X線検査では，鼻涙管の閉塞部位や拡張した像が得られる。

CT検査はX線検査よりも優れている。CT検査では鼻涙管はもちろんのこと，鼻腔や歯の状態も確認できる（図1）。

治療
鼻涙管閉塞もしくは狭窄の疑いがあるウサギでは，それを確認する目的も含めて鼻涙管洗浄を行う。ただし，完全閉塞の場合，無理な洗浄による涙嚢や鼻涙管の急性拡張や破裂，眼窩への洗浄液の流出による眼球突出を生じることもあるため注意する。

洗浄は，涙点から生理食塩液を注入することで行う。涙点の位置は，下眼瞼を手前に軽く牽引して上方から覗き込むようにして確認する（図2a）。確認が困難な場合は，先端の丸い涙管ブジーを用いて涙点を拡張させる（図2b）。

生理食塩液の注入には，24ゲージの留置針の外套や2.5〜3 Frのカニューレなどを装着したシリンジを用いる（図2c）。

洗浄液が鼻涙管を通過すると，鼻孔から排出される。

炎症性の閉塞栓であれば本操作が有効だが，瘢痕や歯牙疾患による鼻涙管の狭窄に対しては一時的な改善にしかならない。なお，涙嚢部を皮膚の上から毎日マッサージすることで，閉塞が解除されることもある。

鼻腔疾患，眼疾患，歯牙疾患など基礎疾患の治療を行うことはもちろんである。

眼疾患

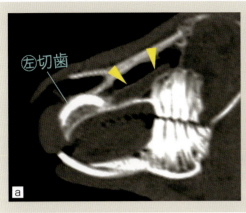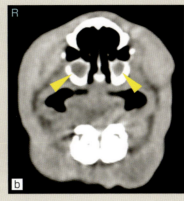

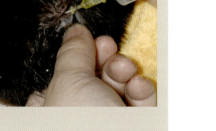

図1　鼻涙管閉塞のCT像
切歯の過長により鼻涙管が閉塞して拡張している（矢頭）。
a：矢状断像，b：横断像

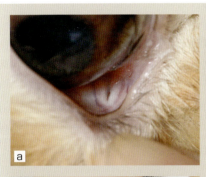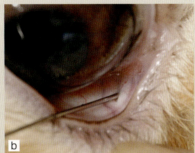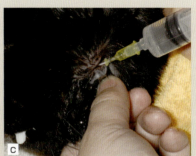

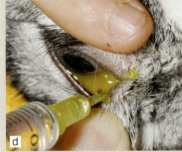

図2　鼻涙管洗浄
a：下眼瞼を牽引して涙点の位置を確認する。
b：確認が難しい場合は，涙管ブジーを用いて涙点を拡張させる。
c：涙点に生理食塩液を注入する。外鼻孔から白濁した液体が排泄されている。
d：閉塞している場合，洗浄液の逆流がみられる。

8
鼻涙管閉塞

465

13.9 角膜疾患

はじめに

角膜潰瘍，角膜炎，角膜変性症，角膜ジストロフィーなどがウサギでは好発する。眼球付属器疾患を除けば，眼疾患のうち角膜疾患がもっとも多く，全体の58.8％を占めていたという報告もある[3]。なお，腫瘍の発生はまれで，角膜類皮腫の1例報告がある[1]。

角膜潰瘍・角膜炎

1. 原因

角膜潰瘍や角膜炎は外傷が原因になると思われがちであるが，角膜潰瘍は約3分の1の症例で両眼に発生していることから，遺伝や栄養に関する基礎疾患が潜在している可能性もある[3]。とくにビタミンA欠乏によって生じることもある[1]。

(1)角膜潰瘍

角膜潰瘍は，ケージ内の牧草が擦れるなど，外からの物理的な刺激によって発生することが多く，とくに活動的な個体や雄に好発する[3]。

イングリッシュ・ロップ種では，長い耳介が角膜に触れて角膜損傷が生じることもある。レッキス種は特異的に睫毛がカールしているため，睫毛が角膜を刺激して炎症や潰瘍を引き起こすことが多い[5,8]。

根尖周囲膿瘍の波及などによって眼窩に蓄膿し，圧迫された眼球が突出すると，角膜が涙液で十分に覆われなくなり，角膜潰瘍が生じる（露出性角膜症）。

(2)角膜炎

角膜炎は主に細菌感染によって生じる。角膜潰瘍により実質が露出すると，二次的な細菌感染が起こりやすい。虹彩膿瘍が角膜内皮に接触して，角膜内に膿瘍が侵入するケースもときおりみられる。実験動物ではヘルペスウイルスの感染モデルも作られている[6]。

2. 臨床徴候

病変部に混濁が認められる（図1）。損傷が重度であったり，経過が長くなったりすると，ウサギでは血管新生や線維化を生じやすい（図2）。また，角膜上皮の欠損から涙液が実質に侵入し角膜浮腫が起きやすい（図3）。細菌感染があると，実質は進行性に融解する（融解性

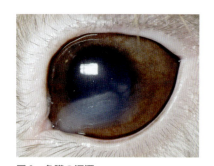

図1 角膜の混濁
潰瘍により角膜が混濁している。

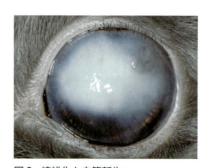

図2 線維化と血管新生
病変が大きい場合，治癒の過程で線維芽細胞が増殖し，角膜実質が線維化する。また病変部に血管が進入する。

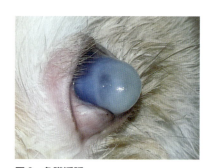

図3 角膜浮腫
涙液が実質に侵入し，浮腫を起こしている。

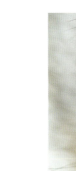
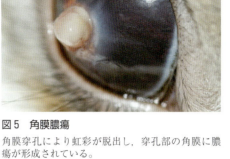

図4 融解性角膜潰瘍
角膜の中心部が融解し，潰瘍を形成している。実質は浮腫を呈し，周囲には血管新生がみられる。

図5 角膜膿瘍
角膜穿孔により虹彩が脱出し，穿孔部の角膜に膿瘍が形成されている。

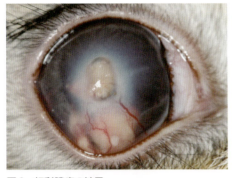
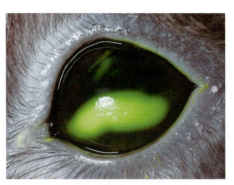

図6 虹彩膿瘍の波及
虹彩膿瘍によって前房に蓄膿が生じ，角膜に波及して膿瘍が形成されている。

図7 フルオレセイン試験
角膜上皮の欠損部が染色される。

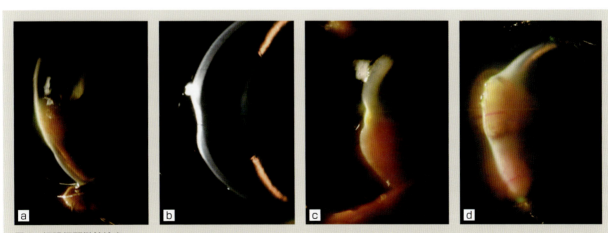

図8 細隙灯顕微鏡検査
a：角膜炎。角膜上皮の新生血管と混濁が観察される。
b：深在性角膜潰瘍。デスメ膜に達する深い陥凹が認められる。
c：融解性角膜潰瘍。角膜潰瘍周囲の円滑な融解，実質全域の浮腫がみられる。
d：角膜潰瘍。角膜内面から膿瘍が角膜上皮下へ向かって浸潤していることがわかる。

角膜潰瘍，図4）。ウサギでは角膜穿孔によるデスメ膜瘤がみられることは少なく，角膜膿瘍が形成されていることが多い（図5）。虹彩膿瘍などの基礎疾患がある場合は，それに伴う角膜病変が観察される（図6）。

3．検査および診断

フルオレセイン染色によって上皮の欠損部を検出する（図7）。細隙灯顕微鏡で観察すると，潰瘍の深さや浮腫の程度などを把握することができる（図8）。角膜のスワブの微生物検査による菌分離から感染の有無を

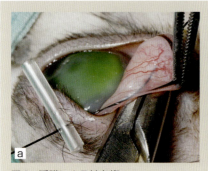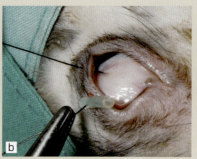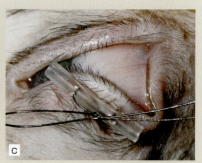

図9 瞬膜による被弁術
a：瞬膜に縫合糸をかける。
b：角膜の潰瘍部を覆うように牽引し，眼瞼に寄せる。
c：縫合糸の結び目が皮膚に損傷を与えないよう，ビニール樹脂をかませる。

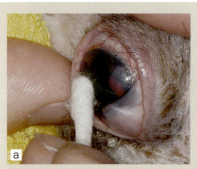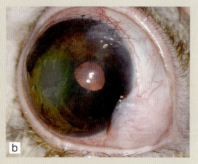

図10 角膜デブライドメント
a：点眼麻酔後，綿棒を使用し，病変部の中心から角膜輪部に向かって遊離した角膜上皮を除去する。
b：処置後の状態。病変部周囲は輪郭がシャープになる。

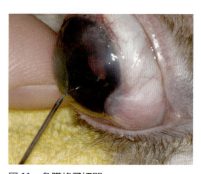

図11 角膜格子切開
注射針を用いて角膜の表層に格子模様をつくる。

確認する。

4．治療

抗菌薬やヒアルロン酸など角膜保護剤の点眼を適宜行う。閉瞼不全を伴い，潰瘍の面積が角膜全体の50％を超えた場合，角膜穿孔の危険が高い場合は，瞬膜による被弁術（図9）や眼瞼縫合を行って角膜を保護する。

難治性の角膜炎（角膜潰瘍周囲の上皮が接着せず遊離している状態）に対しては，上皮の再生を促すために遊離した角膜上皮を除去（角膜デブライドメント，図10）したうえで，角膜格子切開（図11），角膜多穿刺を行うことがある。

変性性疾患

角膜変性症（図12），角膜脂質症（図13），角膜ジストロフィーがみられる[7]。角膜脂質症は高脂肪食によって起こりうるが[2]，高脂肪でない餌が与えられているウサギでも発生する[9]。ウサギでは前角膜涙液層の異常，全身性および栄養性疾患が原因となることもある。

瞳孔膜遺残

胎生期には，水晶体前部が瞳孔膜とよばれる血管包で覆われている。瞳孔膜遺残とは，通常，胎生期の後半になると萎縮して消失する瞳孔膜の一部が，出生後も遺残する先天性の異常である。

ウサギでは好発するものではなく[4]，発生しても多くは無徴候または軽症であり，重症例は経験されない（図14）。

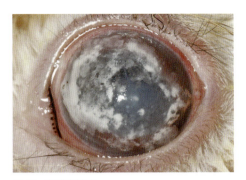

図12 角膜変性症
角膜に脂質とカルシウムを含む白色結晶が沈着し，混濁する。

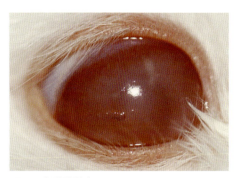

図13 角膜脂質症
角膜全域が軽度に白濁している。

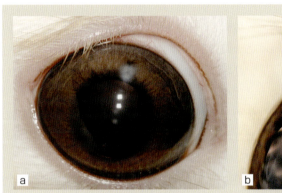
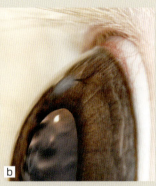

図14 瞳孔膜遺残
a：角膜の12〜1時の位置が白濁している。
b：側面からみると，虹彩中央の捲縮輪から伸びた瞳孔膜が角膜に癒着しているのがわかる。

参考文献

1) Cheeke PR. Nutrition and nutritional disease of the rabbit. *In* Manning PJ, Ringler DH, Newcomer CE, (eds): The Biology of the Laboratory Rabbit, 2nd ed. Elsevier, Academic Press. 1994, pp321-336.
2) Fallon MT, Reinhard MK, DaRif CA, et al. Diagnostic exercise: eye lesions in a rabbit. *Lab Anim Sci*. 38: 612-613, 1988.
3) Holve DL, Mundwiler KE, Pritt SL. Incidence of spontaneous ocular lesions in laboratory rabbits. *Comp Med*. 61: 436-440, 2011.
4) Jeong MB, Kim NR, Yi NY, et al. Spontaneous ophthalmic diseases in 586 New Zealand white rabbits. *Exp Anim*. 54: 395-403, 2005. doi: 10.1538/expanim.54.395
5) Letard E. La kératite des lapins Castor Rex et Rex de couleur. *Revue Vétérinaire et Journal de médecine vétérinaire et de zootechnie réunis*. 81: 419-425, 1928.
6) Meyers-Elliott RH, Chitjian PA, Dethlefs BA. Experimental herpesvirus keratitis in the rabbit: topical versus intrastromal infection routes. *Ophthalmic Res*. 15: 240-256, 1983.
7) Moore CP, Dubielzig R, Glaza SM. Anterior corneal dystrophy of American Dutch belted rabbits: biomicroscopic and histopathologic findings. *Vet Pathol*. 24: 28-33, 1987. doi: 10.1177/030098588702400106
8) Nachtsheim H. Kurzhaarkaninchen-Drei genotypisch verschiedene Mutanten mit dem gleichen Phänotypus. *Der Erbarzt*. 1: 97-102, 1934.
9) Sebesteny A, Sheraidah GA, Trevan DJ, et al. Lipid keratopathy and atheromatosis in an SPF laboratory rabbit colony attributable to diet. *Lab Anim*. 19: 180-188, 1985. doi: 10.1258/002367785780893665
10) Wagner F, Brügmann M, Drommer W, et al. Corneal dermoid in a dwarf rabbit (*Oryctolagus cuniculi*). *Contemp Top Lab Anim Sci*. 39: 39-40, 2000.

13.10 ぶどう膜炎

原因および病態

ウサギでは外傷や角膜穿孔などから続発するものよりも，全身の感染性疾患に起因するぶどう膜炎が多い。原因となる病原体には，*Pasteurella multocida* およびエンセファリトゾーン *Encephalitozoon cuniculi* (Ez)が挙げられる。とくに Ez による水晶体破砕性ぶどう膜炎が多発する。

Staphylococcus spp. や *P. multocida* による脈絡網膜炎などもみられるが，ウサギでは，後部ぶどう膜炎よりも，前部ぶどう膜炎のほうが約10倍起こりやすいと報告されている[2]。

Ez によるぶどう膜炎は，多くは若齢で発生する[3]。Ez が母体の子宮から胎仔の水晶体前嚢へ垂直伝播するためと考えられている[3]。Ez によって水晶体が破嚢すると，水晶体の蛋白質成分が房水中に流出する。それらが抗原として認識され，免疫介在性に炎症が生じる[1]。いわゆる免疫介在性疾患のひとつである。

破嚢した水晶体には房水が侵入し，白内障を引き起こす[1]（「13.11 白内障」参照）。

虹彩の炎症が重度になると虹彩膿瘍が形成され，水晶体や角膜と虹彩の癒着につながることが多い。水晶体の全周にわたって癒着が起きると，房水の流れが遮断される（虹彩ブロック）。その結果，眼内に房水が貯留して，続発性の緑内障に移行する。

膿瘍が前房内に波及し，広範囲な前房蓄膿が生じることも多い。

臨床徴候

虹彩の充血や血管新生，毛様充血などがみられる（図1）。虹彩後癒着が生じた症例では，瞳孔の不整が認められる（図2）。虹彩膿瘍や前房蓄膿が生じた症例では前房内に白色の混濁が認められる（図3）。水晶体破砕性ぶどう膜炎では，白内障が認められる（図4）。前房出血が認められることもある（図5）。虹彩ブロックにより眼圧が上昇すると，眼球の拡張が認められる（図6）。

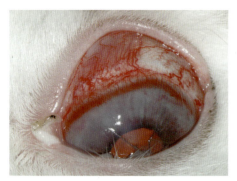

図1 虹彩炎
炎症によって虹彩が充血している。毛様充血も認められる。

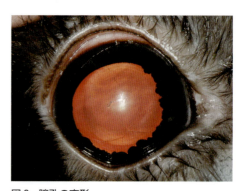

図2 瞳孔の変形
ぶどう膜炎に起因した虹彩後癒着により，瞳孔の1～7時方向に変形がみられる。

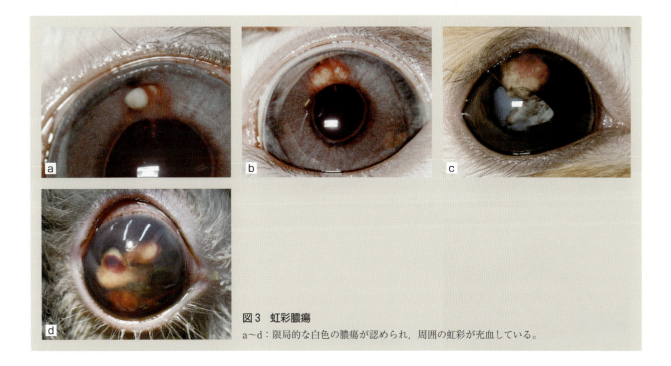

図3 虹彩膿瘍
a〜d：限局的な白色の膿瘍が認められ，周囲の虹彩が充血している。

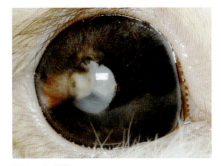

図4 白内障
虹彩膿瘍とともに白内障が認められる。

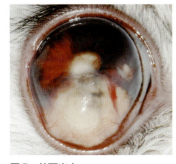

図5 前房出血
前房の中央から背側に出血がみられる。

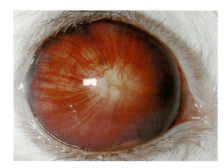

図6 虹彩ブロック
水晶体の全周にわたって虹彩が癒着している。房水の流出が妨げられて緑内障を発症している。

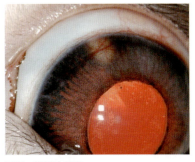

図7 徹照法検査
眼内の反射光により，虹彩内側の膿瘍の存在がわかる。

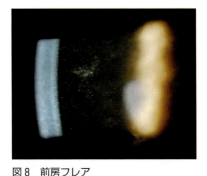

図8 前房フレア
房水の混濁によりスリット光が散乱している。

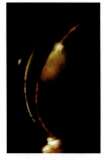

図9 虹彩後癒着
虹彩が水晶体表面に癒着している。

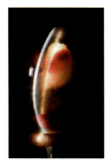

図10 虹彩膿瘍
虹彩の膿瘍が前房に向かって膨らんでいる。

検査および診断

徹照法検査では反射光により，虹彩の内側の病変を検出できる（図7）。

細隙灯顕微鏡検査では，前房フレア（図8）や虹彩後癒着（図9），虹彩膿瘍（図10）が認められる。

虹彩炎あるいは虹彩膿瘍に加え水晶体の混濁（白内障）が認められたら，Ezの感染を疑う。水晶体を観察する際は散瞳処置を行うが，虹彩の癒着により散瞳できないことも多い。その場合は，虹彩の下を覗き込む

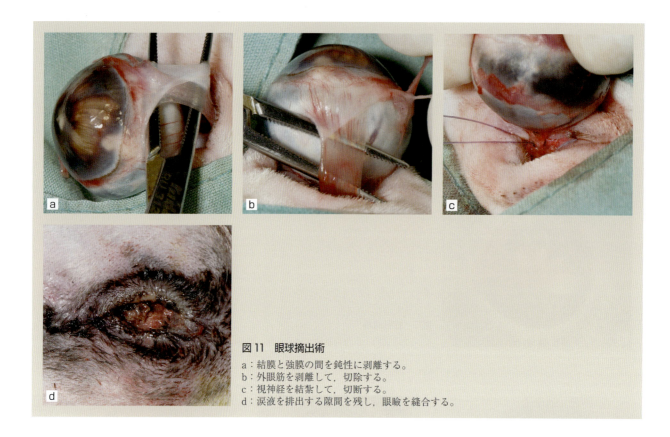

図11 眼球摘出術
a：結膜と強膜の間を鈍性に剥離する。
b：外眼筋を剥離して，切除する。
c：視神経を結紮して，切断する。
d：涙液を排出する隙間を残し，眼瞼を縫合する。

ようにして水晶体を観察する。また，超音波検査で水晶体に高エコー領域がみられる場合は，白内障を疑う。

治療

ぶどう膜炎はグルココルチコイドなどの抗炎症薬を点眼すると鎮静化するが，水晶体破砕性ぶどう膜炎の場合，水晶体嚢の破嚢が存在する限りは炎症が再燃する。この場合は，超音波乳化吸引術や水晶体摘出術が適用となる（「13.11　白内障」参照）。

重篤な症例では，眼球摘出術や強膜内シリコン球挿入術を行う。

1. 眼球摘出術(図11)

角膜輪部付近の結膜を切開し，結膜と強膜の間を鈍性に剥離する。外眼筋を付着部付近で切断し，眼球をフリーにしたら，視神経を結紮し，切断する。ウサギは眼球後静脈叢が豊富なので，眼窩を操作する際は出血を起こさないよう注意が必要である。瞬膜なども完全摘出しようとすると出血するため，涙腺や副涙腺，瞬膜腺などは完全に摘出しないで残すようにする。その場合，術後も涙液の分泌が続くため，完全な眼瞼縫合は行わず，涙液の出る隙間を残しておく。

出血が多いと予想される場合は，簡易眼球摘出術（図12）を行うとよい。角膜を切開して水晶体および硝子体を除去してから眼球を牽引し，基部を結紮して摘出する。

2. 強膜内シリコン球挿入術(図13)

線維膜のみを残して眼球の内容物を摘出し，シリコン球を挿入する手術である。

結膜を切開して強膜を露出したら，強膜を眼球の約半周切開する。水晶体，硝子体を摘出し，ぶどう膜を強膜から鈍性剥離する。眼球の内容物がすべて除去できたら，専用の挿入器を用いてシリコン球を眼球内に挿入する。シリコン球挿入後は，強膜，結膜の順に縫合する。

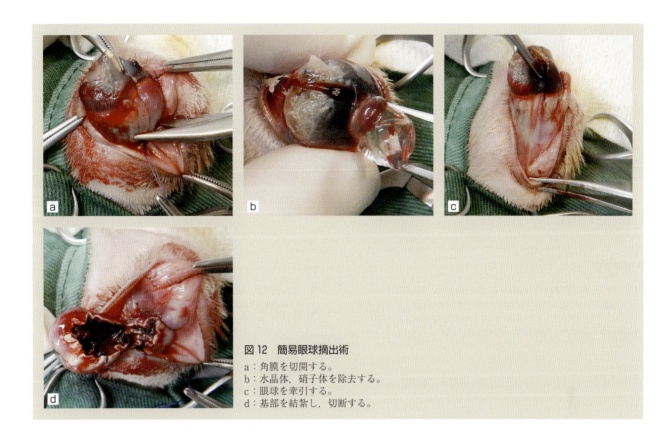

図12 簡易眼球摘出術
a：角膜を切開する。
b：水晶体，硝子体を除去する。
c：眼球を牽引する。
d：基部を結紮し，切断する。

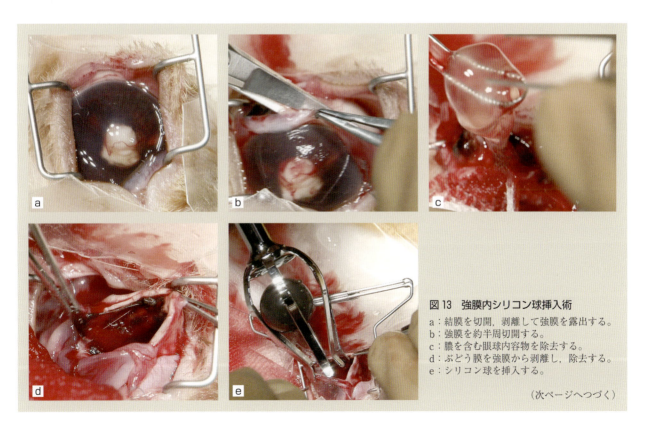

図13 強膜内シリコン球挿入術
a：結膜を切開，剥離して強膜を露出する。
b：強膜を約半周切開する。
c：膿を含む眼球内容物を除去する。
d：ぶどう膜を強膜から剥離し，除去する。
e：シリコン球を挿入する。

（次ページへつづく）

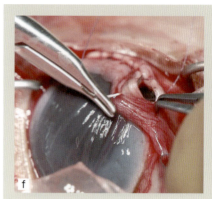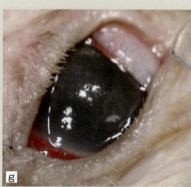

図13 強膜内シリコン球挿入術（つづき）
f：強膜，結膜を縫合する。
g：術後の状態。

● 参考文献

1) Peiffer RL, Pohm-Thorsen L, Corcoran K. Models in ophthalmology and vision research. *In* Manning PJ, Ringler DH, Newcomer CE,(eds): The Biology of the Laboratory Rabbit, 2nd ed. Elsevier, Academic Press. 1994, p410-434.
2) Rubin LF. Atlas of Veterinary Ophthalmoscopy. Lea & Febiger. Philadelphia. 1974.
3) Wolfer J, Grahn B, Wilcock B, et al. Phacoclastic uveitis in the rabbit. *Vet Comp Ophthalmol.* 3: 92-97, 1993.

13.11 白内障

概要

水晶体および水晶体嚢が混濁した状態が白内障である(図1)。

原因および病態

ウサギでは加齢性変化によるものがもっとも多い。

細菌や *Encephalitozoon cuniculi* (Ez) などの感染によって発症することもある。

Ez による発症は，ぶどう膜炎と同様に若齢に多い。Ez が母体の子宮から胎仔の水晶体前嚢へ垂直伝播するためと考えられている[2]。Ez によって破嚢した水晶体に房水が侵入し，白内障となる[1]。

そのほか，先天性の白内障も報告されている[1]。

過熟白内障により房水内へ水晶体蛋白が漏出すると，免疫介在性のぶどう膜炎や，炎症に起因する緑内障が発生する。また水晶体脱臼などが認められることがある。

臨床徴候

水晶体の混濁により視覚障害が現れるが，初発・未熟白内障では通常の生活に影響がなく，飼育者も異常に気づかないことが多い。

ぶどう膜炎や緑内障などが続発すると，流涙や眼脂などの眼徴候が現れる。

検査および診断

徹照法検査では水晶体の混濁が反射光の影として検出される(図2)。

細隙灯顕微鏡検査では，混濁の範囲を把握できる(図3)。

超音波検査では水晶体の混濁が認められ，水晶体の体積が変化していることもある(図4)。

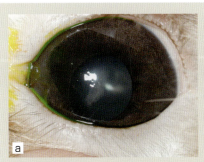 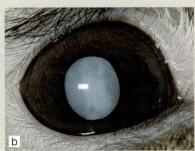 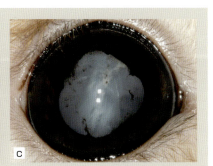

図1 白内障
a：初発白内障。水晶体中央部にわずかな混濁がみられる。
b：成熟白内障。水晶体全体が混濁している。
c：過熟白内障。水晶体蛋白の漏出によりぶどう膜炎が生じ，虹彩後癒着および水晶体表面への色素沈着が起きている。

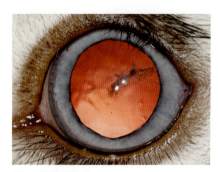

図2　徹照法検査
水晶体の中央部から2時方向にかけて混濁が認められる。

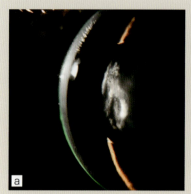
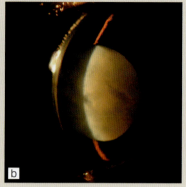

図3　細隙灯顕微鏡検査
a：初発白内障。混濁は前嚢下に限局している。
b：水晶体皮質および水晶体核全域の混濁がみられる。

治療

　ピノレキシン製剤などの点眼薬で進行を遅らせられる可能性がある。

　外科的治療を行う場合は超音波乳化吸引術や水晶体摘出術が適応となる。しかし，ウサギは夜行性であるため，視覚障害は過熟白内障まで進行しない限り現れず，積極的に行うことは少ない。

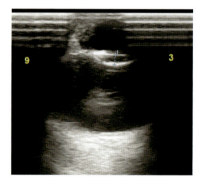

図4　過熟白内障の超音波像
水晶体が液化し，内容物が眼球内に放出されたため，水晶体が菲薄化している。硝子体中にも高エコー領域があり，硝子体変性の可能性がある。

● 参考文献

1) Peiffer RL, Pohm-Thorsen L, Corcoran K. Models in ophthalmology and vision research. *In* Manning PJ, Ringler DH, Newcomer CE,(eds): The Biology of the Laboratory Rabbit, 2nd ed. Elsevier, Academic Press. 1994, p410-434.
2) Wolfer J, Grahn B, Wilcock B, et al. Phacoclastic uveitis in the rabbit. *Vet Comp Ophthalmol.* 3: 92-97, 1993.

13.12 緑内障・網膜脈絡膜疾患

緑内障

1. 概要
緑内障とは，なんらかの要因によって視神経症，進行性の網膜神経節細胞および軸索の障害を引き起こす症候群を指し，主に眼圧の上昇によって発生する。

2. 原因および病態
硝子体と角膜の間の眼房を満たし，眼の形態を維持する房水は，毛様体の無色素上皮で産生され，隅角から排出される。房水の産生量が過剰になる，または房水の排出が妨げられると，眼房内に過剰な房水が貯留し，眼圧が上昇する。

緑内障は原因によって原発緑内障と続発緑内障に分けられる。ウサギではぶどう膜炎ならびに虹彩膿瘍に起因する続発緑内障が多い。

実験的には，ニュージーランド・ホワイト種などの品種で遺伝性緑内障（牛眼）の発生が認められている[5]。これはヒトの先天性緑内障と類似しており，前房の隅角の欠損が原因である[1]。

3. 臨床徴候
眼圧の上昇により眼球が拡張する（図1）。高眼圧と眼球拡張により，角膜浮腫（図2），上強膜血管の充血，散大した瞳孔がみられる。流涙や眼脂もみられる。

重症例では疼痛を伴い，ウサギは羞明や眼瞼痙攣を呈す。食欲不振や活動の低下がみられることもある。眼球が突出し，角膜障害や露出性角膜症に至ることもある。

4. 検査および診断
緑内障の進行により対光反射，眩目反射が減弱または消失する。

緑内障の診断には眼圧測定が必要である。高眼圧により視神経乳頭の陥凹が拡大し，網膜血管が狭細化もしくは消失しているため，眼底検査も行う。

緑内障を続発するほかの眼疾患（ぶどう膜炎，白内障，水晶体脱臼など）を探索するため，細隙灯顕微鏡を用いて眼内を観察する。

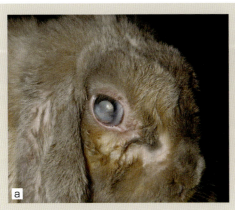 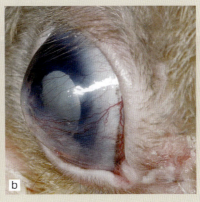

図1　眼球拡張
緑内障を発症した眼が拡張している。
a：頭部側面，b：眼球側面

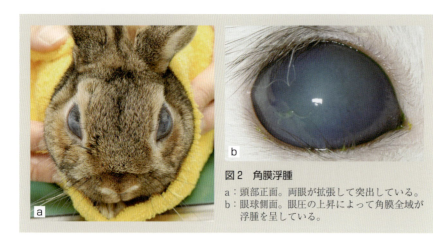

図2 角膜浮腫
a：頭部正面。両眼が拡張して突出している。
b：眼球側面。眼圧の上昇によって角膜全域が浮腫を呈している。

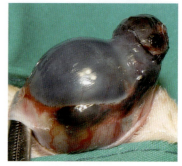

図3 毛様体上皮腺腫
前眼部に黒色で不整な腫瘤が形成される。

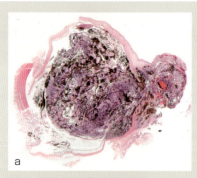

図4 毛様体上皮腺腫の組織像
a：HE染色，等倍。眼球内で発生した腫瘍が角膜を破って突出している。
b：HE染色，400倍。毛様体上皮が腺様に増殖している。腫瘍は多量のメラニンを含む。

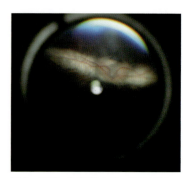

図5 網膜・脈絡膜疾患の眼底所見
網膜血管は狭細化し，視神経乳頭の陥凹が拡大している。

5．治療

房水産生を抑制するβ遮断薬（チモロールマレイン酸など）や房水排出を促進する炭酸脱水酵素阻害薬（ドルゾラミドなど）の点眼を行う。

重症例に対しては，点眼に加え浸透圧利尿薬（マンニトールやグリセリン），炭酸脱水酵素阻害薬（アセタゾラミド）の内服を行う。

疼痛を伴う症例では眼球摘出術や強膜内シリコン球挿入術を行う（「13.10　ぶどう膜炎」参照）。

網膜脈絡膜疾患

1．概要

ウサギの網膜脈絡膜疾患は報告が少ない。その理由のひとつには，ウサギでは眼底検査などがよく行われていないこともあると思われる。先天性疾患として，視神経欠損は自然発生報告があり[4]，実験動物では網膜変性のモデルが作られている[2]。臨床でも，実際に眼底検査を行えば，多くの網膜脈絡膜疾患が診断されると思われる。また，*Staphylococcus* spp. や *Pasteurella multocida* による脈絡網膜炎などもみられる。これは後眼部の網膜や脈絡膜の炎症なので，後部ぶどう膜炎ともよばれている。腫瘍性疾患としては，毛様体上皮腺腫（図3，4）や毛様体上皮腺癌，黒色腫の発生がみられる[3,6]。

2．臨床徴候

視力障害ならびに視力低下がみられ，盲目になることも多い。

3．検査および診断

眼底検査で網膜や視神経の状態を確認する（図5）。緑内障では，網膜血管の狭細化や消失がみられることが多い。前眼部に顕著な異常がみられない場合でも，この所見はよくみられる。高齢個体でもよくみられる所見である。脈絡網膜炎では，眼底検査において網膜に白色から黄色の領域が確認される。

4. 治療

緑内障によるものであれば眼圧を下げる治療をし，炎症や感染によるものであればグルココルチコイドや抗菌薬を投与する。症例が高齢である場合や先天性疾患である場合は，治療はできないことが多い。

● 参考文献

1）Hanna BL, Sawin PB, Sheppard LB. Recessive buphthalmos in the rabbit. *Genetics*. 47: 519-529, 1962.

2）Kondo M, Sakai T, Komeima K, et al. Generation of a transgenic rabbit model of retinal degeneration. *Invest Ophthalmol Vis Sci*. 50: 1371-1377, 2009. doi: 10.1167/iovs.08-2863

3）McPherson L, Newman SJ, McLean N, et al. Intraocular sarcomas in two rabbits. *J Vet Diagn Invest*. 21: 547-551, 2009. doi: 10.1177/104063870902100422

4）Sugiyama K, Bacon DR, Morrison JC, et al. Optic nerve head microvasculature of the rabbit eye. *Invest Ophthalmol Vis Sci*. 33: 2251-2261, 1992.

5）Tesluk GC, Peiffer RL, Brown D. A clinical and pathological study of inherited glaucoma in New Zealand white rabbits. *Lab Anim*. 16: 234-239, 1982. doi: 10.1258/002367782780891679

6）Zerfas PM, Brinster LR, Starost MF, et al. Amelanotic melanoma in a New Zealand white rabbit（*Oryctolagus cuniculus*）. *Vet Pathol*. 47: 977-981, 2010. doi: 10.1177/0300985810369898

第14章

膿瘍

14.1 膿瘍概論

14.2 各部の膿瘍

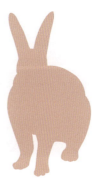

14.1 膿瘍概論

はじめに

ウサギは膿瘍ができやすく，かつ難治性といわれている。その理由としては，単に感染から発生するだけでなく，ほかの基礎疾患が多く潜在していることが挙げられる。感染以外の原因となる疾患を考慮してアプローチすることが重要となる。膿瘍は皮膚以外にも，内臓，歯の根尖，骨や関節，鼓室胞などにも発生する。

病態

持続的な細菌感染が原因となる。感染により集簇した白血球由来の分解酵素が組織を壊死，融解させ，膿が貯留した空洞を形成する。感染の経路としては，外傷や穿孔，異物の侵入などによる直接的な感染（原発性膿瘍），隣接した部位からの感染の波及，離れた部位からのリンパ行性・血行性の感染の波及（続発性膿瘍）などがある。免疫力の低下，組織の虚血や壊死，粘液貯留や血腫なども関与しており，高齢の個体や栄養失調に陥っている個体は悪化しやすい。

皮膚や口腔粘膜などの比較的表層に発生したものは表在性膿瘍とよばれる。組織の深部に形成されたものは深在性膿瘍とよばれる（図1）。慢性化した表在性膿瘍が破裂し，隣接組織やほかの臓器へ感染が波及することで深在性となることもある。鼻腔など既存の腔内に貯留した場合は蓄膿とよばれる。

ウサギの膿は粘稠度が高く，白色で濃厚なチーズ状になるのが特徴である（図2）。これはリソソーム酵素を欠いていることや[3]，膿汁から体組織へ水分が吸収されることが理由と考えられている。

膿瘍の周囲では，血管新生の盛んな結合組織が膿瘍壁を形成する。ウサギでは時間の経過とともに膿瘍壁が線維化や乾酪壊死を起こし，肥厚して石灰化する傾向にあり，次第に脈管が少なくなる（図3）。ウサギの皮膚は脆弱なため，自然に破裂して排膿することもあり，ときに慢性的な排膿孔や排膿洞がつくられる。

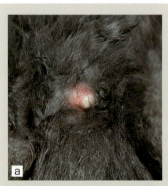 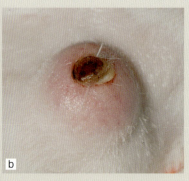 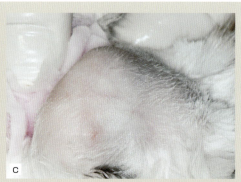

図1 膿瘍
さまざまな大きさのものが形成される。
a：小さな膿瘍で，膿が透けてみえる。
b：発赤を伴う中程度の膿瘍。中心に排膿孔がみられる。
c：大型の膿瘍では皮膚が広範囲に膨隆する。

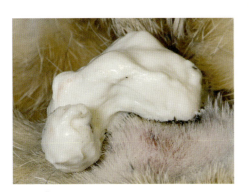

図2 膿
ウサギの膿はチーズのような外観である。

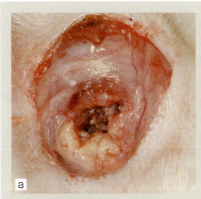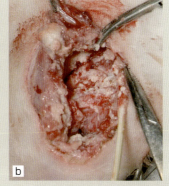

図3 膿瘍内部
a：膿瘍壁は線維化し，肥厚している。
b：膿瘍内部は壊死している。

原因菌

　膿瘍から分離される細菌は，*Pasteurella multocida*，*Staphylococcus aureus*，*Pseudomonas* spp.，*Fusiformis* spp.，*Bacteroides* spp.，*Proteus* spp. などである[4,6,8,10,13]。根尖周囲膿瘍からは，*Fusobacterium nucleatum*，*Prevotella heparinolytica*，*Peptostreptococcus micros*，*Actinomyces israelii*，*Arcanobacterium haemolyticum*[9]，*P. multocida*，*S. aureus*[7] などが分離される。文献によって報告されている細菌が異なるのは，常在細菌叢の構成が異なるためではないかと推測される。

　P. multocida は膿瘍の原因菌として有名である。ウサギの鼻腔内に常在菌として存在し，日和見感染により慢性的な鼻炎を起こす。食菌作用に抵抗性を持つ莢膜性多糖類を有し[5]，抗菌薬の届きにくい鼻腔粘膜層に存在するため，治療は難しいことが多い。毛繕いによってほかの部位に移行しやすく，血行感染も起こしうる。このため，全身のあらゆる場所に膿瘍をつくる可能性がある。

臨床徴候

　発生部位に局所痛や圧痛，熱感などが現れうるが，ウサギの膿瘍は被包性で，かつ慢性的に進行し，無痛であることが多いため，飼育者は異常に気づきにくい。炎症が波及して出血していることもある。菌血症から肝炎や腎炎などへ進展すると，食欲不振や，異化作用により，削痩や衰弱がみられる。

検査

1. 細胞診

　腫瘍などと鑑別するため，細針吸引 fine needle aspiration（FNA）による細胞診を行う。ウサギの膿は粘稠性が高く細い針では吸引が難しいため，一般的には21ゲージよりも太い針を使用する（図4）。

　変性好中球と細胞屑が主体で細胞成分に乏しく，炎症性細胞が散見されれば膿瘍と診断するが（図5a），変性好中球あるいは細胞屑しか採取できないことも多い。菌体が認められることもある（図5b）。

2. 微生物学的検査

　細菌培養検査による菌の分離および薬剤感受性試験ため，膿瘍壁の内壁からサンプルを採取する。膿そのものからは細菌が検出されないことが多い。一般培養検査に加え，嫌気培養や原因菌に対する選択培地での検査を行う。

3. 画像検査

　体腔内や骨・関節に発生した深在性膿瘍は，超音波検査やX線検査などによって発見される。

(1) X線検査

　ウサギの膿瘍壁は厚く，チーズ様の膿が含まれているため，内部構造が認められないX線不透過性の結節あるいは腫瘤として描出される。

　骨・関節膿瘍，鼓室胞膿瘍では，骨髄炎による骨破壊や骨増殖，あるいは骨吸収像が認められる。骨膿瘍は緻密線維組織もしくは硬化性骨（硬化縁）により囲ま

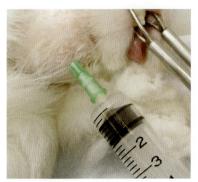

図4 膿瘍に対する細針吸引法
21ゲージ以上の注射針を使用する。

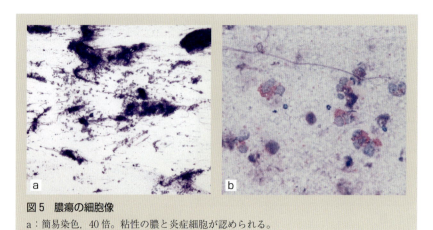

図5 膿瘍の細胞像
a：簡易染色，40倍。粘性の膿と炎症細胞が認められる。
b：簡易染色，400倍。変性好中球と多数の細菌が認められる。

れており，辺縁のX線不透過性が高い。しばしば周囲に骨膜反応が認められるが，必ずしも認められるわけではない。

(2) 超音波検査

超音波検査は軟部組織の膿瘍の診断に有用である。しかし，膿瘍は発生段階によってもみえ方が違ってくるため，腫瘍との鑑別が難しい。膿瘍の場合は辺縁が不整であることが多い。膿中に固形成分が多ければ高エコーに，液体成分が多ければ低エコーになり，たいていは不均一なエコー源性を示す。ガス産生菌による膿瘍内ガスが，点状高エコーとして描出されることもある。厚い膿瘍壁がシャドーを引き，内部の全体像が描出できないことも多い。

(3) コンピュータ断層撮影検査

必要であればコンピューター断層撮影(CT)検査を行う。CT検査では，中心が低吸収で，周囲の吸収値がやや高い腫瘤として描出される。内容物がチーズ様の粘稠性の高いものほど，吸収値は高くなる。膿瘍壁のCT値は線維化や石灰化の程度によって異なるが，造影CT検査では辺縁の膿瘍壁にのみ造影剤が流入する辺縁増強がみられることが特徴である。これは肺膿瘍，肝膿瘍，腎膿瘍，消化管膿瘍などの診断に有効である。

4. 血液検査

ウサギは膿瘍があっても血中の好中球が増加しない。このため，リンパ球の減少（好中球数／リンパ球数比の増加）を指標とした評価法が提案されているが[12]，確実なものではない。好中球の中毒性変化も指標に用いられることがある。

慢性の膿瘍を持つ症例では，軽度の非再生性貧血や，衰弱および飢餓による赤血球の膜異常も認められる。まれにみられる好中球の増加は，菌血症などを示唆すると思われる（「第1章　検査と基本手技」参照）。

治療

1. 外科的治療

線維化や石灰化，乾酪壊死した膿瘍壁は好中球の浸潤や抗菌薬の浸透を阻止し，細菌の隠れ場所となる[1]。慢性化した膿瘍を有するウサギでは，好中球の殺菌能力とスーパーオキシドの活性が減少するという報告もある[2]。このため，外科的治療が第一選択となる。

皮下膿瘍などの表在性膿瘍は，感染巣を残さないように包膜ごと摘出する（図6）。包膜を持たない膿瘍や耳下腺膿瘍などの場合は，膿，壊死組織，残屑を可能な範囲で除去し，頻繁な洗浄と抗菌薬の全身投与を行う。切開創が小さいと完治する前に閉鎖し，急速に再蓄膿することが多いので注意する。

ウサギの膿は固形成分が多く，大きく切開しても完全に排出させるのが難しいため，切開創を維持し（図7a），頻繁に洗浄を繰り返す（図7b）。ドレーンを設置する方法をとる（図8）。

縫合糸などの異物が原因になっている膿瘍は，異物を含めて膿瘍を摘出する。根尖周囲膿瘍では抜歯を含めた膿瘍の治療が必要とされるが，腐食した歯槽組織の完全な除去は難しい。完治が望めない場合は定期的に切開・排膿を繰り返し，抗菌薬の投与を続ける。

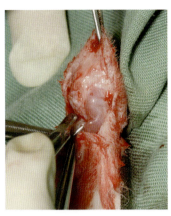

図6 膿瘍の摘出
包膜のある膿瘍は，包膜ごと摘出する。

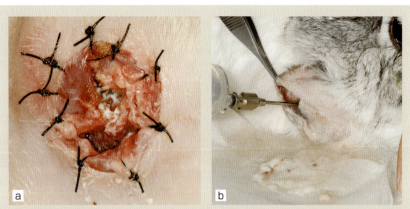

図7 膿瘍の洗浄
包膜のない膿瘍は切開と洗浄によって治療する。
a：切開創は閉鎖しないよう外反縫合しておくとよい。
b：閉鎖する前に繰り返し洗浄する。

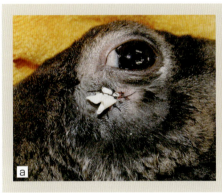
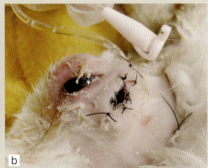

図8 ドレーンの設置
a：排膿孔の維持，切開創の癒合予防のために，ドレーンを設置する。
b：栄養カテーテルをドレーンとして設置することもある。

2. 内科的治療

補助的な治療として，原因菌に有効な抗菌薬を投与する。外用療法によって局所の感染拡大を阻止し，進行を遅らせることもできる[11]。

なお，抗菌薬の中には，全身投与により下痢（腸性中毒）を引き起こすものがあるため，注意が必要である。外用療法を行う場合も，毛繕いによってウサギが薬剤をなめたときに害のない種類の抗菌薬を用いたほうがよい。根尖周囲膿瘍の場合は，洗浄液や抗菌薬が瘻孔を通じて口腔内に流れ込むことがあるので注意する。

● 参考文献

1) Bamberger DM, Herndon BL, Bettin KM, et al. Neutrophil chemotaxis and adherence in vitro and localization in vivo in rabbits with *Staphylococcus aureus* abscesses. *J Lab Clin Med.* 114: 135-141, 1989.
2) Bamberger DM, Herndon BL. Bactericidal capacity of neutrophils in rabbits with experimental acute and chronic abscesses. *J Infect Dis.* 162: 186-192, 1990.
3) Brown S. Abscesses in Rabbits: The Small Mammal Health Series. http://www.veterinarypartner.com/Content.plx?P=A&A=503&S=5&SourceID=43（2018年8月現在）
4) Chaffee VW, James EA Jr, Montali RJ. Suppurative mandibular osteomyelitis associated with *Pasteurella multocida* in a rabbit. *Vet Med Small Anim Clin.* 70: 1411-1413, 1975.
5) Deeb BJ. Respiratory disease and the *Pasteurella* complex. *In* Quesenberry K, Carpenter J,(eds): Ferrets, Rabbits and Rodents, Clinical Medicine and Surgery, 3rd ed. Elsevier, Saunders. 2011, pp189-201.
6) Dominguez J, Crase D, Soave O. A case of *Pseudomonas osteomyelitis* in a rabbit. *Lab Anim Sci.* 25: 506, 1975.
7) Harcourt-Brown FM. A review of clinical conditions in pet rabbits associated with their teeth. *Vet Rec.* 137: 341-346, 1995.
8) Hillyer EV. Dermatologic diseases. *In* Quesenberry K, Carpenter J,(eds): Ferrets, Rabbits and Rodents, Clinical Medicine and Surgery, 3rd ed. Elsevier, Saunders. 2011, pp212-219.
9) Kelleher SA. Rabbit Abscesses. Western Veterinary Conference. 2008.
10) MicNitt J, Patton N, Lukefahr S, et al. Rabbit Production, 9th ed. CABI. 2013.
11) Taylor WM, Beaufrere H, Mans C, et al. Long-term outcome of treatment of dental abscesses with a wound-

packing technique in pet rabbits: 13 cases(1998-2007). *J Am Vet Med Assoc.* 237: 1444-1449, 2010. doi: 10.2460/javma.237.12.1444

12) Toth LA, Krueger JM. Alteration of sleep in rabbits by *Staphylococcus aureus* infection. *Infect immun.* 56: 1785-1791, 1988.

13) Ward GS, Crumrine MH, Mattloch JR. Inflammatory exostosis and abscessation associated with *Fusobacterium nucleatum* in a rabbit. *Lab Anim Sci.* 31: 280-281, 1981.

14) 鹿江雅光, 高橋英司, 原沢亮ほか. 最新 家畜微生物学. 朝倉書店. 1998.

14.2 各部の膿瘍

はじめに

膿瘍はさまざまな場所に発生する。ウサギでは皮下膿瘍，耳下腺膿瘍，乳腺膿瘍，根尖周囲膿瘍ならびに眼窩下膿瘍，肝膿瘍，腎膿瘍，肺膿瘍，消化管膿瘍，子宮膿瘍，精巣膿瘍ならびに精巣上体膿瘍，関節膿瘍ならびに骨膿瘍，鼓室胞蓄膿，虹彩膿瘍ならびに前房蓄膿が多発する。また，手術時の縫合糸に起因した縫合糸膿瘍が問題となる。

皮下膿瘍

咬傷や貫通創などの外傷，注射や手術創からの感染などが原因となり皮下組織に膿が貯留し，波動感のあるさまざまな大きさの腫瘤が形成される（図1）。ウサギは皮膚の治癒が早い一方で皮下組織の構造が複雑なため，皮下組織で細菌が繁殖し，皮下膿瘍ができやすい。皮下補液による細菌感染では皮下に広範な蜂窩織炎が起き，補液が重力により腋下や前胸部に移動して，そこに膿瘍を形成する[3]（図2）。

耳下腺膿瘍

1. 原因および病態

導管を伝って侵入した口腔内常在菌によって耳下腺膿瘍が形成されることがある。通常は片側性だが，両側性のこともある。皮下膿瘍と同様に波動感のある腫瘤を形成するが（図3a），大きくならないこともある。耳道に開口し，膿が外耳から排出されることがある。

2. 治療

耳下腺の完全摘出は難しいため，切開・排膿（図3b）洗浄を行い，抗菌薬を投与する。耳下腺は深層にまで及び長期にわたる洗浄が必要とされることから，術創は開放にしたほうがよい（図3c～e）。

根尖周囲膿瘍

歯根の過長に伴う歯周間隙の拡大や歯槽骨の劣化により，餌や口腔内常在菌が歯周から根尖に侵入する

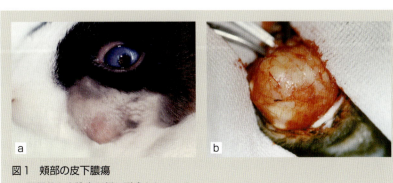

図1　頬部の皮下膿瘍
a：限局的な小膿瘍が頬に形成されている。
b：包膜は薄い。

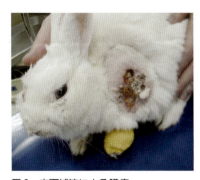

図2　皮下補液による膿瘍
皮下に広範囲の化膿を起こし，皮膚は自壊して排膿孔もみられる。

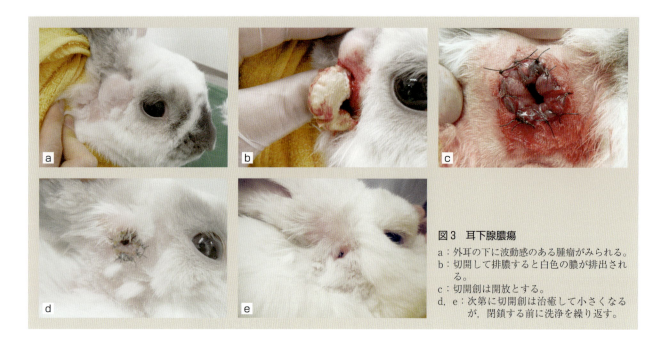

図3 耳下腺膿瘍
a：外耳の下に波動感のある腫瘤がみられる。
b：切開して排膿すると白色の膿が排出される。
c：切開創は開放とする。
d，e：次第に切開創は治癒して小さくなるが，閉鎖する前に洗浄を繰り返す。

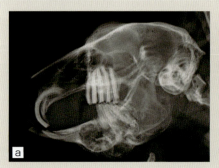
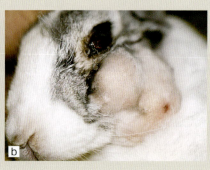

図4 根尖周囲膿瘍
a：初期の根尖周囲膿瘍のX線像(側方像)。歯根部の限局的な骨吸収像と骨隆起がみられる。
b：進行すると下顎骨を変形させるほどの骨膿瘍になる。

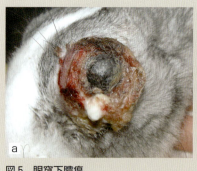
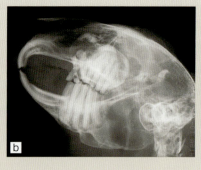
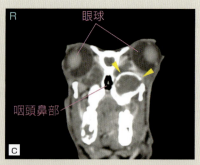

図5 眼窩下膿瘍
a：眼球が露出性角膜症を起こし，排膿がみられる。
b：X線像(側方像)。上顎臼歯，いわゆる眼窩下に膿瘍を疑う骨融解が認められる。
c：CT像(横断像)。眼窩に膿瘍を疑う病変が認められ(矢頭)，眼球が圧排されている。

と，膿瘍が形成される(図4a)。膿瘍は歯槽骨を破壊，吸収しながら軟部組織や皮下にも波及する。悪化すると顔や顎が変形するほど大きくなり(図4b)，瘻管を形成して個々が連絡する[2,5]。口腔内に排泄された膿は，誤嚥性肺炎や肺膿瘍の原因となる。上顎の切歯や前臼歯の根尖周囲膿瘍は鼻腔や鼻涙管に波及し，鼻炎や涙囊蓄膿を引き起こしやすい。上顎後臼歯の根尖周囲膿瘍は眼窩に波及し，眼窩下膿瘍(図5)や眼球突出を生じやすい。なお，過長した歯冠が頬粘膜を穿孔することで膿瘍が形成されることもある。

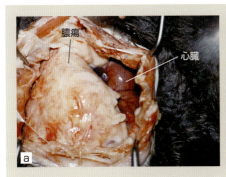
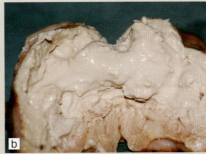

図6 肺膿瘍
a：肺に膿瘍が形成され，心臓よりも大きくなっている。
b：切開すると膿で充満している。

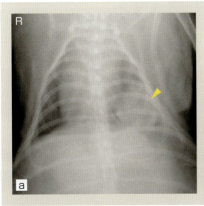
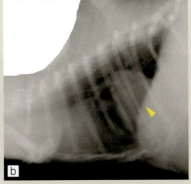

図7 肺膿瘍のX線像
左肺後葉にX線不透過性の腫瘤が認められる（矢頭）。
a：腹背像
b：側方像

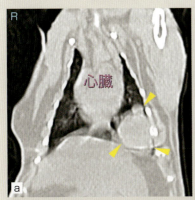
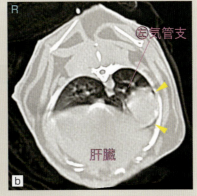

図8 肺膿瘍のCT像
図7の症例。左後葉に辺縁増強を伴う腫瘤が認められる（矢頭）。膿瘍の特徴である。
a：水平断像，b：横断像

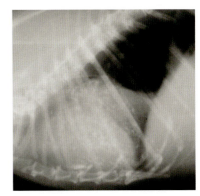

図9 膿瘍に伴う石灰化のX線像（側方像）
肺野にX線不透過性の陰影があり，石灰化陰影を伴っている。

肺膿瘍

1. 原因および病態

肺膿瘍（図6）は細菌感染によって肺組織が化膿し，膿瘍に進展したものである。根尖周囲膿瘍から口腔内に排出された膿や強制給餌で与えられた餌を誤嚥することによる誤嚥性肺炎が原因となることが多い。耳管を介した感染や血行感染によっても発生する[1]。

2. 検査および診断

X線検査ではX線不透過性の結節あるいは腫瘤として描出される（図7）。コンピュータ断層撮影（CT）では辺縁増強を伴う腫瘤が認められる（図8）。慢性化すると，無気肺や膿瘍壁の石灰化（図9）が認められることがある。

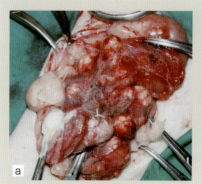
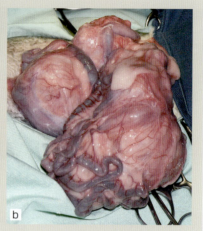

図10 消化管膿瘍
a：ウズラ卵大の多数の膿瘍がみられる。
b：握りこぶし大の膿瘍になることもある。

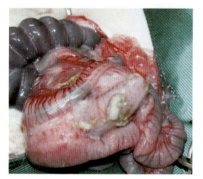

図11 膿瘍による消化管の癒着
膿瘍が回腸と結腸に癒着している。

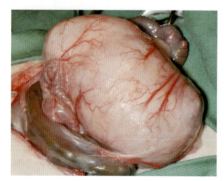

図12 肉芽腫性膿瘍
消化管を圧排するような大型の肉芽腫が形成されている。

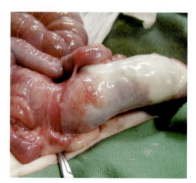

図13 盲腸の膿瘍
盲腸端から虫垂にかけて膿瘍化している。

消化管膿瘍

1. 原因および病態

牧草などの消化管内容物による穿孔や，他部位からの血行感染によって消化管膿瘍が発生する。

膿瘍は多発性で，大きさも小型のものから大型のものまでさまざまある（図10）。癒着し，消化管のほかの部位を巻き込んでいることもある（図11）。進行は緩慢だが，消化管閉塞や穿孔を起こして腹膜炎を起こすおそれがある。線維化し，肉芽腫性膿瘍になることもある（図12）。

盲腸や虫垂自体が膿瘍化することもある（図13）。

2. 臨床徴候

一般的に無痛であり，開腹手術時に偶発的に発見されることも多い。消化管閉塞や穿孔などを伴うと，それらに起因する臨床徴候が現れる。

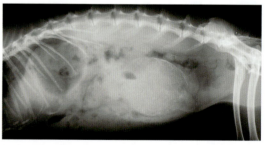

図14 消化管膿瘍のX線像（側方像）
膿瘍壁の石灰化により輪郭が明瞭となった腫瘤が認められる。

3. 検査および診断

(1) 身体検査

大型の膿瘍であれば，触診で腹腔内腫瘤として触知される。

(2) 画像検査

X線検査では，腹部に石灰化した腫瘤が認められることがある（図14）。子宮疾患による子宮組織の壊死性石灰化と鑑別しなければならない。

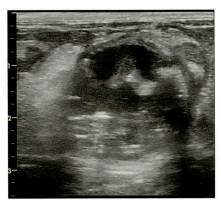

図15 消化管膿瘍の超音波像
石灰化により輪郭が明瞭となった腫瘤が認められる。高エコーな嚢胞壁と低エコーの内容物が認められる。

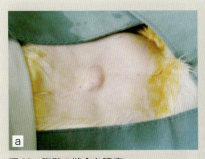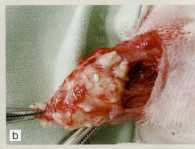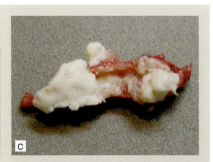

図16 腹壁の縫合糸膿瘍
a：術創が膨隆している。
b：切開すると膿が認められる。
c：摘出した膿瘍。

　超音波検査では，膿に固形成分が多ければ高エコーに，液体成分が多ければ低エコーになり，たいていは不均一なエコー源性を示す（図15）。

(3)病理検査
　確定診断は，細胞診や病理組織検査となる。

4. 治療
　基本的には外科的に摘出する。しかし，ウサギは胃以外の消化管切開術，腸切除術などの予後が不良であることが多い。切開して排膿し，術後は感受性のある適切な抗菌薬の全身投与を行う。

縫合糸膿瘍

1. 原因および病態
　手術に使用した縫合糸が原因となり，膿瘍が形成されることがある。縫合糸そのものの汚染や，自咬による感染が関与していると考えられる。とくに腹壁の深層は血行が豊富なため，細菌が繁殖しやすく，膿瘍が形成されやすい。

2. 臨床徴候
　体表の膿瘍では，蓄膿により術創が膨隆する（図16）。腹腔内では，糸を中心に患部の周囲に膿瘍が形成される（図17）。縫合糸膿瘍では多くの場合，膿瘍が大きくなるまで臨床徴候が現れない。

3. 検査および診断
　腹腔内膿瘍は，超音波検査で内部が不均一なエコー源性の腫瘤として抽出され（図18），CT検査では辺縁増強を呈す腫瘤として描出される（図19）。

4. 予防および治療
　できるかぎり細く，反応性の少ない縫合糸を用い，結紮の際は結び目をなるべく小さくすることで発生頻度を下げることができる。絹糸は抗原として認識され，炎症を引き起こしやすいため，合成糸のほうが望ましい。同じ合成糸でも，マルチフィラメントのものは繊維の間に細菌が入り込み，感染の原因となることがあるため，モノフィラメントのものを用いるのが理想的である。ただし，それでも炎症を起こすことはある。たとえば，グリコール酸と乳酸を9：1程度の比

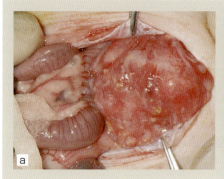
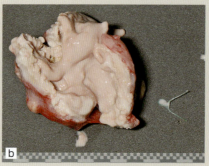

図17　卵巣子宮摘出術後に発生した縫合糸膿瘍
a：卵巣領域に厚い包膜で覆われた球状の膿瘍が認められる。
b：摘出した膿瘍と縫合糸。

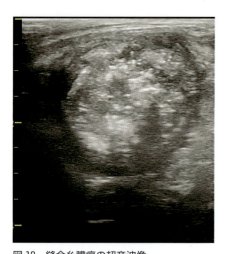

図18　縫合糸膿瘍の超音波像
図17の症例。不均一なエコー源性を呈する円形の腫瘤が認められる。

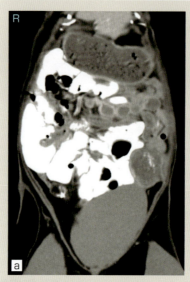
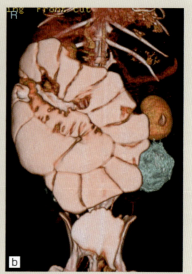

図19　腹腔内の縫合糸膿瘍のCT像
図17の症例。辺縁増強を伴い内部のCT値が低い腫瘤が認められる。膿瘍を疑う所見である。
a：水平断像，b：3D像（腹側観）

率で混ぜてポリマー化したポリグラクチン糸により軽度の炎症が引き起こされた例が報告されている[4]。

対策としては，レーザーなどを使用して止血し，縫合糸の使用量を減らす方法もある。

治療法としては，縫合糸と膿瘍を外科的に摘出するしかない。

● 参考文献

1) Deeb BJ. Respiratory disease and the *Pasteurella* complex. *In* Quesenberry K, Carpenter J,(eds): Ferrets, Rabbits and Rodents, Clinical Medicine and Surgery, 3rd ed. Elsevier, Saunders. 2011, pp189-201.
2) Harcourt-Brown FM. A review of clinical conditions in pet rabbits associated with their teeth. *Vet Rec*. 137: 341-346, 1995.
3) Khoshnegah J, Mehrjerdi HK, Rad M. Successful treatment of a subcutaneous axillary abscess due to *Staphylococcus lentus* in a rabbit. *Iran J Vet Sci Tech*. 1: 41-46, 2009. doi: 10.22067/veterinary.v1i1.2272
4) Wainstein M, Anderson J, Elder JS. Comparison of effects of suture materials on wound healing in a rabbit pyeloplasty model. *Urology*. 49: 261-264, 1997. doi: 10.1016/S0090-4295(96)00440-2
5) Westerhof I, Lumeij SJ. Dental problems in rabbits, guinea pigs and chinchillas. *Tijdschrift voor Diergeneeskunde*. 12: 6S-10S, 1987.

第15章

周術期管理

15.1 麻酔
15.2 術中の注意および術後管理
15.3 疼痛管理

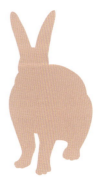

15.1 麻酔

はじめに

ウサギの鎮静や麻酔は，外科手術だけでなく，各種検査や処置の際にも実施されることがある。全身麻酔は中枢神経系を抑制し，意識消失，無痛，筋弛緩，自律神経遮断作用があり，二次的に呼吸，循環，代謝機能にも影響を及ぼす。ウサギは，麻酔前投与薬や麻酔薬に対する呼吸中枢の感受性が高いため，これらの薬剤の安全域がきわめて狭い。また，薬剤に対する反応は個体差が非常に大きく，効果が予測しにくい[51]。そのため，ウサギに対する麻酔は難しい。加えてウサギはストレスを受けやすいこと，低換気（低酸素）になりやすいこと，麻酔評価や麻酔監視に関して不安定要因が多いこと，潜在性疾患を発見しにくいことから，麻酔による死亡が珍しくない。被捕食動物であるために病気を隠す性質があり，一般状態がよくても，潜在疾患あるいはショック，予期できぬ事故により死亡することもありうる。そのため，ウサギに麻酔をかける際には，考慮すべき点が多い。麻酔前の全身状態の評価，適切な麻酔薬の選択，麻酔監視などの周術期管理をしっかりと行うことが重要となる。術前から術後の一連の期間の管理は，ウサギの麻酔や外科手術に大きく影響する。たとえ手術がうまくいっても，周術期のさまざまなリスクを予想して適切に対応することが重要である。

近年は，麻酔に関する飼育者の関心も高くなったため，そのリスクに関して詳細な情報の提供を行わなければならない。もっとも大切なことは，飼育者に対し，ウサギの麻酔は危険性が高いという事実をきちんと伝えることである。

麻酔のリスク

1. 麻酔に影響する因子

(1) ストレス

ウサギは臆病な動物であるため，診察や処置時の恐怖は過大なストレスとなる。拘束によりカテコールアミンが放出され，高血圧，心拍数増加，心因性の不整脈を引き起こし，チアノーゼやショックを引き起こすようなこともある。疾病や疼痛，そして不適切な環境（騒音やにおい）なども，ウサギにストレスをかける。これらのストレスは，麻酔深度に大きな影響を与える。

(2) 低酸素症

ウサギの胸腔は腹腔に対して非常に小さい。また，肋間筋の運動に先立って横隔膜が運動することでガス交換を行うため，ウサギの体幹をおさえるような保定をすると，腹腔の内臓圧が横隔膜にかかり，呼吸抑制が起こりやすい。

とくにネザーランド・ドワーフ種などの短頭種は，呼吸機能や肺のガス交換に障害を持つことがある。肥満個体（図1）は，さらに呼吸抑制が起こりやすくなる。

これらの要因に加えて，ウサギは吸入麻酔薬のにおいを嫌うため，吸入麻酔をかがせると息を止めてしまうことがある。吸入麻酔の導入において，無呼吸状態が30秒から2分間持続したという報告がある[13]。また，解剖学的に気管挿管が困難である。

このため，ウサギは麻酔時に低酸素症に陥りやすい。

(3) 潜在性疾患

健常にみえても，パスツレラ症などの潜在的な肺疾患があり，ガス交換が障害されていることがある。心疾患も無徴候の期間が長く，罹患していることに気づ

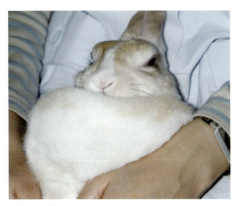

図1 肥満
肥満のウサギは麻酔のリスクが高くなる。

表 ASA分類

分類	基準
ASA 1	合併症がなく，一般状態は良好
ASA 2	軽度の全身疾患を有するが，日常生活は正常
ASA 3	高度の全身疾患を有するが，運動は不可能でない
ASA 4	生命を脅かす全身疾患を有し，日常生活は不可能
ASA 5	瀕死で，手術をしても助かる可能性が低い
ASA 6	脳死状態

かれないことがある。このような潜在性疾患の影響により，麻酔から覚醒せずに死亡することも多い。

ウサギの周術期の麻酔関連死の主な原因は，心血管系や呼吸器系の合併症が多い。Brodbeltらの調査では，麻酔をかけられたウサギのうち3%が心血管系単独，13%が呼吸器系単独，23%が心血管と呼吸器系両方の原因により死亡したと報告されている[6]。そのほか，神経学的な原因による死亡が2%，腎不全による死亡が1〜3%みられたという[6]。

心不全はASA分類(後述)3以上で死亡することが多い[53]。

2. リスク評価

ヒトでは心不全の評価をNYHA分類，呼吸困難の状態をHugh-Jones分類，肝硬変の評価をChild分類で客観的に行う。また麻酔時の全身状態の評価はASA分類(American Society of Anesthesiologists Physical Status)を用いて行われる。これは，全身状態を6段階に分類し評価するものである(表)。手術前のASA分類は予後と相関するとされる。ウサギでも，これらを応用し，できるかぎりリスク評価を行う。

3. 麻酔による死亡率

Albrechtらは，麻酔による死亡率がイヌで0.26%，ネコで0.36%，そのほかの動物(ウサギやサルなど)で5%であると報告している[2]。近年の報告では，術後48時間以内の死亡率が，イヌで0.17(0.14〜0.19)%，ネコで0.24(0.20〜0.27)%，ウサギで1.39(1.14〜1.64)%とされており，ウサギの死亡率がイヌやネコの6〜7倍であることがわかる[7]。

健康な個体に限ってみると，麻酔による死亡率はイヌで0.05(0.04〜0.07)%，ネコで0.11(0.09〜0.14)%，ウサギで0.73(0.54〜0.93)%であり，ウサギはイヌやネコの7〜15倍である。ウサギは健康状態がよくても，イヌやネコと比べて麻酔により死亡しやすい動物といえる。なお，ASA3〜5と評価をされた疾病を有する個体の麻酔による死亡率は，イヌで1.33(1.07〜1.60)%，ネコで1.40(1.12〜1.68)%，ウサギで7.37(5.20〜9.54)%であり，やはりウサギの死亡率はイヌやネコよりも高い。

周術期に死亡した症例のうち麻酔後の死亡が占める割合も，イヌで47%，ネコで61%，ウサギで64%とウサギがもっとも高く[7]，麻酔後にも十分に注意しなければならない。

そのほかの小動物，鳥類，爬虫類の死亡率は，モルモットで3.8(2.76〜4.85)%，フェレットで0.33(0.04〜1.20)%，ハムスターで3.66(1.69〜6.83)%，チンチラで3.29(1.38〜5.21)%，ラットで2.01(0.87〜3.92)%，セキセイインコで16.33(7.32〜29.66)%，オウムで3.94(1.29〜8.95)%，爬虫類で1.49(0.18〜5.29)%であり[6]，ウサギはほかの小動物よりは死亡率が低いといえる。

鎮静と麻酔で分けて考えると，ウサギでは，全身麻酔での死亡率が1.48(1.20〜1.76)，鎮静は0.7(0.18〜1.22)%であり，全身麻酔は鎮静の約2倍以上のリスクがあることがわかる[6]。

ASA分類別の死亡率をみると，イヌはASA 1〜2で0.05(0.04〜0.07)%，ASA 3〜5で1.33(1.07〜1.60)%，ネコはASA 1〜2で0.11(0.09〜0.14)%，ASA 3〜5で1.4(1.12〜1.68)%，ウサギはASA 1〜2で0.73(0.54〜0.93)%，ASA 3〜5で7.37(5.20〜9.54)%である。ウサギはイヌやネコに比べて，病気の進行による死亡率の上昇幅が大きい[6]。

なお，死亡のタイミングは，麻酔前投与薬投与後は0%，麻酔導入時6%，麻酔維持時30%，術後64%であった[6]。

麻酔に用いられる薬剤

1. 抗コリン薬

　抗コリン薬は副交感神経遮断作用を持ち，口腔内や気道分泌の抑制，徐脈，血圧低下などの予防を目的として用いられる。

　ウサギは約30[21]～50％[51]がアトロピン加水分解酵素(アトロピンエステラーゼ)を持つ。このような個体に対してはアトロピンは高用量で投与しないと無効になるか，あるいは短時間しか作用しない。逆に，アトロピンが過剰に作用した場合は，頻脈などに加え，消化管の蠕動が低下し，術後の食欲不振や鼓腸症などの弊害が長期化する恐れがある。アトロピン加水分解酵素の活性は性別，品種，年齢や体重などにより異なり，季節変動もみられるため[21]，原則的にアトロピンは投与しないほうが得策である(術中に徐脈がみられた際に高用量を使用する程度である)。

　ウサギに投与する抗コリン薬としてはグリコピロレートが挙げられる。0.1 mg/kgの投与で心拍数の上昇が50分以上続いたという報告があり[39]，有効な薬剤といえる。

2. アセプロマジン

　フェノチアジン誘導体であるアセプロマジンは中程度の鎮静効果が得られるが，作用が発現するまでの時間と持続時間が長い特徴がある。鎮痛効果は認められないが[14]，ほかの麻酔薬の効果を強め，円滑な回復を容易にする。呼吸抑制は弱いが，循環抑制があるため，低血圧や心不全のウサギへの投与は避ける。

3. α₂受容体作動薬

　α₂受容体作動薬であるキシラジンやメデトミジンはウサギに対する鎮静作用が強く，中程度の鎮痛および筋弛緩をもたらす。単独投与では鎮痛効果は期待できないため[13]，ケタミンなどを併用することが多い。

　副作用としての循環抑制が生じる。心臓の刺激伝導系の遮断による徐脈，一過性の血圧上昇に続発する心拍出量と血圧低下を引き起こし，心筋壊死や線維化の原因になる可能性も示唆されている[25]。とくにキシラジンでは徐脈が顕著に認められる。

　メデトミジンはキシラジンよりも特異的なα₂受容体作動薬である。高用量では正向反射が失われるくらいの鎮静薬として使用できるが，単独投与では最低限の鎮痛効果しか得られない[13]。ウサギにはほかの動物種よりも高用量が必要とされる。副作用として低酸素症を起こしやすく[14]，チアノーゼを起こすこともある。ただし，投与により末梢血管の収縮を起こし，粘膜が紫色を呈することがあるため，これをチアノーゼと間違わないよう注意しなければならない。末梢血管の収縮に対しては静脈輸液で対応できる。

　キシラジンの拮抗薬にはヨヒンビン，メデトミジンの拮抗薬にはアチパメゾールを使う。

　アチパメゾールは，メデトミジンとの比率が2～3：1になるように投与すると効果的といわれている。しかし，アチパメゾールを急速あるいは大量投与した場合，興奮状態に陥ることがあるため，投与は低用量にしたほうがよいともいわれている。一方ではアチパメゾールはメデトミジンの5倍量の投与が有効ともされている[8]。それは，アチパメゾールはメデトミジンほど作用時間が長くないため，メデトミジンによる再鎮静が起こる可能性があるからである。メデトミジンの投与から15～40分間以降に投与とするという考えもある。

4. ベンゾジアゼピン類

　ベンゾジアゼピン類であるジアゼパムやミダゾラムなどの神経筋弛緩薬はウサギでは顕著に効果がある。筋弛緩とともに十分な鎮静効果をもたらす[9]。呼吸抑制や循環抑制が弱いことも特徴である。

　ベンゾジアゼピン類は作用時間が早いが，持続時間は短い。そのため，麻酔前投与薬としてほかの薬剤と併用して使われる。ケタミンが併用されることが多く[20]，イソフルランの量を減らせる利点が挙げられている[54]。

　フルマゼニルで拮抗するが，フルマゼニルの効果は早く切れて，再びベンゾジアゼピン類の作用で再鎮静が起こる可能性があるため，注意して使う。

5. バルビツール酸誘導体

　バルビツール酸誘導体は実験動物のウサギの静脈麻酔として使用されていた。超短時間作用型のヘキソバルビタール，チオペンタール，サイアミラール，短時間作用型のペントバルビタールなどが代表的である。麻酔作用は早く，発揚期なしに催眠作用と十分な筋弛緩が得られる[32,55]。しかし，安全域が狭く[18,51]，麻酔作用が発現する前に呼吸抑制または呼吸停止に陥る事故も多い。

6. プロポフォール

プロポフォールはγ-アミノ酪酸(GABA)$_A$受容体に作用する麻酔薬である。鎮痛作用は乏しく，筋弛緩は中程度以上の効果がある。イヌでは麻酔導入で使われることが多い。

脂溶性なので静脈内投与が基本である。麻酔導入は早く，投与とともに効果が発現するが，投与時の血管痛と強い呼吸抑制が欠点である。迅速に代謝を受けるため，覚醒は早い。

ウサギではほかの動物で得られるほどの麻酔効果は望めず浅麻酔となり，高用量の投与では呼吸停止が起こりやすいため[13,16]，使いにくい。プロポフォールはウサギの長期麻酔には勧められないという報告もあり[1]，プロポフォール注入症候群(横紋筋融解，急性腎不全，乳酸アシドーシス，脂質異常)につながる可能性も示唆されている。

7. アルファキサロン

アルファキサロンはステロイド系麻酔薬で，プロポフォールと同様にGABA$_A$受容体に作用する。水溶性であるため，静脈内投与以外にも，筋肉内投与や皮下投与も可能である。導入と覚醒が早く，循環抑制や呼吸抑制も少ないことが特徴で[29]，イヌでは全身状態の悪化した症例においても安全な麻酔導入薬として使われている。反復投与による蓄積性もなく，幼体に安全に使用できる[38]。しかし，鎮痛効果は乏しい。

ウサギでは，投与量4 mg/kgで，36.9(31.6〜42.3)分，6 mg/kgでは51.8(46.4〜57.2)分，8 mg/kgでは58.4(52.8〜63.9)分鎮静作用が持続したという報告がある[27]。

8. ケタミン

ケタミンは解離性麻酔薬で，新皮質や視床を抑制するが，大脳辺縁系を賦活化させる。中程度の鎮痛作用を持つ。低用量の投与では呼吸抑制が起こらない利点がある。多くの麻酔薬は血圧を下げる作用があるが，ケタミンは血圧を上げることが多く，循環抑制も弱い。静脈内投与でも筋肉内投与でもほぼ同じ麻酔効果が得られ，麻酔作用の発現は早く，作用持続時間が短い点は利点でもあり欠点でもある[55]。

作用が用量依存性であるため，単独の低用量投与が鎮静に，高用量投与が麻酔に使用される。α$_2$受容体作動薬やベンゾジアゼピン類と併用してのコンビネーション麻酔に用いられることが多い。ウサギでは，個体あるいは品種によって作用時間，効果に大きな相異がある。筋肉注射も可能なため，暴れるなど，静脈注射が難しい個体で使われることが多い。

ウサギでは内臓痛に対する鎮痛効果が弱く，筋弛緩作用も弱いため[13]，鎮痛薬も併用しないと外科処置はできない。

頭蓋内圧の上昇，脳血流量の増加がみられるため，脳疾患や緑内障のウサギには慎重に投与する。

なお，日本でケタミンは麻薬及び向精神薬取締法で麻薬に指定されている。

9. フェンタニル

フェンタニルは，麻酔作用と鎮痛作用のある合成オピオイドである。鎮痛効果はモルヒネよりも強い。循環抑制は弱いが，呼吸抑制は強い。

注射薬とパッチ型がある。注射薬が麻酔前投与薬や麻酔に使われる。鎮痛作用が強く早く効き，作用時間が短いため，手術中の鎮痛薬に適している。パッチ型は主に鎮痛目的で使用される。

海外では，フェンタニルと向精神薬であるフルアニゾンの合剤(Hypnorm®：VetaPharma Ltd)が齧歯目やウサギによく使われている。麻酔前投与薬として鎮静作用とある程度の鎮痛作用が得られ，高用量では切開程度の外科に対する十分な鎮痛作用を備える[18]。しかし，日本ではフェンタニルが麻薬に指定されているため，使用は制約される。

拮抗薬としてはナルブフィン，ブトルファノール，ブプレノルフィンを投与する[12]。

10. 吸入麻酔薬

ハロセン，イソフルラン，セボフルランなどがよく使われる。ウサギでは比較的安全であり，効果的である。とくにハロセンおよびイソフルランは実験動物の麻酔で広く使用されており，多くの情報が得られている。吸入麻酔薬のひとつの利点は，短時間の麻酔では，迅速に意識が回復することである。

(1)ハロセン

ハロセンは急速な導入と回復および良好な筋弛緩が得られる。甘い芳香を有し，気道の刺激性は少ない。

通常の濃度でも，心拍出量の低下および末梢血管怒張による低血圧や呼吸抑制の恐れがある。また，肝毒性を有する。最小肺胞内濃度 minimum alveolar concentration(MAC)は1.39±0.23%である[10]。

(2) イソフルラン

イソフルランは血液溶解性が低いため，導入と覚醒が迅速である。しかし，刺激臭が強く，多くのウサギが息をこらえ，低酸素症になりやすいため，適切な麻酔前投与薬を投与することが望ましい。

ハロセンと比較すると呼吸抑制はやや強く，血圧の降下作用もあるが，ほぼ完全に呼気中に排泄され，肝臓で代謝されるのは0.2%とわずかなため[33]，肝毒性は弱い。循環抑制も弱く，幼体における麻酔では，ハロセンよりも循環抑制が弱い報告がある[41]。したがって，重篤でリスクの高いウサギの鎮静や麻酔に単独で使用されることが多い（衰弱しているウサギは息をこらえずに従順に吸引することが多い）。しかし，外科手術における完全な鎮痛効果は得られない。MACは2.05±0.18%である[10]。

(3) セボフルラン

セボフルランは，イソフルランに類似した特徴がある麻酔薬で，麻酔の導入や覚醒が早い。刺激臭がなく，ウサギが息をこらえないため使用しやすい[15]。

11．局所麻酔

局所麻酔薬は，鎮痛目的で局所および脊髄麻酔に利用することができる。

一般的な局所麻酔薬には外用薬と注射薬があり，血管カテーテルの確保，生検，皮膚縫合，軽微な外科処置などで使用される。眼科検査においての角膜や結膜の麻酔ではオキシブプロカイン（図2），経鼻カテーテル，気管チューブの挿管やラリンジアルマスクの挿入時の喉頭痙攣予防の麻酔などでは，リドカインのゲルやスプレーが使われる。全身麻酔下で皮膚切開を行う際に，あらかじめ皮膚に局所麻酔を投与して，疼痛をおさえる方法は麻酔量を減らす目的でも行われている。

エムラ®クリーム（佐藤製薬㈱）はプロピトカインとリドカインを2.5%ずつ含む軟膏で，採血や血管カテーテルの確保をする際の鎮痛として皮膚に塗布して使う。

ウサギの局所麻酔ではリドカインの局所注射がよく使われる。これは投与領域の皮膚や血管の損傷が少なく[48]，眼内注射でも，角膜および網膜の機能および組織に顕著な変化はみられなかった[36]。静脈内投与でも循環抑制がみられなかった報告もある[44]。

ブピバカインには強い心血管毒性があり，静脈内投与で不整脈や低血圧を起こしうるので注意する[3,45]。

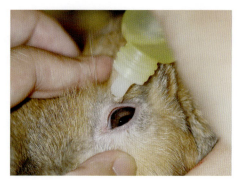

図2　点眼麻酔
眼圧の検査などに，局所麻酔薬の点眼を使用する。

麻酔法の検討

ウサギの年齢や状態，手術時間や手術部位，予想される疼痛の程度などに応じて，麻酔・疼痛管理プロトコールを計画する。

侵襲を伴う全身麻酔を行う場合，バランス麻酔（意識消失・鎮痛・筋弛緩作用を持つ薬物を組み合わせて麻酔効果を得る全身麻酔法）とマルチモーダル鎮痛（作用機序の異なる鎮痛薬を組み合わせて，少ない副作用で相加的または相乗的な鎮痛効果を得る鎮痛法）の概念を導入した方法がとられている。

ウサギの手術においては，メデトミジンとケタミンを麻酔前投与薬として併用し，イソフルランで維持するコンビネーション麻酔がよく使用される[40]。これに鎮痛作用のあるブトルファノールを加えると，麻酔の持続時間を有意に延長できる[23,34]。

注射麻酔薬のみでの麻酔は，短時間の処置や強い疼痛を伴わない処置で使用される。ケタミンやメデトミジン，ミダゾラムを中心としたバランス麻酔が使用されることもあるが，吸入麻酔に頼ることが多い。なおウサギでは，ゾラゼパムとチレタミンの併用は腎毒性があるために禁忌とされている[5]。

麻酔前の処置

1．絶食

ウサギは嘔吐できないため，麻酔前の絶食は不要といわれている。ウサギは食糞をするため，絶食しても胃の内容物はなくならない可能性があり（「7.1 消化管の解剖生理」参照），長時間の絶食により消化管の蠕動が低下し，術後に鼓腸症などを引き起こすおそれがある。ただし，ウサギは腹腔内臓器によって胸腔が圧迫され呼吸器系に影響しやすいため，とくに肥満の

ウサギは2~4時間の絶食を行ったほうがよいともいわれている[37]。ウサギは口腔および口腔咽頭内に餌をためこむため，誤嚥しないように多少の絶食は必要かもしれない。

2. 環境への馴化

麻酔前にウサギを興奮させたり，落ちつかない状況においたりすると，交感神経の緊張により，鎮痛薬の効果が減少し，血管収縮による高血圧，心拍数の増加や不整脈が起こりうる。交感神経の緊張は麻酔導入も遅延させるため，麻酔薬の投与量を増やすことになり，結果的に覚醒の遅延にもつながる。ウサギは臆病な性格のため，ショックを起こし急死することも少なくない。

したがって麻酔を円滑に進行させるためには，ウサギを興奮させないように心がける必要がある。しばらく落ちつかせて環境に馴らす時間を設け，移動中の疲労，脱水なども回復させてから麻酔をかけるほうがよい。

3. 麻酔前検査

心疾患や呼吸器疾患などが潜在していることがあるため，術前検査によって，身体の状態や疾病の有無を適切に評価する。麻酔前には，身体の状態を総合的に評価するために，身体検査，血液検査，X線検査などの臨床検査を行う。とくに高齢のウサギでは心臓の検査も行うべきである。心臓検査で異常が認められ，とくにASA 3以上と診断された場合は，死亡率が高くなる。肝酵素や腎パネルが顕著に上昇している場合は，麻酔や手術を延期することもある。あるいは，治療によって異常値が正常に戻ってから行う。

4. 輸液

衰弱，脱水，低血圧を呈する個体に対しては麻酔前や手術中も静脈輸液を行い，循環を確保する。

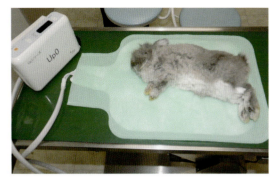

図3 保温
麻酔中は体温が低下しやすいので，必ず保温を行う。

5. 体温保持

麻酔を施すと一般的に体温が低下する。とくに小型種は低体温になりやすい。そのため，保温ヒーター（図3）やパネルヒーター，温湯循環式保温パッドなどをウサギの身体の下に敷く。術中に臓器や体腔内を洗浄する際にも，洗浄液で身体を冷やしかねないため，洗浄液を体温近くに加温してから使用する。手術時間を最小限にし，体温を低下させる時間を短縮する。

6. 酸素化

低酸素症を予防するため，麻酔前に2~5分の酸素化を行うことが勧められている。とくに呼吸障害のあるウサギでは酸素化により状態を改善させる。麻酔導入チャンバーに収容し，100％酸素を充満させることで十分な酸素を吸入させる。

麻酔前投与

全身麻酔の導入や維持を円滑にし麻酔薬や手術による副作用を軽減する目的で，全身麻酔前に投与する薬物を麻酔前投与薬とよぶ。恐怖や不安感の減少やストレス回避（鎮静や催眠），全身麻酔薬の減量，血管迷走神経反射の遮断（気道分泌の抑制），疼痛を減らす（鎮痛）などの目的がある（図4）。ウサギはストレスを受けやすいだけでなく，臆病で突然暴れ出す個体もいるため，事故が起きないように筋弛緩薬も必要とされる。

血管迷走神経反射の遮断のために抗コリン薬，鎮静や催眠のためにジアゼパム，ミダゾラム，キシラジン，メデトミジン，アルファキサロン，ケタミンなどを，単独あるいは組み合わせて使う。鎮痛薬は全身麻酔薬の量を減らしたり，麻酔時間を延長させたりする目的で併用されることも多い。

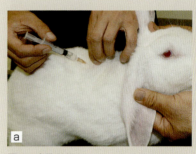
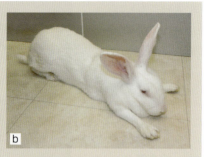
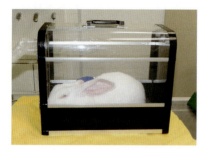

図4 麻酔前投与
a：薬剤を皮下注射しているところ。
b：鎮静をかけることで身体的，精神的ストレスを取り除く。

図5 麻酔導入チャンバー
ウサギを収容して麻酔薬を吸入させる。透明なものは中の様子が観察しやすい。

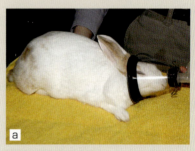
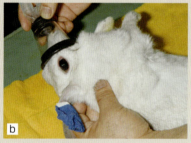
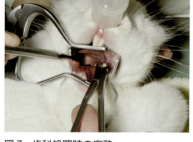

図6 フェイスマスク
a：ウサギの顔に適したマスクを使用する。
b：短頭種には短いマスクを使用する。

図7 歯科処置時の麻酔
鼻から直接麻酔薬を吸入させている。

麻酔導入

　麻酔前投与薬を投与して数分〜数十分経ち，十分に鎮静や催眠がかかったら，吸入麻酔薬を吸入させ麻酔導入に入る。麻酔前投与薬による循環抑制や呼吸抑制を避けるため，吸入麻酔単独で導入することもある。

　導入には麻酔導入チャンバー(図5)やフェイスマスクを用いる。

　フェイスマスクは口と鼻を塞がず，麻酔ガスが充満して換気されやすいような，しっかりと適合する形状が理想である(図6a)。短頭種では浅いフェイスマスクが適している(図6b)。ウサギは鼻呼吸が優位であるため，少なくとも鼻を覆い，鼻孔を閉塞しないようにする。フェイスマスクによって吸入麻酔をかがせる方法は，強制的に保定するため，ウサギが過剰に抵抗し，骨折や脊髄損傷につながる事故も多い。そのためしっかりと鎮静や催眠がかかった状態で行わないと危険である。単に口や鼻にフェイスマスクをあてるのではなく，気道確保のために頭と頸をまっすぐに伸長させる姿勢をとらせる。

　臼歯の処置などでは，鼻に吸入麻酔薬を直接かがせて導入することもある(図7)。

　吸入麻酔薬のにおいを嫌がって抵抗したり，眼と鼻を擦る動作がみられることもある。とくに刺激臭のあるイソフルランを用いた場合，息をこらえるウサギもいるので，呼吸状態を入念に観察する。この反応は吸入麻酔薬の濃度と比例する。吸入麻酔による息こらえは30〜120秒間持続し，中程度の高炭酸血症およびアシドーシスを生じ，顕著な徐脈も引き起こす。とくにハロセンでは危険性が高まるといわれている[35]。無呼吸状態では肺の容積が大きくなり，おそらくそのために静脈還流が障害され心拍出量が減少する[11]。ヒトでは心拍数を20〜30％低下させる[4]。麻酔導入時の徐脈と高カルシウム血症の組み合わせは，死亡率を高める可能性がある[13]。

　これは，2〜3分の酸素化の後に，麻酔薬を緩やかに導入することによって抑制することができる。イソフルラン濃度を1％から1.5％へ増加させる前に，数分間0.5％の濃度とする操作でおさえることができるという報告もある[49]。また，局所麻酔の点鼻投与を行うと息をこらえることが減るといわれている。

　ウサギが息をこらえる場合，麻酔前投与薬が不十分

周術期管理

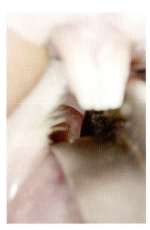

図8 ウサギの口腔
口が大きく開かないため，喉頭を目視できない。

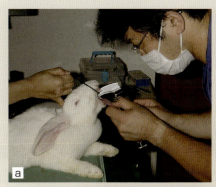
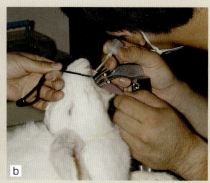
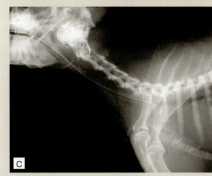

図9 盲目法による気管内挿管
a：喉頭鏡を用いて開口させる。
b：チューブ越しに呼吸音が聞こえるかどうか確認し，チューブが正しい位置にあるかどうかの目安とする。
c：X線撮影により気管内に挿管できているかどうかを確認する。

な可能性がある。

　そして，麻酔導入時に少数のウサギでみられる発声と顕著な呼吸努力は，意識消失後にも起こり，喉頭痙攣がみられることもある。これは麻酔による死亡率を高める可能性がある。

　ハロセンやイソフルランによって軽度から中程度の低血圧になることも，麻酔の死亡率を高める要因になりうる[43,52]。

気道確保

　全身麻酔の安全性を上げるためには気道確保が重要である。重症な症例では，心肺蘇生や換気を可能にするために気道確保が必要となる。

1. 気管内挿管

　ウサギは気管チューブによる経口挿管が難しい。とくに小型種では不可能な場合が多い。その理由は，特徴的な解剖学的構造にある。ウサギは口が小さく，顎関節の動く範囲が限られているため，大きく開口できない。また，口腔咽頭が長くて狭く，喉頭が深くに位置し，舌の末端が筋肉質で喉頭を覆い隠しているため，喉頭ならびに声門が直視できない（図8）。喉頭蓋が長く柔軟なことも挿管を難しくする。喉頭痙攣を発生しやすい特徴もある[22]。挿管の際に咽頭部を損傷すると，出血や浮腫が生じやすいため[19,42]，手技に慣れていない場合は積極的に行わないほうがよい。

　気管内挿管の実施は大型の品種のみに限られる。挿管にはカフのないチューブを用いる。あらかじめ触診やX線検査で気管径を確認し，適切な太さのチューブを選択する。

　喉頭鏡を用いて開口させ（図9a），盲目的に気管チューブを喉頭付近まで進める。呼気によるチューブ内壁の曇り，チューブを通じて聴取される呼吸音を目安にして気管内に挿入する（図9b）。気管内に挿入すると小さな呼気や咳が聴取される。この方法は盲目（ブラインド）法とよばれている。最終的な確認にはX線撮影を行う（図9c）。

　そのほか，喉頭の確認に内視鏡を用いる方法（図10），耳鏡を用いる方法など，数多くの手技が紹介されている。一部では鼻咽頭を介して気管にアクセスする経鼻挿管も行われている。経鼻挿管は小型種にも有用であるが，鼻炎や根尖病巣のあるウサギでは不可能かもしれない。また，パスツレラ症のような鼻腔感染が発症する恐れがある[46]。

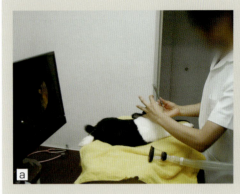
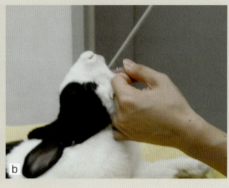

図10 内視鏡を用いた気管内挿管
a：内視鏡で喉頭を確認する。
b：内視鏡の映像をみつつ挿管する。

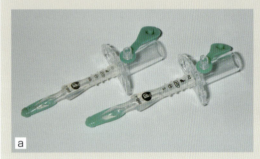
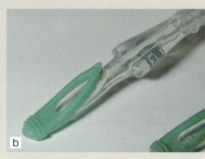

図11 ラリンジアルマスク
a：さまざまなサイズのものが用意されているので、体格に合ったものを使用する。
b：先端のマスクが喉頭を覆い、気道を確保する。

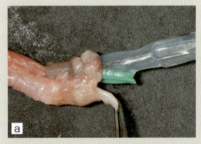
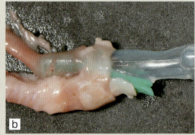
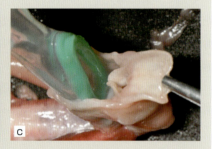

図12 ラリンジアルマスクの原理
a：食道にマスクの先端を挿入する。
b：マスクの縁が喉頭蓋に密着する。
c：マスク内に声門が収まるようになっている。

2．ラリンジアルマスク

声門上気道確保の手段としてラリンジアルマスク（喉頭マスク）も使われている。声門を小型のマスクで覆うことにより気道確保することができる。簡便で侵襲性が低い。

v-gel® Rabbit（アコマ医科工業㈱）はウサギ用のラリンジアルマスクである。ウサギの咽喉頭部の解剖学的特徴に合わせた形状に作られており、体格に合わせて多数のサイズがある（図11）。

先端が食道内に挿入されると、マスクが喉頭蓋にかぶさり、声門を覆う（図12）。これにより気道が確保される。挿入は盲目的でよく、容易である（図13a）。

麻酔器への接続は通常の気管チューブと同様である（図13b）。マスクが喉頭周囲に密着するため気密性が高く、陽圧換気も可能である。自発呼吸下における麻酔ガスのリークは気管チューブと同等といわれている。気道の損傷や抜去時の咳きこみや吐き気も軽減される。しかし、麻酔ガスの放出の増加、気道内圧が高くなったときの胃内へのガス流入、チアノーゼ、断続的な陽圧換気が難しいといった欠点も指摘されている[28]。また、サイズが合っていなかったり、挿入が不十分であると麻酔ガスのリークが生じる（図14）。

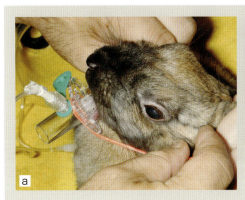
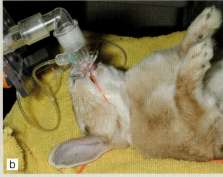

図13 ラリンジアルマスクの装着法
a：ウサギを開口させ、盲目的に挿入する。
b：気管チューブと同様に麻酔器に接続する。

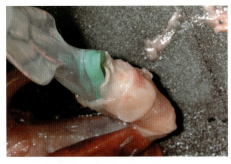

図14 不適切なラリンジアルマスク
サイズが合わなかったり挿入が不十分だったりすると喉頭蓋との間に隙間ができ、リークの原因となる。

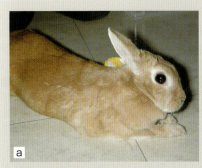
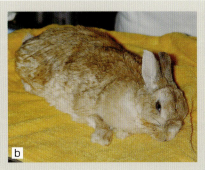
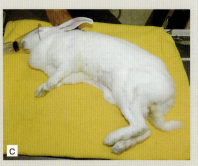

図15 麻酔深度
a：第Ⅰ期。正向反射は低下あるいは消失し、鎮静がかかった状態となる。
b：第Ⅱ期。痛覚反射や筋の緊張は軽度に残っているが、不動化した状態にある。
c：第Ⅲ期。痛覚反射や筋の緊張も消失し、外科手術が可能な時期に達している。

3. フェイスマスク

気管内挿管の難しさからフェイスマスクが用いられることも多いが、フェイスマスクでは十分な気道確保は困難で、補助呼吸や人工呼吸も難しい。

麻酔深度

麻酔中は、十分な麻酔効果を得つつ、副作用が最小限になるよう、麻酔薬の量を微妙に調節する必要がある。麻酔深度とは、そのために導入された概念である。一般的に、筋の緊張、痛覚反射、眼の徴候（瞳孔径、対光反射、角膜反射や眼瞼反射）、呼吸の状態を指標にして、麻酔深度を4段階（第Ⅰ期～第Ⅳ期）に分類している。

1. 第Ⅰ期（無痛期）

麻酔導入開始から意識が失われるまでの期間である。この時期には正向反射は低下あるいは消失し、鎮静がかかった状態となる（図15a）。痛覚反射と筋緊張が残っているため、疼痛刺激に対して呼吸数と心拍数が増加し、瞳孔の収縮や眼の反射などがみられる。呼吸は不規則で、呼吸数も多くなる。麻酔導入におけるフェイスマスクや麻酔導入チャンバーに収納した当初の時間は第Ⅰ期である。

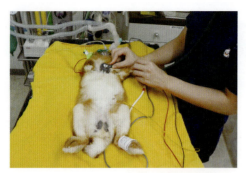

図16　モニタリング
機械による測定に頼らずに視診や聴診も入念に行う。

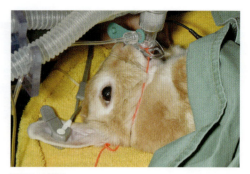

図17　開眼
麻酔深度が深くなっても閉眼しない個体が多い。

2. 第Ⅱ期（発揚期）

意識の喪失から外科手術が可能となる第Ⅲ期のはじまりまでで、呼吸数は減少しているが、浅い呼吸と深い呼吸が交互に起こる。この時期に手術を行うと、交感神経系緊張によりアドレナリンが著しく増加して心室細動が起こるなど、麻酔死の多くはこの第Ⅱ期に発生する。したがって第Ⅱ期は円滑に経過させなければならない。第Ⅱ期では、瞳孔は拡大し、対光反射も残り、眼球は急速かつ不規則に動くことがある。心拍数は増加し、血圧も高くなっている。筋の緊張や痛覚反射は軽度に残っているが、不動化した状態である（図15b）。

3. 第Ⅲ期（手術期）

自発性呼吸が低下し、十分な筋弛緩がみられ、筋の緊張や痛覚反射も消失し、外科手術が可能な時期に達している（図15c）。第Ⅲ期は血圧や心拍数が安定し、瞳孔は散大気味であるが安定している。

4. 第Ⅳ期（延髄麻痺・中毒期）

呼吸が浅くなり、やがて呼吸停止が起こり、心停止になる。

モニタリング

麻酔中は非侵襲的な機械測定を行うが、小型種では装置の装着およびバイタルの感知が難しいため、イヌやネコほど有用ではない。また、ウサギの場合、機械が異常を検知したときにはすでに手遅れであることが多い。したがって、視診や聴診も同時に行うべきである（図16）。

一般的に麻酔をかけると副交感神経が優位になるため徐脈になり、血圧と心拍数が低下するが、浅麻酔になると、血圧や心拍数が増加し、体動がみられる。しかし、ウサギの麻酔深度の評価には熟練が必要である。すべての反射も個体差があるため、評価が難しい。

1. 反射・反応

(1) 筋の緊張

筋の緊張を評価するため、立ち直り反応（仰向けの状態から、もとに戻ろうとする反応）、引っ込め反射、開口時の顎の緊張の程度を確認する。

(2) 痛覚反射

指趾先、耳介、尾を爪や鉗子で掴んで痛みを与え、痛覚を評価する。ウサギは前肢よりも後肢のほうが敏感である。

(3) 眼の反射

ウサギは麻酔による眼瞼反射の喪失の程度に個体差があり、麻酔深度が深くても消失しないことも多く、眼瞼反射を麻酔深度の評価に使うことはできない。角膜反射は眼瞼反射よりは信用性が高い。瞳孔の散大は脳の低酸素状態、麻酔が深いことを表す。なお、ウサギは麻酔深度が深くなっても、開眼している個体が多い（図17）。

麻酔深度が深くなると、眼が回転して突出することがある。この段階では心停止が起こる可能性があるため、直ちに救急処置を開始すべきである。なお、ケタミンなどの解離性麻酔薬を投与すると瞳孔は散大する。

2. 換気能

(1) 呼吸数

術中の外科処置による痛みによって、呼吸数は増加する（頻呼吸）。呼吸モニター（電子モニター、無呼吸警報装置など）に加え、聴診で呼吸数を数え、肺音を

周術期管理

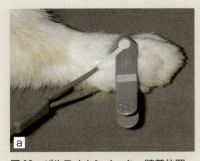
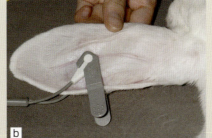
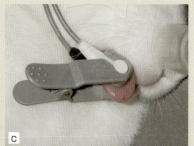

図18　パルスオキシメーター装着位置
a：四肢端，b：耳介，c：舌

評価する。また，胸郭の動きから呼吸パターンを評価する。呼吸バッグの膨らみの程度からも呼吸の強弱がわかるが，ウサギは小さいため評価は正確ではない。

(2)終末呼気二酸化炭素濃度

カプノメーターを用いて終末呼気二酸化炭素濃度（EtCO$_2$）を測定する。カプノグラムが観察され，麻酔中の換気呼吸モニターとカプノメーターは麻酔回路と接続しているため，気管チューブやラリンジアルマスクを設置されていないと測定できない。

(3)経皮的動脈血酸素飽和度

パルスオキシメーター（脈波型酸素飽和測定機）を用いて経皮的動脈血酸素飽和度（SpO$_2$）を測定する[46]。パルスオキシメーターは，酸化ヘモグロビンと還元ヘモグロビン比率を吸光度から算出する機器である。

プローブは主に四肢端，耳介，舌，尾などに装着する（図18）。光を透過させて測定するため，装着部位が有色であると測定が困難になる。また，メデトミジンは末梢血管を収縮させるため，投与により耳介などセンサーを設置しやすい部位でも測定が困難となる。

3．循環機能

(1)心拍数

心電図を用いて心拍数の測定，不整脈の有無を確認する。パルスオキシメーターは心拍に同期して変化する光の強度を感知するため，心電図よりも正確に心拍を測定できることも多い。聴診でも心拍数を数え，心音を評価する。

一般的な麻酔薬は交感神経を抑制するため，投与時に心拍数の減少や心収縮力の低下が起こる。腹腔内での胃や卵巣・子宮の牽引時や，眼球圧迫，気管挿管時の喉頭部の刺激によって迷走神経反射が起き，徐脈に

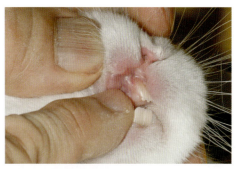

図19　毛細血管再充填時間の測定
目視できる範囲が狭くてわかりにくい。

なることもある。術中の疼痛は心拍数を増加させる（頻脈）。

大腿動脈圧を触診することで，血圧の高低を評価する。毛細血管再充填時間（CRT）から循環状態を評価する（図19）。正常であれば粘膜色は2秒でもとに戻るため，それより延長している場合は循環不全と考える。しかし，ウサギは口腔粘膜を目視できる範囲が狭いため，評価が難しいこともある。

(2)血圧

血圧は主に非観血式血圧計で測定される。動脈の律動をカフの内圧の振動として測定するオシロメトリック法（振動法）が一般的である。血圧計により測定された脈拍数が心電図の心拍数と一致していることで信頼度を判断できるが，身体の小さい個体では正確な測定が困難である。ウサギの血圧は，収縮期圧90〜130 mmHg，拡張期圧80〜90 mmHgという報告がある[26]。

四肢の動脈に沿ってカフを装着する（図20a）。カフを耳根に巻いて耳介動脈で検出することもある（図20b）。

血圧は，麻酔薬の影響で低下することが多い。出血

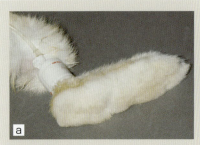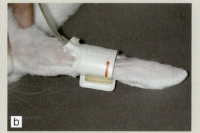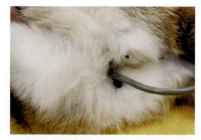

図20 血圧測定部位
a：四肢，b：耳介

図21 体温測定
直腸に体温プローブを挿入して測定する。

による血圧低下以外に，胃を腹腔外へ牽引するような操作では，一時的に血管が遮断され，解除後に末梢への血流が再開されることで循環血液量が減少して血圧が低下することもある。術中の疼痛は，血圧を上昇させる。

4．体温

直腸体温プローブによる測定が容易で正確である（図21）。

ウサギは体表面積が大きいため気化熱を喪失しやすく，体温中枢が抑制される麻酔中は劇的に体温が低下する。剃毛による無毛状態，冷たい消毒薬の塗布，術中の湿ったガーゼなどは体温を低下させる要因となるので注意する。重篤な循環障害時には末梢体温が低下し，それにより麻酔回復時間が遅くなる。

ウサギでは体温が37.8℃以下になると，交感神経の亢進やレニン・アンジオテンシン・アルドステロン系の活性化が起こらなくなり，圧受容体反応が乏しくなるため，低血圧やショックからの回復が難しくなる[29]。

5．麻酔濃度

多くの呼吸モニターは吸入麻酔の呼気と吸気中の濃度を監視できる。麻酔中や麻酔終了後の，体内の麻酔薬の濃度が推測できる。

緊急時の対応

1．徐脈・呼吸抑制

徐脈に対してはグリコピロレートを，呼吸抑制に対してはドキサプラムを投与する。ドキサプラムは呼吸興奮薬で，一回換気量と呼吸数を増加させる。しかし，短時間作用であるため，15分ごとの反復投与が必要である[24]。

麻酔前投与薬でベンゾジアゼピン類，α_2受容体作動薬，オピオイド系鎮痛薬を投与している場合は，拮抗薬としてそれぞれフルマゼニル，アチパメゾール，ナロキソンを投与する。

2．血圧低下

血圧の低下がみられたら，アドレナリンやグリコピロレートを投与する。

ドパミンやフェニレフリンは，持続点滴投与で顕著な血圧上昇がみられなかったという報告[17]もあり，ウサギに対する効果はわかっていない。

3．出血

明らかに出血多量である場合は輸血や膠質液輸液を行う。出血量の正確な算出は難しいため，見た目や使用したガーゼに付着した量から類推する。ウサギの血液量は55～65 mL/kgである[47]。循環血液量の15～20％が失われるとコリン作動性調節が作用しなくなり，頻脈，消化管や皮膚からの血液の再分配が起こる。急性な出血の限界は全血液量の20～30％といわれる[37]。実験的には，30～35％の血液喪失で出血性ショックが起こると報告されている[30]。

4．呼吸停止

気管チューブあるいはラリンジアルマスクを使用している場合は，陽圧酸素吸入，約10回／分程度の人工呼吸を行う。

フェイスマスクを使用している場合は，ウサギを仰臥位にして頸部を伸張させ，酸素を陽圧にして吸入させる。ただし，フェイスマスクでの陽圧酸素吸入は胃に酸素が流入することが多く，有用性は低い。人工呼吸ができないため，胸郭圧迫も行うが，ウサギは胸部圧迫により肺を損傷しやすいため，ダメージのほうが

大きいかもしれない。なお，横臥位で四肢を持ち，前後に交叉するように動かすことでも，胸腔内に空気を送り込める。確実な人工呼吸のためには気管切開を行うが，侵襲が大きいため，その後の影響が懸念される。

5. 心停止

　心停止が起こったら，心臓マッサージを行い，アドレナリンを投与する。心停止の際には，直前に深い吸息と速い呼息を繰り返すあえぎ呼吸を数回行ったあと無呼吸となる。そして，心停止直後には死戦期呼吸が生じる。これは吸気時に下顎を動かして空気を飲み込むような呼吸で，胸郭はほとんど動かず酸素化はできていない。

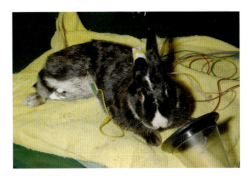

図22　覚醒
ウサギは覚醒すると手術台から飛び降りようとするので，事故が起きないように観察する。

覚醒

　麻酔覚醒時はウサギを注意深く監視する。とくに術後は覚醒に伴う手術台からの落下事故，ケージ内での損傷に注意する。ウサギは臆病なので，覚醒中，意識と身体の統合がとれないことに慌てやすい。呼吸や血圧なども不安定であるため，自力で起立できるか，あるいは完全に意識を回復するまで十分に観察しなければならない（図22）。

　自発呼吸がしっかりと出てきたら，気管チューブやラリンジアルマスクをはずす。その後は，鼻孔を塞がないようにして，頭および鼻を上げた姿勢で酸素をフェイスマスクでかがすか，酸素チャンバーに入れる。体温が低いと回復が遅くなるため，必要に応じて補助加温を行う。被毛が濡れていれば温風で乾燥させる。呼吸，血圧，心拍が安定したら入院室に移す。

● 参考文献

1) Aeschbacher G, Webb AI. Propofol in rabbits. 2. Long-term anesthesia. *Lab Anim Sci.* 43: 328-335, 1993.
2) Albrecht DT, Blakely CL. Anesthetic mortality: a five-year survey of the records of the Angel Memorial Hospital. *J Am Vet Med Assoc.* 119. 429-433, 1951.
3) Barişkaner H, Tuncer S, Ulusoy H, et al. Effects of bupivacaine and ropivacaine on hemodynamic parameters in rabbits. *Methods Find Exp Clin Pharmacol.* 23: 89-92, 2001
4) Bjurström RL, Schoene RB. Control of ventilation in elite synchronized swimmers. *J Appl Physiol.* 63: 1019-1024, 1987.
5) Brammer DW, Doerning BJ, Chrisp CE, et al. Anesthetic and nephrotoxic effects of Telazol in New Zealand white rabbits. *Lab Anim Sci.* 41: 432-435, 1991
6) Brodbelt DC, Blissitt KJ, Hammond RA, et al. The risk of death: the confidential enquiry into perioperative small animal fatalities. *Vet Anaesth Analg.* 35: 365-373, 2008. doi: 10.1111/j.1467-2995.2008.00397.x
7) Brodbelt D. Perioperative mortality in small animal anaesthesia. *Vet J.* 182: 152-161, 2009. doi: 10.1016/j.tvjl.2008.06.011
8) Cantwell SL. フェレット，ウサギ，齧歯類の麻酔：エキゾチックアニマル臨床シリーズ　Vol.5　鎮痛法と麻酔法．中西真紀子訳．インターズー．2004.
9) Czabak-Garbacz R, Cygan B, Chomicki M, et al The influence of diazepam on the behaviour of rabbits in spontaneous conditions. *Ann Univ Mariae Curie Sklodowska Med.* 57: 264-270, 2002.
10) Drummond JC. MAC for halothane, enflurane, and isoflurane in the New Zealand white rabbit: and a test for the validity of MAC determinations. *Anesthesiology.* 62: 336-338, 1985.
11) Ferrigno M, Hickey DD, Liner MH, et al. Cardiac performance in humans during breath holding. *J Appl Physiol.* 60: 1871-1877, 1986.
12) Flecknell PA, Liles JH, Wootton R. Reversal offentanyl/fluanisone neuroleptanalgesia in the rabbit using mixed agonist/antagonist opioids. *Lab Anim.* 23: 147-155, 1989.
13) Flecknell PA, Cruz IJ, Liles JH, et al. Induction of anaesthesia with halothane and isoflurane in the rabbit: a comparison of the use of a face-mask or an anaesthetic chamber. *Lab Anim.* 30: 67-74, 1996.
14) Flecknell P. Anaesthesia and perioperative care. *In* Meredith A, Flecknell P, (eds): BSAVA Manual of Rabbit Medicine and Surgery, 2nd ed. BSAVA. 2006, pp154-165.
15) Flecknell P. Laboratory Animal Anaesthesia, 4th ed. Elsevier, Academic Press. 2015.
16) Glen JB. Animal studies of the anaesthetic activity of ICI 35 868. *Br J Anaesth.* 52: 731-742, 1980.
17) Gosliga JM, Barter LS. Cardiovascular effects of dopamine hydrochloride and phenylephrine hydrochloride in healthy isoflurane-anesthetized New Zealand white rabbits (*Oryctolagus cuniculus*). *Am J Vet Res.* 76: 116-121, 2015. doi: 10.2460/ajvr.76.2.116
18) Green CJ. Neuroleptanalgesic drug combinations in the anaesthetic management of small laboratory animals. *Lab Anim.* 9: 161-178, 1975.
19) Grint NJ, Sayers IR, Cecchi R, et al. Postanaesthetic tracheal strictures in three rabbits. *Lab Anim.* 40: 301-308, 2006.
20) Grint NJ, Murison PJ. A comparison of ketamine-midazolam and ketamine-medetomidine combinations for induction of anaesthesia in rabbits. *Vet Anaesth Analg.* 35: 113-121, 2008. doi: 10.1111/j.1467-2995.2007.00362.x
21) Harkness JE, Turner PV, VandeWoude S, et al. Harkness and Wagner's Biology and Medicine of Rabbits and Ro-

dents, 5th ed. Wiley-Blackwell. 2010.

22) Hawkins MG, Pascoe PJ. Anesthesia, analgesia, and sedation for small mammals. *In* Quesenberry KE, Carpenter JW,(eds): Ferrets, Rabbit, and Rodents, Clinical Medicine and Surgery, 3rd ed. Elsevier, Saunders. 2011, pp429-451.

23) Hedenqvist P, Orr HE, Roughan JV, et al. Anaesthesia with ketamine/medetomidine in the rabbit: influence of route of administration and the effect of combination with butorphanol. *Vet Anaesth Analg.* 29: 14-19, 2002. doi: 10.1046/j.1467-2987.2001.00058.x

24) Hillyer EV. Pet rabbits. *Vet Clin North Am Small Anim Pract.* 24: 25-65, 1994.

25) Hurley RJ, Marini RP, Avison DL, et al. Evaluation of detomidine anesthetic combinations in the rabbit. *Lab Anim Sci.* 44: 472-478, 1994.

26) Huston SM, Lee PMS, Quesenberry KE, Pilny AA. Cardiovascular disease, lymphoproliferative disease, and thymomas. *In* Quesenberry KE, Carpenter JW,(eds): Ferrets Rabbits and Rodents Clinical Medicine and Surgery, 3rd ed. Elsevier, Saunders. 2011, pp258-267.

27) Huynh M, Poumeyrol S, Pignon C, et al. Intramuscular administration of alfaxalone for sedation in rabbits. *Vet Rec.* 7: 176: 255, 2015. doi: 10.1136/vr.102522

28) Kazakos GM, Anagnostou T, Savvas I, et al. Use of the laryngeal mask airway in rabbits: placement and efficacy. *Lab Anim.* 36. 29-34, 2007.

29) Keates H, Whittem T. Effect of intravenous dose escalation with alfaxalone and propofol on occurrence of apnoea in the dog. *Res Vet Sci.* 93: 904-906, 2012. doi: 10.1016/j.rvsc.2011.10.003

30) Lawton LD, Roncal S, Leonard E, et al. The utility of Advanced Trauma Life Support(ATLS)clinical shock grading in assessment of trauma. *Emerg Med J.* 31: 384-389, 2014. doi: 10.1136/emermed-2012-201813

31) Lichtenberger M. Shock and fluid therapy in the rabbit. British Small Animal Veterinary Congress 2008.

32) Ling HW. Anesthesia in the rabbit. *J Anim Tech Ass.* 8: 58, 1957.

33) Marano G, Formigar R, Grigioni M, et al. Effects of isoflurane versus halothane on myocardial contractlity in rabbits: asessment with transthoracic two-dimensional echocardiography. *Lab Anim.* 31: 144-150, 1997.

34) Murphy KL, Roughan JV, Baxter MG, et al. Anaesthesia with a combination of ketamine and medetomidine in the rabbit: effect of premedication with buprenorphine. *Vet Anaesth Analg.* 37: 222-229, 2010. doi: 10.1111/j.1467-2995.2009.00525.x

35) Mushambi MC. Inhalational anaesthetic agents. *In* Aitkenhead AR, Moppett IK, Thompson JP,(eds): Smith & Aikenhead's Textbook of Anaesthesia, 6th ed. Elsevier, Churchill Livingstone. 2013, pp14-36.

36) Nishide T, Kadonosono K, Itoh N, et al. The effect of intraocular lidocaine in white rabbit eyes. *Jpn J Ophthalmol.* 44: 569, 2000.

37) Oglesbee BL, Jenkins JR. Gastrointestinal disease. *In* Quesenberry KE, Carpenter JW,(eds): Ferrets, Rabbits, and Rodents, Clinical Medicine and Surgery, 3rd ed. Elsevier, Saunders. 2011, pp193-204.

38) O'Hagan B, Pasloske K, McKinnon C, et al. Clinical evaluation of alfaxalone as an anaesthetic induction agent in dogs less than 12 weeks of age. *Aust Vet J.* 90: 346-350. 2012. doi: 10.1111/j.1751-0813.2012.00974.x

39) Olson ME, Vizzutti DD, Morck DW, et al. The parasympatholytic effects of atropine sulfate and glycopyrrolate in rats and rabbits. *Can J Vet Res.* 58: 254-258, 1994.

40) Orr HE, Roughan JV, Flecknell PA. Assessment of ketamine and medetomidine anaesthesia in the domestic rabbit. *Vet Anaesth Analg.* 32: 271-279, 2005.

41) Palmisano BW, Mehner RW, Stowe DF, et al. Direct myocardial effects of halothane and isoflurane. Comparison between adult and infant rabbits. *Anesthesiology.* 81: 718-729, 1994.

42) Phaneuf LR, Barker S, Groleau MA, ed al. Tracheal injury after endotracheal intubation and anesthesia in rabbits. *J Am Assoc Lab Anim Sci.* 45: 67-72, 2006.

43) Sartick M. Eldridge ML, Johnson JA, et al. Recovery rate of the cardiovascular system in rabbits following short term halothane anaesthesia. *Lab Anim Sci.* 29: 186-190, 1979.

44) Schnellbacher RW, Carpenter JW, Mason DE, et al. Effects of lidocaine administration via continuous rate infusion on the minimum alveolar concentration of isoflurane in New Zealand white rabbits(*Oryctolagus cuniculus*). *Am J Vet Res.* 74: 1377-1384, 2013. doi: 10.2460/ajvr.74.11.1377

45) Simon L, Kariya N, Edouard A, et al. Effect of bupivacaine on the isolated rabbit heart: developmental aspect on ventricular conduction and contractility. *Anesthesiology.* 101: 937-944, 2004.

46) Stephens Devalle JM. Successful management of rabbit anaesthesia through the use of nasotracheal intubation. *J Am Assoc Lab Anim Sci.* 48: 166-170, 2009.

47) Suckow MA, Schroeder VA. Improtant biological features. *In*: The Laboratory Rabbit, 2nd ed. CRC Press. 2012, pp1-10.

48) Unal Y, Sema O, Bekir DC, et al. The effect of lidocaine on the endothelium damage in rabbit vein grafts. *Saudi Med J.* 32: 236-240, 2011.

49) Varga M. Anaesthesia and analgesia. *In* Textbook of Rabbit Medicine, 2nd ed. Elsevier, Butterworth-Heinemann. 2013, pp178-202.

50) Vegfors M, Sjöberg F, Lindberg LG, et al. Basic studies of pulse oximetry in a rabbit model. *Acta Anaesthesiol Scand.* 35: 596-599, 1991.

51) Wixon SK. Anesthesia and analgesia. *In* Manning PJ, Ringler DH, Newcomer CE,(eds): The Biology of the Laboratory Rabbit, 2nd ed. Elsevier, Academic Press. 1994, pp87-109.

52) Wyler F, Weissler K. Effect of halothane anaesthesia on distribution of cardiac output and organ blood flow in the rabbit. *Br J Anaesth.* 44: 551-556, 1972.

53) 石田智子, 小沼　守, 小野貞治ほか. ウサギ160臨床例における麻酔関連偶発死亡率. 獣医麻酔外科学雑誌. 45：7-12, 2014. doi: 10.2327/jvas.45.7

54) 今野和則, 堀内伸二, 磯江孝治ほか. ラットおよびウサギにおける3種混合麻酔薬の検討. 食品薬品安全センター秦野研究所年報. 35：53-59, 2012.

55) 鈴木政美, 鈴木正彦, 高橋友子ほか. 技術講座　動物実験を目的としたウサギの麻酔. 獣医麻酔. 11：81-86, 1980.

周術期管理

15.2

術中の注意および術後管理

術中の注意

1. 体位固定

麻酔深度が第Ⅲ期に移行したら，手術の目的に適した体位に固定する。ウサギでは四肢を強く固定すると胸郭の動きが制限されて呼吸抑制が起こることから，仰臥位であっても四肢は緩く締めるか，固定しないこともある(図1a)。とくに肥満個体では腹腔内臓器が胸腔を圧迫するため，頭部と胸部を少し挙上して(図1b)，呼吸への影響を減らすべきである。頭と頸は伸長させ，フェイスマスクでは舌や軟口蓋が喉頭を閉塞しないように，気管チューブやラリンジアルマスクではチューブが曲がったり，マスクが外れないように固定する。

2. 眼球乾燥対策

ウサギは眼球が突出し，麻酔深度が深くなっても開眼していることが多いため，麻酔中は角膜が乾燥しやすい。眼球の乾燥を予防するために，眼軟膏や眼潤滑剤を塗布するか，テープで閉眼させる(図2)。

3. 毛刈り

術野はハサミやバリカンで毛刈りする(図3)。低体温を防ぐため範囲は最小限にとどめる。ウサギの皮膚には薄い場所が散在しており，バリカンで毛刈りする際に傷つけてしまいやすい。それを防ぐためには，毛刈りする皮膚を広げて平らにし，刃を皮膚と水平に，密着するようにあてて操作するとよい。

密に生えた下毛がバリカンの刃に詰まりやすいため，ウサギの毛刈りは困難で時間がかかる。ウサギの被毛は軽く舞いやすいので，術野に被毛が残らないように掃除機で注意深く取り除く。

脱毛クリーム(除毛剤)を使用することもあるが，皮膚に刺激を与え炎症を起こすことがあるので注意する。

4. 消毒

毛刈り後に，切開する皮膚の消毒を行う(図4)。ウサギはイヌなどに比べて皮膚が汚染されていることは少ない。汚染の原因となるのは排泄物や膿瘍である。

術野に鱗屑や汚染がなければ，スクラブは使用しない。ポピドンヨードあるいはグルコン酸クロルヘキシジンをガーゼやスポンジに含ませ，術野の切開予定部位から外側へ向かって皮膚を擦り消毒する。消毒薬の刺激による皮膚炎を防ぐため，消毒薬を温めた生理食塩液で希釈することもある。気化熱による体温喪失をおさえるため，アルコールの塗布は省略あるいは最小限にする。

5. 縫合

使用部位に適した材質・太さの吸収性縫合糸を用いる。ウサギは異物に対する乾酪性の化膿性反応を起こしやすく，また癒着しやすいため，縫合糸から受ける影響が大きい。

胃，腸，膀胱，子宮，筋肉，皮下組織など軟部組織の縫合には滅菌済みのポリマー性吸収性縫合糸を使用すると，反応が少ないようである。皮膚は非吸収性縫合糸を使用する。

ウサギは感染により膿瘍を形成しやすいため，皮下組織を縫合する際は死腔が少なくなるよう緻密に結節縫合する。ここで表皮をある程度寄せておくことで，皮膚縫合時の緊張を軽減できる。

縫合糸を気にして自己抜糸することが予想される個体，あるいは抜糸を不要とする個体では表皮下閉鎖縫合を行う(図5)。そうでない場合は単純結節縫合を行

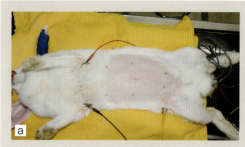
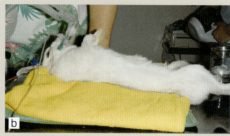

図1 体位固定
a：四肢は緩めに固定するか，固定しない。
b：頭側を高くして，腹部臓器による胸腔の圧迫を防ぐ。

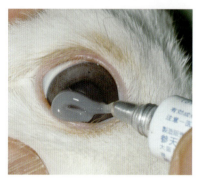

図2 眼の保護
眼軟膏を塗布し，乾燥から保護する。

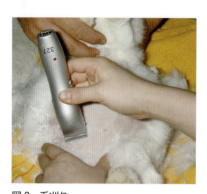

図3 毛刈り
被毛は細くこしがないため刈りにくい。低体温を防ぐため刈る範囲は最小限にする。

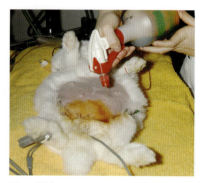

図4 消毒
低体温を防ぐため体を濡らしすぎない。

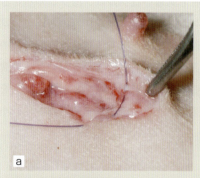
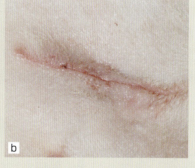

図5 表皮下閉鎖縫合
a，b：皮膚の内側に縫合糸をかけて，表皮をよせて縫合する。

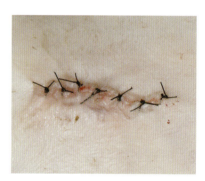

図6 皮膚の単純結節縫合

う（図6）。縫合がきつすぎると自己抜糸につながりやすいので注意する。皮下組織を緻密に縫合しておけば，皮膚は緩く縫合するだけでもよい。

縫合糸による縫合の補助としてシアノアクリレート系組織絆創膏を使用することも可能であるが，気にして咬む個体もいる。

スキンステープラーは抜かれにくく，縫合する時間も短縮できる利点がある（図7）。

術後管理

術後半日〜1日は保温した入院室で管理するのが理想である。

出血などの体液の喪失，脱水や下痢などがみられると，麻酔からの覚醒も遅延する。したがって，侵襲の大きな手術を行った場合は，術後も輸液をする。体温が低い場合は輸液剤を体温近くに温めるとよい。

意識と動きがしっかりとしたら，餌と水を与える。ただし，消化管切開を行った場合は，絶食期間を過ぎてからとする。

数日間は，食欲，糞便や尿の状態も確認する。尿量の減少は，脱水，疼痛，腎不全などを示唆する。糞便量の減少は，消化管の鬱滞や閉塞などを示唆する。術後2〜3日経過しても食欲が上がらない場合は，重度

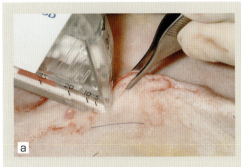
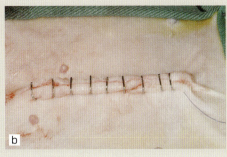

図7 スキンステープラー
a, b：皮膚を外反させてステープルを打針する。

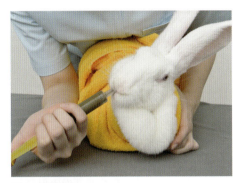

図8 強制給餌
食欲の回復しない個体に対しては，必要に応じて流動食を与える。

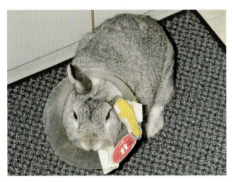

図9 エリザベスカラー
術部を自咬する個体に対しては，エリザベスカラーを装着する。

の疼痛が存在している可能性があるため，鎮痛薬を続行する。絶食期間が長いとケトアシドーシスを生じるため，消化管の鬱滞や閉塞のないことを確認したうえで，流動食などを強制給餌するべきである（図8）。

術前の身体検査や臨床検査で問題が認められたウサギでは，それらの経過も監視する。

手術が完全に無菌状態で行われていれば，抗菌薬の投与は予防的に行うのみでよい。しかし，膿瘍症例は敗血症を引き起こす可能性があるため注意深く観察する。

術創および縫合糸を咬むウサギもいる。そのようなときはエリザベスカラーの装着を検討する（図9）。短期間であれば，食糞が行えなくても問題はない。装着が長期になるようであれば，ビタミンB群を投与したり，盲腸便を口元に持っていき摂取させるとよい。術創が癒合するまで，感染を含めてしっかりと観察する。非吸収性糸を使用した場合，術後1〜2週間で抜糸する。

15.3

疼痛管理

疼痛の影響

疼痛は，手術に対する反応や術後の回復に大きな影響を与える。

疼痛はストレス要因であり，コルチゾル，カテコールアミンなどのストレスホルモンを放出させ，頻脈，高血圧，免疫系の変化，高血糖，脂肪分解および負の窒素代謝などの生理的，代謝的変化を誘発する（内分泌ストレス反応）[3,12]。その結果，身体の恒常性が乱れ，ウサギは食欲不振に陥る[8]。術後の血液化学検査で肝パネルや腎パネルの上昇がみられたり，潜在していた心不全や呼吸器疾患の臨床徴候が発現したり，感染症が生じたりする。蠕動の低下により消化管の鬱滞や閉塞が起き，死に至ることも珍しくはない。

疼痛の評価

ウサギは無表情で，声を出すこともまれであるため[5]，イヌやネコに比べて疼痛の評価が難しい。また，疼痛によりウサギに現れる変化を獣医師が見慣れていないことも多い。

ウサギの疼痛の評価方法としては，Rabbit Grimace Scale（RbtGS）がある。疼痛に伴う表情の変化から，疼痛の強さを評価する方法である。

痛みが強くなるにつれ，ウサギには，目を細める，頬が平たくなる，左右の外鼻孔のなす角が鋭角になる，ヒゲを頬のほうへ引きつける，耳介をすぼめて後ろに倒すという変化が現れる[10,13]（**図1**）。これらの変化を「変化なし（スコア0）」，「中程度（スコア1）」，「明瞭（スコア3）」の3段階に分類し，スコアの合計から，ウサギが感じている疼痛の強さを評価する。しかし，ウサギは評価者から顔を隠そうと逃げるため，

表情の変化を正確に把握できないことも多い。

表情以外では，疼痛によってあまり動かなくなったり，無気力になったりする。また，疼痛に伴う神経過敏から不機嫌になることもある[14]。

開腹手術を受けたウサギは，腹部や背部の疼痛により，活動性の低下，弓状姿勢や腹部の圧迫などを呈する（**図2**）。毛繕いをしなくなるため，被毛の光沢がなくなり，肛門周囲や目，鼻，口の周囲が汚れた状態となる。

疼痛管理の方法

疼痛に対しては鎮痛薬を使用する。鎮痛薬には睡眠を誘発し，不安を軽減し，炎症を緩和するような麻酔前投与薬やグルココルチコイドも含まれるが，一般的にはオピオイドや非ステロイド系抗炎症薬（NSAIDs）が使われる。副作用を避け適切な鎮痛を得るためには，オピオイドとNSAIDsを併用したほうがよいともいわれている。

鎮痛薬は，疼痛をもたらす処置の前に投与したほうが効果が強くなり，回復期間も短くなる[18]。これを先取り鎮痛（先制鎮痛）とよぶ。局所麻酔薬またはオピオイドを投与してあらかじめ侵害刺激を遮断しておくと，外科手術を行っても中枢神経系が敏感にならず，術後の痛みが軽いという。全身投与の鎮痛薬の使用以外に，切開前に皮膚に局所麻酔薬を浸透させることも，先取り鎮痛として有効である。

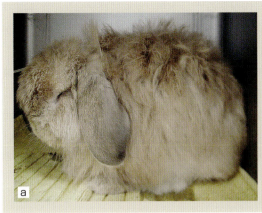
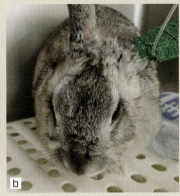

図1 疼痛の表情
a：目を細め，あまり動かなくなる。
b：頬が平たくなり，顔を下げている。

鎮痛薬

1. オピオイド

オピオイドはオピオイド受容体に結合する物質の総称である。内臓痛に有効であるため，胃切開や膀胱切開などの内臓の手術に用いられる。

投与後，すみやかに代謝されるため作用時間が短く，多くは反復投与が必要となる。モルヒネ，メペリジン，ペンタゾシンなど従来の非経口投与のオピオイドは，代謝される速度が速いため血中濃度を維持することが難しく，ウサギでは実用的ではないとされている。臨床でよく使用されるのはブトルファノール，ブプレノルフィン，フェンタニルである。

ブトルファノールの鎮痛効果はモルヒネに比べ，ヒトでは3～5倍，ラットでは30倍である[20]。なお，Flecknellはブトルファノールの用量反応曲線はベル形であり，多量投与をしてもそれほど鎮痛効果が得られないことを示唆している[4]。ウサギにおけるブトルファノールの半減期は，0.5 mg/kgの投与量で，静脈内投与が1.64時間，皮下投与が3.16時間であったと報告されている[16]。

ブプレノルフィンは，オピオイドのなかでは作用の発現が遅く作用時間が長いため，長期間の鎮痛に使用される。

フェンタニルは強力な鎮痛薬で，モルヒネの20～100倍の鎮痛効果がある[9]。フェンタニルは静脈投与以外にもパッチ型で経皮的にも使える。パッチ型はヒトでは癌性疼痛の緩和に使われ，とくに経口薬が使えない患者に有用である。被毛が密に生えたウサギでは除毛をする必要があるが，除毛後に適切に皮膚に貼ることができれば，十分な効果が得られる[7]。

オピオイドの副作用は，呼吸抑制，悪心，消化管蠕

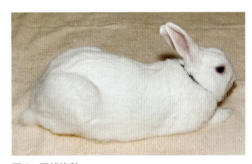

図2 弓状姿勢
開腹手術を受けたウサギは，疼痛から腹部を床に押し付けるような姿勢をとることがある。

動の低下，過度の鎮静，縮瞳，低血圧などであるが，とくに呼吸抑制に注意する。フェンタニルは副作用としての呼吸抑制が強いため注意して使う。ブトルファノールやブプレノルフィンは通常の投薬量では呼吸抑制は弱い[17]。呼吸抑制などの副作用がみられた場合は，拮抗薬であるナロキソンを投与する。

なお，ブトルファノールやブプレノルフィンを併用すると，イソフルランやハロセンなどの吸入麻酔量を0.25～0.5%軽減させる利点もあり[6]，先取り鎮痛以外の目的で前投与薬として使われることも多い。

2. 非ステロイド系抗炎症薬

NSAIDsは，アラキドン酸からプロスタグランジンを合成するシクロオキシゲナーゼのはたらきを阻害することで，鎮痛作用や抗炎症作用を発揮する。内服投与もできるため，使いやすい。

術後の鎮痛薬や抗炎症薬としてよく使用される。内臓痛より体性痛が適応で，抜歯や骨折に適する[11]。肺炎もしくは腸炎など重篤な炎症が存在する場合は，炎症性浮腫を軽減するためにも投与されている。フルニキシンのシクロオキシゲナーゼを抑制する特性は，腸管毒血症の治療にも有効である[2]。

副作用として胃潰瘍，血小板凝集の障害，腎毒性，骨治癒障害および肝毒性などがある。とくに長期投与で発現しやすいので注意する。前投与薬として用いると，麻酔中に血圧を低下させ，腎毒性を発揮する恐れがあるため，低血圧の個体や心不全を患う個体などには投与するべきでない。

アスピリンやフェニルブタゾンなどは副作用が発現しやすい。アスピリン 50 mg/kg の経口投与を 3 日間続けたところ，33% のウサギに出血傾向がみられたという報告がある[15]。一方，カルプロフェンやケトプロフェンなどのプロピオン酸系 NSAIDs は，副作用が少ない。

オキシカム系のピロキシカムやメロキシカムは半減期が長く，1 日 1 回の投与でよいため，投薬がストレスとなるウサギにも使いやすい。一般的に副作用も弱く，メロキシカムでは消化器徴候はあまり発現しないという[1]。しかし，メロキシカムはオピオイドのように吸入麻酔薬の量を減らす効果はない[19]。

● 参考文献

1) Cooper CS, Metcalf-Pate KA, Barat CE, et al. Comparison of Side Effects between Buprenorphine and Meloxicam Used Postoperatively in Dutch Belted Rabbits(*Oryctolagus cuniculus*). *J Am Assoc Lab Anim Sci.* 48: 279-285, 2009.

2) Elmas M, Yazar E, Uney K, et al. Pharmacokinetics of enrofloxacin and flunixin meglumine and interactions between both drugs after intravenous co-administration in healthy and endotoxaemic rabbits. *Vet J.* 177: 418-424, 2008.

3) Fisherman SM, Ballantyne JC, Rathmell JP. Bonica's Management of Pain, 4th ed. Lippincott Williams & Wilkins. 2012.

4) Flecknell PA. The relief of pain in laboratory animals. *Lab Anim.* 18: 147-160, 1984.

5) Flecknell PA, Liles JH, Williamson HA. The use of lignocaine-prilocaine local anaesthetic cream for pain-free venepuncture in laboratory animals. *Lab Anim.* 24: 142-146, 1990.

6) Flecknell P. Laboratory Animal Anaesthesia, 4th ed. Elsevier, Academic Press. 2015.

7) Foley PL, Henderson AL, Bissonette EA, et al. Evaluation of fentanyl transdermal patches in rabbits: blood concentrations and physiologic response. *Comp Med.* 51: 239-244, 2001.

8) Grandin T, Deesing M. Distress in animals: is it fear, pain or physical stress? American Board of Veterinary Practitioners Symposium. 2002.

9) Green CJ. Neuroleptanalgesic drug combinations in the anaesthetic management of small laboratory animals. *Lab Anim.* 9: 161-178, 1975.

10) Hampshire V, Robertson S. Using the facial grimace scale to evaluate rabbitwellness in post-procedural monitoring. *Lab Anim.* 44: 259-260, 2015. doi: 10.1038/laban.806

11) Jenkins WL. Pharmacologic aspects of analgesic drugs in animals: An overview. *J Am Vet Med Assoc.* 191: 1231-1240, 1987.

12) Kasanan IH, Voipio HM, Leskinen H, et al. Comparison of ear tattoo, ear notching and microtattoo in rats undergoing cardiovascular telemetry. *Lab Anim.* 45: 154-159, 2011. doi: 10.1258/la.2011.010113

13) Keating SC, Thomas AA, Flecknell PA, et al. Evaluation of EMLA cream for preventing pain during tattooing of rabbits: changes in physiological, behavioural and facial expression responses. *PLoS One.* 7: e44437, 2012. doi: 10.1371/journal.pone.0044437

14) Leach MC, Allweiler S, Richardson CA, et al. Behavioural effects of ovariohysterectomy and oral administration of meloxicam in laboratory housed rabbits. *Res Vet Sci.* 87: 336-347, 2009. doi: 10.1016/j.rvsc.2009.02.001

15) Marangos MN, Onyeji CO, Nicolau DP, et al. Disposition kinetics of aspirin in female New Zealand white rabbits. *Lab Anim Sci.* 45: 67-69, 1995.

16) Portnoy LG, Hustead DR. Pharmacokinetics of butorphanol tartrate in rabbits. *Am J Vet Res.* 53: 541-543, 1992.

17) Shafford HL, Schadt JC. Respiratory and cardiovascular effects of buprenorphine in conscious rabbits. *Vet Anaesth Analg.* 35: 326-332, 2008. doi: 10.111 1/j.1467-2995.2007.00383.x

18) Smith JC, Danneman PJ. Monitoring of analgesia. *In* Fish RE, Brown MJ, Danneman PJ,(eds): Anesthesia and Analgesia in Laboratory Animals, 2nd ed. Elsevier, Academic press. 2008, pp171-182.

19) Turner PV, Kerr C, Healy AJ, et al. Effect of meloxicam and butorphanol on reduction of the minimum alveolar concentration of isoflurane in rabbits. *Am J Vet Res.* 67: 770-774, 2006.

20) Wixon SK. Anesthesia and analgesia. *In* Manning PJ, Ringler DH, Newcomer CE,(eds): The Biology of the Laboratory Rabbit, 2nd ed. Elsevier, Academic Press. 1994, pp87-109.

第16章

資料

16.1　ウサギに使用する薬剤一覧

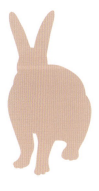

16.1 ウサギに使用する薬剤一覧

抗菌薬				
	薬品名	用 量	備 考	参考文献
アミノグリコシド系	アミカシン	10 mg/kg, SC, IM, sid	腎毒性の可能性	77
	ゲンタマイシン	4 mg/kg, SC, IM, sid	腎毒性の可能性	77
		1.5～2.5 mg/kg, SC, IM, IV, q8 hr	腎毒性の可能性	7
		5～8 mg/kg/day, SC, IM, IV	q8～24 hr で分割投与。腎毒性の可能性	52
	ストレプトマイシン	25～50 mg/kg, SC, IM, sid		51
	ネオマイシン	30 mg/kg, PO, sid	下痢の可能性	77
	ネチルマイシン	6～8 mg/kg, SC, IM, IV, sid	IV の場合，希釈して 20 分以上かけて投与	14
グリコペプチド系	バンコマイシン	50 mg/kg, IV, q8 hr		14
クロラムフェニコール	コハク酸エステル	30～50 mg/kg, SC, IM, bid	ウサギ梅毒	77
	パルミチン酸エステル	50 mg/kg, PO, bid		77
サルファ剤／トリメトプリム	スルファジアジン／トリメトプリム	15～30 mg/kg, PO, SC, sid		77
	スルファメトキサゾール／トリメトプリム	30 mg/kg, bid		77
セフェム系	セファレキシン	11～22 mg/kg, PO, tid	下痢の可能性	8
		15 mg/kg, SC, bid, 20 mg/kg, SC, sid	下痢の可能性	77
	セファロリジン	20～30 mg/kg, IM, sid	下痢の可能性	4
		11～15 mg/kg, IM, bid	下痢の可能性	22
		10～25 mg/kg, IM, SC, sid, 5 days	下痢の可能性	25
	セファロチン	12.5 mg/kg, IM, q6 hr, 6 days	下痢の可能性	14
	セフォタキシム	50 mg/kg, IM, q8 hr	下痢の可能性	14
	セフトリアキソン	40 mg/kg, IM, sid, 2～3 days	下痢の可能性	14
テトラサイクリン系	オキシテトラサイクリン	50 mg/kg, PO, bid	下痢の可能性	77
	クロルテトラサイクリン	50 mg/kg, PO, bid	下痢の可能性	77
	テトラサイクリン	50 mg/kg, PO, bid	下痢の可能性	77
	ドキシサイクリン	2.5 mg/kg, PO, bid	下痢の可能性	77
		4 mg/kg, PO, sid	下痢の可能性	55
	ミノサイクリン	6 mg/kg, IV, q8 hr		53
ニューキノロン系	エンロフロキサシン	5～15 mg/kg, PO, SC, IM, sid～bid	幼体には関節炎の可能性，注射では筋壊死や無菌性膿瘍の可能性	53
		5～20 mg/kg, PO, IM, bid	幼体には関節炎の可能性，パスツレラ症では 14～30 days の投与が必要	7

抗菌薬				
薬品名		用量	備考	参考文献
ニューキノロン系	オフロキサシン	20 mg/kg, SC, tid	幼体には関節炎の可能性	47
	ジフロキサシン	5 mg/kg, IM, IV, sid		14
	シプロフロキサシン	15～20 mg/kg, PO, sid	幼体には関節炎の可能性	77
	マルボフロキサシン	2 mg/kg, IM, IV, sid		1
		5 mg/kg, PO, sid, 10 days		15
	モキシフロキサシン	5 mg/kg, PO, IM, sid, 10 days		14
ペニシリン系	プロカインペニシリン G	20000～84000 IU/kg, SC, IM, sid, 5～7 days	ウサギ梅毒	33
	ベンジルペニシリン G	47000～84000 IU/kg, SC, IM, q1 week	ウサギ梅毒	7
		42000～60000 IU/kg, IM, eod	ウサギ梅毒	22
マクロライド系	アジスロマイシン	4～5 mg/kg, IM, q48 hr, 7 days		14
		15～30 mg/kg, PO, sid, 15 days		14
	タイロシン	10 mg/kg, PO, SC, IM, sid～bid		14
	チルミコシン	12.5 mg/kg, PO, sid, 7 days		14
		25 mg/kg, SC, 単回投与		14
メトロニダゾール		25 mg/kg, PO, bid, 21 days	腸性中毒	4
		20～60 mg/kg, PO, bid, prn(3～5 days)	腸性中毒	34

抗真菌薬			
薬品名	用量	備考	参考文献
アムホテリシン B	1 mg/kg, IV, sid		69
アルバコナゾール	5 mg/kg, PO, sid		14
イトラコナゾール	5～10 mg/kg, PO, sid, 3～4 weeks		4
グルセオフルビン	12.5 mg/kg, PO, bid, 30～45 days		15
	25 mg/kg, PO, bid, 30～45 days		15
ケトコナゾール	10～40 mg/kg, PO, sid, 14 days		23
	10～15 mg/kg, PO, sid, 3～4 weeks		4
ナイスタチン	20 mg/kg, PO, bid, 10 days		28
フルコナゾール	25～43 mg/kg, IV(緩徐に), bid		44
ポサコナゾール	20 mg/kg, PO, sid	アスペルギルス性肺炎	14
ミカファンギゾン	0.25～2 mg/kg, IV, sid		61

駆虫薬			
薬品名	用量	備考	参考文献
アルベンダゾール	7.5～20 mg/kg, sid	エンセファリトゾーン	9
イベルメクチン	0.2～0.44 mg/kg, PO, SC, q8～18 day	外部寄生虫	76
イミダクロプリド	10%製剤を1本/4 kg 未満(10 mg/kg), スポットオン	外部寄生虫。イギリスではウサギで承認されている	6, 31
オキシベンダゾール	30 mg/kg, PO, sid, 7～14 days, その後 15 mg/kg, PO, sid, 30～60 days	エンセファリトゾーン。骨髄抑制が報告されている	14
サルファ剤／トリメトプリム	30 mg/kg, bid, 10 days	コクシジウム	51
スルファジメトキシン	25～50 mg/kg, PO, sid, 9 days		4
	12.5～15 mg/kg, PO, bid, 10～14 days		4
スルファモノメトキシン	15 mg/kg, PO, その後 10 mg/kg, PO, bid	コクシジウム	51
セラメクチン	18 mg/kg, スポットオン, q30 day	ノミ	74

駆虫薬

薬品名		用量	備考	参考文献
セラメクチン		6〜18 mg/kg，スポットオン，q4 week，1〜2回	キュウセンヒゼンダニ	47
		15〜30 mg，スポットオン，1回投与	疥癬，ツメダニ	6
		15 mg（2.3 kg以下），スポットオン	ウサギズツキダニ	31
		45 mg（2.3 kg以上），スポットオン	ウサギズツキダニ	
ドラメクチン		200 μg/kg，SC，q10 day，2回		76
トリトラズリル		2.5〜5 mg/kg，PO	コクシジウム	63
ピペラジン	クエン酸エステル	100 mg/kg，PO，sid，2 days	内部寄生虫	34
	アジピン酸エステル	200〜500 mg/kg，PO，sid，2 days	内部寄生虫の成体	34
		750 mg/kg，PO，sid，2 days	内部寄生虫の幼体	34
フェンベンダゾール		20 mg/kg，PO，sid	エンセファリトゾーン	65, 67
		10〜20 mg/kg，PO，単回投与	胃虫。10〜14日後に再投与	56
プラジカンテル		5〜10 mg/kg，SC，IM，PO，単回投与	条虫，吸虫。10〜14日後に再投与	21, 22
メトロニダゾール		20 mg/kg，bid	原虫	15

消化器

薬品名		用量	備考	参考文献
H₂ブロッカー	シメチジン	5〜10 mg/kg，SC，IM，IV，PO，bid〜tid		34, 53
	ファモチジン	0.5 mg/kg，PO，SC，IV，bid		16
	ラニチジン	2.0 mg/kg，IV，sid		13
		2.0〜5.0 mg/kg，PO，bid		13, 51
コレスチラミン		2 g/head，PO，sid，18〜21 days	腸性中毒。水20 mLに溶かして強制投与する	42
消化管蠕動促進薬	シサプリド	0.5 mg/kg，PO，q8〜12 hr		29
		0.5〜1.0 mg/kg，PO，sid		21
	メトクロプラミド	0.2〜0.5 mg/kg，SC，PO，q6〜8 hr		29
		0.2〜1.0 mg/kg，SC，PO，q6〜8 hr		34
		0.5 mg/kg，SC，PO，q4〜12 hr		15
		0.5 mg/kg，PO，sid〜tid		10
消泡薬	ジメチコン	20〜40 mg/kg，PO，q6 hr		64
		20〜40 mg/head，PO，q4〜6 hr		48
粘膜保護薬	水酸化アルミニウム	90 mg/kg/day		39
	スクルラルファート	25 mg/kg，PO，q8〜12 hr		23
プロトンポンプ阻害薬	オメプラゾール	20 mg/kg，bid，SC		38
毛球除去薬	ペトロモルトR	1〜2 mL/head，PO，3〜5 days		7
	流動パラフィン	1〜2 mL/kg，PO，3〜5 days		34
		20 mL/head，PO，bid	1週間以上連続投与。投与後に約3分間おいて胃を緩やかにマッサージする	57

循環器・呼吸器

薬品名		用量	備考	参考文献
β遮断薬	アテノロール	0.5〜5 mg/kg，IV		46
アンジオテンシン変換酵素阻害薬	エナラプリル	0.25〜0.5 mg/kg，PO，eod〜sid		32, 60
	ベナゼプリル	0.25 mg/kg，PO，sid		70
カルシウム遮断薬	ジルチアゼム	5.75 mg/kg		54
	ベラパミル	0.2 mg/kg，SC，tid		14, 32

循環器・呼吸器

薬品名		用量	備考	参考文献
強心薬	ジゴキシン	0.005～0.01 mg/kg, PO, eod～sid	鬱血性心不全, 心房細動	32
	ピモベンダン	0.35 mg/kg, PO, sid		70
		0.1～0.3 mg/kg, PO, sid～bid		59
抗コリン薬	アトロピン	0.1～3.0 mg/kg, SC		23
		0.05 mg/kg, SC		18, 26
		0.1～0.5 mg/kg, IM, SC		76
		0.04～2.0 mg/kg, IM, SC		18, 26
	グリコピロレート	0.01～0.02 mg/kg, SC		14, 32
		0.01 mg/kg, IV		18, 26, 34
		0.1 mg/kg, IM, SC		
		0.01～0.02 mg/kg, SC		23
		0.011 mg/kg, IV		3
抗不整脈薬	リドカイン	1～2 mg/kg, IV(ボーラス投与)		14, 32
呼吸促進薬	ドキサプラム	2～5 mg/kg, IV, SC	短時間作用で15分毎の反復投与が可能	29
		5～10 mg/kg, IV		18
昇圧薬	アドレナリン	0.2 mg/kg, IV		61
硝酸薬	ニトログリセリン2%軟膏	3 mm/head, q 6～12 hr		58
利尿薬	フロセミド	1～4 mg/kg, IM, q4～6 hr		24
		5～10 mg/kg, bid		4
		1～2 mg/kg, PO, sid～tid	長期投与の場合	59
		2～5 mg/kg, PO, bid	長期投与の場合	65

止血・抗炎症薬

薬品名		用量	備考	参考文献
抗ヒスタミン薬	d-クロルフェニラミンマレイン酸	0.2～0.4 mg/kg, PO, bid		75
	シプロヘプタジン	1 mg/head, PO, sid～bid		55
	ヒドロキシジン	2 mg/kg, PO, q8～12 hr	止痒作用, 自咬症の治療	52
非ステロイド系抗炎症薬	アスピリン	10～100 mg/kg, PO, q8～12 hr		14
		100 mg/kg, PO, q8～48 hr		14
	アセトアミノフェン	200～500 mg/kg, PO		22
	イブプロフェン	2～7.5 mg/kg, PO, q4 hr	消化器系の副作用	14
		7.5 mg/kg, PO, q6～8 hr	消化器系の副作用	14
	カルプロフェン	2.2 mg/kg, PO, bid		34
		1.0 mg/kg, IM, sid～bid		34
		3.0 mg/kg, IM, sid～bid		17
		2.0～4.0 mg/kg, SC, IV, sid		51
	ケトプロフェン	1.0 mg/kg, IM, sid～bid		34, 60
		1.0～3.0 mg/kg, PO, bid		53
	ピロキシカム	0.1～0.2 mg/kg, PO, tid, 3 weeks		34
	フルニキシンメグルミン	0.3～2.0 mg/kg, IM, PO, sid～bid, 3日以内		76
		1.1 mg/kg, SC, IM, IV, sid～bid		34, 40
	メロキシカム	0.2～0.3 mg/kg, PO, sid		14

鎮静・鎮痛薬	薬品名	用量	備考	参考文献
α₂受容体作動薬	キシラジン	2〜5 mg/kg, IM		18, 26
	メデトミジン	0.1〜0.5 mg/kg, IV, IM, IP		18, 26
		0.25 mg/kg, IM		37
		0.25〜0.5 mg/kg, IM		10
		0.3〜0.5 mg/kg, SC		3
オピオイド	アルフェンタニル	0.03〜0.07 mg/kg, IV	作用時間は45分程度	14
	トラマドール	11 mg/kg, PO		71
		4.4 mg/kg, IV		14
	フェンタニル	0.0074 mg/kg, IV		43
		0.03〜0.10 mg/kg/min, IV		11
		25 μg/hr パッチ/約3 kg, 3 days		62
	フェンタニル+フルアニソン	0.2〜0.3 mL/kg, IM		48
		0.5 mL/kg, IM		35
	ブトルファノール	0.1〜0.5 mg/kg, IV, IM, SC, q2〜4 hr		12, 14, 46
	ブプレノルフィン	0.01〜0.05 mg/kg, SC, IM, IV, bid〜tid		20, 76
		0.01〜0.05 mg/kg, SC, IM, IV, q6〜12 hr		19, 34
		0.02〜0.05 mg/kg, SC, IM, q6〜12 hr		30
		0.02〜0.1 mg/kg, SC, IV, bid		14
	モルヒネ	0.1 mg/kg	硬膜外麻酔。生理食塩液でのみ希釈。総量が0.33 mL/kgを超えてはならない	14
		1.2〜5 mg/kg, SC, IM, q2〜4 hr		14
		5〜10 mg/kg, SC, IM, q4 hr以上		14
解離性麻酔薬	ケタミン	25〜50 mg/kg, IM	低用量では鎮静	4
		15〜20 mg/kg, IV		14
		35〜50 mg/kg, IM		14
		30 mg/kg, IM		5
		50 mg/kg, IM		18
		25 mg/kg, 経鼻投与		67
		25〜50 mg/kg, IM		18, 26, 34, 43
		20〜60 mg/kg, IM, IV		10
拮抗薬	アチパメゾール	0.05〜2 mg/kg, SC, IM, IV	メデトミジンと拮抗	4
	ナロキソン	0.2 mg/kg, IM, IV	オピオイド系と拮抗	4
	フルマゼニル	0.01〜0.1 mg/kg, IM, IV	ベンゾジアゼピン系と拮抗	11
	ヨヒンビン	0.2 mg/kg, IVで必要に応じて投与	キシラジンと拮抗	30
		0.1〜0.2 mg/kg, IM, IV	キシラジンと拮抗	22
バルビツレート	サイアミラール	30 mg/kg, IV	5〜10分程度の麻酔時間が得られ，通常15分でほぼ完全に回復する	41
	チオペンタール	50 mg/kg, IV	5〜10分程度の麻酔時間が得られ，通常15分でほぼ完全に回復する	41
	ヘキソバルビタール	40 mg/kg, IV	5〜10分程度の麻酔時間が得られ，通常15分でほぼ完全に回復する	41

資料

鎮静・鎮痛薬

薬品名		用 量	備 考	参考文献
バルビツレート	ペントバルビタール	25～40 mg/kg，IV	静脈への注射は適用量の 1/2～3/4 を 2 分以上かけて緩徐に注入し，麻酔がかかりはじめたならさらに緩徐に目的の麻酔状態にまるまで注入する。30～45 分程度の麻酔時間がえられる	41
フェノチアジン誘導体	アセプロマジン	0.1～0.5 mg/kg，SC		34
		0.25～2 mg/kg，IV，IM，SC	効果が生じるまで約 15 分かかる	34, 43
		1 mg/kg，IM	10 分後から効きはじめ，少なくとも 1～2 時間は持続する	8, 18, 26
		1～2 mg/kg，IM		23
	アセプロマジン	2 mg/kg，IM		5
	クロルプロマジン	1～10 mg/kg，IM，IV	用量の下限量が一般に推奨される	14
ベンゾジアゼピン	ジアゼパム	1～2 mg/kg，IM，IV		75
		0.5～2.0 mg/kg，IV，IM，IP		18, 26
		1 mg/kg，IV		23
		1～5 mg/kg，IM，IV		34
		2 mg/kg，IV		18
		2～10 mg/kg，IM		34, 43
		1～5 mg/kg，IM，IV		34
	ミダゾラム	0.5～2.0 mg/kg，IM，IV，IP		18, 26
		1～2 mg/kg，IM，IV		26
		2 mg/kg，IV		18
麻酔導入薬	アルファキサロン	4～8 mg/kg，IM		33
	プロポフォール	2～3 mg/kg，IV		57
		5～14 mg/kg，20 mg/kg/min で緩徐に IV		34
		10 mg/kg，IV	5～10 分の軽度麻酔，10～15 分で覚醒	18
		1.5 mg/kg，IV（ボーラス投与），その後 0.2～0.6 mg/kg/min		

グルココルチコイド・内分泌

薬品名		用 量	備 考	参考文献
エリスロポエチン		50～150 IU/kg，SC，q2～3 day	Ht 値が正常になるまで続け，その後 q7 day で最低 4 週続ける	9
グルココルチコイド	デキサメタゾン	0.2～0.6 mg/kg，SC，IM，IV		22
		0.5～2.0 mg/kg，PO，SC，IM，bid		4
		2～4 mg/kg，SC，IV	抗ショック	48
	プレドニゾロン	0.5～2.0 mg/kg，PO，SC，IM		48, 75
		0.5～2 mg/kg，PO		4, 34
		0.25～0.5 mg/kg，PO，bid，3 days	その後 sid，3 days，eod，3 days	2
	ベタメタゾン	0.1 mg/kg，IV		75
性ホルモン製剤	オキシトシン	0.1～3 U/kg，SC，IM	産道が閉塞していない，分娩が遅延しているときに投与	75

521

グルココルチコイド・内分泌

薬品名		用 量	備 考	参考文献
性ホルモン製剤	オキシトシン	3～5 U/head，IM	前処置としてカルシウムグルコネート5～10 mL，PO または3～5 mL，IV で投与	17
		1～3 USP/head，SC，IM		36，52
	カベルゴリン	5 μg/kg，sid，4～6 days	短期間の泌乳の抑制	79
	ジエチルスチルベストロール	0.5 mg/head，PO，週2回	合成エストロゲン製剤	57
	ヒト絨毛性性腺刺激ホルモン（hCG）	10～25 U/head，IV		14
	ブセレリン	0.2 mL/head，SC	Receptal®（MSD Animal Health）。排卵誘導	79
	プロリゲストン	30 mg/kg，SC	偽妊娠のコントロールに短期使用	79
蛋白同化ステロイド	スタノゾロール	1～2 mg/kg，PO，単回投与	外科手術または疾病罹患後の食欲刺激	14
	ナンドロロン	2 mg/kg，SC，IM	食欲増進，貧血の補助治療	14

抗がん剤

薬品名		用 量	備 考	参考文献
アルキル化薬	サイクロフォスファマイド	50 mg/m²，PO，sid，2～3 days/week	骨髄抑制，出血性膀胱炎	27
		100～200 mg/m²，IV，q1～3 week		27
	ロムスチン	50 mg/m²，PO，sid，q3～6 week	骨髄抑制	27
その他	L-アスパラギナーゼ	400 U/kg，SC，IM		27
	カルボプラチン	150～180 mg/m²，IV，q3～4 week	骨髄抑制，神経毒性	27
	ビンクリスチン	0.5～0.7 mg/m²，IV，q1～2 week		27
	ミトキサントロン	5～6 mg/m²，IV，q3 week		27

その他

薬品名		用 量	備 考	参考文献
EDTA ナトリウム		27.5 mg/kg，SC，q6 hr，5 days	鉛中毒。生理食塩液に10 mg/mL で溶解し投与	73
エチレンジアミン四酢酸カルシウム		27.5 mg/kg，qid，5 days	必要に応じて1週間後に投与	49
活性炭		1 g/kg，PO，q4～6 hr	毒物の消化吸収を低下させることがある。	14
重金属拮抗薬	D-ペニシラミン	30 mg/kg，bid	銅・鉛中毒	75
重炭酸ナトリウム		2 mEq/kg，IV，IP	ケトアシドーシスの治療。pH のモニタリングが必要	14
水酸化アルミニウム		30～60 mg/kg，PO，q8～12 hr	腎不全による高リン血症	14
脳圧降下薬	イソソルビド	2 g/kg（1.4 mL/kg），PO		78
ハロペリドール		0.2～0.4 mg/kg，bid	自咬症	75
ビタミン	ビタミン A	500～1000 U/kg，IM		14
	ビタミン C（アスコルビン酸）	100 mg/kg，PO，bid		14
	ビタミン K	1～10 mg/kg，IM，prn		14
ベタネコール		2.5～5.0 mg/kg，PO，bid	ムスカリン受容体副交感神経作用	66

参考文献

1) Abo-el-Sooud K, Goudah A. Influence of *Pasteurella multocida* infection on the pharmacokinetic behavior of marbofloxacin after intravenous and intramuscular administrations in rabbits. *J Vet Pharmacol Ther.* 33: 63-68. doi: 10.1111/j.1365-2885.2009.01110.x.

2) Adamcak A, Otten B. Rodent therapeutics. *In* Therapeutics. Fronefield SA,(ed): The Veterinary Clinics of North America, Exotic Animal Practice. WB Saunders. 2000, pp221-237.

3) Aeschbacher G. Rabbit anesthesia. *Comp Contin Edu.* 17: 1003-1011, 1995.

4) Allen DG, Pringle JK, Smith DA. Handbook of Veterinary Drugs 3rd ed. Wiley-Blackwell. 2004.

5) Bauck L. Ophthalmic conditions in pets rabbits and rodents. *Compend Contin Educ Pract Vet.* 11: 258-268, 1989.

6) Beck W. Common ectoparasitic diseases and dermatophytes in small mammals, birds and reptiles. *Prakt Tierarzt.* 84: 752-762, 2003.

7) Birchard SJ, Sherding RG. Rabbits. *In* Saunders Manual of Small Animal Practice, 3rd ed. eds. Elsevier, Saunders. 2006, pp1858-1880.

8) Booth NH. McDonald LE. Veterinary Pharmacology and Therapeutics. Iowa State University Press. 1988.

9) Brown SA. Rabbit urinary tract disease. *In* Proceedings of North America Veterinary Conference. 1997, pp785-787.

10) Burke T. Husbandry and medicine of rodents and lagomorphs. *In* Proceedings of Central Veterinary Conference. 1999.

11) Cantwell SL. Ferret, rabbit, and rodent anesthesia. *Vet Clin North Am Exot Anim Pract.* 4: 169-191, 2001.

12) Carpenter JW, Mashima TY, Gentz EJ, et al. Caring for rabbits: an overview and formulary. *Vet Med.* 90: 340-364, 1995.

13) Carpenter JW. Diagnosis & treatment of gastric ileus/stasis in rabbits(V709). *In* Proceedings of Western Veterinary Conference. 2010.

14) Carpenter JW. Exotic Animal Formulary, 5th ed. Elsevier, Saunders. 2017.

15) Carpenter JW, Pollock CG, Koch DE, et al. Single- and multiple-dose pharmacokinetics of marbofloxacin after oral administration to rabbits. *Am J Vet Res.* 70: 522-526, 2009 doi: 10.2460/ajvr.70.4.522.

16) Fiorello CV. Personal observation. 2011.

17) Fish RE, Besch-Willingforad C. Reproductive disoeders in in the rabbit and guinia pig. *In* Kirk RW, Bonagura JD, (eds): Current Veterinary Therapy: Small Animal Practice XI. Saunders. 1992, pp1175-1179.

18) Flecknell PA. Laboratory Animal Anaesthesia. Elsevier, Academic Press. 2015.

19) Flecknell PA. Post-operative analgesia in rabbits and rodents. *Lab Anim.* 20: 34-37, 1991.

20) Flecknell PA. Post-operative pain relief in experimental animals(abstract). *Zeitschrift fur Versuchstierkunde.* 27: 84-85, 1985.

21) Gentz EJ, Harrenstien L, Carpenter JW. Dealing with gastrointestinal, genitourinary, and musculoskeletal problems in rabbits. *Vet Med.* 90: 365-372, 1995.

22) Gillett CS. Selected drug dosage and clinical reference data. *In* Manning PJ, Ringler DH, Newcomer CE,(eds): The Biology of the Laboratory Rabbit, 2nd ed. Elsevier, Academic Press. 1994, pp467-472.

23) Harkness JE, Turner PV, VandeWounde S, et al. Harkness and Wagner's Biology and Medicine of Rabbits and Rodents, 5th ed. Wiley-Blackwell. 2010.

24) Harrenstien L. Critical care of ferret, rabbits, and rodents. *Semin Avian Exot Pet Med.* 3: 217-228, 1994.

25) Hawk CT, Leary SL. Formulary for Laboratory Animals, 2nd ed. Iowa State University Press. 1999.

26) Hawkins MG, Pascoe PJ. Anesthesia, analgesia, and sedation for small mammals. *In* Quesenberry KE, Carpenter JW,(eds): Ferrets, Rabbits, and Rodents, Clinical Medicine and Surgery, 3rd ed. Elsevier, Saunders. 2011, pp429-451.

27) Heatley JJ, Smith AN. Spontaneous neoplasm of lagomorphs. *Vet Clin North Am Exot Anim Pract.* 7: 561-577, 2004. doi: 10.1016/j.cvex.2004.04.005

28) Hersey-Benner C. Diarrhea in a rabbit. *Lab Anim.* 37: 347-349, 2008.

29) Hillyer EV. Pet rabbits. *Vet Clin North Am Small Anim Pract.* 24: 25-65, 1994.

30) Huerkamp M. Anesthesia and postoperative management of rabbits and pocket pets. Kirk's Current Veterinary Therapy XII: small animal practice. Bonagura JD, Kirk RW,(eds). WB Saunders. 1995, pp1322-1327.

31) Hughes JE. Diagnosis and treatment of selected rabbit dermatologic disorders. *Exotic DVM.* 5: 18-20, 2004.

32) Huston SM, Lee PM, Pilny AA. Cardiovascular disease, lymphoproliferative disorders, and thymomas. *In* Quesenberry KE, Carpenter JW,(eds): Ferrets, Rabbits, and Rodents, Clinical Medicine and Surgery, 3rd ed. Elsevier, Saunders. 2011, p257-268.

33) Huynh M, Poumeyrol S, Pignon C, et al. Intramuscular administration of alfaxalone for sedation in rabbits. *Vet Rec.* 176: 255, 2015. doi: 10.1136/vr.102522

34) Ivey ES, Morrisey JK. Therapeutics for rabbits. *Vet Clin North Am Exot Anim Pract.* 3: 183-220, 2000. doi: 10.1016/S1094-9194(17)30101-9

35) Jenkins WL. Pharmacologic aspects of analgesic drugs in animals: an overview. *J Am Vet Med Assoc.* 191: 1231-1240, 1987.

36) Klaphake E, Paul-Murphy J. Disorders of the reproductive and urinary systems. *In* Quesenberry KE, Carpenter JW,(eds): Ferrets, Rabbits, and Rodents, Clinical Medicine and Surgery, 3rd ed. Elsevier, Saunders. 2011, pp217-231.

37) Ko JC, Thurmon JC, Tranquilli WJ, et al. A comparison of medetomidine-propofol and medetomidine-midazolam-propofol anesthesia in rabbits. *Lab Anim Sci.* 42: 503-507, 1992.

38) Lee M, Kallal SM, Feldman M. Omeprazole prevents indomethacin-induced gastric ulcers in rabbits. *Aliment Pharmacol Ther.* 10: 571-576, 1996.

39) Lichtenberger M. Shock and fluid therapy in the rabbit. *In* Proceedings of 51st BSAVA Annual Congress. 2008, pp169-171.

40) Liles JH. Flecknell PA. The use of non-steroidal anti-inflammatory drugs for the relief of pain in laboratory rodents and rabbits. *Lab Anim.* 26: 241-255, 1992. doi: 10.1258/002367792780745706

41) Ling HW. Anesthesia in rabbits. *J Anim Tech Ass.* 8: 58, 1957.

42) Lipman NS, Weischedel AK, Connors MJ, et al. Utilization of cholestyramine resin as a preventive treatment for antibiotic(clindamycin)induced enterotoxaemia in the rabbit. *Lab Anim.* 26: 1-8, 1992. doi: 10.1258/002367792780809039

43) Lipman NS, Marini RP, Flecknell PA. Anesthesia and analgesia in rabbits. *In* Fish RE, Brown MJ, Danneman PJ, et al,(eds): Anesthesia and Analgesia in Laboratory Animals, 2nd ed. Elsevier, Academic Press. 2008, pp299-333.

44) Louie A, Liu QF, Drusano GL. Pharmacokinetic studies of fluconazole in rabbits characterizing doses which achieve peak levels in serum and area under the concentration-time curve values which mimic those of high-dose fluconazole in humans. *Antimicrob Agents Chemother.* 42: 1512-1514, 1998.

45) Marangos MN, Zhu Z, Nicolau DP, et al. Disposition of ofloxacin in female New Zealand white rabbits. *J Vet Pharmacol Ther.* 20: 17-20, 1997. doi: 10.1046/j.1365-2885.1997.00812.x

46) Marano G, Grigioni M, Tiburzi F, et al. Effects of isoflu-

rane on cardiovascular system and sympathovagal balance in New Zealand white rabbits. *J Cardiovasc Pharmacol.* 28: 513-518, 1996.

47) McTier TL, Hair JA, Walstrom DJ, et al. Efficacy and safety of topical administration of selamectin for treatment of ear mite infestation in rabbits. *J Am Vet Med Assoc.* 223: 322-324, 2003.

48) Meredith A, Flecknell PA. BSAVA Manual of Rabbit Medicine and Surgery. BSAVA. 2000.

49) Meredith A. BSAVA Small Animal Formulary, Part B: Exotic Pets, 9th ed. BSAVA. 2015.

50) Meredith A. Rayment L. Liver disease in rabbits. *J Exot Pet Med.* 9: 146-152, 2000. doi: 10.1053/ax.2000.7135

51) Meredith AL. Gastrointestinal disease in the rabbit. *In* Proceedings of World Small Animal Veterinary Association World Congress. 2008.

52) Morrisey JK, Carpenter JW. Formulary. *In* Quesenberry KE, Carpenter JW,(eds): Ferrets, Rabbits, and Rodents, Clinical Medicine and Surgery, 3rd ed. Elsevier, Saunders. 2011, p566.

53) Nicolau DP, Freeman CD, Nightingale CH, et al. Pharmacokinetics of minocycline and vancomycin in rabbits. *Lab Anim Sci.* 43: 222-225, 1993.

54) Nishida M, Sakamoto K, Urushidani T, at el. Treatment with l-cis diltiazem before reperfusion reduces infarct size in the ischemic rabbit heart in vivo. *Jpn J Pharmacol.* 80: 319-325, 1999. doi: 10.1254/jjp.80.319

55) Oglesbee BL. The 5-Minute Veterinary Consult, Ferret and Rabbit 2nd, ed. Wiley-Blackwell. 2011.

56) Oglesbee BL, Jenkins JR. Gastrointestinal diseases. *In* Quesenberry KE, Carpenter JW,(eds): Ferrets, Rabbits, and Rodents, Clinical Medicine and Surgery, 3rd ed. Elsevier, Saunders. 2011, pp193-204.

57) Okerman L. Diseases of domestic Rabbits 2nd ed. Blackwell Scientific Publications. 1994.

58) Orcutt CJ. Cardiovascular disorders. *In* Meredith A, Flecknell PA,(eds): BSAVA Manual of Rabbit Medicine and Surgery, 2nd ed. BSAVA. 2006, pp96-102.

59) Pariaut R. Cardiovascular physiology and diseases of the rabbit. *Vet Clin North Am Exot Anim Pract.* 12: 35-143, 2009. doi: 10.1016/j.cvex.2008.08.004

60) Perrin AG, Milano A, Thyss P, et al. Biochemical and pharmacological consequences of the interaction between methotrexate and ketoprofen in the rabbit. *Br J Cancer.* 62: 736-741, 1990.

61) Petraitis V, Petraitiene R, Groll AH, et al. Comparative antifungal activities and plasma pharmacokinetics of micafungin(FK463)against disseminated candidiasis and invasive pulmonary aspergillosis in persistently neutropenic rabbits. *Antimicrob Agents Chemother.* 46: 1857-1869, 2002. doi: 10.1128/AAC.46.6.1857-1869.2002

62) Ramer JC, Paul-Murohy J, Benson KG. Evaluating and

stabilizing cirtically ill rabbits-Part I. *Comp Contin Edu Pract Vet.* 21: 116-125, 1999.

63) Redrobe SP, Gakos G, Elliot SC, et al. Comparison of toltrazuril and sulphadimethoxine in the treatment of intestinal coccidiosis in pet rabbits. *Vet Rec.* 167: 287-290, 2010. doi: 10.1136/vr.c3453.

64) Reusch B. Rabbit gastroenterology. *Vet Clin North Am Exot Anim Pract.* 8: 351-375, 2005. doi: 10.1016/j.cvex.2005.01.007

65) Richardson V. The respiratory system. *UK Vet Comp Anim.* 6: 31-34, 2001.

66) Richardson VCG. Rabbits: Health, Husbandry and Diseases. Wiley-Blackwell. 2000.

67) Robertson SA, Eberhart S. Efficacy of the intranasal route for administration of anesthetic agents to adult rabbits. *Lab Anim Sci.* 44: 159-165, 1994.

68) Sanati H, Ramos CF, Bayer AS, et al. Combination therapy with amphotericin B and fluconazole against invasive candidiasis in neutropenic-mouse and infective-endocarditis rabbit models. *Antimicrob Agents Chemother.* 41: 1345-1348, 1997.

69) Saunder RA, Davies RR. Notes on Rabbit Internal Medicine. Wiley-Blackwell. 2005.

70) Shrubsole-Cockwill A. Case report: cardiac disease in a slow growing young rabbit. Proceedings of the AAVAC/UEP Conference. 2009.

71) Souza MJ, Greenacre CB, Cox SK. Pharmacokinetics of orally administered tramadol in domestic rabbits(*Oryctolagus cuniculus*). *Am J Vet Res.* 69: 979-982, 2008. doi: 10.2460/ajvr.69.8.979.

72) Suter C, Muller-Doblies UU, Hatt JM, et al. Prevention and treatment of *Encephalitozoon cuniculi* infection in rabbits with fenbendazole. *Vet Rec.* 148: 478-480, 2001. doi: 10.1136/vr.148.15.478

73) Swartout MS, Gerken DF. Lead-induced toxicosis in two domestic rabbits. *J Am Vet Med Assoc.* 191: 717-719, 1987.

74) Van Praag E. Fleas and Rabbits, Parasites of Rabbits. MediRabbit.com. http://www.medirabbit.com/EN/Skin_diseases/Parasitic/fleas/Fleas.htm(2018 年 8 月現在)

75) Varga M. Therapeutics. Textbook of Rabbit Medicine, 2nd ed. Elsevier, Butterworth-Heinemann. 2013, pp137-177.

76) Voyvoda H, Ulutas B, Eren H, et al. Use of doramectin for treatment of sarcoptic mange in five Angora rabbits. *Vet Dermatol.* 16: 285-288, 2005.

77) Wheler CL. Antimicrobial drug use in rabbits, rodents and ferrets. *In* Giguère S, Prescott JF, Dowling PM,(eds): Antimicrobial Therapy in Veterinary Medicine 5th ed. Wiley-Blackwell. 2013, pp601-622.

78) 興和創薬㈱. イソバイド®シロップ医薬品インタビューフォーム. http://www.kowa-souyaku.co.jp/upload/item/7/1-pi_016.pdf(2018 年 8 月現在)

79) 田代雅代訳. ウサギの内科学ノート. 学窓社. 2006.

索　引

【欧文】

ADF（酸性デタージェント繊維）	222
ALB（アルブミン）	52
ALP（アルカリホスファターゼ）	52
ALT（アラニンアミノ基転移酵素）	51
APTT（活性化部分トロンボプラスチン時間）	49
ASA 分類	495
AST（アスパラギン酸アミノ基転移酵素）	51
Bordetella bronchiseptica	213
BT（出血時間）	49
BUN（血中尿素窒素）	54
CK（クレアチンキナーゼ）	53
CRE（クレアチニン）	54
CRT（毛細血管再充填時間）	23, 58, 505
DgF（消化性繊維質）	229
DIC（播種性血管内凝固症候群）	49, 107, 214, 275, 377
Eimeria	260, 282
EtCO$_2$（終末呼気二酸化炭素濃度）	505
E 型肝炎ウイルス	280
Fusobacterium necrophorum	76
GGT（γ-グルタミル基転移酵素）	51
GLOB（グロブリン）	53
Hb（ヘモグロビン）	37
Ht 値（ヘマトクリット値）	37
IP（無機リン）	54
LDH（乳酸脱水素酵素）	53
MCH（平均赤血球色素）	40
MCV（平均赤血球容積）	40
NSAIDs（非ステロイド系抗炎症薬）	513
NYHA 分類	182
Pasteurella multocida	212
PT（プロトロンビン時間）	49
Rabbit Grimace Scale	512
RBC（赤血球）	37
RHD（兎ウイルス性出血病）	213
RPR 法	77
slobber	147
SpO$_2$（経皮的動脈血酸素飽和度）	505
TBA（総胆汁酸）	52
TBIL（総ビリルビン）	52
TCHO（総コレステロール）	53
TCT（トロンビン凝固時間）	49
TG（トリグリセリド）	53
TP（総蛋白）	52
Treponema paraluis-cuniculi	77
VFA（揮発性脂肪酸）	231
VHS（椎骨心臓計測法）	176
WHHL ウサギ	190
wolf teeth	145
α_2 受容体作動薬	496
γ-グルタミル基転移酵素（GGT）	51

【あ行】

アイランドスキン	69

青毛病	76
赤べこ徴候	412
アスパラギン酸アミノ基転移酵素（AST）	51
アズール顆粒	44
アセプロマジン	496
アチパメゾール	496
圧平眼圧測定法	452
アドレナリン	506, 507
アトロピン	61, 452, 496
アトロピン加水分解酵素	61, 452, 496
アフラトキシン	274
アポクリン腺腫（顎下腺腫）	113
アミラーゼ	53
アラニンアミノ基転移酵素（ALT）	51
アルカリホスファターゼ（ALP）	52
アルファキサロン	497
アルブミン（ALB）	52
胃	222
イエダニ	94
胃炎	238
胃潰瘍	238
威嚇反応	448
異所性睫毛	454
胃切開	249
異染球（好中球）	42
イソフルラン	498
胃底部	223
イヌセンコウヒゼンダニ	88
イヌノミ	92
胃の鬱滞（毛球症）	238
イヤーナンバー	23
イレウスパターン	242
咽頭	198
陰嚢嚢疱	103
ウェットデュラップ	72
兎ウイルス性出血病（RHD）	213
ウサギキュウセンヒゼンダニ	87
ウサギ口腔乳頭腫症	125
ウサギコロナウイルス	263
ウサギジラミ	95
ウサギズツキダニ	89
ウサギ腸管病原性大腸菌	259
ウサギ痘	126
ウサギニキビダニ	95
兎粘液腫症	126
ウサギ梅毒	77
ウサギヒフバエ	94
ウサギ盲腸蟯虫	261
ウサギロタウイルス	263
右心不全	182
鬱血性心不全	182
運動失調	413
エアーアルベオログラム（肺胞含気像）	208
エアーブロンコグラム（気管支透亮像）	208

525

栄養性筋ジストロフィー	394
壊死桿菌症	76
エーラス・ダンロス症候群様皮膚疾患	102
延髄	407
エンセファリトゾーン症	429
追いかけ交配(加速交配)	318
横隔膜ヘルニア	402
黄疸	51, 276
オキシブプロカイン	498
オシロメトリック法(振動法)	505

【か行】

外耳	406
外耳炎	82
外耳道	406
疥癬	88
外側伏在静脈	34
回腸	224
開張脚(脱臼肢, スプレーレッグ)	388
回腸膨大部(回盲部, 正円小囊)	225
灰白質	407
外鼻孔	198
回避反応	18
回盲部扁桃	225
潰瘍性足底皮膚炎	79
下顎腺	222
蝸牛	409
蝸牛神経	409
顎下腺	68
顎下腺腫(アポクリン腺腫)	113
拡張型心筋症	183
角膜	442
角膜炎	466
角膜潰瘍	466
角膜格子切開	468
角膜脂質症	468
角膜ジストロフィー	468
角膜多穿刺	468
角膜デブライドメント	468
角膜膿瘍	466
角膜浮腫	466
角膜変性症	468
角膜類皮	466
下行大動脈	170
過誤腫	127
下小脳脚	407
下垂体	406
加速交配(追いかけ交配)	318
過大胎仔	353
活性化部分トロンボプラスチン時間(APTT)	49
家兎脳灰白炎	429
カプノメーター	505
カリウム	55
顆粒膜細胞腫	349
カルシウム	54, 293
カルシウム尿	293
カルプロフェン	514
眼圧	452
眼圧触診法	452

肝炎	274
眼窩下腺	222
眼窩静脈叢	446
眼球拡張	449
眼球摘出術	472
眼球突出	448
環境エンリッチメント	19
眼瞼炎	454
眼瞼外反症	454
眼瞼内反症	454
肝コクシジウム症	282
間質性腎炎	309, 429
間質腺	326
桿状核球	42
冠静脈	172
眼振	415
回転眼振	415
自発眼振	415
垂直眼振	415
水平眼振	415
頭位変換眼振	415
振子眼振	415
癌性疼痛	513
肝性脳症	276
関節炎	371
肝臓	270
肝臓癌	274
眼底検査	452
緘動	19
冠動脈	172
癌肉腫	342
間脳	406
視床	406
視床下部	406
松果体	406
緘黙	19
肝葉捻転	275
肝リピドーシス	284
気管	199
気管虚脱	218
気管支	199
気管支透亮像(エアーブロンコグラム)	208
気管支パターン	209
気管内挿管	501
気管軟骨	199
偽好酸球(好中球)	42
キシラジン	496
偽妊娠	320
揮発性脂肪酸(VFA)	231
偽ペルゲル・ヒュエット異常症	43
吸引性肺炎(誤嚥性肺炎)	149, 207, 219, 489
嗅球	406
球形囊斑	409
臼歯	138
臼歯弓	139
急性胃拡張	252
吸虫	263
吸入麻酔薬	497
橋	407

凝固系	48
胸垂(肉垂)	318
胸腺	44, 193
胸腺腫	193
胸大動脈	170
強膜内シリコン球挿入術	472
巨核球	48
棘状縁	143
棘状赤血球	39
偽翼状片(結膜過長症)	459
局所麻酔	494
筋弛緩症候群	396
区域気管支	199
空腸	224
くも膜	407
くも膜下腔	119, 407
グリコーゲン(糖原)変性	274
グリコピロレート	496
クリプトスポリジウム	261
グルコース	53
グルコン酸クロルヘキシジン	509
クレアチニン	54
クレアチンキナーゼ(CK)	53
クロストリジウム性腸炎	257
グロブリン	53
クロール	55
群発発作	428
警戒反応	18
経皮的動脈血酸素飽和度(SpO₂)	505
傾眠	410
痙攣	414
ケタミン	497
血小板	48
血中尿素窒素(BUN)	54
結腸	225, 230
結腸分離機構	230
結腸膨起	225
結膜炎	457
結膜過長症(偽翼状片)	459
結膜充血	449
血友病	49
ケトアシドーシス	284
ケトプロフェン	514
眩目反射	448
好塩基球	44
好塩基性赤芽球	37
抗凝固薬	35
後骨髄球	42
抗コリン薬	496
虹彩	442
虹彩異色症	442
虹彩炎	470
虹彩後癒着	470
虹彩膿瘍	470
好酸球	44
後耳介静脈	32
後耳介動脈	32
合指(趾)症	392
甲状軟骨	198

後赤芽球	37
後大静脈	172
好中球	42
好中球数／リンパ球数比	46
喉頭蓋	198
喉頭蓋軟骨	198
喉頭痙攣	501
喉頭マスク(ラリンジアルマスク)	502
後分娩発情	318
硬便	231
硬膜	407
硬膜外腔	407
肛門腺	68
誤嚥性肺炎(吸引性肺炎)	149, 207, 219, 489
小型赤血球	37
股関節形成不全	383, 392
股関節脱臼	383
コクシジウム	260, 282
鼓室	408
鼓室胞	408
鼓室胞骨切り術	426
鼓腸症	242, 254
骨髄	49
骨髄芽球	42
骨折	375
骨粗鬆症	386
骨肉腫	119
鼓膜	408
固有卵巣索	323
コロナウイルス性腸炎	263
混合パターン	209
昏睡	410
根尖周囲膿瘍	148, 487
昏迷	410

【さ行】

サイアミラール	496
細気管支	199
細菌性皮膚炎	76
細隙灯顕微鏡	450
再生性貧血	37
臍ヘルニア	398
先取り鎮痛(先制鎮痛)	512
左心不全	182
サルモネラ症	260
三叉神経	407
酸性デタージェント繊維(ADF)	222
散瞳処置	452
ジアゼパム	429, 496
耳介	406
耳下腺	222
耳管	409
子宮	323
子宮水腫	344
子宮腺癌	339
子宮腺筋症	333
糸球体腎炎	309
子宮脱	347
子宮蓄膿症	347

子宮内膜炎	333
子宮内膜過形成	333
子宮卵巣摘出術	360
耳血腫	82
耳小骨	408
鐙骨	408
砧骨	408
槌骨	408
糸状乳頭	222
視神経欠損	478
視神経乳頭	443
姿勢反応	414
死戦期呼吸	507
持続性不動状態	19
膝蓋骨脱臼	384, 392
失活歯	143
湿性皮膚炎	72
脂肪織炎	117
脂肪腫	117
脂肪肉腫	117
斜視	415
十二指腸	224
終末呼気二酸化炭素濃度(EtCO₂)	505
出血時間(BT)	49
シュモール病	76
瞬膜(第三眼瞼)	444
瞬膜腺	444
瞬膜腺過形成	461
瞬目	446
消化管造影	234
小角軟骨	198
消化性繊維質(DgF)	229
上強膜充血	449
上行大動脈	170
茸状乳頭	222
上小脳脚	407
常生歯	136
小切歯	137
条虫	263
小腸	224
小脳	406
小脳活樹	406
小脳虫部	406
小脳半球	406
静脈瘤	190, 333
上腕神経叢	407
食糞	232
ショープ線維腫	125
ショープ乳頭腫	125
シルマー涙試験	449
脂漏症	102
心因性脱毛	99
心因性多尿	315
腎盂	290
心筋症	183
拡張型	183
拘束型	183
肥大型	183
神経学的検査	410

心室	170
心室性期外収縮	183
心室中隔欠損	183
心臓	170
腎臓	290
腎臓結石	301
腎臓切開術	302
腎臓摘出術	302
心電図検査	173
振動法(オシロメトリック法)	505
腎杯	301
腎不全	309
心房	170
膵炎	287
水晶体	442
膵臓	270
水頭症	434
髄膜炎	432
睡眠反応(不動化反応, トランス反応)	22
スキンステープラー	510
スタンピング	79, 318
スプレーレッグ(開張脚, 脱臼肢)	388
スラッジ	295
正円小嚢(回腸膨大部, 回盲部)	225
精管	326
精細胞腫	355
精巣	325
精巣炎	355
精巣上体	325
精巣上体炎	355
精巣摘出術	361
精嚢腺	326
生理的眼振	415
生理的乳頭陥凹	443
脊髄	407
脊髄反射	414
脊椎弯曲症	391
舌	222
舌下腺	222
赤血球(RBC)	37
切歯	137
舌隆起	222
セボフルラン	498
セルトリー細胞腫	355
セロファンテープ法	262
線維肉腫	118
旋回	413
前骨髄球	42
潜在精巣	357
前耳介静脈	32
前耳介動脈	32
先制鎮痛(先取り鎮痛)	512
前赤芽球	37
前大静脈	172
前大静脈症候群	193
先端咬合	137
前庭	409
前庭神経	409
前庭徴候	422

セントラルペーラー	37
前房蓄膿	470
前房フレア	471
前立腺	326
造影剤腎症	311
総コレステロール(TCHO)	53
総胆管	270
総胆汁酸(TBA)	52
総蛋白(TP)	52
総ビリルビン(TBIL)	52
僧帽弁閉鎖不全	183
鼠径腺	68
鼠径ヘルニア	398

【た行】

対光反射	415, 450
第三眼瞼(瞬膜)	444
大小不同	37
大腸	225
大腸菌性腸炎	259
大動脈	170
大動脈弓	170
大脳	406
大脳脚	407
多飲多尿	315
唾液腺	222
多血症	39
多染性赤芽球	37
脱臼	383
脱臼肢(開張脚,スプレーレッグ)	388
胆管炎	282
胆管腺腫	274
単球	45
胆汁酸	270
胆石	275
胆嚢	270
断片化赤血球	39
チオペンタール	494
腟	323
腟脱	347
中耳	408
中耳炎	422
中小脳脚	407
虫垂	226
中毒性顆粒	43
中脳	407
超音波乳化吸引術	472, 476
腸管付着性大腸菌	259
釘歯	137
腸性中毒	257
腸内細菌叢	228
腸紐	225
重複子宮	323
直腸	225
チンマーク	68, 318
椎間疾患	393
椎骨心臓計測法(VHS)	176
ツツガムシ	95
ツメダニ	90

ティザー病	259
低酸素症	494
泥酔歩行	413
てんかん	428
てんかん重積	428
てんかん発作	428
動眼神経	407
瞳孔膜遺残	468
倒像検査法	452
橈側皮静脈	33
洞房結節	170
動脈硬化	190
動脈瘤	190
ドキサプラム	506
ドパミン	506
トランス反応(不動化反応,睡眠反応)	22
トリグリセリド(TG)	53
トロンビン凝固時間(TCT)	49

【な行】

内耳	409
内耳炎	422
内耳神経	409
内分泌ストレス反応	512
ナックリング	412
ナトリウム	55
鉛中毒	397
ナルブフィン	497
ナロキソン	506, 513
軟口蓋	198
軟骨異栄養症	388
難産	353
軟膜	407
肉芽腫	128
肉腫	117
肉垂(胸垂)	318
乳酸脱水素酵素(LDH)	53
乳頭腫	111, 125
乳餅	224
尿管	290
尿管結石	302
尿失禁	315
尿スプレー	318
尿道	290
尿道炎	298
尿道球腺	326
尿道憩室	305
尿道結石	305
尿道切開術	307
尿崩症	316
尿路結石	301
妊娠中毒	353
ネコショウセンコウヒゼンダニ	88
ネコノミ	92
熱中症	218
ネブライザー治療(噴霧治療)	204
粘液性腸疾患(流行性ウサギ全腸炎)	267
粘液肉腫	119
捻転斜頸	411

粘膜乳頭腫	111
脳炎	432
脳脊髄液	407
脳脊髄液検査	419
膿瘍	482
膿瘍パターン	157

【は行】

肺	199
肺炎	207
肺腫瘍	215
肺静脈	172
肺動脈	172
肺膿瘍	491
肺胞含気像（エアーアルベオログラム）	208
肺胞パターン	208
肺葉	199
ハウエルジョリー小体	37
ハエウジ	94
白質	407
白内障	475
麦粒腫	455
播種性血管内凝固症候群（DIC）	49, 107, 214, 275, 377
パスツレラ感染症	212
ハッチバーン	74
バランス麻酔	498
パルスオキシメーター	505
バルビツール酸誘導体	496
ハロセン	497
半規管	409
反応性発作	428
非ウイルス性乳頭腫	111
鼻炎	203
鼻甲介	198
非再生性貧血	37
皮脂腺腫	113
ヒス束	170
非ステロイド系抗炎症薬（NSAIDs）	513
脾臓	172
肥大型心筋症	183
ビタミンE欠乏症	183, 353
左鎖骨下動脈	170
左総頸動脈	170
鼻中隔	198
菲薄赤血球	39
皮膚型リンパ腫	122
皮膚糸状菌症	85
鼻分泌腺	198
標的赤血球	39
鼻涙管	445
鼻涙管洗浄	455
鼻涙管造影X線検査	451
鼻涙管閉塞	464
披裂軟骨	198
ピロキシカム	514
貧血	37
フィブリノゲン	49
フェイスマスク	503
フェニレフリン	452, 506

フェンタニル	497
副腎	290, 360
腹大動脈	170
腹壁ヘルニア	398
副涙腺	444
不正咬合	142, 145, 163
不全麻痺	413
不動化反応（睡眠反応，トランス反応）	22
ぶどう膜炎	470
ブトルファノール	513
ブプレノルフィン	513
部分血管系	443
ブラインド（盲目）法	501
フリージング	18
フルオレセイン検査	451
フルマゼニル	496, 508
プロトロンビン時間（PT）	49
プロピトカイン	32, 498
プロポフォール	497
噴霧治療（ネブライザー治療）	204
噴門	223
分葉核球	42
平滑筋腫	341
平滑筋肉腫	341
平均赤血球色素量（MCH）	40
平均赤血球容積（MCV）	40
ヘキソバルビタール	496
ヘマトクリット値（Ht値）	37
ヘモグロビン（Hb）	37
ペルゲル・ヒュエット異常症	43
ヘルニア結石	307
変形性関節症	371
変形性脊椎症	390
ベンゾジアゼピン類	496
ペントバルビタール	496
扁平上皮癌	114
弁膜症	183
蜂窩織炎	149
膀胱	290
膀胱炎	298
膀胱結石	303
縫合糸膿瘍	491
膀胱切開術	305
房室結節	170
房室弁	170
ポピドンヨード	509
ボルデテラ感染症	213

【ま行】

マイボーム腺	444
マイボーム腺炎	455
マイボーム腺腫	455
マウント	318
麻酔深度	503
麻酔導入チャンバー	500
マダニ	93
麻痺	413
マルチモーダル鎮痛	498
右鎖骨下動脈	170

右総頸動脈	170
ミダゾラム	496
脈絡網膜炎	470, 478
ミュラー管混合腫瘍	342
ミルクオイル	224, 322
無気肺	210, 489
無機リン(IP)	55
眼	442
メデトミジン	496
メラノーマ	122
メレナ	241
メロキシカム	514
メンケベルグ型動脈硬化	190
綿毛状陰影	208, 215
毛芽腫	109
毛球(毛胃石)	238
毛球周囲ガスパターン	242
毛球症	238
毛細血管再充満時間(CRT)	23, 58, 505
網状赤血球	37
盲端憩室	82, 406
盲腸	225
盲腸ガスパターン	243
盲腸底	225
盲腸の鬱滞	254
盲腸便	231
毛包上皮腫	111
毛包囊胞	127
網膜	443
網膜変性	478
盲目(ブラインド)法	501
毛様充血	449
毛様体上皮腺癌	478
毛様体上皮腺腫	478

【や行】

有郭乳頭	222
有棘赤血球	40
有色尿	293
幽門	223
幽門部	223
葉状乳頭	222

ヨヒンビン	496
ヨーロッパウサギノミ	92

【ら行】

ライディッヒ細胞腫	356
ラリンジアルマスク(喉頭マスク)	502
卵管	323
卵管子宮口	323
卵管腺癌	350
卵管嚢胞	349
卵管腹腔口	323
卵形嚢斑	409
卵巣	323
卵巣提索	323
卵巣嚢腫	349
卵巣網嚢腫	349
卵巣網腫	349
卵胞嚢腫	349
ランニーアイズ	74
律動性眼振	417
リドカイン	32, 498
流行性ウサギ全腸炎(粘液性腸疾患)	267
両染球(好中球)	42
緑内障	477
輪状軟骨	198
リンパ球	44
涙液	444
涙骨孔	445
涙腺	444
涙滴赤血球	39
涙点	445
涙囊	445
涙囊炎	463
涙囊蓄膿	463
連銭形成	39
漏斗胸	391
ロタウイルス性腸炎	263
ロードシス	318

【わ行】

腕頭動脈	170

■著者プロフィール

霍野　晋吉（つるの　しんきち）

日本獣医畜産大学（現 日本獣医生命科学大学）獣医畜産学部卒業。獣医師。博士（獣医学）。1996年古河アニマルクリニック開業（茨城県）。1997年エキゾチックペットクリニック開業（神奈川県）。2006年日本獣医生命科学大学大学院研究生，および非常勤講師。

■写真家プロフィール

山内　昭（やまのうち　あきら）

早稲田大学理工学部建築学科卒業。建築設計，システム設計を経て，1997年，山内イグアナ研究所開設。現在は野鳥・医療カメラマン，ウェブデザイナーをメインとして，野生動物や獣医学の情報を提供するため，紙媒体とインターネットを融合した新しいメディアの開発を行っている。日本獣医生命科学大学非常勤講師。
山内イグアナ研究所（YIL）　http://yil.jp

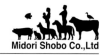

ウサギの医学

2018年9月20日　第1刷発行
2020年3月1日　第2刷発行

著　　　者	霍野晋吉
発 行 者	森田　猛
発 行 所	株式会社 緑書房 〒103-0004 東京都中央区東日本橋3丁目4番14号 TEL 03-6833-0560 http://www.pet-honpo.com
編　　　集	名古孟大，出川藍子，長佐古さゆみ
カバーデザイン	アクア
印 刷 所	アイワード

ⓒShinkichi Tsuruno
ISBN978-4-89531-339-1　Printed in Japan
落丁，乱丁本は弊社送料負担にてお取り替えいたします。
本書の複写にかかる複製，上映，譲渡，公衆送信（送信可能化を含む）の各権利は株式会社緑書房が管理の委託を受けています。

JCOPY 〈（一社）出版者著作権管理機構 委託出版物〉
本書を無断で複写複製（電子化を含む）することは，著作権法上での例外を除き，禁じられています。
本書を複写される場合は，そのつど事前に，（一社）出版者著作権管理機構（電話 03-5244-5088，FAX03-5244-5089，e-mail：info@jcopy.or.jp）の許諾を得てください。
また本書を代行業者等の第三者に依頼してスキャンやデジタル化することは，たとえ個人や家庭内の利用であっても一切認められておりません。